Gesellschaften in der Krise

Debora Frommeld · Helene Gerhards ·
Karsten Weber
(Hrsg.)

Gesellschaften in der Krise

Praktiken, Diskurse und
Wissensregime in Zeiten von Corona

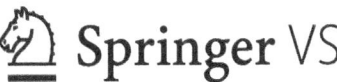 Springer VS

Hrsg.
Debora Frommeld
Institut für Sozialforschung und
Technikfolgenabschätzung (IST)
Ostbayerische Technische
Hochschule (OTH) Regensburg
Regensburg, Deutschland

Helene Gerhards
Institut für Sozialforschung und
Technikfolgenabschätzung (IST)
Ostbayerische Technische
Hochschule (OTH) Regensburg
Regensburg, Deutschland

Karsten Weber
Institut für Sozialforschung und
Technikfolgenabschätzung (IST)
Ostbayerische Technische
Hochschule (OTH) Regensburg
Regensburg, Deutschland

ISBN 978-3-658-39128-7   ISBN 978-3-658-39129-4   (eBook)
https://doi.org/10.1007/978-3-658-39129-4

Die Deutsche Nationalbibliothek verzeichnet diese Publikation in der Deutschen Nationalbibliografie; detaillierte bibliografische Daten sind im Internet über http://dnb.d-nb.de abrufbar.

Planung/Lektorat: Katrin Emmerich
Springer VS ist ein Imprint der eingetragenen Gesellschaft Springer Fachmedien Wiesbaden GmbH und ist ein Teil von Springer Nature.
Die Anschrift der Gesellschaft ist: Abraham-Lincoln-Str. 46, 65189 Wiesbaden, Germany

Geleitwort

Mit Blick auf die Geschichte der Medizin erstaunt, wie sehr unsere Gesellschaften durch die Covid-19-Pandemie überrascht wurden. Eine Warnung hätte die SARS-Pandemie von 2002/2003 sein können. Ausgehend von Südchina hatte sich hier vor fast 20 Jahren eine sehr ansteckende, schwere akute Atemwegserkrankung ausgebreitet. Die Ursachen der Erkrankung wurden in einem Übergang des SARS-CoV1-Virus vom Tier auf den Menschen und einer sich daraus ergebenden Steigerung der Pathogenität gesehen. Es folgten in den betroffenen Gebieten Quarantänemaßnahmen, Schulschließungen, Desinfektionen etc.

Zentraleuropa erreichte jene Pandemie nicht, sodass Europa auch dieses Mal hoffte, davonzukommen. Diese Hoffnung trog bekanntlich, und mit einem Rückblick in die weiter zurückliegende Geschichte hätten all die anderen Pandemien des 20. Jahrhunderts (die sogenannte Hongkong-Grippe, die sogenannte Asiatische Grippe, die Poliomyelitis, davor die Spanische Grippe etc.) ebenfalls Warnungen dafür sein können, dass Pandemien eben am Ende nicht vor den Gesellschaften Zentraleuropas haltmachen.

Es scheint in der Natur der Sache zu liegen, dass trotz aller Alarmsignale Gesellschaften am Ende nie in der Lage sind, sich vorzustellen, dass in Zukunft wieder eine Pandemie drohen und das öffentliche Leben lahmlegen könnte. Gleichzeitig sind pandemische *Outbreak*-Szenarien im Kino und im Fernsehen so omnipräsent, z. B. im Zombiegenre, dass die schlimmsten Szenarien zwar gedacht, aber so lange als Fiktion verarbeitet werden, bis die Art zu leben einer jeweiligen Gesellschaft ins Wanken gerät. Genau das ist mit der Covid-19-Pandemie geschehen.

Bei aller Unruhe und Unsicherheit der Gegenwart bietet gerade die Geschichte eine Orientierung, zeigt sie doch, wie frühere Gesellschaften mit Extremsituationen umgegangen sind: Aha-Effekte stellen sich ein, wenn Parallelen erkannt werden. Wir müssen oft schmunzeln, wenn frühere Medizinkonzepte so ganz anders sind als heutige Ideen von Gesundheit und Krankheit. Umgekehrt staunen wir, wenn Strategien der Seuchenbekämpfung und des Seuchenschutzes aus vergangenen Zeiten den heutigen ähneln. Maskentragen, Lüften und Abstand – das waren auch die Mittel im Umgang mit der Spanischen Grippe 1918/1919. Gleichzeitig waren sie in Hinblick auf ihren Nutzen ähnlich umstritten wie zu heutigen Zeiten. In seinem Roman *Arrowsmith* ließ der Literaturnobelpreisträger Sinclair Lewis 1925 seinen Protagonisten rückblickend bissig feststellen, wie wenig die Wissenschaft „über den Wert von Gesichtsmasken während Influenzaepidemien" wisse.

Obwohl man also sehr viel wußte über Seuchenentstehung, -ausbreitung und -bekämpfung, über Viren und Bakterien, über Schutzmaßnahmen und Prävention, stellten die Gesellschaften der Welt zu Beginn der aktuellen Pandemie fest, wie wenig sie doch am Ende über genau diese Pandemie und die neue Krankheit Covid-19 wussten. Auf die moderne Medizin und die modernen Gesellschaften wirkte diese Unwissenheit wie eine Kränkung, stellte sie doch alle gesammelten Erfahrungen, Theorien und Konzepte infrage.

Relativ zügig hatten sich Wissenschaft und Medizin darum bemüht, diese Kränkung zu überwinden. Intensive Forschungen führten allerdings ungeachtet aller Erfolge zu der Situation, dass wissenschaftstypisch an den Forschungsfronten gestritten und gerungen wurde. Gleichzeitig zeigte sich in den Debatten mehr und mehr die Komplexität des pandemischen Geschehens. Die Pandemie lässt sich eben nicht auf die Formel *ein Virus gleich eine Erkrankung* reduzieren, sondern klar ist, dass menschliches Handeln und biologisches Geschehen wie in Feedbackschleifen aufeinander wirken und dabei Krankheitsausprägungen und -ausbreitung sowie das Virus selbst permanent verändern. Dabei sind die Ebenen und Modi der wechselseitigen Effekte nicht immer scharf zu trennen, sondern das gesamte pandemische Geschehen wirkt wie ein Netzwerk ohne klare Grenzen. Hinter dem menschlichen Handeln stehen Kultur, soziale Gefüge, Haltungen, Glauben etc.; die Biologie des Virus und sein biologisches Wirken wiederum werden mitbedingt durch Genetik, menschliche Pathophysiologie, Immunstatus uvm.

Es ist das Verdienst dieses Bandes, dass er sich genau dieser Komplexität zuwendet und nach den „Praktiken, Diskursen und Wissensregimen in Zeiten von Corona" fragt. Das Spektrum der Beiträge reicht von dem Fokus auf Differenzgrößen im Pandemiegeschehen wie Alter, Bildung und Geschlecht über Fragen der Unwissenheit und der Kommunikation bis hin zu Analysen von Körperwissen und Gesundheitspraktiken in Zeiten der als Gesellschaftskrise wahrgenommenen Pandemie. Damit wendet sich der Band genau dem Bereich des Seuchengeschehens zu, der in den öffentlichen Debatten um Mutationen, Infektiosität und Tenazität manchmal etwas unterbelichtet erscheint.

Aus der Sicht eines Medizinhistorikers kann ich den Herausgeberinnen und dem Herausgeber sowie den Autorinnen und Autoren zu ihrem Versuch einer umfassenden Analyse des Pandemiegeschehens diesseits biologischer Zugänge nur gratulieren, und ich wünsche dem Band eine weite Verbreitung.

Düsseldorf   Heiner Fangerau
Mai 2022

Inhaltsverzeichnis

Herausgeber*innen- und Autor*innenverzeichnis

Über die Herausgeber*innen

Dr. Debora Frommeld ist Soziologin und Kulturwissenschaftlerin. Nach ihrem Studium der Soziologie, Psychologie und Europäischen Ethnologie in Augsburg und Chambéry (Frankreich) promovierte sie mit einer interdisziplinären Arbeit zur Geschichte und Soziologie der Selbstvermessung. Ihre Forschungsschwerpunkte umfassen (ästhetische) Alltagspraktiken an der Schnittstelle von Gesundheit, Medizin, Körper, Technik und Digitalisierung. In ihrer Arbeit nutzt sie Methoden der qualitativen Sozialforschung mit einem Fokus auf Diskursanalysen und Interviewstudien. Sie forschte und lehrte unter anderem an den Universitäten in München, Göttingen und Ulm. Aktuell ist sie wissenschaftliche Mitarbeiterin am Institut für Sozialforschung und Technikfolgenabschätzung (IST) der Ostbayerischen Technischen Hochschule Regensburg.

Dr. Helene Gerhards ist Sozialwissenschaftlerin. Sie wurde im Jahr 2021 an der Universität Osnabrück mit einer politikwissenschaftlichen Arbeit zur Geschichte und Theorie von Patient*innenagentivität und -kollektivität promoviert. Zuvor arbeitete sie als wissenschaftliche Mitarbeiterin an den Universitäten Göttingen und Duisburg-Essen sowie an der Ostbayerischen Technischen Hochschule Regensburg zu feministischen und Demokratietheorien, zu kritischen und intersektionalen Biopolitikstudien, zur Politik der Biomedizin (v. a. Stammzellforschung und Reproduktionsmedizin) sowie zu Digitalisierung und Künstlicher Intelligenz im Gesundheitssystem. Aktuell ist sie wissenschaftliche Mitarbeiterin am Institut für Sozialforschung und Technikfolgenabschätzung (IST) der Ostbayerischen Technischen Hochschule Regensburg.

Prof. Dr. phil. habil. Karsten Weber ist Philosoph und Experte für Technikfolgenabschätzung. Er hat Philosophie, Informatik und Soziologie an der Universität Karlsruhe (TH) studiert, danach in Karlsruhe in Philosophie promoviert und an der EUV Frankfurt (Oder) in Philosophie habilitiert. In seinen wissenschaftlichen Arbeiten beschäftigt sich Prof. Weber vor allem mit den Auswirkungen moderner Technik auf Individuen und Gesellschaften. Akademische Stationen waren die Universität Opole in Polen, wo Karsten Weber eine Universitätsprofessur für Philosophie innehatte, die TU Berlin mit einer Gast- und Vertretungsprofessur für Informatik und Gesellschaft sowie die Vertretung des Lehrstuhls für Allgemeine Technikwissenschaften an der BTU Cottbus-Senftenberg. Aktuell ist Karsten Weber Ko-Leiter des Instituts für Sozialforschung und Technikfolgenabschätzung (IST) und einer der drei Direktor*innen des Regensburg Center of Health Sciences and Technology (RCHST) der Ostbayerischen Technischen Hochschule Regensburg. Außerdem hält er eine Honorarprofessur für Kultur und Technik an der BTU Cottbus-Senftenberg.

Autor*innenverzeichnis

Prof. Dr. Amelie Altenbuchner HSD Hochschule Döpfer GmbH, Fachbereich Gesundheit und Soziales, Regensburg, Deutschland

Dipl.-Kauffrau (FH) Uta Bittner M.A. Heinrich-Heine-Universität Düsseldorf, Düsseldorf, Deutschland

Prof. Dr. Inka Bormann Fachbereich Erziehungswissenschaft und Psychologie, Freie Universität Berlin, Berlin, Deutschland

Jasmin Dierkes M.A. Interdisziplinäres Zentrum für Wissenschafts- und Technikforschung (IZWT), Universität Wuppertal, Wuppertal, Deutschland

Viola Dombrowski Dipl.-Päd. Institut für Soziologie, Universität Koblenz, Koblenz, Deutschland

Dr. Debora Frommeld Institut für Sozialforschung und Technikfolgenabschätzung (IST), OTH Regensburg, Regensburg, Deutschland

Dr. Helene Gerhards Institut für Sozialforschung und Technikfolgenabschätzung (IST), OTH Regensburg, Regensburg, Deutschland

Dr. Marc Hannappel Institut für Soziologie, Universität Koblenz, Koblenz, Deutschland

Prof. Dr. phil. habil. Sonja Haug Dipl. soz. Institut für Sozialforschung und Technikfolgenabschätzung (IST), OTH Regensburg, Regensburg, Deutschland

PD Dr. Jana Heinz Deutsches Jugendinstitut e. V., München, Deutschland

Nicla Kaufner M.A. Landtag Mecklenburg-Vorpommern, Schwerin, Deutschland

Prof. Dr. Henriette Krug MSH Medical School Hamburg, Hamburg, Deutschland

PD Dr. Helga Pelizäus Universität der Bundeswehr München, München, Deutschland

Melina Ronneburg M.A. Gut Befragen, Gießen, Deutschland

Anna Scharf M.A. Institut für Sozialforschung und Technikfolgenabschätzung (IST), OTH Regensburg, Regensburg, Deutschland

Lukas Schmelzeisen Institute for Parallel and Distributed Systems, Universität Stuttgart, Stuttgart, Deutschland

Prof. Dr. Rainer Schnell Universität Duisburg-Essen, Duisburg, Deutschland

Dr. Moritz von Stetten Institut für Politische Wissenschaft und Soziologie, Universität Bonn, Bonn, Deutschland

Prof. Dr. phil. habil. Karsten Weber Institut für Sozialforschung und Technikfolgenabschätzung (IST), OTH Regensburg, Regensburg, Deutschland

PD Dr. Peter Wehling Institut für Soziologie, Goethe-Universität Frankfurt am Main, Frankfurt am Main, Deutschland

Einleitung

Perspektiven auf pandemieinduzierte Krisenhaftigkeit von Gesellschaft

Debora Frommeld und Helene Gerhards

Juni 2022: Mittlerweile schreiben wir den dritten Coronasommer und man könnte meinen, wir seien krisenerprobt. Nicht zuletzt die beiden ersten Pandemiejahre 2020 und 2021 haben vieles im täglichen Leben auf null gesetzt, was bislang selbstverständlich war. Das Aussetzen von Urlaubs- und Dienstreisen, der Wegfall von Fahrten zu Freund*innen, Familien und Ausflugszielen erreichten kurzfristig sogar, dass die Natur durch verringerte CO_2-Emissionen aufatmen konnte, weil Flüge und Autofahrten in Zeiten der Lockdowns sich stark reduzierten (Liu et al. 2020) – dies war sicherlich eine der unerwarteten positiven Nebenfolgen der Pandemie. Noch unklar ist hingegen, als wie umfassend, tiefgehend und lang andauernd sich andere, vor allem negative Nebenfolgen erweisen werden, die die Coronakrise mit sich brachte. Umso mehr wird im dritten Coronasommer deutlich, wie alltäglich die Wahrnehmung von Gefahren und Risiken geworden ist – der Umgang mit konkreten Gefahren und Risiken bleibt allerdings weiterhin umstritten.

Gerade weil weitere gesamtgesellschaftliche Herausforderungen in den Vordergrund rücken, etwa die Klimakatastrophe, ein Angriffskrieg in Europa, der

D. Frommeld (✉) · H. Gerhards
Institut für Sozialforschung und Technikfolgenabschätzung (IST), OTH Regensburg,
Regensburg, Deutschland
E-Mail: debora.frommeld@oth-regensburg.de

H. Gerhards
E-Mail: helene.gerhards@extern.oth-regensburg.de

Pflegenotstand oder die Prekarität der Energieversorgung, ist es notwendig, die Nebenfolgen der Coronakrise genauer und aus unterschiedlichen Perspektiven zu beschreiben sowie die bisherige Einordnung und Bewertung von Risiken und Gefahren in der Pandemie zu analysieren. Möglicherweise ist eine solche Untersuchung hilfreich, wenn es darum geht, auch in anderen, immer zahlreicher werdenden Krisenkonstellationen mit Wissen und Strategien gerüstet zu sein und die gesellschaftliche Resilienz zu stärken. Mit diesem Band möchten die Herausgeber*innen und Autor*innen sozialwissenschaftliche und weitere multiperspektivische Blicke auf die Krisenhaftigkeit von Gesellschaft, Krisenerscheinungen in unterschiedlichen gesellschaftlichen Bereichen und auf die (Neu-)Bewertung von Risiken während der Pandemie werfen.

1　Die Coronakrise: Praktiken, Diskurse und Wissensregime im Fokus

Der Sammelband widmet sich der Coronapandemie aus verschiedenen Perspektiven. Er knüpft dabei an zeitdiagnostische Zugänge zum Pandemiegeschehen an (z. B. Kortmann und Schulze 2020; Volkmer und Werner 2020; Wagenaar und Prainsack 2021), setzt sich jedoch vertieft mit spezifischen Problematiken der Pandemie auseinander und/oder mit pandemisch bedingten gesellschaftlichen Veränderungen und ihren Folgen. Die versammelten Beiträge analysieren diese Zusammenhänge theoretisch und empirisch. Zwei Beobachtungen leiten unsere wissenschaftliche Annäherung an die Pandemie als Krisen- und Veränderungsphänomen:

Zum einen löste die inzwischen über zwei Jahre anhaltende pandemische Situation *abrupte* Einschränkungen aus. Das betraf vor allem soziale Kontakte, verlangte aber auch Verhaltensänderungen, beispielsweise das Tragen eines Mund-Nasen-Schutzes in der Öffentlichkeit. Ein schockartiges Aussetzen des bisherigen Alltagserlebens aufgrund einer Pandemie konfrontierte die aktuell lebenden Generationen in Deutschland wohl erstmalig mit einer *neuen* gesundheitsbezogenen Situation und in der Folge mit einer wirklichen gesamtgesellschaftlichen Krise, die diese Bezeichnung verdient – einzig die Hochbetagten erinnern sich vielleicht noch an Zeitzeugenberichte aus dem Familienkreis zur Spanischen Grippe vor über hundert Jahren. Medizinhistorische Arbeiten weisen eindrücklich daraufhin, dass Pandemien und die geschilderten Praktiken zum Schutz vor dem Virus jedoch nicht neu sind und dass aus dem Modus Operandi in vergangenen Krisen gelernt werden könnte (Fangerau und Labisch 2020).

Zum anderen schälten sich im Zuge der Pandemie bereits bekannte gesellschaftliche Problematiken noch deutlicher als zuvor als drängende (politische) Herausforderungen des 21. Jahrhunderts heraus. Zusätzlich traten Praktiken und Diskurse an die Oberfläche, deren Verhandlung bis dahin nicht in aller Deutlichkeit nötig gewesen war, sich nun in der Krise aber als unumgänglich erwies – etwa die noch immer herrschende Diskrepanz geschlechtlicher Arbeitsteilung in modernen Gesellschaften, die als besonderer *care burden* von Frauen in der ersten Phase der Pandemie aufschien (Allmendinger 2020).[1] Insofern offenbart sich in der Covid-19-Krise, was politisch lange verdrängt wurde. In Konfrontation mit diesen komplexen Folgen der Pandemie entstand der Handlungsdruck, spezifische oder auch diffuse Herausforderungen schnell zu bewältigen. Manche dieser Probleme und Herausforderungen konnten bis heute in pragmatischer Weise weder gelöst oder verbessert noch (psychisch) verarbeitet werden.

Aus risikosoziologischer Sicht handelt es sich bei der Coronapandemie keineswegs um eine singuläre Ausnahmesituation in einer ansonsten unproblematischen Gegenwart. Abrupt eintretende Krisen unterschiedlicher Art haben im 20. und 21. Jahrhundert typischerweise globale Auswirkungen, wie Ulrich Becks Arbeit zur Risikogesellschaft dokumentiert (Beck 1986). Sie lassen sich als gesellschaftliche Zäsur auffassen, für die es *ad hoc* keine Problemlösungsstrategien gibt. Mit Blick auf aktuelle und vergangene Krisen zeigt sich, dass mit Auftreten eines Point of no Return die historischen Ereignisse in Phasen eingeteilt werden, wie etwa *vor* der Krise und *nach* der Krise. Narrative Schemata eines *Vorher/Nachher* bzw. von Verlaufsdiagnosen fungieren als Analyseinstrumente im Diskurs über Krisen, selbst bei einer immer schnelleren Abfolge von Krisen, deren gegenseitiger Überlappung oder andauernden Struktur. Sie reflektieren und markieren relevante Bezugspunkte für politische Akteur*innen, gehe es nun darum, Wege aus der Krise aufzuweisen, die Risikobewältigung wissenschaftlich zu beurteilen oder im Nachhinein die Folgen zu resümieren. In der Bearbeitung unterschiedlicher Krisen gerinnt Krisenhaftigkeit; sie erhält somit gar den Anschein einer ‚neuen Normalität‘.

Aus diskursanalytischer Sicht kommt der Berichterstattung in den Massenmedien eine essenzielle Rolle zu, das betrifft vor allem die Information über spezifische Wissensbestände, die in Krisen unmittelbar relevant sein können, z. B. die Verbreitung von Verhaltensregeln oder Voraussagen über einen Verlauf der Krise in der nahen Zukunft. In der Coronapandemie fungiert der öffentliche

---

[1] Vgl. Villa (2020) zu Gender, Care und Corona.

Diskurs als charakteristische Begleiterscheinung einer gesellschaftlichen Krise, wie die in diesem Band versammelten Beiträge nachweisen. Es bietet sich im Anschluss an Michel Foucault (1993) an, die Pandemie als *Diskurs* zu betrachten, nach typischen Aussagen zu fragen und zu untersuchen, wer auf welche Weise den Diskurs über das Virus strukturiert und beherrscht.

Unter dem Einfluss dieser Diskurse in der Pandemie kommt den *Praktiken* eine ordnende Funktion zu. Sie äußern sich sprachlich oder in Handlungen, sind demzufolge diskursiv oder nicht diskursiv (Keller 2011). Während der Pandemie etablierte sich Wissen, das Wissenschaft und Politik als sinnvoll bewerteten. Damit sollte das Risiko einer Ansteckung wie Erkrankung gemindert und das Ziel erreicht werden, auf den Verlauf der Pandemie Einfluss nehmen zu können. Es kam zu einer Institutionalisierung von Wissen in Form allgemein bindender Normen. Dieses Wissen erhält im Diskurs Deutungsmacht in der Covid-19-Bekämpfung, weshalb wir in diesem Zusammenhang von *Wissensregimen* sprechen und damit den konzeptionellen Überlegungen von Wehling (2007) folgen. Als zentraler Dreh- und Angelpunkt im Diskurs erweisen sich spezifische Sprecher*innen, die als legitim anerkannt wurden und sich in der Pandemie gegenseitig bestätigten. Dies betraf unter anderem die Wirksamkeit und erforderliche Durchführung der Coronamaßnahmen, die zeitweise persönliche Zusammenkünfte bei der Arbeit und im Privatleben durch gesetzliche Auflagen streng reglementierten. Einige Virolog*innen wurden zu führenden Expert*innen unter einer Vielzahl an Wissenschaftler*innen und Fachgebieten, die über Wissen zur Handhabung einer Pandemie verfügen. In der Folge dominierte die Virologie die ‚Bühne' und wurde von der deutschen Bundesregierung und den großen Tageszeitungen regelmäßig konsultiert. Die Anerkennung dieses Wissensregimes äußerte sich darin, dass es durch das Zusammenspiel von Wissenschaft, Politik und Gesellschaft in öffentlichen Debatten stabilisiert wurde – auch wenn nicht immer klar gewesen ist, wie die gesteckten Ziele angesichts teilweise gegenläufiger Rationalitäten in den jeweiligen Sphären am besten zu erreichen wären. Das zeigte sich beispielsweise an der so intensiv wie kontrovers verhandelten Frage, wie der Infektionsschutz bei größtmöglicher persönlicher Handlungsfreiheit zu erhalten sei.

2   Eine kurze Geschichte der Coronapandemie von März 2020 bis Juni 2022: vom Virus zur multiplen Krise

Im Folgenden möchten wir die Beiträge dieses Sammelbandes vorstellen und in die einzelnen Abschnitte einführen. Der Band richtet den Blick aus einer sozial- und geisteswissenschaftlichen Perspektive auf jene großen gesellschaftlichen

Themen in der Pandemie, die eine fundierte (Diskurs-)Analyse von Corona und Pandemiealltag erfordern. Die Beiträge beschäftigen sich mit vier substanziellen Themenbereichen in der Pandemie: 1) Alter und Bildung, 2) Körper, Geschlecht und Technologien, 3) Gesundheitspraktiken in der Krise sowie 4) Wissen, Medialisierung und Öffentlichkeit. Sie sind jeweils verwoben mit vier Phasen in den Jahren 2020 und 2021, in die die Gesundheitsforschung und -politik die Pandemie einteilen (Schilling et al. 2021). Diese bereits wissenschaftlich ausgewerteten Phasen 0 bis 3 umfassen den Zeitraum von Februar 2020 bis Februar 2021. Die folgende chronologische Darstellung erfolgt bis Juni 2022; der Zeitabschnitt ab März 2021 wurde auf Grundlage der Berichterstattung des Bundesgesundheitsministeriums (BMG o. J.a) erarbeitet. Die Darstellung endet im Sommer 2022 mit Drucklegung des Bandes.

Phase 0 betrifft einen Zeitraum, in dem das Virus in der deutschen Öffentlichkeit noch weitgehend unbekannt war, da von Anfang Februar bis Anfang März 2020 noch wenige Neuansteckungen auftraten. Die Kalenderwoche 10 des Jahres 2020 markierte den Beginn der Phase 1 und den Eintritt der Bundesrepublik Deutschland in die Pandemie, nachdem in Skigebieten in Österreich und Italien, auf Karnevalsfesten sowie anderen Feiern erhöhte Infektionszahlen festgestellt worden waren. Die erste Covid-19-Welle erschütterte die Gesellschaft durch schwere Fälle mit Krankenhausaufenthalten, Intensivbehandlungen und zunehmend auch Todesfällen, von denen insbesondere ältere Menschen ab 60 Jahren betroffen waren. In der Folgezeit wurde ein bundesweiter Lockdown erlassen, eine Maskenpflicht eingeführt und darüber hinaus Kindertagesstätten, Schulen, Hochschulen, Einzelhandelsgeschäfte und Gastronomiebetriebe geschlossen, um die Infektionszahlen zu senken und Intensivstationen zu entlasten. Die Gastronomie konnte in Kalenderwoche 20 wieder öffnen. Mit Woche 21 setzte eine Abschwächung des Infektionsgeschehens ein (Phase 2), denn die Inzidenzen gingen im Sommer weiter zurück, allerdings blieb die Situation in der Ferienzeit nicht stabil. Bis Woche 39 stiegen die Inzidenzen wieder an, sodass bundesweit verstärkt engmaschige, kostenlose Testungen auf das Virus durchgeführt wurden. Die Teststationen, in denen die sogenannten Bürgertests vorgenommen wurden, sollten im weiteren Verlauf das Stadtbild prägen. Die Corona-Warn-App, die signalisierte, wenn Kontakt zu Infizierten stattgefunden hatte, wurde im Juni 2020 eingeführt und etablierte sich schnell als ein Instrument zur Unterbrechung der Infektionsketten. In Phase 3, ab Woche 40/2020, war die Sieben-Tage-Inzidenz alarmierend hoch und die im Sommer erfolgten Öffnungen wurden schrittweise zurückgenommen. Diese zweite Welle im Herbst und Winter 2020/2021 war geprägt von einer starken Belegung der Intensivbetten und erneut von dramatischen Szenen, wenn Kontaktbeschränkungen

keine Besuche in Krankenhäusern und Pflegeheimen ermöglichten. Weitere (Teil-)
Lockdowns, Kita- und Schulschließungen, abendliche wie nächtliche Ausgangs-
sperren sowie Kontaktbeschränkungen bestimmten diese Phase bis Woche 8/2021.
An den Hochschulen erfolgte der Betrieb nach Möglichkeit auf Distanz mit
Homeoffice und virtueller Lehre, Mensen und Bibliotheken waren geschlossen.

Im März 2021 kam es schließlich zu einer dritten Welle, abermals mit
Schließungen und Sperren. Sie flachte im Sommer 2021 ab, als die Impfstoff-
verfügbarkeit erhöht werden konnte. Im Herbst/Winter 2021 stiegen im Zuge
der vierten Welle die Inzidenzen wieder auf ein sehr hohes Niveau. Im Unterschied zu den vorigen Wellen betrafen die bereits bekannten Konsequenzen im
öffentlichen Leben insbesondere ungeimpfte Menschen, denn die Politik hoffte,
nicht nur Infektionsketten zu unterbrechen, sondern auch Impfanreize zu setzen
und mit einer hohen Impfrate die Pandemie zu besiegen (Tagesschau 2021). Die
Zutrittsregeln für Geschäfte, Gastronomie und weitere Betriebe wurden durch die
sogenannten 2G(plus)- und 3G(plus)-Regeln[2] stärker differenziert als zuvor, weil
mehr Menschen geimpft waren und diese nicht benachteiligt werden sollten. Mit
dem Regierungswechsel zum Jahresende konnte und wollte die neue Regierung
das Versprechen der früheren Regierung unter Kanzlerin Angela Merkel, keine
Impfpflicht einzuführen, nicht aufrechterhalten, denn die Bedrohung durch das
Virus schien immens. Die Situation blieb in den ersten Monaten des Jahres 2022
in gesellschaftspolitischer Hinsicht durch wachsende Proteste gegen die Impfpflicht und entsprechenden Debatten in den öffentlichen Medien angespannt, in
epidemiologischer Hinsicht durch die Omikron-Variante des Virus. Damit wurde
eine Ansteckung wahrscheinlicher, die Krankheitsverläufe hingegen leichter.
Eine einrichtungsbezogene Impfpflicht galt ab 16. März 2022. Im März 2022
riet der amtierende Bundesgesundheitsminister zu Hotspotregelungen[3] und einer
vierten Impfung für Menschen über 70 Jahre. Am 8. April votierte der Deutsche

---

[2] 2G erlaubt den Zutritt bei vollständiger Impfung oder Genesung; 2Gplus den Zutritt bei
vollständiger Impfung oder Genesung und einem negativen Testnachweis (mit aktuellem
Antigen-Schnelltest oder PCR-Test) oder einer Booster-Impfung. 3G erlaubt den Zutritt bei
vollständiger Impfung oder Genesung oder einem negativen Testnachweis (mit aktuellem
Antigen-Schnelltest oder PCR-Test); 3Gplus den Zutritt bei vollständiger Impfung oder
Genesung oder einem negativen Testnachweis (mit aktuellem PCR-Test) (BZgA 2021).

[3] Hotspotregelungen sehen bei besonders hohen örtlichen Inzidenzen strengere, lokal
begrenzte Maßnahmen vor, die zusätzlich zu Regelungen, die den sogenannten Basisschutz
(Maskenpflicht in Krankenhäusern und Pflegeeinrichtungen sowie im Luft- und Personen-
verkehr) betreffen, in Kraft treten (Bundesregierung 2022).

Bundestag gegen eine allgemeine Impfpflicht, auch wenn die sogenannte Herden-immunität in Deutschland noch nicht erreicht war. Die Europäische Kommission alarmierte ihre Mitgliedsstaaten Ende April 2022, sich für die nächste Phase der Pandemie zu wappnen (Europäische Kommission 2022). Im Juni 2022 stiegen die Inzidenzen wieder an und es wurde nach wie vor zum Maskentragen in Innen-räumen geraten; im öffentlichen Nahverkehr und in medizinischen Bereichen bleibt das Maskentragen, Stand Juni 2022, verpflichtend.

Da in einigen Jahren pandemiebedingte Erfahrungen im individuellen und kollektiven Gedächtnis voraussichtlich verschwimmen werden, sollen einige dieser Vorkommnisse im Folgenden aufgegriffen und in die hier strukturierte und auf Deutschland bezogene Pandemie-Chronologie eingebettet werden. Diese kurze Geschichte der Pandemie erhebt keinen Anspruch auf Vollständigkeit, viel-mehr veranschaulicht sie, wie die vier Abschnitte des Buches zentrale Problem-stellungen der Pandemie aufgreifen.

2.1 Alter und Bildung

Als Corona-Risikogruppe standen ältere Menschen stark im Fokus der Pandemie, und zwar relativ schnell nach Ausbreitung des Virus im Frühjahr 2020. Um diese Gruppe besonders schützen zu können, wurde eine massive Verringerung von sozialen bzw. physischen Begegnungen empfohlen. In psychosozialer Hin-sicht besonders von Isolation betroffen waren die Bewohner*innen von Pflege- und Altenheimen während der Lockdowns. Das während der Pandemie üblich gewordene Austarieren aktueller Ansteckungsrisiken und die Verhandlung, ob Familienbesuche mit Kindern bei den Großeltern möglich sind, sowie das häufige, freiwillige Maskentragen von Senior*innen im öffentlichen Raum trotz Maskenbefreiung im Sommer 2022 weist auf persistente Dynamiken im Diskurs der Coronapandemie hin, die sich nicht nur auf ältere, sondern auch auf jüngere Menschen bezogen und beziehen. Der erste Abschnitt „Alter und Bildung" unter-sucht die Konsequenzen einer solchen diskursiven Zuspitzung auf besondere Gefährdungslagen von Senior*innen, die bis heute im Alltag wirksam sind, und macht auf eine weitere Risikogruppe, nämlich jüngere Menschen, aufmerksam. Die Analyse der von den Autor*innen ausgewählten Diskurse macht Regeln im öffentlichen Diskurs sichtbar, die auf Wissen beruhen und auf deren Grundlage Maßnahmen eingeleitet worden sind – das Wohl der Gruppe schien zeitweise gegenüber individuellen Bedürfnissen oder persönlichen Situationen Priori-tät zu genießen. Die junge Generation erfuhr wie ältere Heimbewohner*innen radikale Einschnitte in ihren Alltag, denn aufgrund des sich massiv ausbreitenden

Virus wurden Schulen flächendeckend geschlossen. Schüler*innen mussten sich dadurch umgehend an neue Lernmethoden gewöhnen, obwohl die dafür erforderlichen Ressourcen wie die entsprechende Technik nicht allen zu Hause zur Verfügung standen.

Helga Pelizäus und Jana Heinz befassen sich in ihrem Beitrag „Der Generationenkonflikt als Eindeutigkeitskonstruktion zur Bewältigung der Ungewissheiten der Coronakrise" mit Risikogruppen im Verlauf der Pandemie. Dazu zählten im ersten Pandemiejahr 2020 ältere Menschen ab 60 Jahren, im zweiten Jahr 2021 Kinder und Jugendliche. Der Beitrag nähert sich der Coronakrise mit einem inhaltsanalytischen Verfahren und untersucht Diskurse über junge und alte Menschen in der Tagespresse. Der Beitrag verdeutlicht, dass sich im Diskurs typische Auffassungen von Jungen und Alten sowie deren Gefährdung als Wissensordnungen konstituiert haben. Individuelle Lebensweisen sowie der Gesundheitsstatus seien, so die Autorinnen, nicht differenziert betrachtet worden. Daher wird im Beitrag problematisiert, dass typische Kennzeichen zweitmoderner Gesellschaft, wie die Individualisierung, in der Pandemie politische Legitimität verloren zu haben scheinen. Normatives Wissen sei im Mediendiskurs eingesetzt worden, um Sicherheit wiederherzustellen. Dabei gerieten nicht nur die Perspektiven der Betroffenen und gesellschaftlich hochrelevante Werte wie Individualität aus dem Blick, sondern auch Nebenfolgen, die wiederum neue Risiken wie Vereinsamung und Depressionen schufen – auf diesen Effekt machte Ulrich Beck (1986) bereits in seinem Werk *Risikogesellschaft* aufmerksam.

Der Beitrag von *Inka Bormann* widmet sich bildungsbezogenen Fragestellungen, die sich während der Pandemie angesichts von Schulschließungen aufdrängen. In „Die Krise als Chance?" wird mit einem diskursanalytischen Ansatz untersucht, auf welche Weise in öffentlichen Fachdiskursen Wissen über Ungleichheit im Schulbereich bearbeitet wird. Im Anschluss an eine chronologische Skizze der Coronamaßnahmen in den Schulen prognostiziert die Autorin auf Grundlage bildungswissenschaftlicher Literatur eine Zunahme bereits vorliegender Ungleichheiten. Die thematische Diskursanalyse der Pandemiejahre 2020 und 2021 offenbart in beiden Jahren drei Phasen, die damit begannen, dass die Problematik der tief greifenden pandemiebedingten Veränderungen im Schulbereich wahrgenommen, pragmatische Maßnahmen vorgeschlagen und anschließend deren Umsetzbarkeit und Folgen kritisiert wurden. Der Beitrag konstatiert, dass Dynamiken moderner Gesellschaften – Individualisierung und Digitalisierung – in den Bildungsdiskurs Eingang fanden und die Schulen durch die Pandemie einen Innovationsschub erfahren haben. Gleichzeitig schält sich die Forderung relevanter Bildungsakteur*innen heraus, dass neue digitale Formen des Lernens nicht ohne adäquate pädagogische Unterstützung eingesetzt werden dürfen.

2.2 Körper, Geschlecht und Technologien

Während der gesunde und kranke Körper *den* zentralen Bezugspunkt in Debatten über Corona darstellt – ist der Körper doch unmittelbar an dem Ausbrechen und der Weitergabe des Virus beteiligt –, werden Kategorien wie Geschlecht und die Nutzung von Technologien erst im Verlauf der Pandemie zu prominenten Themen im Diskurs. Dazu zählt die Rolle von Geschlechtlichkeit in der Gesundheitskrise ebenso wie bereits existierende gesellschaftliche Praktiken im digitalisierten 21. Jahrhundert, die während der Pandemie einen Aufschwung erfahren haben.

Die Nutzung digitaler Technologien drängt sich unmittelbar im Alltag auf und wird etwa in Form virtueller Meetings im Berufs- und Privatleben unausweichlich und unverzichtbar. Gleichzeitig werden solche bereits existierenden Softwareanwendungen für diejenigen Individuen und Gruppen zur alltäglichen Erfahrung, die bislang wenig Kontakt mit digitalen Technologien hatten. Tatsächlich waren wir auch vor der Coronapandemie bereits umgeben von Technologien (z. B. Gesundheitsapps, soziale Medien und telemedizinische Anwendungen). In den durch diese Technologien ermöglichten und verstärkten Mensch-Technik-Interaktionen werden Handlungsoptionen eingeführt und offeriert; Körper- und Technikwissen wird in einigen Branchen ubiquitär, wenn ohne Instagram und Zoom ‚nichts mehr geht'. Selbstoptimierung und Selbstvermessung, die oftmals bereits in Geschlechterordnungen eingefasst sind, transformieren Körper und immer mehr Bereiche der privaten Lebensführung. Sie lassen sich, wie die Digitalisierung, nicht als neue Phänomene begreifen, erhalten aber in der Pandemie einen Schub aufgrund ihrer gewachsenen Bedeutung und vermehrten Anwendung. Ähnliche Veränderungen erfahren gesundheitsbewusste Ernährungsstile wie Veganismus und Vegetarismus, bei denen natürliche, unbehandelte und/oder vitamin- und mineralstoffreiche Komponenten eine zunehmend wichtige Rolle spielen – z. B. selbst gezogenes Gemüse und Obst. All dies ist zumeist mit dem Ziel verbunden, den Körper mit Sport, Ernährung und/oder Lifestyle-Produkten nach einer SARS-CoV-2 Infektion zu stärken oder dieser präventiv zu begegnen (z. B. BMG 2022b).

Praktiken und Konventionen im pandemischen Alltag lassen sich aber nicht nur als Chancen für Identitätsbildung, Selbstbestimmung und positive Transformation von Subjekten begreifen, sondern auch als Risiken. Diese könnten in der Krise umso mehr Frauen betreffen, da sie verstärkt Sorgearbeit (Care) übernehmen und zwischen der Berufs- und Mutterrolle ‚jonglieren' müssen. Können Homeoffice-Regelungen die Vereinbarkeit verschiedener Rollen ermöglichen oder geschieht im Zuge der Pandemie eine Re-Traditionalisierung von

Geschlechterverhältnissen? Der zweite Abschnitt „Körper, Geschlecht und Technologien" des Bandes widmet sich (nicht-)diskursiven Praktiken in diesen gesellschaftlichen Handlungsfeldern und arbeitet deren Beziehungen zueinander exemplarisch heraus.

Um die Implikationen der gesteigerten Nachfrage nach Schönheitsoperationen in Zeiten der Coronapandemie geht es in den Beitrag „Schöner nach der Coronakrise?" von *Henriette Krug, Debora Frommeld und Uta Bittner:* Zwischen medizinischer Indikation und Dienstleistung ‚operierend' manifestiert sich in diesen Körpermodifikationen ein soziologisch relevanter und der ethischen Reflektion würdiger Optimierungstrend. Die Coronapandemie wird von Krug und ihren Mitautorinnen auch als Moment der digitalisierten Bildgebung näher in den Fokus genommen: Während sich die unvermittelte Face-to-Face-Sichtbarkeit durch Kontaktbeschränkungen und Mund-Nasen-Schutz verringerte, verstärkte sich im gleichen Zuge der ‚Gesichterkonsum' durch Social Media und Kommunikationsplattformen. Die daraus resultierende verstärkte Kritik des eigenen Erscheinungsbildes und die Gelegenheit, Eingriffe hinter der Maske unbemerkt verheilen zu lassen, münden in einem ‚Schönheitsboom', der einerseits als Ausdruck eines individuellen Wunsches nach *Agency* in der Krisensituation und als Ergebnis autonomer Wahl, andererseits als Hinweis auf Leiden an der eigenen Erscheinung sowie auf Affizierbarkeit durch Werbung und Normierung gedeutet werden kann. Die Doppelgesichtigkeit der Inanspruchnahme ästhetischer Chirurgie steht somit für viele Herausforderungen, die die Krise aufwirft: Welche Imperative des Handelns leiten uns durch Zeitenwenden – die der Freiwilligkeit oder die des Zwangs? Und wie gehen wir mit Unentscheidbarkeiten um?

Helene Gerhards, Melina Ronneburg, Uta Bittner und Karsten Weber thematisieren in „Freiheit und Autonomie von Frauen in Zeiten der Coronakrise" Problematiken von Gender und Care, die in der Pandemie deutlicher als sonst hervortreten könnten. Der Beitrag beruht auf einer qualitativen Inhaltsanalyse von Interviews, die mit Frauen während der Pandemie geführt wurden. Die Altersspanne der Interviewten reicht vom jungen bis in das höhere Erwachsenenalter und schließt u. a. die Rolle als Mutter ein. Die Analyse orientiert sich an vier Komplexen, die mit dem Pandemieerleben verbunden werden: 1) Neue Bedingungen für Freiheit und Autonomie, 2) Belastungen für Frauen, 3) persönliche Neuausrichtung und Selbstbestimmung sowie 4) die Rolle digitaler Technologien und Künstlicher Intelligenz. Der Beitrag zeigt, dass die befragten Frauen sich nicht in singulären Lebenspraktiken verorten, sondern während und jenseits pandemischer Zeiten Gemeinschaft als zentralen Wert erachten, der Sinn stiftet. Die Pandemie hat für die Frauen daher keinen tiefgreifenden Einfluss auf ihr eigenes Autonomieerleben; vergeschlechtlichte Prinzipien der Organisation von Sorgearbeit (Care) wurden überraschenderweise kaum problematisiert. Aufgrund zahlreicher Berichte und Erhebungen mit gegenteiligen Ergebnissen stellt die weitere Forschung ein spannendes Unterfangen dar.

2.3 Gesundheitspraktiken in der Krise

Im Zuge der Pandemie kam es nicht nur zum Wandel des gesellschaftlichen Umgangs mit Gesundheit und Krankheit; auch die Wahrnehmung von Krankheit hat sich verändert. Jeder Schnupfen, jeder Husten stellt eine potenzielle Bedrohung Einzelner mit unklaren Folgen für die Gesellschaft dar. Coronainfektionen mussten dem Gesundheitsamt gemeldet und engmaschig überwacht werden; die Gesundheitsversorgung der Patient*innen und bisher etabliertes Wissen, Regeln und Traditionen erforderten eine Aktualisierung, Kontakte zwischen gefährdeten Personengruppen und Ärzt*innen und Therapeut*innen mussten neuen Rahmenbedingungen unterworfen werden. So erfuhren u. a. telemedizinische Anwendungen einen plötzlichen Aufschwung (Dramburg et al. 2021; Urbanek 2021). Die Bekämpfung der Pandemie konzentrierte sich zunächst auf sogenannte AHA-Regeln – Abstand halten, Hygiene berücksichtigen und Masken tragen – als kurzfristige Maßnahmen. Diese Praktiken drängten das Virus im Sommer 2020 zwar zurück, jedoch sollten sie nicht ausreichen, um das tägliche Leben aus Prä-Corona-Zeiten wieder aufnehmen zu können. Es häuften sich Voraussagen medizinischer Expert*innen, insbesondere Virolog*innen, denen zufolge die Pandemie zum Herbst und Winter 2020 weiterhin als Problem für die öffentliche Gesundheit bestehen bleiben sollte. Eine rasche Impfstoffentwicklung wurde schnell zur zentralen Strategie im Coronadiskurs; die damit einhergehenden Aushandlungen zur Eindämmung des Virus erfolgten zwischen Politik, Medizin und Wirtschaft. Die Entwicklung und Stabilisierung eines Wissensregimes des Impfens, welches in den Impfkampagnen der deutschen Bundesregierung verfolgt und im weiteren Verlauf der Pandemie von zahlreichen Akteuren unterstützt wurde, bezog die gesamte Bevölkerung mit ein. Es entstand das gesundheitspolitische Konzept „Zusammen gegen Corona" (BMG o. J.b), das die Solidarität mit vulnerablen Gruppen, aber auch den Eigenschutz in den Mittelpunkt rückte. Das Impfen fungierte als freiwillige Gesundheitspraktik, mit der ein größtmöglicher Nutzen für den Einzelnen und das Kollektiv verbunden wurde. Auch als allen Bürger*innen im Sommer 2021 nach vorhergehender Impfstoffknappheit ein Impfangebot unterbreitet werden konnte, wurde eine Pflicht zum Impfen von der Politik (noch) nicht forciert – stattdessen sollte nicht zuletzt durch das Vertrauen, das die Politik den Subjekten entgegenbrachte, wiederum Vertrauen in die Impfung erzeugt werden. Die Abwägung zwischen etwaigen individuell zu tragenden Risiken einer Impfung und des Schutzes vor Langzeitschäden durch die Erkrankungen sowie zwischen der Wahrung des individuellen Rechts auf Selbstbestimmung des Arzneimittelkonsums und dem Schutz von Public Health entpuppten sich in der Pandemie als Diskussionsgegenstände und Aufgaben, die politischer nicht hätten sein können. Der dritte Abschnitt des Sammelbandes „Gesundheitspraktiken in der Krise" thematisiert die direkte Konfrontation mit gesundheitlichen Fragen im Alltag und einen grundlegenden Wandel im Gesundheitssystem infolge der Pandemie.

Jasmin Dierkes und Moritz von Stetten nehmen in ihrem Text „Gesundheitsapps statt Beziehungspflege" das Dispositiv psychotherapeutischer Versorgung in Deutschland in den Blick. Dieses erfährt Umordnungen durch gesetzgeberische Initiativen zur Digitalisierung des Gesundheitssystems einerseits, durch Reaktionen auf die Coronapandemie im Sinne des *physical distancing* andererseits. Mit der Ausweitung des Angebots videobasierter Sprechstunden erlebt die psychotherapeutische Praxis eine deutliche Ausrichtung auf die verhaltenstherapeutischen Ansätze, deren Dominanz sich in der Palette der psychotherapeutischen Schulen und Interventionen schon lange bemerkbar gemacht hatte, die aber nun zunehmend privilegiert werden. Technisierung und Behaviorismus gehen eine immer beständigere Allianz ein, die Coronapandemie führt mit der Unterbrechung der unvermittelten Face-to-Face-Interaktion nicht zu einem Bruch der modernen Therapeutisierungskultur, sondern stärkt in ihren Effekten Vorstellungen der an der psychotherapeutischen Versorgung beteiligten Stakeholder*innen. Dass insbesondere praktizierende Psychotherapeut*innen den Dynamiken dieser bereichsspezifischen Technologisierung mit Skepsis begegnen, zeigen Dierkes und von Stetten auf Grundlage qualitativer Interviews. Nicht nur die Folgen der Coronapandemie und der Kampf um ihre Bewertung lassen sich an diesem Beispiel substanziell diskutieren, auch zeigen die Autor*innen, dass es wichtig ist, die Effekte der Krisenhaftigkeit in weiter ausgreifenden gesellschaftlichen und zeitlichen Entwicklungslinien zu lesen sowie Technologisierung als opportune und ideologische Anpassungsleistung zu interpretieren.

Der Beitrag von *Anna Scharf, Nicla Kaufner, Amelie Altenbuchner, Sonja Haug und Karsten Weber* befasst sich mit dem in der Pandemie verstärkt aufkommenden und wahrzunehmenden Problem der Skepsis gegenüber bzw. Ablehnung von Coronaimpfungen. Insbesondere gehen die Autor*innen in ihrer qualitativen Studie mit dem Titel „„Hauptsache Pharma, Pharma, Pharma"" auf Grundlage teilstrukturierter Telefoninterviews gesellschaftlich wirksam gewordenen Strategien der Wissenschaftsleugnung nach: Ablehnung von oder Skepsis gegenüber Coronaimpfungen lassen sich nicht durch grundsätzliche Impfablehnung, sondern durch Unsicherheiten gegenüber der Neuartigkeit der Impfstoffe, aber auch durch Offenheit gegenüber alternativen Heilverfahren und den Konsum sogenannter Fake News aus den sozialen Medien erklären. Die Autor*innen weisen nach, dass insbesondere Verschwörungserzählungen bei den Befragten, die die Coronaimpfung ablehnen, verfangen haben, und identifizieren weitere Forschungsbedarfe für die Variablen Geschlecht und Beruf. Wird in fachwissenschaftlichen und öffentlichen Diskursen schon länger das Problem der Fake News und der Unterminierung wissenschaftlicher Wissensproduktion verhandelt, zeigt sich an den Aussagen aus den Interviews, wie sich Verschwörungselemente konkret in gesellschaftliche (Selbst-)Erzählungen einweben und welche Sagbarkeiten sich angesichts irritierender Weltgeschehnisse ergeben können.

Die im Spätherbst und Winter 2020 durchgeführte fragebogengestützte und durch *Sonja Haug, Anna Scharf, Amelie Altenbuchner, Rainer Schnell und Karsten Weber* ausgewertete Telefonbefragung von 2014 Personen ergab eine Impfbereitschaftsquote, deren Höhe laut Daten des RKI genau ein Jahr später der tatsächlichen Impfquote entsprach. Die Autor*innen vermessen in ihrem Text „Der Einfluss von Wissenschaftsvertrauen, Vertrauen in Informationsquellen, kollektiver Verantwortung und Verschwörungsüberzeugungen auf die Bereitschaft zur Covid-19-Impfung" den Zusammenhang zwischen Impfbereitschaft und unterschiedlichen Vertrauens-, Einstellungs- und Nutzenaspekten: Sie zeigen, wie Vertrauen in Wissenschaft und große Publikumsmedien Impfbereitschaft impliziert, die Nutzung von Apps wie Telegram jedoch mit geringerer Impfbereitschaft einhergeht. Vor allem die Verantwortungsübernahme gegenüber dem Kollektiv sowie die Anhängerschaft an Verschwörungsmythen stellen sich in dieser Befragung als signifikant heraus – Personen, die eine Impfung mit Verantwortung und Solidarität verbinden, wollen sich impfen lassen, Personen, die Verschwörungsüberzeugungen anhängen, tendieren zur Impfskepsis bzw. -ablehnung. Haug et al. liefern auf breiter Datenbasis somit wichtige Erkenntnisse, welchen sozialen Dynamiken Entscheidungen unterliegen können, die auf Public-Health-Maßnahmen Bezug nehmen.

2.4   Wissen, Medialisierung und Öffentlichkeit

Die pandemische Situation, die durch das Virus SARS-CoV-2 verursacht wurde, hat weltweit eine Ausnahmesituation geschaffen, die im 21. Jahrhundert ein Novum darstellt. Der krisenhafte Zustand seit März 2020, dessen Zeug*innen wir alle wurden, spitzte sich in Deutschland im Herbst 2021 zu, als die Inzidenzen erneut stark anstiegen. Die strategische Planung der Virusbekämpfung richtete sich auf eine Erhöhung der verabreichten Impfdosen an die Bevölkerung. Der Streit über eine Impfpflicht und Maßnahmen zur Durchsetzung einer Impfung wurden begleitet durch eine tägliche Berichterstattung des Robert Koch-Instituts über regional steigende Inzidenzen. Dem Spezialwissen von Expert*innen aus Wissenschaft und Forschung, zuvorderst aus der Medizin und Virologie, wurde, wie bereits erwähnt, eine Sonderrolle zuteil. Dieser Bereich der Wissenschaft wurde als Krisenstab betrachtet, von dem sichere Prognosen und Handlungsempfehlungen erwartet wurden. Dabei musste die Medizin sich bei der Behandlung der an Covid-19-Erkrankten vortasten und die Virologie sich mit schnell mutierenden Varianten des Virus auseinandersetzen – Wissen über die Pandemie wurde mitunter aktualisiert, wenn Lösungsvorschläge nicht die beabsichtigte Wirkung erzielten. Wie in der Wissenschaft üblich, wurden Thesen aufgestellt oder verworfen und Unsicherheiten blieben bestehen, was für weite Teile der Bevölkerung in der Pandemie nicht immer verständlich oder einzuordnen war. Das öffentliche Interesse an Wissenschaft nahm in der Pandemie trotzdem zu, weil der Druck, die Krise zu beenden, mit dem Verbleib des Virus wuchs. Wissenschaftler*innen fungierten als politische Berater*innen und Wissensvermittler*innen; durch zahlreiche Interviews und Podcast-Serien wurden einige Akteur*innen zu prominenten Figuren in der Medienberichterstattung.

Überhaupt wurden (soziale) Medien insbesondere während der Lockdowns und Quarantänen zu wichtigen Informations- und Kommunikationsquellen. Durch sie konnten die Arbeitsweise der Wissenschaft, Entscheidungsfindungsprozesse der Politik und Versuche, die Krise zu bewältigen, die nicht selten von hochemotional geführten Debatten begleitet waren, unmittelbar verfolgt werden. Ende Juni 2022 ist der im Auftrag des Bundesministeriums für Gesundheit erstellte Bericht eines Sachverständigenausschusses erschienen (BMG 2022a), in dem bewertet wird, welche Maßnahmen in der Pandemie erfolgreich waren und welche nicht; darüber hinaus wird über mögliche Folgen dieser Maßnahmen debattiert, die sich gesellschaftlich langfristig zeigen könnten (Röhn und Stibi 2022). Dazu zählen ein möglicher oder bereits eingetretener Vertrauensverlust in Politik und Wissenschaft, Folgen für demokratisches Regieren in Krisenzeiten (Korte et al. 2021), gesundheitliche Folgen wie Depressionen durch Vereinsamung, die Zunahme von Bildungsungerechtigkeit, Veränderungen am Arbeitsmarkt, die Folgen von Grundrechtseinschränkungen und viele andere Themen (vgl. zur Übersicht bpb 2022): Was war, was bleibt, was kommt? Der vierte Abschnitt „Wissen, Medialisierung und Öffentlichkeit" des vorliegenden Sammelbands führt die Frage nach dem Impfen fort, die im dritten Abschnitt behandelt wurde, und lenkt den analytischen Blick zugleich auf Kontroversen im Umgang mit der Pandemie. Dazu zählen Folgerungen aus der Impfkampagne mit Blick auf eine zukünftige Bekämpfung des Virus, individuelles Erleben der Pandemie, (il-)legitime Praktiken in der Pandemie und Konsequenzen für einen (neuen) Krisenbegriff. Zum Abschluss des Bandes werden Fragen gebündelt, die sich gleichzeitig auf Vergangenheit und Zukunft der Coronapandemie richten.

„In die Normalität ‚zurückkimpfen'?" greift nicht nur die zentrale Frage des Winters 2021/2022 auf, sondern diese Frage ist auch Gegenstand des Beitrags von *Peter Wehling*. Die wissenssoziologische Arbeit baut auf Konzepten des Wissens und Nichtwissens sowie von Wissensregimen auf. Der Beitrag stellt zunächst dar, wie die in der Pandemie aufgekommenen Regeln, Normen und Bewertungen innerhalb des Diskurses an spezifische legitime Sprecher*innen wie etwa an medizinische Expert*innen gebunden waren, die eine politikberatende Funktion einnahmen. Mittels einer Diskursanalyse kann rekonstruiert werden, dass die Durchsetzung einer Impfung der Bevölkerung, deren Dringlichkeit es in der Öffentlichkeit plausibel zu machen galt, zum zentralen Instrument der Pandemiebekämpfung der deutschen Coronapolitik geworden ist, obgleich drei weitere wesentliche Einflussfaktoren auf das pandemische Geschehen bekannt gewesen seien. Auf dem Impfen als Wissensregime lastete demzufolge das medizinische und politische Heilsversprechen. Der Beitrag diskutiert, dass 1) die Beachtung der sozialen Faktoren wie des Wohnumfeldes, 2) eine Ent-Fixierung auf nationale Grenzen in Zeiten der Globalisierung sowie 3) eine systematische Untersuchung der Entstehungsbedingungen des Virus einen Beitrag zur Bewältigung der Pandemie hätten leisten können, sie wurden aber als Bereiche von Nichtwissen ausgeblendet. Daher wird der Vorschlag unterbreitet, neben ausschließlich virologischem und epidemiologischem Wissen multidisziplinäre Expertisen mit sozialwissenschaftlichen und sozialökologischen Perspektiven einzubeziehen.

Henriette Krug geht in ihrem Beitrag „Nachdenken über Ärger und Wut während der Pandemie" der Frage nach, ob diese Emotionen als Symptom einer Überforderung angesichts der Pandemie zu begreifen sind. Ausgehend von der Problematisierung, dass Wut gesellschaftlich nicht akzeptiert ist und in der Regel sanktioniert wird, präsentiert der Text zunächst eine emotionstheoretische, interdisziplinäre Grundlage zur Diskussion des Phänomens Ärger. Anschließend werden thesenhaft fünf Anlässe für Ärger vorgestellt, die offenkundig in Beziehung zur Coronapandemie stehen: 1) Das Virus, das in den Körper eindringt, als Grenzüberschreitung, 2) die starke Regulierung des persönlichen Alltags und der Selbstentfaltung, 3) der Antagonismus von Nähe (z. B. Homeschooling) und Einsamkeit (z. B. Lockdown), der moralische Konflikte unmittelbar provoziert,

4) das Erleben von Entgrenzung und Machtlosigkeit in Bereichen der Lebensplanung und Wissenschaft sowie 5) die Konfrontation mit Kontroll- und Sicher-
heitsverlust. Alle fünf Beobachtungen stehen demnach für eine plötzliche und
zwangsweise Überforderung Einzelner. Diese wurde zwar durch das Virus hervorgerufen, ist aber vielmehr als Ausdruck einer bereits in der Gesellschaft vorhandenen Überforderung zu begreifen.

Der Beitrag von *Helene Gerhards und Uta Bittner* beschäftigt sich mit „Dis-
kursivität von Freiheit während der Coronakrise" und untersucht die mediale
Aushandlung von Freiheit, Selbstbestimmung und Corona in der Tagesbericht-
erstattung im Jahr 2020. Die mit einem inhaltsanalytischen Verfahren entwickelten Kategorien zeigen, dass sich das Thema bereits in einer frühen Phase
der Pandemie als tiefgreifend darstellt und mehrere Bereiche des persönlichen
Lebens sowie die Grundrechte betrifft. Die wissenssoziologische Diskursanalyse
weist nach, welche Deutungsmuster sich in ausgewählten Tageszeitungsartikeln
durchgesetzt haben. Deutungsmuster gehen aus komplexen Zusammenhängen
hervor, die auf Interaktionen basieren und einerseits auf Wissen in Gesellschaften
beruhen, andererseits dieses gleichermaßen vorstrukturieren. Die analysierten
Deutungsmuster beziehen sich u. a. auf Beschränkungen des Reisens, auf die
Auslegung körperlicher Unversehrtheit, auf die Bedingungen von Versammlungs-
sowie Meinungs- und Pressefreiheit. Der Beitrag benennt im Anschluss an die
Arbeiten von Ulrich Beck Folgen und Nebenfolgen, die mit der Krise und den
Strategien der Pandemiebekämpfung einhergingen – sie tragen angesichts eines
neuen Potenzials von Überwachung und staatlicher Kontrolle das Risiko in sich,
Freiheitsrechte in digitalen Gesellschaften prekär werden zu lassen.

Wie man die Coronapandemie als Krisenphänomen theoretisch erfassen und
empirisch beschreiben kann, stellen *Viola Dombrowski, Marc Hannappel und
Lukas Schmelzeisen* in „Pandemie und Risiko" in methodischer Breite und Tiefe
dar. In Anlehnung an Arbeiten von Ulrich Beck und Reiner Keller argumentieren
die Autor*innen, dass sich Krisen in ihrer Temporalität durch spezifische Risiko-
kommunikationen in den Massenmedien charakterisieren. Mit Mitteln eines
sequenziellen Verfahrens und unter Anwendung sich entsprechend ergänzender
quantitativer und qualitativer Analyseinstrumente der Computational Social
Sciences legen sie eine diachron und topisch orientierte Mediendiskursana-
lyse großer Tageszeitungen vor. Schwillt die Berichterstattung über ‚Corona' in
der ersten Welle zunächst analog zum steigenden Infektionsgeschehen und den
(anstehenden) Infektionsschutzmaßnahmen in Deutschland an, verselbstständigt
sich der Diskurs zunehmend und organisiert sich in diversifizierten Diskurs-
mustern, die die Folgen der Infektionsschutzmaßnahmen kritisch in den Blick
nehmen. Vor allem die Folgen für Bildungseinrichtungen und der Ruf nach

wissenschaftlicher Expertise erweisen sich als wichtige Diskursmuster. Krise ist nicht gleich Krise und Krise bleibt nicht (dieselbe) Krise – dies am Beispiel der Coronapandemie offenzulegen schließt eine wichtige Forschungslücke.

3 Entstehung des Bandes und Danksagung

Der Band geht auf eine Tagung zurück, die von Dr. Debora Frommeld und Dr. Annette Knaut organisiert und in Zusammenarbeit mit dem Arbeitskreis Diskursforschung der Sektion Wissenssoziologie in der Deutschen Gesellschaft für Soziologie (DGS) veranstaltet wurde. Die Idee kam im Gespräch mit Prof. Dr. Reiner Keller auf, denn die lange geplante und ursprünglich für Frühjahr 2021 angesetzte Tagung des Arbeitskreises in Präsenz musste wegen der anhaltenden Pandemie abgesagt werden. Es stand schnell fest, dass die Veranstaltung das hochaktuelle Thema aus der Perspektive der Diskursforschung aufgreifen sollte. Die Tagung brachte Vorträge zusammen, die sich dem Thema „Gesellschaften in der Krise. Zur Etablierung von Wissensregimen und (nicht-)diskursiven Praktiken mit der Verbreitung von SARS-CoV-2" widmeten. Am 16. und 17. Juni 2021 gingen wir mit über fünfzig Teilnehmer*innen der Frage nach, ob im Zuge der Coronapandemie neue Wissensregime und (nicht-)diskursive Praktiken entstehen und in welchen gesellschaftlichen Bereichen bekannte Macht-/Wissensordnungen gültig bleiben. Bei hochsommerlichen Temperaturen diskutierten wir bis in die Abendstunden, ob sich Diskurse während der Pandemie tiefgreifend ändern oder die Pandemie eher sichtbar werden lässt, was bislang unter einem Schleier aus etablierten und allgemein anerkannten Gewissheiten und Praktiken verborgen war. Aufgrund der anhaltenden pandemischen Lage fand die Tagung virtuell statt. Im gemeinsamen resümierenden Gespräch verfestigte sich das Forschungsdesiderat der Tagung – das Kreisen um die Frage, ob sich ein dauerhafter Wandel von (nicht-)diskursiven Praktiken während wie nach der Pandemie zeigen wird und inwieweit Diskurse und Wissensregime, welche bereits vor der Pandemie bestanden, in deren Verlauf und in Zukunft aktualisiert werden. Bei der Tagung stand eine diskursanalytische, interdisziplinäre Auseinandersetzung im Vordergrund. Dieser Zuschnitt wurde bei der Zusammenstellung der Beiträge des vorliegenden Bandes weiterverfolgt. Wir freuen uns sehr, dass viele Beiträge der Tagung in diesem Band versammelt sind.

Die Herausgeber*innen danken den Verantwortlichen des Arbeitskreises Diskursforschung – insbesondere Prof. Dr. Reiner Keller, PD Dr. Saša Bosančić und Dr. Willy Viehöver – für ihre Beteiligung an der Vorbereitung und Durchführung der Tagung, Dr. Annette Knaut für die Mitorganisation der Tagung, aus der Teile des Titels und zentrale Fragen des Bandes hervorgingen und Nicla Kaufner für die Unterstützung während der Tagung. Aufgrund des aktuellen Zuschnitts der Tagung planten wir die Buchpublikation gewissermaßen sportlich. Da andere Projekte Vorrang hatten, konnte Dr. Annette Knaut den Band aus zeitlichen Gründen nicht mitbegleiten. Uta Bittner verdanken wir die Idee, institutsinterne Kräfte zu bündeln und als Herausgeber*innen-Trio zu fungieren: Das Buchprojekt fand seine Heimat schließlich am Institut für Sozialforschung und Technikfolgenabschätzung (IST) der OTH Regensburg, wo die Herausgeber*innen an unterschiedlichen Forschungsprojekten zu gesellschaftlichen Folgen der Pandemie arbeiteten. Durch die Zusammenarbeit der Herausgeber*innen konnten weitere Textbeiträge gewonnen werden, mit denen der Band eine wertvolle empirische und thematische Ergänzung erfahren hat. Für inspirierende Gespräche während der Entstehung des Bandes möchten wir uns außerdem bei PD Dr. Peter Wehling herzlich bedanken.

Die Publikation des Bandes war schließlich möglich, weil das Regensburg Center of Health Sciences and Technology (RCHST) der OTH Regensburg eine großzügige Finanzierung vor allem der Lektoratsmittel ermöglichte. Hierfür bedanken wir uns bei dem Direktorium und allen Mitgliedern des RCHST, insbesondere bei unserem Mitherausgeber Prof. Dr. Karsten Weber als Vernetzer, Mittelgeber und Mitstreiter der Redaktion. Merci an dich! Unser Dank gilt außerdem allen, die zum Gelingen dieses Projekts beigetragen haben: Katrin Emmerich bei Springer VS für ihr großes Interesse an der Realisierung und Verschriftlichung der vorliegenden Analysen zu Corona, Kerstin Zeiger bei Springer VS für Rat, Tat und entgegenkommende Unterstützung sowie Dr. Ute Maack, die mit präzisem Blick, Geduld und viel Geschick für das geschriebene Wort alle Texte lektorierte.

Ein besonderer Dank geht an Prof. Dr. Heiner Fangerau, der nicht nur das Geleitwort zu diesem Band beigesteuert, sondern auch in ideeller Hinsicht die Tagung und das Buchprojekt mitgetragen hat. Ein persönlicher Dank von Dr. Debora Frommeld richtet sich an Prof. Dr. Christian Lenk für die gemeinsamen, immer wertschätzenden Diskussionen über das Zeitgeschehen und an Louis für den Esprit.

Wir freuen uns, wenn der vorliegende Band die anhaltende sozialwissenschaftliche und multidisziplinäre Diskussion sowie das Nachdenken über die Pandemie bereichert. Mit Spannung erwarten wir die weitere wissenschaftliche Verarbeitung der von uns behandelten Themen in Zeiten von und nach (?) Corona!

Literatur

Allmendinger, Jutta. 2020. Die Frauen verlieren ihre Würde. *Zeit Online*, 12. Mai 2020. https://www.zeit.de/gesellschaft/zeitgeschehen/2020-05/familie-corona-krise-frauen-rollenverteilung-rueckentwicklung. Zugegriffen: 14. Juli 2022.

Beck, Ulrich. 1986. *Risikogesellschaft: Auf dem Weg in eine andere Moderne.* Frankfurt a. M.: Suhrkamp.

BMG. 2022a. Evaluation der Rechtsgrundlagen und Maßnahmen der Pandemiepolitik: Bericht des Sachverständigenausschusses nach § 5 Abs. 9 IFSG. Bundesministerium für Gesundheit. https://www.bundesgesundheitsministerium.de/fileadmin/Dateien/3_Downloads/S/Sachverstaendigenausschuss/220630_Evaluationsbericht_IFSG.pdf. Zugegriffen: 4. Juli 2022.

BMG. 2022b. Immunabwehr stärken. Bundesministerium für Gesundheit. https://www.zusammengegencorona.de/corona-im-alltag/psychisch-stabil-bleiben/aeltere-menschen/immunabwehr-staerken/. Zugegriffen: 12. Juli 2022.

BMG. o. J.a. Coronavirus-Pandemie: Was geschah wann? Bundesministerium für Gesundheit. https://www.bundesgesundheitsministerium.de/coronavirus/chronik-coronavirus.html. Zugegriffen: 4. Juli 2022.

BMG. o. J.b. Zusammen gegen Corona. Bundesministerium für Gesundheit. https://www.zusammengegencorona.de/. Zugegriffen. 4. Juli 2022.

bpb. 2022. Corona-Pandemie: Wie verändert sie unsere Gesellschaft?. Bundeszentrale für politische Bildung. https://www.bpb.de/themen/gesundheit/coronavirus/307394/corona-pandemie-wie-veraendert-sie-unsere-gesellschaft/. Zugegriffen: 12. Juli 2022.

Bundesregierung. 2022. Corona-Regelungen: Basis-Schutz und Hotspot-Maßnahmen (Stand 21. März 2022). Die Bundesregierung. https://www.bundesregierung.de/breg-de/themen/coronavirus/corona-regeln-und-einschrankungen-1734724. Zugegriffen: 12. Juli 2022.

BZgA. 2021. Die aktuellen Corona-Regeln: Was bedeuten 3G, 3G-Plus, 2G und 2G-Plus? (Stand 16. Dezember 2021). Bundeszentrale für gesundheitliche Aufklärung. https://www.infektionsschutz.de/download/5609-1640004234-BZgA_Infografik_2G_3G.pdf/. Zugegriffen: 12. Juli 2022.

Dramburg, S., P. Matricardi, I. Casper und L. Klimek. 2021. Nutzung telemedizinischer Anwendungen durch niedergelassene Allergologen vor und während der SARS-CoV-2-Pandemie: Eine Umfrage unter Mitgliedern des Ärzteverbandes Deutscher Allergologen (AeDA). *Allergo Journal* 30(6): 49–53. https://doi.org/10.1007/s15007-021-4866-x.

Europäische Kommission. 2022. COVID-19: Die Kommission ruft die Mitgliedstaaten auf, für die nächste Pandemiephase in erhöter Bereitschaft zu sein. Pressemitteilung vom 27. April 2022. Europäische Kommission. https://ec.europa.eu/commission/presscorner/detail/de/IP_22_2646. Zugegriffen: 4. Juli 2022.

Fangerau, H., und A. Labisch. 2020. *Pest und Corona: Pandemien in Geschichte, Gegenwart und Zukunft.* Freiburg i. Br.: Herder.

Foucault, Michel. 1993. *Die Ordnung des Diskurses.* Frankfurt a. M.: Fischer.

Keller, Reiner. 2011. *Wissenssoziologische Diskursanalyse: Grundlegung eines Forschungsprogramms.* Wiesbaden: VS Verlag für Sozialwissenschaften.

Korte, K.-R., M. Florack und J. Schwanholz, Hrsg. 2021. *Coronakratie. Demokratisches Regieren in Ausnahmezeiten*. Frankfurt a. M., New York: Campus.

Kortmann, B., und G. G. Schulze. 2020. *Jenseits von Corona. Unsere Welt nach der Pandemie – Perspektiven aus der Wissenschaft*. Bielefeld: Transcript.

Liu, Z., P. Ciais, Z. Deng, R. Lei, S. J. Davis, S. Feng, B. Zheng et al. 2020. Near-real-time monitoring of global CO_2 emissions reveals the effects of the COVID-19 pandemic. *Nature Communications* 11, Artikel 5172. https://doi.org/10.1038/s41467-020-18922-7.

Röhn, T., und B. Stibi. 2022. Zittern vor dem Covid-Zeugnis. *Welt* online, 13. Juni 2022. https://www.welt.de/politik/deutschland/plus239285057/Corona-Massnahmen-Zittern-vor-dem-Covid-Zeugnis.html. Zugegriffen: 4. Juli 2022.

Schilling, J., K. Tolksdorf, A. Marquis, M. Faber, T. Pfoch, S. Buda, W. Haas et al. 2021. Die verschiedenen Phasen der COVID-19-Pandemie in Deutschland: Eine deskriptive Analyse von Januar 2020 bis Februar 2021. *Bundesgesundheitsblatt, Gesundheitsforschung, Gesundheitsschutz* 64(9): 1093–1106. https://doi.org/10.1007/s00103-021-03394-x.

Tagesschau. 2021. Beschluss von Bund und Ländern: Aus für kostenlose Corona-Tests ab 11. Oktober. *Tagesschau.de*, 10. August 2021. https://www.tagesschau.de/inland/innenpolitik/bund-laender-corona-123.html. Zugegriffen: 4. Juli 2022.

Urbanek, Margarethe. 2021. Telemedizin: Tops und Flops in Corona-Zeiten. *Mmw –Fortschritte Der Medizin* 163(1): 35. https://doi.org/10.1007/s15006-021-9547-x.

Villa, Paula-Irene. 2020. Corona-Krise meets Care-Krise – Ist das systemrelevant? *Leviathan* 48(3): 433–450. https://doi.org/10.5771/0340-0425-2020-3-433.

Volkmer, M., und K. Werner, Hrsg. 2020. *Die Corona-Gesellschaft. Analysen zur Lage und Perspektiven für die Zukunft*. Bielefeld: Transcript.

Wagenaar, H., und B. Prainsack. 2021. *The Pandemic Within. Policy Making for a Better World*. Bristol: Policy Press.

Wehling, Peter. 2007. Wissensregime. In *Handbuch Wissenssoziologie und Wissensforschung*, Hrsg. Rainer Schützeichel, 704–712. Konstanz: UVK.

Dr. Debora Frommeld ist Soziologin und Kulturwissenschaftlerin. Nach ihrem Studium der Soziologie, Psychologie und Europäischen Ethnologie in Augsburg und Chambéry (Frankreich) promovierte sie mit einer interdisziplinären Arbeit zur Geschichte und Soziologie der Selbstvermessung. Ihre Forschungsschwerpunkte umfassen (ästhetische) Alltagspraktiken an der Schnittstelle von Gesundheit, Medizin, Körper, Technik und Digitalisierung. In ihrer Arbeit nutzt sie Methoden der qualitativen Sozialforschung mit einem Fokus auf Diskursanalysen und Interviewstudien. Sie forschte und lehrte unter anderem an den Universitäten in München, Göttingen und Ulm. Aktuell ist sie wissenschaftliche Mitarbeiterin am Institut für Sozialforschung und Technikfolgenabschätzung (IST) der Ostbayerischen Technischen Hochschule Regensburg.

Dr. Helene Gerhards ist Sozialwissenschaftlerin. Sie wurde im Jahr 2021 an der Universität Osnabrück mit einer politikwissenschaftlichen Arbeit zur Geschichte und Theorie von Patient*innenagentivität und -kollektivität promoviert. Zuvor arbeitete sie als wissenschaftliche Mitarbeiterin an den Universitäten Göttingen und Duisburg-Essen sowie an der Ostbayerischen Technischen Hochschule Regensburg zu feministischen und

Demokratietheorien, zu kritischen und intersektionalen Biopolitikstudien, zur Politik der Biomedizin (v.a. Stammzellforschung und Reproduktionsmedizin) sowie zu Digitalisierung und Künstlicher Intelligenz im Gesundheitssystem. Aktuell ist sie wissenschaftliche Mitarbeiterin am Institut für Sozialforschung und Technikfolgenabschätzung (IST) der Ostbayerischen Technischen Hochschule Regensburg.

Alter und Bildung

Der Generationenkonflikt als Eindeutigkeitskonstruktion zur Bewältigung der Ungewissheiten der Coronakrise

Helga Pelizäus und Jana Heinz

1 Problemaufriss: Ungewissheiten der Coronapandemie

Noch immer steht das SARS-CoV-2 Virus mit seinen Folgen vielfach im Mittelpunkt medialer Berichterstattung, und noch immer wird es begleitet von Ungewissheiten,[1] Nichtwissen, Uneindeutigkeiten und Ambivalenzen. Es vergeht kaum ein Tag, an dem nicht neue Unklarheiten, Wissenslücken und Widersprüche aufgedeckt, alte vermeintliche Gewissheiten infrage gestellt werden. Gleichzeitig lassen sich typische Muster des Umgangs mit den Ungewissheiten identifizieren. So werden exakte Definitionen entwickelt, klare Grenzen gezogen, präzise berechnete Wahrscheinlichkeiten formuliert. Hieraus werden Regeln abgeleitet, die Orientierung und Handlungssicherheit vermitteln bzw. vermitteln sollen

---

[1] Ungewissheit, so definiert Bonß (1995, 37), setzt „ein Wissen darüber voraus, dass die Zukunft auch anders ausfallen kann". Sie kann mit Luhmann als ein kontingenzbedingtes Phänomen begriffen werden, als „etwas, was weder notwendig noch unmöglich ist; was also so, wie es ist (war, sein wird), sein kann, aber auch anders möglich ist" (Luhmann 1984, 153).

H. Pelizäus (✉)
Universität der Bundeswehr München, München, Deutschland
E-Mail: Helga.pelizaeus@unibw.de

J. Heinz
Deutsches Jugendinstitut e. V., München, Deutschland
E-Mail: heinz@dji.de

D. Frommeld et al. (Hrsg.), *Gesellschaften in der Krise,*
https://doi.org/10.1007/978-3-658-39129-4_2

(vgl. hierzu Bonß 1997). Zu Beginn der Pandemie bestimmt bspw. vor allem die stereotype Darstellung der älteren Generation als „Risikogruppe 60+" die mediale Diskussion. Ab Dezember 2020 rücken die Wirksamkeit verschiedener Impfstoffe mit möglichst präzisen Wahrscheinlichkeitsrechnungen und ab Ende April 2020 zunehmend die Generation der Jüngeren als „neue" Risikogruppe in den Mittelpunkt (vgl. z. B. SZ 29.04.2020).

So blitzartig und unerwartet die (pandemiebezogenen) Unsicherheiten[2] und Ungewissheiten über einen Großteil der Bevölkerung hereingebrochen sind, aus modernisierungstheoretischer Sicht sind sie keineswegs überraschend. In der Risikosoziologie und in Zeitdiagnosen gelten die Allgegenwart und gesellschaftliche Brisanz von Unsicherheiten und Ungewissheiten schon lange als typische Kennzeichen spätmoderner und in diesem Sinne gegenwärtiger Gesellschaften. Sie werden als Folgen einer Radikalisierung moderner Dynamiken wie der Globalisierung, Mobilisierung, Individualisierung, Rationalisierung, Digitalisierung interpretiert (vgl. Bonß 2001). Verdeckt wurden diese Ungewissheiten allerdings lange Zeit durch die Konstruktion *vermeintlicher* Gewissheiten und Eindeutigkeiten, so betonen reflexiv modern argumentierende Soziolog*innen (vgl. z. B. Beck et al. 2001; Pelizäus-Hoffmeister 2006). Durch die Herstellung von Sicherheits*fiktionen,* wie sie solche vermeintlichen Gewissheiten in Anlehnung an Bonß (1995) bezeichnen, würden Ungewissheiten zwar kaschiert, blieben aber dennoch bestehen.

Problematisch erscheint diese Form der Unsicherheitsbewältigung, da sie eine Vernachlässigung des komplexen Gesamtgeschehens bedeutet und entsprechend *nicht intendierte Nebenfolgen*[3] ausblendet, die die Sicherheitsfiktionen wiederum infrage stellen können. Aus reflexiv moderner Sicht sind dabei gerade die nicht intendierten Nebenfolgen eine starke, wenn nicht die stärkste treibende

---

[2] Die Begriffe (Un-)Sicherheit und (Un-)Gewissheit werden umgangssprachlich i. d. R. synonym verwendet. Im sozialwissenschaftlichen Sprachgebrauch hingegen wird häufig differenziert. Mit (Un-)Sicherheit wird meist die soziale Ebene eines Phänomens beschrieben, mit (Un-)Gewissheit eher die erkenntnismäßige (vgl. Bonß 1995, 35).

[3] So schreibt bspw. Ulrich Beck (1996, 27) über den sogenannten Rinderwahnsinn: „Es geht […] gar nicht um den ‚Rinderwahnsinn' als solchen, was er Tieren und Menschen antut, sondern darum, welche Akteure, Verantwortliche, Märkte etc. dadurch ‚elektrisiert', infrage gestellt werden, möglicherweise zusammenbrechen, und welche Turbulenzen mit ihren schwer eingrenzbaren Kettenwirkungen dadurch in den Zentren der wirtschaftlichen und politischen Modernisierung unfreiwillig und gewollt ausgelöst werden."

Kraft, da sie gesellschaftlich wie institutionell zu tief greifenden Funktions- und Legitimationskrisen führen können, wenn und *weil* sie nicht gesehen werden (vgl. Beck et al. 2001, 42). Notwendig wäre die Entwicklung einer neuen „Risikokultur mit Nebenfolgenblick" (vgl. Pelizäus und Heinz 2021b, 9), um angemessene Formen des Bewältigens bzw. des Managens von Ungewissheiten einzuüben. Oder, in der Terminologie von Wolfgang Bonß (2011, 65) aus-gedrückt, es ist ein neuer Akteurstyp gefragt, der Ungewissheiten nicht mehr als eine zu behebende Abweichung von der Normalität begreift, die endgültig zu beseitigen sei. Er würde z. B. Strategien des Experimentierens entwickeln und wissen, dass eine Frage „nie definitiv, sondern immer nur auf Zeit und situativ beantwortet werden kann" (Bonß 2011, 65).

Die Analyse der gegenwärtigen Verhandlung der Coronakrise bietet das Potenzial, genau bei dieser Problematik anzuknüpfen, denn das Virus – ein Aktant im Sinne Latours (2018) – hat die Welt in eine Welt der Ungewissheit versetzt. Durch die Betrachtung des Umgangs mit COVID-19 – gesellschaftlich, institutionell und individuell, auf Deutungs- und Handlungsebene – lassen sich typische „Muster" des Umgangs mit Ungewissheiten identifizieren. Sie können hinsichtlich ihrer (Nicht-)Geeignetheit für spätmoderne Szenarien theoretisch sensibel reflektiert und mit ihren Konsequenzen beschrieben werden. Auf diesen Befunden aufbauend, kann dann über adäquat(er)e Strategien des Umgangs mit spätmodernen Ungewissheiten nachgedacht werden.

Ziel dieses Beitrags ist es einerseits, theoriegeleitet unter Bezugnahme auf soziologische Konzepte der Risiko- und Unsicherheitssoziologie die Formen der Krisenbewältigung in ihrer inneren Logik nachzuvollziehen. Es soll aufgezeigt werden, warum vermeintliche Eindeutigkeiten – wie pauschalisierende Bilder von alten und von jungen Menschen – in diesen Zeiten konstruiert werden (müssen) und inwiefern sie (politisches) Handeln begründen. Andererseits soll dieser Bei-trag zeigen, dass die Eindeutigkeiten aufgrund ihrer impliziten Vereinfachungen mit nicht intendierten Nebenfolgen einhergehen, die es sichtbar zu machen, kritisch zu reflektieren und gegebenenfalls zu vermeiden gilt.

Im ersten Schritt gibt eine Medienanalyse Einblick in zentrale medial inszenierte Konstruktionen von Eindeutigkeit. Am Beispiel der Berichterstattung der Zeitungen *Süddeutsche Zeitung, Die Welt* und *Taz* im Zeitraum von Januar 2020 bis August 2021 werden mittels einer qualitativen Inhaltsanalyse relevante Diskurse rekonstruiert. Die nach und nach sichtbar werdenden nicht intendierten Nebenfolgen werden exemplarisch auf der Basis erster Studien aufgezeigt. Anschließend gilt es, das Deuten und Handeln im Umgang mit Ungewissheiten

theoretisch zu reflektieren. Es werden einerseits die Notwendigkeit der Hervorbringung von Eindeutigkeitskonstruktionen herausgearbeitet, andererseits die
dadurch entstehenden blinden Flecken und deren teils einschneidenden Nebenfolgen auf unterschiedlichen Ebenen. Es folgt ein Ausblick mit ersten Ideen zu
einer neuen *Risikokultur mit Nebenfolgenblick,* die spätmodernen Szenarien
gerecht(er) werden könnte.

2   Stereotypen zur Bewältigung der Coronakrise: eine Medienanalyse

Wir verstehen mediale Diskurse hier als argumentative Praxis, durch die
kollektive Wissensordnungen hervorgebracht, abgesichert und transformiert
werden. Sie werden nicht einseitig von Individuen erzeugt, sondern produzieren
und formieren auch Wahrnehmungen und „Wahrheiten" für andere (vgl. Keller
2004). Damit erzeugen sie Regeln, die bestimmen, was und wie über Dinge
gesprochen, was verschwiegen wird, was als wahr und falsch erscheint (Biggs
und Powell 2009; Foucault 1994). In diesem Sinne untersuchen wir Texte als
Wissensordnungen und Regeln der Wahrheitsproduktion (vgl. Bührmann und
Schneider 2012; Diaz-Bone und Schneider 2010; Hirseland und Schneider 2008).
Gerade in gesellschaftlichen Ausnahmesituationen wie der Coronapandemie
sind Diskurse zur Verständigung über Veränderungen, Risiken und „Normalität" ganz wesentlich. Sie spiegeln die Einstellung der Gesellschaftsmitglieder
wider, beschreiben sie und prägen das Bewusstsein im Hinblick auf Gefahren,
Gefährdete sowie die Angemessenheit politischer Maßnahmen.

2.1   Methodisches Vorgehen

Um zentrale Deutungen zu erfassen, wurden Dokumente aus drei überregionalen
Zeitungen unterschiedlicher politischer Lager *(Süddeutsche Zeitung, Taz, Die
Welt)* ausgewählt. Es wurden Texte herangezogen, die sich auf politische Dis-
kussionen und Entscheidungen zur Coronapandemie beziehen.

  In Anlehnung an Barney Glaser und Anselm Strauss (1998) sowie Jörg
Strübing (2014) erachten wir theoretisches Vorwissen als wichtig, um unseren
Blick für nicht sofort sichtbare Zusammenhänge zu schärfen. Die Textauswahl
wurde in diesem Sinne durch die Wahrnehmung der Autorinnen bestimmt, dass

die Generationen Jung und Alt[4] und insbesondere ihr Verhältnis zueinander – Stichwort Generationenkonflikt – bei der Verhandlung der Pandemie größte Bedeutung haben.[5] Zur Eingrenzung der Textsuche wurden folgende Schlagworte gewählt: „Corona" UND „Generation" ODER „Kinder" ODER „Jugendliche" ODER „Ältere" ODER „Senioren". In der ersten Auswertungsphase (von Januar bis September 2020) wurden 354 Artikel aus *Die Welt* (W), 263 aus der *Taz* (T) und 610 aus der *Süddeutschen Zeitung* (SZ) zur Analyse ausgewählt. Für die zweite Auswertungsphase von Oktober 2020 bis August 2021 wurden 807 Artikel aus *Die Welt,* 588 aus der *Taz* und 1956 aus der *Süddeutschen Zeitung* einbezogen.[6]

Die Auswertung erfolgte durch die Methodik der qualitativen, strukturierenden Inhaltsanalyse nach Philipp Mayring (2000). Ergänzend wurde in Anlehnung an die Grounded Theory induktiv ein Kategoriensystem entwickelt (vgl. Strauss und Corbin 1996). Ein besonderer Fokus lag dabei auf hochfrequenten Begriffen (vgl. Bubenhofer 2013), ebenso auf Metaphern für die beiden Generationen und den Generationenkonflikt, da sie als kognitiv und assoziativ rasternde und sinnstiftende Folien fungieren (vgl. Niehr und Böke 2010).

2.2   Empirische Ergebnisse zum Auswertungszeitraum Januar bis September 2020[7]

Auf den ersten Blick fällt auf, dass zu Beginn der Pandemie sowohl ältere Menschen als auch Kinder und Jugendliche in öffentlichen Diskussionen kaum selbst zu Wort kommen.[8] So wird allenfalls *über* Kinder berichtet oder sie werden

---

[4]Wenn wir hier von Generationen und von Jung und Alt sprechen, dann im umgangssprachlichen und nicht im soziologischen Sinn, da in diesem Beitrag die diskursiv vermittelten Interpretationen im Mittelpunkt stehen.

[5]Jana Heinz arbeitet schwerpunktmäßig im Bereich der Kinder- und Jugendsoziologie, Helga Pelizäus in der Alter(n)sforschung.

[6]Die Unterteilung in zwei Untersuchungsabschnitte ergibt sich daraus, dass sich die medialen Inszenierungen sehr schnell gewandelt haben und dieser Beitrag auch neueste Veränderungen beinhalten sollte.

[7]Die Erkenntnisse dieser Auswertungsphase wurden ähnlich auch unter dem Titel *Stereotypisierungen von Jung und Alt in der Corona-Pandemie* in *Aus Politik und Zeitgeschichte* (Heft 52–53/2020: *Generationen*) veröffentlicht, siehe Pelizäus und Heinz (2021a).

[8]Altersangaben werden meist nicht gemacht, was einer Pauschalisierung dieser Altersgruppen Vorschub leistet.

medizinisch untersucht (T 25.04.2020a). Es werden Erzieher*innen und Fachkräfte in Einrichtungen, Kindertagespflegepersonal und Eltern befragt. In den
Expert*innenforen und politischen Strategieplänen, über die medial berichtet
wird, werden die Bedürfnisse von Kindern und Jugendlichen – wenn überhaupt –
gebündelt von Interessenvertreter*innen eingebracht. Die fehlende Stimme der
Kinder (die nur teils auf fehlende geeignete Interviewmethoden zurückgeführt
werden kann) steht in Widerspruch zu wesentlichen Ansätzen kindheitssozio-
logischer Forschungen, die Konzepte wie „Agency" und Akteurschaft stark
machen (Betz und Eßer 2016), damit Kinder selbst „ihre Anliegen und Bedürfnisse […] geltend machen können" (vgl. Bühler-Niederberger 2020, 11). In ähnlicher Weise wird auch die Gruppe der Älteren zu Beginn kaum befragt. Auch
hier sind es vor allem Expert*innen, wie Pflegeheimleiter*innen, Interessens-
vertreter*innen, Verbände und Wissenschaftler*innen, die um ihre Einschätzung
zur Situation der Älteren gebeten werden. Es zeigt sich ein fast paternalistischer
Zugriff auf beide Gruppen. Im Sinne Simon Biggs' und Jason Powells (2009,
190) könnte hier von einem *Regime der Expertenmacht* gesprochen werden.[9]
Gleichzeitig werden stark pauschalisierende Bilder beider Generationen
gezeichnet.

Betrachtet man die Diskurse in ihrem zeitlichen Verlauf, dann zeigt sich, wie
sich Themen und Bilder – Wissensordnungen – verschieben, einige mehr oder
weniger verschwinden, andere zur quasi unhinterfragten Selbstverständlichkeit
werden, wieder andere neu auftauchen und an Relevanz gewinnen. Idealtypisch
zugespitzt können während des ersten Auswertungszeitraums vier aufeinander-
folgende Phasen unterschieden werden. Da sich die Themen allerdings nicht in
allen Zeitungen gleichzeitig verlagern und zudem unterschiedliche Schwerpunkte
gesetzt werden, dient die folgende Systematisierung eher einer heuristischen
Orientierung.

---

[9] Biggs und Powell verweisen auf den engen Zusammenhang (bzw. Wechselbeziehungen)
zwischen Macht- und Wissenstechniken, die den Expert*innen (hier als Befragte) die *Herstellung* von vermeintlicher *Wahrheit* ermöglichen, ebenso wie durch die Diskurse ihre
eigene Macht (re-)produziert wird. In der Terminologie Ulrich Becks (1999, 328) könnte
davon gesprochen werden, dass sich hier die Macht zeigt, *Definitionsverhältnisse* zu
etablieren. Und in Anlehnung an Popitz zeigt sich eine Kombination datensetzender und
autoritativer Macht in dem Sinne, dass die Expert*innen durch ihr *Wissen* zugleich an
autoritativer bzw. sozialer Macht über die angesprochenen Altersgruppen gewinnen (Popitz
1992, 30 ff.).

2.2.1 Suche nach Eindeutigkeiten

Die erste Phase ist durch Deutungen im Sinne von Chaos, Uneindeutigkeit und Unsicherheit geprägt. Weder können eindeutige Aussagen zur Gefährlichkeit des neuartigen Virus, seinen Verbreitungswegen oder seiner Infektiosität gemacht werden, noch wird über konkrete Ideen zu Gegenmaßnahmen berichtet. Und durch die Vielfalt unterschiedlicher (Experten*innen-)Meinungen und Einschätzungen wird die Verunsicherung und Überforderung nicht nur bei Privatpersonen, sondern auch bei Politiker*innen sichtbar. Entsprechend beschreibt etwa die *Süddeutsche Zeitung* (SZ 15.07.2020) die Reaktionen der EU und ihrer Mitgliedstaaten als „unkoordiniert und hilflos". Das Entwickeln von Maßnahmen zur Eindämmung der Pandemie setzt ein Mindestmaß an Wissen entweder über den sogenannten Feind – das Virus mit seinen Verbreitungswegen – voraus oder darüber, wer besonders zu schützen ist. Da konkretes Wissen zum Virus anfangs fast völlig fehlt, liefert nun die Definition der zu schützenden Gruppen Anhaltspunkte für Schutzmaßnahmen.

Im Februar 2020 wird auf Basis erster Erkenntnisse des Robert Koch-Instituts (RKI) die Annahme formuliert, dass das Virus für ältere Menschen besonders gefährlich sei und das Risiko tödlicher Krankheitsverläufe mit dem Alter zunehme. Es werden daraus ableitbare Maßnahmen diskutiert. In der *Süddeutschen Zeitung* (SZ 22.05.2020) ist nun zu lesen, dass „die aktuelle Situation insbesondere den Älteren als Risikogruppe eine striktere Isolation vorschreibt". Außerdem müssten die Jüngeren die Verantwortung für die ältere Generation übernehmen (vgl. SZ 22.05.2020). Oder in der *Welt* (W 19.03.2020) ist zu lesen, dass „die Alten und Schwachen […] zu schützen sind". Das entstehende *Bild* älterer Menschen ist das ihrer Gefährdung und Schutzbedürftigkeit. Sie werden zur Hauptrisikogruppe stilisiert.

So hilfreich die Konstruktion älterer Menschen als eindeutige Risikogruppe auf der einen Seite sein mag, so unpassend ist es auf der anderen. Es wird einerseits die Heterogenität des Alters ignoriert und negiert, die sich u. a. in der großen zeitlichen Lebensspanne ausdrückt.[10] Andererseits, und das wiegt schwerer, wird ein defizitäres Altersbild gezeichnet, dass die Selbstbestimmtheit älterer Menschen völlig übersieht. Eigenverantwortlichkeit wird ihnen pauschal abgesprochen – was beispielsweise in folgenden Worten mitklingt: Sie „seien

---

[10] Hier lassen sich allerdings Unterschiede zwischen den Medien belegen. So wird in Artikeln der *Süddeutschen Zeitung* wiederholt darauf verwiesen, dass eigentlich Menschen sehr hohen Alters (Hochaltrige) gemeint sind, wenn von ihrer besonderen Gefährdung gesprochen wird.

dankbar, dass jemand ihre Sorgen ernst nehme" (T 25.04.2020b). Mit dieser Beschreibung wird einer Altersdiskriminierung Vorschub geleistet.

Erfolgt ein paternalistischer Zugriff auf die älteren Menschen, so tauchen Kinder in der Berichterstattung kaum auf. Und falls doch, dann vor allem zur Klärung der Frage, „inwiefern Kinder das Coronavirus übertragen – und Schulen und Kindergärten wie Brutstätten wirken" (T 25.04.2020a).

2.2.2 „Abstand halten im Namen der Solidarität"

Vor dem Hintergrund der nun definierten Risikogruppe bestimmen in der zweiten Phase Diskussionen um geeignete Strategien zu ihrem Schutz die mediale Berichterstattung. Idealtypisch zugespitzt können zwei kontrovers argumentierende Positionen unterschieden werden:

Die erste Position erachtet die von der Politik eingeführten Maßnahmen als sinnvoll. Hier lautet das Motto: „Abstand halten im Namen der Solidarität" (T 30.03.2020). Akzeptiert werden die Schließung öffentlicher und privater Einrichtungen, Grenzschließungen, Kontaktsperren etc., all das, was nun unter dem Begriff des sogenannten Lockdowns verhandelt wird. Es wird um Vernunft und Solidarität geworben, um Kooperation und um Vertrauen in den Staat und seine Maßnahmen (W 29.04.2020). Die Pandemie, so wird betont, sei zugleich eine Chance, Verantwortung für andere zu übernehmen.

Ganz anders lautet die Argumentation der Gegenposition. Sie ist durch die Forderung gekennzeichnet, Alte sollten freiwillig zu Hause bleiben, damit die Jungen ihr Leben weitgehend unbeschränkt fortführen können. So wird beispielsweise häufig ein Mediziner[11] mit den Worten zitiert: „Es wird die Zahl der schweren Infektionen verringern, wenn die Gruppe der über 75-Jährigen zu Hause bleibt, und je mehr Alte dies tun, desto früher können die Jungen wieder raus" (T 11.04.2020). Ein weiteres provokantes Zitat lautet: „[D]as Virus soll ruhig die Generationen der Alten […] ausrotten und die Party der bunten Jugend nicht weiter stören" (W 25.03.2020). Vielfach wird der Ökonom Bernd Raffelhüschen zitiert, der berechnet hat, dass durch den Lockdown die Zahl der gewonnenen Lebensjahre für die Gesamtgesellschaft geringer ist als ohne ihn. Seine Quintessenz: Rücksichtnahme der jungen Generation rechne sich volkswirtschaftlich nicht (W 15.06.2020). Auch die häufig zitierte Aussage des Tübinger Bürgermeisters lässt sich dieser Position zuordnen: „Ich sage es Ihnen

---

[11] Auch hier kann im Sinne Biggs und Powells (2009, 190) wieder vom *Regime der Expertenmacht* gesprochen werden, bei dem die sogenannten Expert*innen vermeintliche Wahrheiten erzeugen und dadurch zugleich ihre eigene Macht stabilisieren.

mal ganz brutal: Wir retten in Deutschland möglicherweise Menschen, die in einem halben Jahr sowieso tot wären" (SZ 28.04.2020a).

Die in der zweiten Position vertretene Argumentation verweist auf einen Generationenkonflikt, der sich auf unterschiedliche Ebenen wie Einkommen, Wohn- und Arbeitssituation und soziale Bedürfnisse bezieht, mit dem immer gleichen Ergebnis: „Rentner sind die Gewinner – für den Rest bleibt nur große Ungerechtigkeit." (W 23.05.2020).

Die diesen Positionen inhärenten Altersbilder ähneln sich zwar in dem Sinne, dass die Typisierung der Älteren als Risikogruppe nicht mehr infrage gestellt wird, Unterschiede zeigen sich aber in der Hinsicht, dass Vertreter*innen der ersten Position das Altersbild der vorherigen Phase vollständig übernommen haben. Sie zeichnen das Bild der Zerbrechlichkeit und Gefährdung älterer Menschen, die dringend der schützenden Gesellschaft bedürfen. Die von ihnen geforderte Solidarität bezieht sich auf die gesamte Gesellschaft, ein Generationenkonflikt wird nicht thematisiert. Vertreter*innen der zweiten Position hingegen sprechen den älteren Menschen Verantwortung zu und fordern sie auf, sich freiwillig zu isolieren, um den Jungen ihre Freiheiten zu erhalten. Hier wird ein Generationenkonflikt konstruiert, der zwischen Gewinnern und Verlierern unterscheidet und den Alten die Rolle der Gewinner zuschreibt.

2.2.3 Veralltäglichung der Krise

In der dritten Phase zeichnet sich eine Art Veralltäglichung der Krise ab, die zum Beispiel vom Soziologen Ortwin Renn als eine „Rekalibrierung der Normalität" bezeichnet wird (W 12.08.2020). Er betont: „Der überwiegende Teil der Deutschen zeigt weiterhin ein hohes Maß an Solidarität" (W 12.08.2020). Das Krisenszenario erscheint nun als stets gegebenes Alltagsphänomen, mit dem sich jeder und jede konstruktiv arrangiert. In der Berichterstattung zeigt sich die Veralltäglichung vor allem darin, dass vormals viel diskutierte Aspekte wie die Konstruktion der älteren Menschen als Risikogruppe oder die Notwendigkeit des Lockdowns nun kaum noch angezweifelt werden. Sie sind zum quasi unhinterfragten, eindeutigen „Fundament" aller weiteren Entscheidungen geworden.

Die Standpunkte einer Minderheit Andersdenkender – nun als „Querdenker" bezeichnet – werden von den Medien zwar nicht ignoriert, erhalten aber nur am Rande Beachtung. Es stehen die Herausforderungen der verschiedenen Formen des Sich-Arrangierens im Mittelpunkt. So wird kontrovers diskutiert, wie die Maßnahmen jeweils anzupassen sind, damit sich Einschränkungen, Einbußen und Verluste in Grenzen halten. Entsprechend der föderalen Staatsordnung wird viel über national, regional und kommunal unterschiedliche Regeln und Verbote und über deren jeweilige Vor- und Nachteile berichtet. Die Risikogruppe der Älteren gerät dabei zunehmend aus dem Blick, da eine neue Risikogruppe entdeckt wird, die der Kinder und Jugendlichen.

2.2.4 Die „Corona-Generation"

Etwa ab dem zweiten Drittel des Jahres[12] wird verstärkt über Eltern berichtet, die durch vernetzte Aktionen im Internet und Demonstrationen ihre Überforderung zum Ausdruck bringen, im Homeoffice gleichzeitig Homeschooling beziehungsweise Betreuung leisten zu müssen (vierte Phase). Die *Süddeutsche Zeitung* (SZ 29.04.2020) etwa titelt „‚Eltern in der Krise' demonstrieren für Kleinkinder". Damit rückt nun auch die Situation der Kinder und Jugendlichen zunehmend ins öffentliche Bewusstsein. Konsens besteht weitgehend darüber, dass sie durch Coronainfektionen kaum gesundheitliche Schäden davontragen. Als neue Risikogruppe werden sie beschrieben, weil sie von den Nebenfolgen der Maßnahmen zur Eindämmung des Virus am stärksten betroffen sind. Es werden seelische und körperliche Gefährdungen genannt, die sich insbesondere bei Kindern aus sogenannten Problemfamilien belegen lassen (SZ 28.04.2020b). Bildungsdefizite, finanzielle Verluste und fehlende Ausbildungsstellen werden als Probleme diskutiert, ebenso die Aussicht, die gesamtgesellschaftlichen Schulden infolge der Krise mittel- bis langfristig begleichen zu müssen (W 06.08.2020; W 12.08.2020; SZ 14.04.2020).

Insgesamt findet die Gruppe der Kinder und Jugendlichen meist vor dem Hintergrund eines Generationenkonflikts Beachtung. Die Begriffe Solidarität und Gerechtigkeit rücken dabei in den Mittelpunkt. So wird von der älteren Generation Gerechtigkeit erwartet. Sie sollen ihre Ansprüche reduzieren (W 14.03.2020), sich zur Entlastung der Jungen an den Kosten der Krise beteiligen (W 14.07.2020), und sie sollen zu Hause bleiben (T 18.03.2020). Bei der Situationsbeschreibung der Jungen hingegen überwiegt der Begriff der Solidarität. Gerade Kinder und Jugendliche hätten diesen Wert verinnerlicht und würden gerne auf ihre Rechte und Freiheiten verzichten (W 19.03.2020). In der *Welt* (W 24.07.2020) wird berichtet, dass „sich Jugendliche von den Einschränkungen der Corona-Krise zwar deutlich genervt zeigen, gleichzeitig aber betonen, dass sie für die Gesundheit der Mitmenschen gerne bereit seien, Opfer zu bringen". Jugendliche, die sich zum Party machen an den Wochenenden im Freien treffen, werden in den Medien zwar als rücksichtslos beschrieben. Dennoch wird aufgrund

---

[12] Einschränkend muss hinzugefügt werden, dass diese zeitliche Einordnung eher als vager Anhaltspunkt zu verstehen ist, siehe oben.

ihrer Betroffenheit mit Verständnis reagiert (W 02.04.2020) oder ihr Verhalten wird zum Spiegelbild defizitärer elterlicher Erziehungspraktiken erklärt: „Wenn Jugendliche jetzt Partys feiern, halten sie uns den Spiegel vor" (SZ 09.09.2020).

2.2.5 Nebenfolgen dieser Stereotypisierungen

Das medial inszenierte Altersbild der Gebrechlichkeit und Hilflosigkeit leistet einer Altersdiskriminierung Vorschub, die nicht nur auf institutioneller und organisatorischer Ebene wirkt, sondern sich auch in den Köpfen der Menschen verfestigt und ihre Interaktionen prägt, so lautet die Einschätzung der Autorinnen. Es verfestigt sich in dem Maße, wie es konkretes Handeln anleitet (vgl. Pelizäus-Hoffmeister 2010). Dies kann zu gravierenden Verwerfungen führen. So kann das Altersbild der Gefährdung z. B. dazu führen, dass Entscheidungen im medizinischen Bereich allein aufgrund des Alters einer Person und nicht aufgrund detaillierter Informationen zu ihrem Gesundheitszustand gefällt werden (vgl. Spuling et al. 2020), oder das Altersbild wird von Älteren selbst übernommen. Studien zeigen, dass Altersbilder auch das Denken und Handeln der älteren Menschen bestimmen, Stichwort *dependency-support-script* bzw. Abhängigkeits-unterstützungsskript (vgl. Baltes und Wahl 1992).[13]

Dieses Altersbild steht in krassem Widerspruch zum sechsten Altersbericht des Bundesministeriums für Familie, Senioren, Frauen und Jugend aus dem Jahre 2010, in dem aufgefordert wird, das Alter gerade *nicht* mit Krankheit und mit Fürsorge- und Hilfebedürftigkeit gleichzusetzen (BMFSFJ 2010, 27). Das medial inszenierte Altersbild in der Coronakrise vernachlässigt, dass der überwiegende Teil der Älteren ihr Leben kompetent, verantwortungsvoll und selbstbestimmt gestaltet. Und es übersieht die große Heterogenität des Alters (Kricheldorff und Tesch-Römer 2013). Dessen Vielfalt zeigt sich nicht nur in teils gravierenden sozialen und gesundheitlichen Unterschieden, sie drückt sich auch in der großen zeitlichen Lebensspanne aus, die mit einem vereinfachten Alters-bild nicht adäquat abgebildet wird. Was z. B. für Menschen sehr hohen Alters statistisch zutreffen mag – etwa die höhere Zahl an Vorerkrankungen – muss nicht für 60-Jährige zutreffen. In der Gerontologie wird zwischen dem sogenannten dritten und vierten Alter unterschieden (Baltes 2004). Menschen im dritten Alter erfreuen sich meist relativ guter Gesundheit und erbringen häufig vielfältige Unterstützung für andere, während das vierte Alter die Menschen umfasst, die

---

[13] Existierende Studien belegen, dass sich beispielsweise pflegebedürftige Menschen umso weniger selbstständig und unabhängig verhalten und fühlen, je mehr Unterstützung sie erfahren (Baltes und Wahl 1992).

auf Hilfe und Unterstützung angewiesen sind. Die fehlende Differenzierung zwischen diesen beiden Gruppen führt während der Pandemie z. B. dazu, dass viele Menschen des dritten Alters „durch bestehende Restriktionen in ihrem Engagement ‚ausgebremst' werden" (Schroeter und Seifert 2020, 9).

Auch für die Kinder und Jugendlichen können die stereotypen Inszenierungen zur sich selbst erfüllenden Prophezeiung werden. So gerät bei der starken Fokussierung auf ihre künftigen Nachteile (vgl. Fickermann und Edelstein 2020) z. B. ihre gelebte Solidarität mit den Älteren als ein wichtiger Wert an sich aus dem Blick. Die sich schnell verfestigte Wissensordnung der *Solidarität mit den Älteren* überdeckt zudem die tatsächlichen und differenzierten Einschätzungen der Kinder und Jugendlichen mit Blick auf ihre Rolle im Generationenverhältnis. Die Vielschichtigkeit ihrer Situationen, die sich u. a. aus der Heterogenität der Altersgruppen speist, bleibt ebenso ungesehen bzw. unterrepräsentiert wie die bei den älteren Menschen. So wird beispielsweise übersehen, dass es einige Kinder durchaus genießen, mehr Zeit zu Hause mit ihren Eltern zu verbringen (W 18.04.2020). Die UNICEF berichtet auf der Basis einer Zufriedenheitsmessung, dass für die „Mehrheit der Kinder die langen Schulschließungen kein Problem dargestellt hätten, da sie an einem Ort [ihrem Zuhause; HP/JH] waren, der ihnen sowieso gefällt" (Bertram 2021, 37). Darüber hinaus sieht ein Teil der Jüngeren in der Krise auch eine Chance, dass „sich ihre Vorstellungen von Wirtschaft, Politik und Gesellschaft im Zeitalter nach dem Virus durchsetzen werden" (W 02.04.2020). Problematisch ist zudem, dass Kinder und Jugendliche kaum selbst befragt werden. Nur in wenigen, meist medizinisch und psychologisch orientierten Studien kommen sie zu Wort (vgl. z. B. Universitätsklinikum Hamburg-Eppendorf 2020).

Durch die Inszenierung eines Generationenkonflikts werden zudem bestehende generationelle Spannungen im Zusammenhang mit Staatsverschuldung, Rentenpolitik, Klimawandel (Fridays for Future), Verbrauch natürlicher Ressourcen etc. weiter verschärft und einer weiteren Stereotypisierung der Generationen Vorschub geleistet. Die Komplexität ihres Verhältnisses wird dabei systematisch ausgeblendet.

2.3 Empirische Ergebnisse der zweiten Auswertungsphase von Oktober 2020 bis August 2021

Zu dieser Zeit existieren bereits Studien zur Situation beider Generationen in der Pandemie, die in den Medien teils lebhaft diskutiert werden (Huxhold und Tesch-Römer 2021; Andresen et al. 2021). Nach und nach werden nun die nicht intendierten Nebenfolgen der Maßnahmen zur Eindämmung der Pandemie in ihrer Komplexität aufgedeckt, was eindeutige(re) Einschätzungen zur Gesamtsituation erheblich erschwert. Es wird über Nebenfolgen auf unterschiedlichen Ebenen wie z. B. Beruf und Arbeit, Bildung, subjektives Erleben etc. berichtet, sodass es immer weniger möglich scheint, geeignete Lösungsvorschläge zur Virusbekämpfung zu finden. Eine Vielfalt sich diametral entgegenstehender Überlegungen und Überzeugungen ist die Folge. Identische Fakten werden verwendet, um daraus völlig unterschiedliche Schlussfolgerungen zu ziehen, die jeweils andere Aspekte in den Mittelpunkt rücken.[14] Es zeigt sich ein Anwachsen des Chaos und der Uneindeutigkeiten, was sich z. B. in Stichworten wie dem „Impfchaos" (SZ 20.05.2021) widerspiegelt. Bezogen auf das Impfen scheint im Mai 2021 beispielsweise unklar, wer die Impfungen wo durchführen sollte, wer bzw. welche Altersgruppen sie erhalten sollten, wie lange der Impfschutz hält, ob genug (für wen?) produziert werden kann, was es an Erleichterungen für Geimpfte geben sollte und wie es mit der Gleichberechtigung für Ungeimpfte aussieht (W 25.02.2021).

Anders als in der ersten Auswertungsphase verändern sich die Narrative in ihrem zeitlichen Verlauf nicht mehr systematisch. Vor allem zwei Erzählungen ziehen sich durch den gesamten Zeitraum und gewinnen nach und nach an Profil. Sie variieren zwar in den thematischen Bezügen und Szenarien, ihr Grundtenor bleibt aber konstant. Die eine rückt die Generation der Jungen als Risikogruppe in den Mittelpunkt, die andere den Generationenkonflikt, wobei die Themen auch miteinander vermischt werden. Die folgenden Auswertungen werden anhand der zentralen Deutungen systematisiert, idealtypisch zugespitzt und im Sinne Max Webers (2009, 191) dargestellt.[15]

---

[14] So wird z. B. die Empfehlung der Ständigen Impfkommission (Stiko) vom 16. August 2021, nun auch Kinder ab zwölf Jahren zu impfen, einmal als Drohung erlebt, denn dies sei „eine weitere Geringschätzung ihrer Rechte" (W 25.02.2021: Die große Verunsicherung bei der Corona-Impfung für Kinder) oder „eine undiskutable Forderung und eine unerträgliche Anmaßung der ärztlichen Kolleginnen und Kollegen" (W 25.02.2021). Andere hingegen argumentieren „das sind wir Erwachsenen der jungen Generation schuldig" (W 25.02.2021) oder „Wir lassen unsere Kinder impfen, weil wir verantwortungsvoll sind, uns die Gesundheit unserer Kinder wichtig ist" (W 25.02.2021).

[15] Mit Weber verstehen wir unter einer idealtypischen Zuspitzung, dass wichtige Aspekte eines Phänomens in widerspruchslos gedachten Zusammenhängen konstruiert werden, durch gedankliche Steigerung der Elemente, die als besonders wichtig erachtet werden, durch Zusammenschluss diffuser Aspekte und durch die Vernachlässigung der als unwichtig angesehenen Elemente (Weber 2009, 191).

2.3.1 Nebenfolge der Pandemiebekämpfung: Die Generation Corona

Die am Ende der ersten Auswertungsphase quasi entdeckte neue Risikogruppe steht nun im Mittelpunkt. Aber nicht das Virus selbst wird dabei als Problem genannt, sondern die Einschränkungen durch den Lockdown (SZ 21.06.2021). Es gilt, zwischen zwei Zeitebenen zu unterscheiden: Zum einen wird der Fokus auf gegenwärtige Probleme gerichtet, zum anderen auf vermutete zukünftige Schwierigkeiten.

In der *Süddeutschen Zeitung* (SZ 29.05.2021) ist z. B. zur Gegenwart zu lesen: „Ein Jahr verpasste Chancen und verpasste Freundschaften". „Alles verboten: Schule, Sport, die Abi-Fahrt sowieso, der ganze Spaß am Jungsein" berichtet *Die Welt* (W 17.04.2021). Ausführlich und detailliert werden die Probleme beschrieben, mit denen Kinder und Jugendliche zu kämpfen haben. Am Rande wird zwar auch über Benachteiligungen anderer Gruppen wie Migrant*innen und Niedrigverdiener*innen berichtet (SZ 03.05.2021), als Haupt-Risikogruppe allerdings gelten nun Kinder und Jugendliche.

Thematische Schwerpunkte bilden Beruf/Arbeit, Freizeit und Schule. Aber auch Themen wie Impfungen bzw. die fehlende Impfmöglichkeit für Kinder und Jugendliche, die Zunahme von Erkrankungen und ein stark beeinträchtigtes Lebensgefühl werden diskutiert. Die *Schule* gilt als Problemfeld Nr. 1. Die diagnostizierten negativen Auswirkungen der Lockdowns sind hier weit gefächert. Ihre Bandbreite reicht von Isolation (T 17.04.2021) und Störungen der Persönlichkeitsentwicklung (W 21.05.2021) über technische, soziale und psychische Probleme beim sogenannten Distanzunterricht (T 17.04.2021) sowie auftretende Wissenslücken, und Schulabschlüssen ohne Feier (T 17.04.2021) bis hin zu Ernährungsproblemen, weil die Schulmahlzeit mit der Schließung der Schulen ausfällt (W 21.05.2021). Es werden u. a. Bildungsforscher zitiert, die den Anteil derer, die „auf der Strecke" bleiben, auf mindestens 20 % schätzen (W 05.07.2021).

Im Bereich *Arbeit* geht es vor allem um Kündigungen, um Einstellungsstopps (SZ 29.01.2021), geringere Einkommen (T 12.06.2021), fehlenden Unterricht in Berufsschulen (W 25.06.2021) sowie fehlende Praktikumsstellen (SZ 07.04.2021). Oftmals werden Probleme der *Freizeitgestaltung* diskutiert wie die „verbotenen Partys" (W 17.04.2021). Das beeinträchtigte Lebensgefühl der Jüngeren hat aufgrund vorliegender Studien erheblich an Gewicht gewonnen. In der *Süddeutschen* (SZ 05.03.2021) wird z. B. erklärt, dass in einer Studie mehr als ein Drittel der Jugendlichen angab, einsam zu sein. Und in der *Welt* (W 28.06.2021) kommt ein weiterer Bildungsforscher zu dem Schluss: „Die

Schulschließungen haben die kognitive und sozial-emotionale Entwicklung vieler Kinder und Jugendlicher schwer belastet". Eine Jugendliche wird z. B. mit den Worten zitiert: „Ich hätte mir gewünscht, dass die psychische Gesundheit der Schülerinnen und Schüler ein größeres Thema ist. Da hätte ich mir eine Stelle gewünscht, an die man sich wenden kann. Mit der man seine Sorgen hätte teilen können" (W 19.04.2021). Es wird über *Erkrankungen* berichtet: „Essstörungen, Depressionen, Angst – all das hat zugenommen unter Kindern und Jugendlichen während der Pandemie" (SZ 11.02.2021). „Die Kräfte sind einfach aufgebraucht" (SZ 11.02.2021). Zum Thema Impfung schildert *Die Welt* im Juli 2021 (W 20.07.2021), dass es die Jugend als große Ungerechtigkeit empfindet, dass Freiheiten an das Impfen geknüpft werden, ihnen aber bislang ein Impfangebot verwehrt bleibt. U. a. vor diesem Hintergrund wird betont, ihr Vertrauen in die *Politik* sei „tief erschüttert" (SZ 23.06.2021). Die Interessen ihrer Generation würden nicht vertreten, da Ältere die Weichen für die Zukunft stellten und dabei ihre eigene Generation im Blick hätten (SZ 23.06.2021).

Mit Blick auf die Zukunft stehen nicht immer persönliche Probleme im Mittelpunkt. Häufig sind es Gefährdungen des Wirtschaftssystems, über die berichtet wird. So wird ein Ökonom zitiert, der zukünftig gravierende Probleme für die Wirtschaft befürchtet: „Der Bildungsausfall kostet langfristig viel" (SZ 15.07.2021). Es werden Bildungsaufholprogramme gefordert, da der Arbeitsmarkt mehr Fachkräfte brauche (W 07.05.2021). Mit Fokus auf die Jugend selbst wird ein breites Themenspektrum angesprochen. „Schüler haben wegen Corona Zukunftsangst", so etwa titelt *Die Welt* (W 19.03.2021). Es wird viel über sich verstärkende Ungleichheiten berichtet, über schlechte Bildungs- und Arbeitsmarktchancen, künftige Einbußen beim Einkommen (SZ 12.02.2021), weitreichende Wissenslücken (W 23.01.2021), den enormen zukünftigen Schuldenberg, den die Jungen abtragen müssen, etc. *Die Welt* (W 10.02.2021) schreibt: „Was bei Schulschließungen und dilettantischem Fernunterricht verpasst wird, kann oft ein Leben lang nicht mehr aufgeholt werden".

Die Generation Corona erhält eine Stimme

Im Vergleich zum ersten Auswertungszeitraum werden zumindest Jugendliche nun zunehmend direkt nach ihrem Erleben in der Coronakrise befragt. Entsprechend häufig sind Berichte mit persönlichen Zitaten versehen. Und nicht nur Studien werden dabei zitiert. Die *Süddeutsche Zeitung* etwa sammelt selbst persönliche Stellungnahmen und veröffentlicht sie, z. B.: „Wir fühlen uns vor allem: alleine. Noch schlimmer: im Stich gelassen" (SZ 29.05.2021). Oder in der *Welt* (W 13.01.2021) wird zitiert: „Wir werden vor allem als Schüler gesehen, nicht als Mensch". Es wird viel über von ihnen angesprochene Zukunftsängste berichtet

(W 19.03.2021), die u. a. darauf zurückgeführt werden, dass im medialen Diskurs implizit, aber auch explizit häufig von der „Generation Lost" gesprochen wird (SZ 12.02.2021). Und genau diese Formulierung, die einer „verlorenen Generation", drückt treffend die zentrale, medial vermittelte Eindeutigkeitskonstruktion aus.

Die Verantwortungsvollen

Evident ist zudem die durchweg positive Darstellung der Jungen. Die *Süddeutsche* (SZ 05.03.2021) z. B. konstatiert: „Schließlich ist diese junge Generation vernünftig wie keine zuvor". In der *Taz* (T 13.02.2021) wird über die Generation Z (1995–2010) berichtet: „Sie sind so wahnsinnig vernünftig, die Kinder. Vernünftig und geduldig und solidarisch". Es wird über Jugendliche berichtet, die „sich verantwortlich fühlen, wenn sie einen depressiven Freund wegen der Kontaktbeschränkungen nicht besuchen können und zugleich das Gefühl haben, ihn im Stich zu lassen" (T 25.01.2021). Und falls sie Probleme evozieren, wie z. B. mit den verbotenen Partys, wird ihnen – als „Corona-Opfer" (W 05.07.2021) – mit Milde und Verständnis begegnet. Ausnahmslos wird für sie Partei ergriffen und um ihre Unterstützung geworben, um die gravierenden Nachteile durch die Pandemie zumindest bis zu einem gewissen Grad ausgleichen zu können.

2.3.2 Der Generationenkonflikt spitzt sich zu

Und wie könnte ein solcher Ausgleich erfolgen? Nachdem die Jugend auf so vieles verzichtet hat, sollen ihnen die Alten jetzt etwas zurückgeben (SZ 13.04.2021), so lautet die einhellige Forderung. Oder konkreter: Sie sollen auf Kreuzfahrten verzichten (SZ 29.01.2021), auf den begehrten Biontech-Impfstoff, da Astra Zeneca für Jüngere mit erhöhten Nebenwirkungsrisiken einhergeht (T 05.05.2021), oder „einfach mal die Klappe halten", wie in der *Süddeutschen Zeitung* (SZ 21.05.2021) zu lesen ist. Wolfgang Kubicki, deutscher Politiker der FDP, konstatiert in der *Welt* (W 31.07.2021): „Man hätte die Alten viel eher isolieren sollen". Es wird ein Generationskonflikt inszeniert, der auf der Überzeugung beruht, die Jungen sind die „Pandemie-Verlierer" (W 05.07.2021), während die „Alten" die Gewinner sind. Es zeigt sich ein „Muster generationeller Ungerechtigkeit", so schreibt etwa die *Süddeutsche* (SZ 15.05.2021). Darüber hinaus wird in derselben Zeitung betont: „Die von der Politik geforderte ‚generationenübergreifende Solidarität' weist derzeit offenbar nur in eine Richtung. Die Jungen und Gesunden sollen sich für die Alten […] zusammenreißen und verzichten" (SZ 24.10.2020).

Bemerkenswert ist, dass die Generation der älteren Menschen außerhalb des Generationenkonflikts fast keinerlei Beachtung mehr findet. Nur einige wenige

Beiträge beschäftigen sich noch mit ihren Problemen und Gefährdungen. Der Fokus ist dabei v. a. auf Bewohner*innen von Pflege- und Seniorenheimen gerichtet. So resümiert z. B. die *Taz* (T 23.01.2021): „Auch zuvor sind viele Menschen einsam gestorben – und es passiert weiter. Gekümmert hat es keinen. […] Einsamkeit kann man nicht mit Geld bekämpfen, sondern nur mit menschlicher Nähe. Das rückt nun hoffentlich mehr ins Bewusstsein."

Corona und Klimawandel
Die Nebenfolgen der Pandemiebekämpfung werden nun zudem mit dem Klimawandel verknüpft, wodurch sich das Bild eines Generationenkonflikts weiter zuspitzt. Dazu zählen folgende Aussagen: „Während Corona mussten die Jungen Rücksicht nehmen auf die Alten. Angesichts der Klimakrise wäre es nun an Eltern und Großeltern, Rücksicht zu nehmen" (W 27.01.2021). Oder: „Die meisten [Jungen; HP/JH] fragen sich freundlicherweise immer noch täglich, ob sie vielleicht ihre Großeltern oder Eltern anstecken, die beiden Generationen, die ihnen durch ihren Lebensstil seit Jahrzehnten wissentlich die Zukunft klauen" (SZ 05.03.2021). In der *Taz* (T 26.06.2021) wird berichtet, nach den Lockdowns wollen „die doppeltgeimpften Alten wieder los nach der langen Zeit zu Hause. […] Die Reisen [Kreuzfahrten; HP/JH], die sich die Eltern und Großeltern heute gönnen, können ihre Kinder und Enkelkinder später nicht mehr machen". Die sogenannten Babyboomer hätten einen „krachenden Lebensstil" entwickelt, der einem „ökosozialen Frevel" gleichkomme (SZ 15.05.2021). Die Zukunft der Jungen wird durch die Alten gefährdet, so lautet die Quintessenz. Und entsprechend wird gefordert, die Alten sollten nicht weiter auf Kosten der jungen Generationen handeln (W 07.05.2021). Der Begriff der „Schuld" (der Alten) wird zum neuen Schlagwort (T 23.06.2021), ebenso wie der der „Gerontokratie", der nun als Schimpfwort eingesetzt wird (SZ 23.06.2021).

2.3.3 Was durch die inszenierten Stereotypisierungen aus dem Blick gerät

Wie in der ersten Auswertungsphase, so verwischen auch in der zweiten Phase die zugespitzten und stereotypen Darstellungen die Heterogenität sowohl der Situationen als auch der Generationen. Die weitgehende Ausblendung differenzierter und/oder auch in eine andere Richtung weisender (Begleit-)Effekte der Pandemie bilden die Grundlage der Pauschalisierungen. Nur an wenigen Stellen wird beispielsweise über positive Implikationen der Schulschließungen berichtet. In der *Süddeutschen Zeitung* (SZ 02.07.2021) kommt eine Mutter zu Wort: „Nach 16 Monaten Pandemie ist meine Tochter nicht mehr wiederzuerkennen. Aus dem Mädchen mit Kuscheltier im Bett […] ist eine Computerfachfrau geworden, der man ruhigen Gewissens ein Systemupdate anvertrauen könnte. […] Kurzum, sie zeigt all jene Kompetenzen, die Schule eigentlich vermitteln sollte: Eigeninitiative, Kreativität und Neugier."

Problematisch erscheint v. a. die Beschreibung der Kinder und Jugendlichen als „Verlierer", als „Generation Corona" oder gar als „Generation Lost" (vgl. T 08.06.2021). Durch die Stereotypisierung als „verloren" wird ihnen quasi die Möglichkeit abgesprochen, sich als selbstwirksam wahrzunehmen. Dabei zeigen die wenigen Studien, die Kinder befragen, dass selbst die Jüngsten eine eigene und differenzierte Sichtweise auf die Pandemie haben und alterstypische Strategien entwickeln, um die Krise aktiv zu meistern (z. B. Wendrock 2020). Das Stereotyp der Generation Lost trägt zudem dazu bei, dass sich keinerlei Anhaltspunkte zur Verbesserung ihrer Lage generieren lassen. Außerdem schürt diese Wissensordnung Ängste. Es ist naheliegend, dass diese Stereotypisierung, ebenso wie in der ersten Auswertungsphase, auch zur sich selbst erfüllenden Prophezeiung werden kann. Dieser Gedanke wird auch von der *Süddeutschen Zeitung* thematisiert und auf der Basis ihrer eigenen Erhebungen ausführlich diskutiert (SZ 12.02.2021).

Auch die starke Fokussierung auf den vermeintlich eindeutigen *Generationenkonflikt* und dessen Zuspitzung werden weder der heterogenen Situation gerecht noch können sie zu seiner Entschärfung beitragen. Grundlage des inszenierten Konflikts bildet die veränderte Darstellung älterer Menschen. Von der in der ersten Auswertungsphase v. a. als gebrechlich, schutzbedürftig und hilflos beschriebenen Risikogruppe werden sie nun zu den Hauptverantwortlichen für die schwierige Situation der Kinder und Jugendlichen. Ihre vermeintliche *Schuld* wird zum neuen Schlagwort. Der Begriff der Schuld löst dabei den Begriff der Gerechtigkeit aus der ersten Auswertungsphase ab. In diesem Sinne sollen die Alten nun immer deutlicher dazu verpflichtet werden, sich an den gesamten Kosten der Krise zu beteiligen. Eine weitere Zuspitzung erfährt die Inszenierung des Konflikts, indem nun zwei an sich unabhängige Phänomene – Klimawandel und Coronakrise – miteinander vermischt werden, sodass eindeutige Bewertungen vorgenommen und wie Gut und Böse gegeneinander ausgespielt werden können: Auf der einen Seite stehen nun die in der Pandemiesituation verantwortungsvoll handelnden Jungen, auf der anderen Seite die Alten, die Ersteren nicht nur die Gegenwart, sondern auch ihre Zukunft stehlen. Die rein negative Beschreibung der Gruppe der Älteren wird noch dadurch verstärkt, dass ihre pandemiebedingten Problemlagen (fast) völlig ausgeblendet werden, dass sie also nur noch vor dem Hintergrund des Generationskonflikts Erwähnung finden. Im Ergebnis leisten diese Darstellungen einer weiteren Zuspitzung des Generationenkonflikts und einer weiter zunehmenden Altersdiskriminierung erheblichen Vorschub.

3   Risikosoziologische Interpretation der stereotypen Darstellungen und Fazit

In den medialen Darstellungen zeigt sich, dass *eindeutige Konstruktionen* das konkrete politische und gesellschaftliche Handeln und Entscheiden zu bestimmen scheinen. Wenn es nun darum gehen soll, die Notwendigkeit dieser Konstruktionen auf Basis reflexiv moderner Argumentationen zu erklären und einzuordnen, stellt sich zunächst die Frage nach dem konkret zu klärenden Phänomen. Soll es um die medialen Konstruktionen, um die diesen zugrunde liegenden politischen Diskussionen und Maßnahmen oder um die gesellschaftlichen (Re-)Aktionen darauf gehen? Wir gehen hier von einem engen „Zusammenwirken von Politik und Medien als generalisierter Austauschbeziehung" aus, deren Verhältnis durch Komplexität gekennzeichnet ist (Pfetsch 2005, 35). In Anlehnung an Barbara Pfetsch verstehen wir Medien sowohl als Akteure als auch als Instrumente im politischen Prozess (vgl. Pfetsch 2005, 35). Die Klärung ihrer vielfältigen, teils widersprüchlichen und sich ständig wandelnden Wechselbeziehungen – unter Berücksichtigung des jeweiligen konkreten gesellschaftlichen Kontextes – stellt allerdings eine komplexe Forschungsfrage dar, die hier nicht bearbeitet werden kann.[16] Unser Anliegen ist es vielmehr, den Umgang mit Unsicherheiten und Ungewissheiten durch die Herstellung von Eindeutigkeit – in diesem Beispiel die (medial inszenierten) Umgangsweisen mit dem Virus und die Maßnahmen seiner Eindämmung –, als eine grundlegende, *typische* Form spätmodernen Handelns zu verstehen und einzuordnen, unabhängig von der Akteursebene. Hierzu wird eine reflexiv moderne Argumentation zugrunde gelegt (vgl. u. a. Beck et al. 2001; Bonß 1995; Pelizäus-Hoffmeister 2006). Im Anschluss daran sollen hieraus mögliche Schlussfolgerungen für die Praxis abgeleitet werden.

Ungewissheit, Uneindeutigkeit und Nichtwissen sind Schlagworte, die die Pandemie stets begleiten; nur die Fragen verändern sich mit der Zeit. Während zu Beginn v. a. Fragen zum Virus und zu gefährdeten Bevölkerungsgruppen im Mittelpunkt stehen, rücken später Fragen zu den nicht intendierten Folgen der Maßnahmen zur Eindämmung des Virus in den Mittelpunkt. Was bleibt ist die Allgegenwart des Noch-nicht-Wissens, der widersprüchlichen Einschätzungen der Lage und der daraus abgeleiteten, sich teils diametral widersprechenden

---

[16]Vgl. hierzu z. B. Kneuer und Salzmann (2016).

Umgangsweisen mit der Situation, die in ihrer gesellschaftlichen Brisanz den Alltag der Menschen stark prägen.

In der Risikosoziologie gelten Unsicherheit und Ungewissheit schon lange als Grundtatbestand spätmoderner und in diesem Sinne gegenwärtiger Gesellschaften, nur dass sie bislang kaum als solche wahrgenommen wurden. Reflexiv modern argumentierende Soziolog*innen würden die gegenwärtig sichtbar werdenden Formen *erlebter* Ungewissheiten als „neue Risiken" (Beck 1986) – als zeitlich, sachlich und sozial entgrenzte Phänomene – bezeichnen, deren Folgen kaum kalkulierbar sind. Hervorgerufen werden sie durch eine Pluralisierung der Einschätzungen und Meinungen, die zugleich widersprüchlich bzw. ambivalent sein können, durch das zunehmend sichtbar werdende und sich weiter ausdehnende (Noch-)Nicht-Wissen sowie durch eine Zunahme und Akzeptanz der Bedeutung alternativer, nicht wissenschaftlicher Begründungsformen – wie z. B. sogenannter Verschwörungstheorien (vgl. Beck et al. 2001, 41). Dies hat zur Folge, dass sich ehemals stabile Orientierungs- und Handlungsrahmen auflösen (vgl. Beck et al. 2001, 34). Ratlosigkeit, Uneinigkeit und eine teils verzweifelte Suche nach *verlässlichen* Gewissheiten sind die Folge, was in sozialen Konstruktionen *vermeintlicher* Eindeutigkeiten mündet. Diese Gewissheiten werden konstruiert, „[i]ndem aus dem Universum denkbarer Möglichkeiten bestimmte [...] als handlungsrelevant ausgewählt, andere hingegen als irrelevant ausgeblendet werden, wobei genau dieser Selektionsprozeß zu (sozialer) Eindeutigkeit und Sicherheit führt" (Bonß 1997, 24). Es werden sogenannte *Sicherheitsfiktionen* (Bonß 1995) in Form von Zuordnungen und daraus ableitbaren klaren Regeln erzeugt, um ein Gefühl von Orientierung und Sicherheit zu vermitteln. So beruft sich die Bundesregierung zur Krisenbewältigung insbesondere auf wissenschaftlich fundierte Eindeutigkeitskonstruktionen des Robert-Koch-Instituts – wie z. B. die Konstruktion der Älteren als Risikogruppe oder die sogenannte Sieben-Tage-Inzidenz – und beschließt auf dieser Basis Handlungsempfehlungen. Auf individueller Ebene zeigen sich auch Eindeutigkeitskonstruktionen jenseits des rationalen Erlebens, z. B. im Sinne eines *Bauchgefühls* oder einfach im Vertrauen darauf, dass schon alles gut gehen werde. Oder eine der vielfältigen auf dem Messengerdienst Telegram verbreiteten Verschwörungserzählungen wird zum Stifter von Sicherheitsfiktionen.

Dabei wird offensichtlich, dass die eindeutigen Konstruktionen einen „*Als-ob-Charakter*" (Beck et al. 2001, 39; Hervor. i. O.) haben. Ihr fiktiver Charakter ist in diesem Sinne häufig für alle erkennbar. So wird z. B. in Großbritannien die Impfung streng nach Altersgruppen bzw. nach Jahrgängen vorgenommen (begonnen wurde mit dem höchsten Alter), wie im Ärzteblatt (2021) in Anlehnung an Aussagen der britischen Impfkommission berichtet wird. Dabei dürfte offensichtlich sein, dass nicht alle Menschen gleichen Alters das gleiche Risiko haben, infiziert zu werden und/oder schwer zu erkranken. Ein anderes Beispiel: Die Beschränkungen zur Pandemiebekämpfung sind beispielsweise meist an die Sieben-Tage-Inzidenz gekoppelt. Wird die jeweils gesetzte Obergrenze überschritten, so treten Beschränkungen in Kraft. Gleichzeitig ist evident, dass es für das Infektionsgeschehen kaum einen Unterschied macht, ob die Grenze nun um einen Punkt über- oder unterschritten wird. Die eindeutigen Grenzziehungen sind dennoch unabdingbar, um Handlungssicherheit im konkreten Alltag zu gewährleisten. Dass es sich hierbei zudem um *„,Ad-hoc'-Entscheidungen"* (Beck et al. 2001, 40; Hervorh. i. O.) handelt, die nur für gewisse Zeit Geltung erhalten – und damit nicht universalisierbar sind –, zeigt sich z. B. an sich verändernden Grenzziehungen und/oder dem Einführen neuer Grenzen, etwa der Belastungsgrenze der Krankenhäuser im Rahmen der Pandemiebekämpfung.

Die Eindeutigkeitskonstruktionen, die sich in den medialen Diskursen widerspiegeln, sind aus theoretischer Perspektive nicht nur nachvollziehbar, sondern zugleich *notwendig,* um klare Entscheidungen treffen zu können. (Gesamt-) gesellschaftliche Regelungen und Maßnahmen *müssen* präzisiert werden, um umsetzbar zu sein.

Aber: Eindeutigkeitskonstruktionen bedeuten zugleich eine Vernachlässigung der Komplexität des Gesamtgeschehens und führen zu nicht intendierten Nebenfolgen, die die Konstruktionen selbst wieder infrage stellen können. Das zugespitzte Bild von der älteren Generation z. B. ist ein erster Schritt, um Strategien im Umgang mit der Pandemie entwickeln und umsetzen zu können. Diese Stereotypisierung ist aber zugleich mit nicht intendierten Nebenfolgen auf vielen Ebenen verbunden, die erst nach und nach sichtbar werden und die Generationen in ihrem Verhältnis zueinander ebenso wie zukünftigen Generationen erhebliche Einbußen bzw. Schaden zufügen (können).

Die Entwicklung adäquater Strategien des Wahrnehmens von und des Umgangs mit komplexen Unsicherheiten und Ungewissheiten sind die zentralen Herausforderungen der späten Moderne, für die bislang kaum geeignete Lösungsansätze existieren, so lautet die These der Autorinnen. Diese Strategien müssten unter dem Motto der „Erwartung des Unerwarteten" (Beck et al. 2001, 41) stehen. Hier ist das Mitdenken (vorerst) nicht einschätzbarer Nebenfolgen von Entscheidungen ebenso gefragt wie das Akzeptieren eines zunehmenden Nichtwissens und einer Pluralisierung teils widersprüchlicher und ambivalenter (Expert*innen-)Meinungen. Dies hat zur Folge, dass eindeutige (Zu-)Ordnungen, klare Differenzierungen und Grenzziehungen immer weniger möglich sind. Es gilt anzuerkennen, dass Entscheidungen in der Regel auf der Basis uneindeutiger Faktenlagen gefällt werden müssen. Die Suche nach endgültiger Sicherheit und

Eindeutigkeit ist zwar nachvollziehbar, um Orientierung für eigenes Denken und Handeln zu erhalten und ein Gefühl von Kontrollverlust zu verhindern. Aber als Strategie im Umgang mit spätmodernen Ungewissheiten ist sie unzureichend.

Auf Basis dieser theoretischen Überlegungen könnten auch Schlussfolgerungen für die politische Praxis und den politischen Diskurs gezogen werden. Aus risikosoziologischer Sicht setzt beispielsweise die Akzeptanz von Maßnahmen durch die Bevölkerung notwendig voraus, dass der Prozess der Entscheidungsfindung mit seinen zugrunde liegenden Annahmen im öffentlichen Diskurs in verständlicher Weise transparent gemacht wird. Dazu gehört auch ein deutlicher Verweis darauf, dass sich die beschlossenen Maßnahmen immer nur an gegenwärtig existierenden Gewissheiten orientieren und orientieren können. Dies hat zur Folge, dass sie gegebenenfalls verändert werden müssen, wenn sich neue Gewissheiten ergeben. Gleichfalls müsste darauf aufmerksam gemacht werden, dass es sich bei den gewählten Grenzen um Als-ob-Grenzziehungen (z. B. in Form von Regelungen und Maßnahmen) handelt, mithin um vereinfachte Konstruktionen, die mit nicht intendierten Nebenfolgen einhergehen können und insofern möglicherweise in der Folge überdacht und verändert werden müssen.

Um der Vielschichtigkeit der Problemlagen und der Heterogenität der Betroffenengruppen – hier Kinder, Jugendliche und ältere Menschen – gerecht zu werden, ist es nötig, die Sichtbarkeit des Erlebens der Betroffenen sicherzustellen. Ihre differenzierten Einschätzungen und kreativ entwickelten Handlungsoptionen müssen wahrgenommen und berücksichtigt werden, um nicht intendierte negative Nebenfolgen möglichst früh erkennen und vermeiden zu können. Die sich aus dem Einbezug der Betroffenengruppen ergebende jeweilige Faktenlage sollte wesentliche Grundlage für politisches Handeln sein. Vor diesem Hintergrund sollten Maßnahmen und Regelungen stets kritisch reflektiert und gegebenenfalls angepasst werden. Hier ist Flexibilität und Kontextangemessenheit gefragt, was zugleich bedeuten kann, ehemals für richtig gehaltene Maßnahmen nun öffentlich zu revidieren. Eine derartige *Risikokultur mit Nebenfolgenblick* ließe auch das Eingestehen eigener Fehler zu.

Mit Blick auf die Nebenfolgen der Coronakrise gilt es entsprechend, einerseits die Sichtbarkeit von Kindern und Jugendlichen in ihrer Heterogenität, Vulnerabilität und auch ihrer Kompetenz robust zu stärken, um konkrete Anhaltspunkte zur Verbesserung ihrer Situation generieren zu können. Andererseits bedarf es gleichzeitig der Beachtung und Berücksichtigung der ab Oktober 2020 in den medialen Inszenierungen gleichsam fast verschwundenen Gruppe der Älteren mit ihren spezifischen Bedürfnissen und Gefährdungen.

Literatur

Andresen, S., L. Heyer, A. Lips, T. Rusack, W. Schröer, S. Thomas und J. Wilmes. 2021. *Das Leben von jungen Menschen in der Corona-Pandemie. Erfahrungen, Sorgen, Bedarfe.* Gütersloh: Bertelsmann Stiftung. https://doi.org/10.11586/2021021.

Ärzteblatt. 2021. Impffreihenfolge in Großbritannien streng nach Altersgruppen. *Ärzteblatt online,* 26. Februar 2021. https://www.aerzteblatt.de/nachrichten/121568/Impffreihen-folge-in-Grossbritannien-streng-nach-Altersgruppen. Zugegriffen: 25. Februar 2022.

Baltes, Paul. 2004. Das hohe Alter: Mehr Bürde oder Würde. *fundiert* 1/2004: *Alter und Altern.* Freie Universität Berlin. https://www.fu-berlin.de/presse/publikationen/fundiert/archiv/2004_01/04_01_baltes/index.html. Zugegriffen: 30. März 2022.

Baltes, M. M., und H.-W. Wahl. 1992. The dependency-support script in institutions: Generalization to community settings. *Psychology and Aging* 7(3): 409–418. https://doi.org/10.1037/0882-7974.7.3.409.

Beck, Ulrich. 1986. *Risikogesellschaft: Auf dem Weg in eine andere Moderne.* Frankfurt a. M.: Suhrkamp.

Beck, Ulrich. 1996. Das Zeitalter der Nebenfolgen und die Politisierung der Moderne. In *Reflexive Modernisierung. Eine Kontroverse,* hrsg. U. Beck, A. Giddens und S. Lash, 19–113. Frankfurt a. M.: Suhrkamp.

Beck, Ulrich. 1999. Weltrisikogesellschaft, ökologische Krise und Technologiepolitik. In *Der unscharfe Ort der Politik. Empirische Fallstudien zur Theorie der reflexiven Modernisierung,* hrsg. von U. Beck, M. A. Hajer und S. Kesselring, 307–334. Opladen: Leske und Budrich.

Beck, U., W. Bonß und C. Lau. 2001. Theorie reflexiver Modernisierung – Fragestellungen und Hypothesen, Forschungsprogramme. In *Die Modernisierung der Moderne,* Hrsg. U. Beck und W. Bonß, 11–59. Frankfurt a. M.: Suhrkamp.

Bertram, Hans. 2021. *Kinder – unsere Zukunft! Der UNICEF-Bericht zur Lage der Kinder in Deutschland 2021.* UNICEF. https://www.unicef.de/informieren/materialien/kinder-unsere-zukunft-bericht-2021/239414. Zugegriffen: 25. Februar 2022.

Betz, T., und F. Eßer. 2016. Kinder als Akteure – Forschungsbezogene Implikationen des erfolgreichen Agency-Konzepts. *Diskurs Kindheits- und Jugendforschung* 11(3): 301–314. https://doi.org/10.3224/diskurs.v11i3.4.

Biggs, S., und Powell, J. L. 2009. Eine foucauldianische Analyse des Alters und der Macht wohlfahrtsstaatlicher Politik. In *Die jungen Alten: Analysen einer neuen Sozialfigur,* Hrsg. S. van Dyk und S. Lessenich, 186–206. Frankfurt a. M.: Campus.

Bonß, Wolfgang. 1995. *Vom Risiko. Unsicherheit und Ungewißheit in der Moderne.* Hamburg: Hamburger Edition.

Bonß, Wolfgang. 1997. Die gesellschaftliche Konstruktion von Sicherheit. In *Sicherheit in der unsicheren Gesellschaft,* Hrsg. E. Lippert, A. Prüfert und G. Wachtler, 21–41. Wiesbaden: VS Verlag für Sozialwissenschaften.

Bonß, Wolfgang. 2001. Anmerkungen zum Stichwort der Basisprämissen. Unveröffentlichtes Manuskript.

Bonß, Wolfgang. 2011. (Un-)Sicherheit in der Moderne. In *Zivile Sicherheit. Gesellschaftliche Dimensionen gegenwärtiger Sicherheitspolitiken,* Hrsg. P. Zoche, S. Kaufmann und R. Haverkamp, 43–70. Bielefeld: Transcript.

Bubenhofer, Noah. 2013. Quantitativ informierte qualitative Diskursanalyse. Korpus-linguistische Zugänge zu Einzeltexten und Serien. In *Angewandte Diskurslinguistik. Felder, Probleme, Perspektiven*, Hrsg. K. S. Roth und C. Spiegel, 109–134. Berlin: Akademie-Verlag.

Bühler-Niederberger, Doris. 2020. *Lebensphase Kindheit. Theoretische Ansätze, Akteure und Handlungsräume*. Weinheim, Basel: Beltz Juventa.

Bührmann, A. D., und W. Schneider. 2012. *Vom Diskurs zum Dispositiv. Eine Einführung in die Dispositivanalyse*. Bielefeld: Transcript.

BMFSFJ. 2010. Sechster Bericht zur Lage der älteren Generation in der Bundes-republik Deutschland. Altersbilder in der Gesellschaft. Bericht der Sachverständigen-kommission an das Bundesministerium für Familie, Senioren, Frauen und Jugend. Bundesministerium für Familie, Senioren, Frauen und Jugend. https://www.bmfsfj.de/blob/101922/b6e54a742b2e84808af68b8947d10ad4/sechster-altenbericht-data.pdf. Zugegriffen: 25. Februar 2022.

Diaz-Bone, R., und W. Schneider. 2010. Qualitative Datensoftwareanalyse in der sozial-wissenschaftlichen Diskursanalyse – Zwei Praxisbeispiele. In *Handbuch Sozialwissen-schaftliche Diskursanalyse* Bd. 2: *Forschungspraxis*, Hrsg. R. Keller, A. Hirseland, W. Schneider und W. Viehöver. 491–529. Wiesbaden: VS Verlag für Sozialwissenschaften.

Fickermann, D., und B. Edelstein, Hrsg. 2020. „Langsam vermisse ich die Schule …". Schule während und nach der Corona-Pandemie. *Die Deutsche Schule*, Beiheft 16.

Foucault, Michel. 1994. *Überwachen und Strafen. Die Geburt des Gefängnisses*. Frankfurt a. M.: Suhrkamp.

Glaser, B. G., und A. L. Strauss. 1998. *Grounded Theory. Strategien qualitativer Forschung*. Bern: Huber.

Hirseland, A., und W. Schneider. 2008. Biopolitik und Technologien des Selbst: Zur Sub-jektivierung von Macht und Herrschaft. In *Die Natur der Gesellschaft: Verhandlungen des 33. Kongresses der Deutschen Gesellschaft für Soziologie in Kassel 2006*. Teilb. 1 und 2, Hrsg. Karl-Siegbert Rehberg, 5640–5648. Frankfurt a. M., New York: Campus.

Huxhold, O., und C. Tesch-Römer. 2021. Einsamkeit steigt in der Corona-Pandemie bei Menschen im mittleren und hohen Erwachsenenalter gleichermaßen deutlich. *dza aktuell. deutscher alterssurvey* 4. Deutsches Zentrum für Altersfragen. https://www.dza.de/fileadmin/dza/Dokumente/DZA_Aktuell/DZAAktuell_Einsamkeit_in_der_Corona-Pandemie.pdf. Zugegriffen: 30. März 2022.

Keller, Reiner. 2004. *Diskursforschung. Eine Einführung für SozialwissenschaftlerInnen*. Opladen: Leske und Budrich.

Kneuer, M. und S. Salzborn, Hrsg. 2016. Web 2.0 – Demokratie 3.0: Digitale Medien und ihre Wirkung auf demokratische Prozesse. *Zeitschrift für vergleichende Politikwissen-schaft Supplement*. Wiesbaden: Springer VS.

Kricheldorff, C., und C. Tesch-Römer. 2013. Altern und soziale Ungleichheit. *Zeitschrift für Gerontologie und Geriatrie* 46(4): 304–305. https://doi.org/10.1007/s00391-013-0499-3.

Latour, Bruno. 2018. *Wir sind nie modern gewesen. Versuch einer symmetrischen Anthropologie*. Berlin: Akademie Verlag.

Luhmann, Niklas. 1984. *Soziale Systeme: Grundriß einer allgemeinen Theorie*. Frankfurt/Main: Suhrkamp.

Mayring, Philipp. 2000. Qualitative Content Analysis. *Forum Qualitative Sozialforschung/ Forum: Qualitative Social Research* 1(2). https://doi.org/10.17169/fqs-1.2.1089.

Niehr, T., und K. Böke. 2010. Diskursanalyse unter linguistischer Perspektive – am Beispiel des Migrationsdiskurses. In *Handbuch Sozialwissenschaftliche Diskursanalyse*. Bd. 2: *Forschungspraxis*, Hrsg. R. Keller, A. Hirseland, W. Schneider und W. Viehöver. 359–385. Wiesbaden: VS Verlag für Sozialwissenschaften.

Pelizäus-Hoffmeister, Helga. 2006. *Biographische Sicherheit im Wandel?* Wiesbaden: DUV.

Pelizäus-Hoffmeister, Helga. 2010. Die Bedeutung sozialer Netzwerke für biografische Sicherheit, untersucht am Beispiel Bildender KünstlerInnen. In *Report Darstellende Künste – Wirtschaftliche, soziale und arbeitsrechtliche Lage der Theater- und Tanzschaffenden in Deutschland*, Hrsg. Fonds Darstellende Künste e. V. 421–434. Essen: Klartext Verlag.

Pelizäus, H., und J. Heinz. 2021a. Stereotypisierungen von Jung und Alt in der Corona-Pandemie. In *Corona: Pandemie und Krise*, Hrsg. A.-S. Friedel und J. Günther, 414–426. Bonn: Bundeszentrale für Politische Bildung.

Pelizäus, H., und J. Heinz. 2021b. Die COVID-19-Pandemie als typisch spätmodernes Szenario: Soziologische Analyse des gesellschaftlichen Umgangs mit dem Virus als Basis für eine neue Risikokultur der Nebenfolgen. Unveröffentlichter BMBF-Antrag.

Pfetsch, Barbara. 2005. Politik und Medien – neue Abhängigkeiten? In *Politik als Marke. Politikvermittlung zwischen Kommunikation und Inszenierung*, Hrsg. Axel Balzer, 34–41. Münster: Lit-Verlag.

Popitz, Heinrich. 1992. *Phänomene der Macht*. Tübingen: Mohr.

Schroeter, K. R., und A. Seifert. 2020. Das Alter im Schatten der Pandemie. In: *Schweizerische Zeitschrift für Soziale Arbeit. Soziale Arbeit in Zeiten der Covid-19 Pandemie*, 6–9. Schweizerische Zeitschrift für Soziale Arbeit. https://szsa.ch/covid19_6-9/. Zugegriffen: 25. Februar 2022.

Spuling, S. M., M. Wettstein und C. Tesch-Römer. 2020. Altersdiskriminierung und Altersbilder in der Corona-Krise. DZA-Fact Sheet, 7. April 2002. Deutsches Zentrum für Altersfragen. https://www.demenz-sh.de/wp-content/uploads/2020/04/Fact_Sheet_Corona2_Altersbilder.pdf. Zugegriffen: 25. Februar 2022.

Strauss, Anselm L., und Corbin, Juliet. 1996. *Grounded Theory: Grundlagen Qualitativer Sozialforschung*. Weinheim: Beltz Psychologie Verlags Union.

Strübing, Jörg. 2014. Grounded Theory: Zur sozialtheoretischen und epistemologischen Fundierung eines pragmatistischen Forschungsstils. Wiesbaden: Springer VS.

Universitätsklinikum Hamburg-Eppendorf. 2020. Psychische Gesundheit von Kindern hat sich während der Corona-Pandemie verschlechtert: COPSY-Studie des UKE zeigt Zunahme von Stress und psychosomatischen Beschwerden. Pressemitteilung, 10. Juli 2020. UKE Hamburg. https://www.uke.de/allgemein/presse/pressemitteilungen/detailseite_96962.html. Zugegriffen: 25. Februar 2022.

Weber, Max. 2009 [1922]. *Wirtschaft und Gesellschaft: Grundriss der verstehenden Soziologie*, Hrsg. Johannes Winkelmann. Tübingen: Mohr-Siebeck.

Wendrock, Ruben. 2020. Wie Kinder Corona sehen und in der Kita damit umgehen, Vortragspräsentation, 13. Oktober 2020. Niedersächsisches Institut für frühkindliche Bildung und Entwicklung. https://www.nifbe.de/images/nifbe/Aktuelles_Global/2020/prezi.pdf. Zugegriffen: 25. Februar 2022.

Quellenverzeichnis

Die Welt

W 14.03.2020 = Moritz Seyffarth. Jugend muss Größe beweisen. *Die Welt*, 14. März 2020, 3.
W 19.03.2020 = Florian Sädler. Liebe Oma, lieber Opa! *Die Welt*, 19. März 2020, 5.
W 25.03.2020 = Dirk Schümer. Viva l'Italia! *Die Welt*, 25. März 2020, 3.
W 02.04.2020 = Florian Gehm. Generation Z erstaunlich gelassen. *Die Welt*, 2. April 2020, 14.
W 18.04.2020 = Sabine Menken. „Die junge Generation ist es nicht gewohnt, mit Hürden umzugehen". *Die Welt*, 18. April 2020, 22.
W 23.05.2020 = Dorothea Siems. Rentner sind die Gewinner – für den Rest bleibt nur große Ungerechtigkeit. *Die Welt* online, 23. Mai 2020. https://www.welt.de/wirtschaft/plus208167231/Belastung-der-Generationen-Corona-Krise-verschaerft-Schieflage.html. Zugegriffen: 11. März 2022.
W 15.06.2020 = Dorothea Siems. Übersehene Folgen der ökonomischen Vollbremsung. *Die Welt*, 15. Juni 2020, 10.
W 14.07.2020 = Christoph Ploß. Die nächsten Generationen bezahlen die Zeche. *Die Welt* online, 14. Juli 2020. https://www.welt.de/debatte/kommentare/article211592605/Staatsverschuldung-Naechste-Generationen-werden-leiden.html. Zugegriffen: 11. März 2022.
W 24.07.2020 = Claudia Becker. Psychogramm der Generation Z – So tickt die deutsche Jugend. *Die Welt*, 24. Juli 2020, 24.
W 06.08.2020 = Moritz Seyffarth. Die Jugend bezahlt die Krise – so verliert Deutschland eine ganze Generation. *Die Welt*, 6. August 2020, 8.
W 12.08.2020 = Marcel Reich. „Dann greift die Regierung zu härteren Maßnahmen." *Die Welt*, 12. August 2020, 19.
W 13.01.2021 = Sabine Menken. „Was können wir tun, damit diese Generation nicht verloren ist?". *Die Welt*, 13. Januar 2021, 5.
W 23.01.2021 = Nikolaus Doll. Wie Corona zum Zukunftsrisiko wird. *Die Welt*, 23. Januar 2021, 22.
W 27.01.2021 = Bettina Wiesmann. Auch die Jugend braucht jetzt Priorität. *Die Welt*, 27. Januar 2021, 2.
W 10.02.2021 = Dirk Schümer. Viel Peitsche, kaum Zuckerbrot. *Die Welt*, 10. Februar 2021, 2.
W 25.02.2021 = Sabine Menkens. Die große Verunsicherung bei der Corona-Impfung für Kinder. *Die Welt*, 25. Februar 2021, 5.
W 19.03.2021 = Stephan Maaß. Schüler haben wegen Corona Zukunftsangst. *Die Welt*, 19. März 2021, 10.
W 17.04.2021 = W. Büscher und A. Naumann. Lockdown – die Jugend zahlt den Preis. *Die Welt*, 17. April 2021, 8.
W 19.04.2021 = Florian Sädler. „Noch ein einziger normaler Schultag wäre schön gewesen". *Die Welt*, 19. April 2021, 19.
W 29.04.2020 = Ulf Poschardt. „Der Wunsch nach Freiheit bedarf keiner Begründung". *Die Welt*, 29. April 2020, 5.

W 07.05.2021 = Karsten Seibel. Widerstand gegen Laschets Schuldenplan. *Die Welt*, 7. Mai 2021, 9.

W 21.05.2021 = Julian Nida-Rümelin. Wann ist Corona vorbei? *Die Welt*, 21. Mai 2021, 3.

W 25.06.2021 = Jeannine Budelmann. Auch Azubis müssen in die Schule. *Die Welt*, 25. Juni 2021, 2.

W 28.06.2021 = Steffen Fründt. Bildung zum Höchstpreis. *Die Welt*, 28. Juni 2021, 9.

W 05.07.2021 = Landes, Leonhard. 2021. „Einige Schüler sind nicht mehr aufgetaucht". *Die Welt*, 5. Juli 2021, 19.

W 20.07.2021 = Frederik Schindler. „Flirten, Sexualität, Alkohol – das zu unterdrücken, hat Folgen". *Die Welt*, 20. Juli 2021, 19.

W 31.07.2021 = Ulrich Exner. „Die Kanzlerin hat sich Dinge angemaßt, die ihr nicht zustanden". *Die Welt*, 31. Juli 2021, 5.

Süddeutsche Zeitung

SZ 14.04.2020 = Barbara Vorsamer. „Und was ist mit den Kleinen?" *Süddeutsche Zeitung* online, 14. April 2020. https://www.sueddeutsche.de/bildung/coronavirus-corona-krise-schulen-kinderbetreuung-1.4876048. Zugegriffen: 11. März 2022.

SZ 28.04.2020a = dpa/lsw. Palmer: „Menschen, die in halbem Jahr sowieso tot wären". *Süddeutsche Zeitung* online, 28. April 2020. https://www.sueddeutsche.de/gesundheit/gesundheit-tuebingen-palmer-menschen-die-in-halbem-jahr-sowieso-tot-waeren-dpa.urn-newsml-dpa-com-20090101-200428-99-863349. Zugegriffen: 11. März 2022.

SZ 28.04.2020b = Renate Meinhof. Fernwärme. *Süddeutsche Zeitung*, 28. April 2020, 3.

SZ 29.04.2020 = dpa. „Eltern in der Krise" demonstrieren für Kleinkinder. *Süddeutsche Zeitung* online, 29. April 2020. https://www.sueddeutsche.de/gesundheit/gesundheit-frankfurt-am-main-eltern-in-der-krise-demonstrieren-fuer-kleinkinder-dpa.urn-newsml-dpa-com-20090101-200429-99-885359. Zugegriffen: 11. März 2022.

SZ 22.05.2020 = dpa/tmn. Senioren in der Corona-Krise: Die Ängste im Rahmen halten. *Süddeutsche Zeitung* online, 22. Mai 2020. https://www.sueddeutsche.de/leben/familie-senioren-in-der-corona-krise-die-aengste-im-rahmen-halten-dpa.urn-newsml-dpa-com-20090101-200520-99-131035. Zugegriffen: 11. März 2022.

SZ 15.07.2020 = o. V. Merkel und Söder für Ausreiseverbote. *Süddeutsche Zeitung*, 15. Juli 2020, 1.

SZ 09.09.2020 = Simone Kosog. „Wenn Jugendliche jetzt Partys feiern, halten sie uns den Spiegel vor". *Süddeutsche Zeitung Magazin* online. https://sz-magazin.sueddeutsche.de/familie/kinder-corona-erziehung-89192?reduced=true. Zugegriffen: 11. März 2022.

SZ 24.10.2020 = Charlotte Haunhorst. Jugend verzichtet. *Süddeutsche Zeitung*. 24. Oktober 2020, 4.

SZ 29.01.2021 = Berit Diesselkämper. Jetzt ist die Jugend dran. *Süddeutsche Zeitung*, 29. Januar 2021, 4.

SZ 11.02.2021 = Christina Berndt. „Die Kräfte sind einfach aufgebraucht". *Süddeutsche Zeitung*, 11. Februar 2021, 11.

SZ 12.02.2021 = Dietrich Mittler. „Kinder im Lockdown: Eine Generation sitzt fest". *Süddeutsche Zeitung*, 12. Februar 2021, 11.

SZ 05.03.2021 = Alex Rühle. Versäume deine Jugend: Nach der Pandemie werden wir feststellen: Kindern und Jugendlichen wurde zu viel zugemutet. *Süddeutsche Zeitung*, 5. März 2021, 11.

SZ 07.04.2021 = N. Häfner und C. Thier. Generation Couch. *Süddeutsche Zeitung*, 7. April 2021, 17.

SZ 13.04.2021 = o. V. Solidarität mit den Jungen. *Süddeutsche Zeitung*, 13. April 2021, 7.

SZ 03.05.2021 = Christian Wernicke. Zwei Tabus, die krank machen. *Süddeutsche Zeitung*, 3. Mai 2021, 5.

SZ 15.05.2021 = Ramona Dinauer. „Erst mal den Optimismus wieder lernen": Wie wirkt sich die Pandemie auf die „Generation Lockdown" aus? Der Forscher Markus Küppers hat einige Antworten. *Süddeutsche Zeitung*, 15. Mai 2021, 25.

SZ 20.05.2021 = H. Charisius und A. Slavik. 2021. „Impfchaos, neue Runde." *Süddeutsche Zeitung*, 20. Mai 2021, 8.

SZ 21.05.2021 = Thomas Gottschalk. Sender Ochsenkopf: Zwei TV-Programme und zum Einkaufen in die „Mohrenapotheke". Das prägt fürs Leben. Dafür bin ich immerhin zwei Mal geimpft. *Süddeutsche Zeitung*, 21. Mai 2021, 21.

SZ 29.05.2021 = Sara Maria Behbehani. „Wir, Generation Corona". *Süddeutsche Zeitung*, 29. Mai 2021, 11.

SZ 21.06.2021 = Heribert Prantl. Unter 18, Covid-19: Die Generation Corona. *Süddeutsche Zeitung* online, 21. Juni 2020. https://www.sueddeutsche.de/politik/prantls-blick-1.4943276. Zugegriffen: 11. März 2022.

SZ 23.06.2021 = Gerhard Matzig. Kinder, auf die Barrikaden: Vermeintliche Randale und echte Entfremdung in der Politik: Die Jugend ist der große Verlierer der Gegenwart. *Süddeutsche Zeitung*, 23. Juni 2021, 11.

SZ 02.07.2021 = Thomas Bärnthaler. Hoffen auf den Lerneffekt: Die Corona-Pandemie hat bewiesen, dass deutsche Schulen anderswerden müssen. Aber auch, dass sie es können. *Süddeutsche Zeitung*, 2. Juli 2021, 8–11.

SZ 15.07.2021 = Alexander Hagelüken. „Der Bildungsausfall kostet langfristig viel". *Süddeutsche Zeitung*, 15. Juli 2021, 18.

Taz

T 18.03.2020 = Lehmann, Anna. Lasst sie offen! *Taz*, 18. März 2020, 14.

T 30.03.2020 = Arend, Ingo. Abstand halten, im Namen der Solidarität. *Taz*, 30. März 2020, 16.

T 11.04.2020 = Haarhoff, Heike. Sperrt uns ein! *Taz*, 11. April 2020, 4.

T 25.04.2020a = Eiken Bruhn. „Kinder sind keine Virenschleudern". *Taz*, 25. April 2020a, 61.

T 25.04.2020b = Schulte, Ulrich. „Corona bestimmt unser Leben bis 2022". *Taz*, 25. April 2020, 3.

T 23.01.2021 = Tanja Tricarico. „Alles ist gerade zu viel verlangt". *Taz*, 23. Januar 2021, 26.

T 25.01.2021 = Sabine Andresen. Sprachlos im Stimmengewirr. *Taz*, 25. Januar 2021, 15.

T 13.02.2021 = Anna Klöpper. „Heult doch! Die Generation Corona und der Mut zur Unvernunft." *Taz*, 13. Februar 2021, 43.

T 17.04.2021 = Oscar Fuchs. Präsenz ist Future. *Taz*, 17. April 2021, 41.

T 05.05.2021 = Kathrin Zinkant. Solidarität der Generationen. *Taz*, 5. Mai 2021, 12.

T 08.06.2021 = Harald Welzer. Generation Corona: Wer wird lost gewesen sein? *Taz* online, 8. Juni 2021. https://taz.de/Generation-Corona/!5778242/. Zugegriffen: 11. März 2022.

T 12.06.2021 = A. Lehmann, R. Pauli und F. Schindler. Prüfen, prüfen, prüfen ... und immer an die Karriere denken. *Taz*, 12. Juni 2021, 20–22.

T 23.06.2021 = Anna Klöpper. „Es wäre fatal, jetzt damit aufzuhören". *Taz*, 23. Juni 2021, 21.

T 26.06.2021 = Antje Lang-Lendorff. Lasst den Jungen was vom schönen Leben übrig. *Taz*, 26. Juni 2021, 19.

PD Dr. Helga Pelizäus ist Soziologin. Sie studierte Wirtschaftswissenschaften (Paderborn), Soziologie, Sozialpsychologie und Kommunikationswissenschaften (München) und promovierte zum Thema biografischer Sicherheitskonstruktionen am Beispiel Bildender Künstler*innen. Mit ihrer Habilitation wendete sie sich dem Themenfeld Alter(n) und Technik zu, das seither eines ihrer Forschungsschwerpunkte bildet, neben der Risiko- und (Un-)Sicherheitssoziologie und der Alternsforschung. Aktuell arbeitet sie im Forschungsbereich Alter(n) und (digitale) Technik an der Universität der Bundeswehr München.

PD Dr. Jana Heinz studierte von 1990 bis 1996 Deutsch als Fremdsprache und Anglistik/ Amerikanistik an der Friedrich-Schiller-Universität Jena, mit Auslandsaufenthalten an der Universität Nanterre-Paris in Frankreich und an der Oxford Brooks University in Großbritannien. Von 2002 bis 2006 promovierte sie am Lehrstuhl für Allgemeine und Theoretische Soziologie an der Friedrich-Schiller-Universität Jena. Nach wissenschaftlichen Tätigkeiten an verschiedenen Lehrstühlen, u. a. für empirische Bildungsforschung, Soziologie und Wissenschaftssoziologie in Jena und an der Technischen Universität München, habilitierte sie sich im Oktober 2019 mit dem Thema: „Ungleichzeitige Modernisierungsstrategien in Bildungssystemen – Zwischen starren Strukturen und aktivierten Subjekten". Seitdem forscht und lehrt sie als Privatdozentin an der TUM School of Social Sciences and Technology und leitet das Verbundprojekt „Digitale Chancengerechtigkeit" am Deutschen Jugendinstitut e. V. in München. Ihre Forschungs- und Lehrschwerpunkte sind die Transformation von Bildungsinstitutionen, Digitalisierung und Bildungsgerechtigkeit.

Die Krise als Chance? Beobachtungen zur Nutzung von Wissen über Ungleichheit im Schulbereich

Inka Bormann

1   Einleitung

Im Zusammenhang mit der Pandemie ist oft von einer Krise die Rede. Eine solche Metaphorik, so Nassehi (2021, 15), impliziere die Vorstellung einer besseren oder angemesseneren Welt, die aber meist unbestimmt bleibe. Auf die Krise selbst werde oftmals mit Lösungen reagiert, die ihrerseits neue Probleme hervorrufen können (Nassehi 2021, 171 f.). Insofern bergen Maßnahmen, die zur Bewältigung einer Krise erdacht und eingesetzt werden, Risiken. Giddens (2001, 39) zufolge können diese unterteilt werden in äußere und hergestellte Risiken, wobei erstere etwa aus den Veränderungen der Natur und letztere aufgrund des „Wissens über die Welt" entstehen. Hinsichtlich ihres Ausmaßes und ihrer Eintrittswahrscheinlichkeit gelten hergestellte Risiken als schwer kalkulierbar – sie einzugehen, ist ein Wagnis, das zugleich oftmals mit der begründeten Hoffnung auf die Erweiterung künftiger Möglichkeiten einhergeht (Giddens 2001, 35). Dieser Beitrag befasst sich damit, inwiefern die pandemiebedingt im Schulbereich ergriffenen Maßnahmen diskursiv als Chance hervortreten und welche Rolle wissenschaftliches Wissen über mögliche und wahrscheinliche, aber ungewollte und unbeabsichtigte (Neben-)Folgen (Beck 1996) des Umgangs mit der Krise spielt.

I. Bormann (✉)
Fachbereich Erziehungswissenschaft und Psychologie, Freie Universität Berlin, Berlin, Deutschland
E-Mail: inka.bormann@fu-berlin.de

© Der/die Autor(en), exklusiv lizenziert an Springer Fachmedien Wiesbaden GmbH, ein Teil von Springer Nature 2023
D. Frommeld et al. (Hrsg.), *Gesellschaften in der Krise*,
https://doi.org/10.1007/978-3-658-39129-4_3

Von der Covid-19-Pandemie selbst sowie von den Maßnahmen, die zu ihrer Eindämmung ergriffen wurden, ist neben dem Gesundheitswesen und der Wirtschaft unter anderem das Bildungswesen massiv betroffen. Bekanntermaßen wurden während des ersten Lockdowns im Frühjahr 2020 flächendeckend Schulschließungen vorgenommen, ohne jedoch die Schulpflicht auszusetzen. Stattdessen wurde Wechselunterricht und/oder digital unterstützter Fernunterricht durchgeführt. Bereits zu Beginn der Pandemie wiesen Wissenschaftler*innen sehr deutlich auf die Gefahr hin, dass dies im Schulbereich die – bekanntermaßen ohnehin schon bestehenden – sozialen Ungleichheiten verschärfen könne. Angesichts von evidenzbasiert vorgetragenen Sorgen hinsichtlich unerwünschter Wirkungen der Pandemiemaßnahmen im Schulbereich fragt dieser Beitrag danach, wie dieses wissenschaftliche Wissen im öffentlichen Fachdiskurs aufgenommen und verarbeitet wurde. Dazu wird der Diskurs, hier repräsentiert durch online zugängliche Pressemitteilungen verschiedener Akteure im deutschen Schulbereich innerhalb des Zeitraums März bis September 2021, im Rahmen einer thematischen Diskursanalyse mit codierendem Verfahren (Höhne 2008; Truschkat und Bormann 2020) analysiert. Sodann wird er mit Ergebnissen einer Analyse von Texten derselben Akteure aus dem gleichen Zeitraum des Vorjahres in Beziehung gesetzt und vor dem Hintergrund innovations- und diskurstheoretischer (Hutter et al. 2016) sowie krisendiagnostischer Überlegungen (Nassehi 2021) diskutiert.

Aufgebaut ist der Beitrag wie folgt: Nach einem knappen Überblick über die Maßnahmen, die zu einer Eindämmung der Pandemie im Schulbereich beitragen sollten, werden Forschungsbefunde zu den Implikationen von Schulschließungen und der Umstellung auf vermehrt digitalen Fernunterricht für soziale Bildungsungleichheit skizziert. Auf die Erläuterung des theoretischen und methodischen Zugangs der Studie folgen Ausführungen dazu, wie sich der Diskurs entwickelt, welche Positionen im Diskurs eingenommen werden und wie wissenschaftliches Wissen im öffentlichen Fachdiskurs aufgegriffen wird. Sodann wird berichtet, wie sich dies im Vergleich zum ersten Pandemiejahr verändert hat. Die Ergebnisse werden im letzten Kapitel diskutiert.

2 Die Pandemiemaßnahmen im Schulbereich und wissenschaftliches Wissen zu ihren möglichen und wahrscheinlichen (Neben-)Folgen

Selbst wenn schon in früheren Zeiten Pandemien grassierten, scheinen das Ausmaß und die Geschwindigkeit, mit der die Covid-19-Krise die ganze Welt und alle Lebensbereiche – medial begleitet – ergriffen hat, ebenso beispiellos wie die Maßnahmen, die umgesetzt wurden, um die bedrohlichen Auswirkungen des Virus bestmöglich einzudämmen. Die Anordnungen zur Reduzierung von Kontakten hatten erhebliche Auswirkungen auf das gewohnte Miteinander. Um diese Maßnahmen zu legitimieren, war solides wissenschaftliches Wissen erforderlich. Dominant erschien in der frühpandemischen Zeit, d. h. in den Wochen unmittelbar nach dem ersten Lockdown im Jahr 2020, vor allem die medizinische, virologische und epidemiologische Expertise zum Virus, zu dessen Entstehung und Übertragung sowie zu den kurz- und langfristigen Symptomen einer Infektion. Wenngleich vor allem medizinisches Wissen in bis dato unbekannter Weise öffentlich geteilt und mit zunehmender Schärfe öffentlich debattiert wurde, ist rasch auch in der Bildungsforschung Wissen produziert worden, das sich mehr auf die sich verschärfende Ungleichheit als mögliche und wahrscheinliche (Neben-)Folge der pandemiebedingt verhängten Maßnahmen wie Schulschließungen und digitalisierten Fern- und Wechselunterricht konzentrierte. Unter (Neben-)Folgen werden im Anschluss an Becks Thesen zur reflexiven Modernisierung (1996) unbeabsichtigte oder ungeplante Wirkungen von sozialen Prozessen verstanden, die letztlich zu einem institutionellen Wandel beitragen. In diesem Beitrag stehen insofern nicht die Pandemiemaßnahmen als solche im Zentrum, sondern das, was diese in Hinblick auf soziale Ungleichheit im Schulbereich auszulösen bzw. zu beschleunigen scheinen.

2.1 Radikale Veränderungen in einem beharrlichen System: Innovations- und diskurstheoretische Perspektiven auf die pandemiebedingten Maßnahmen im Schulbereich

Obwohl Schulen als besonders veränderungsrobust gelten (Tyack und Tobin 1994), waren sie – wie Organisationen in nahezu allen anderen gesellschaftlichen Teilbereichen – dazu gezwungen, innerhalb kürzester Zeit tief greifende Veränderungen zu realisieren, die zahlreiche Routinen von Schule und Unterricht infrage stellten. Sliwka und Klopsch sprechen für den Schulbereich gar von einer pandemiebedingten disruptiven Innovation wie die der „Hybridisierung der Schule" (Sliwka und Klopsch 2020, 222). Insbesondere mit Blick auf die Überwindung von Bildungsungleichheiten weisen sie darauf hin, dass vor allem für benachteiligte Schüler*innen die Herstellung einer „funktionale[n] Passung zwischen einem unzeitgemäßen Schulkonzept und einer sich stark verändernden Gesellschaftsordnung" (Sliwka und Klopsch 2020, 226) auch nach der Pandemie angezeigt wäre (vgl. ferner Hoffmann 2020). Gemeint ist damit, dass nicht bloß temporäre Veränderungen geschaffen werden, sondern eine fundamentale Änderung der „Grammatik" der Schule stattfindet, mit dem Ergebnis, dass Lehrkräfte ko-konstruktiv und kooperativ agieren, Schüler*innen formatives statt summatives Feedback erhalten, eine stärkere Partnerschaft zwischen Familie und Schule sowie hybride Lernumgebungen etabliert werden.

Im Zuge des ersten Lockdowns, mit dem im März 2020 die Verbreitung des Virus' eingedämmt werden sollte, wurden auch in Deutschland Schulen wochenlang geschlossen (Fickermann und Edelstein 2020, 2021; Lindblad et al. 2021, 569). Da die Schulpflicht aber nicht aufgehoben wurde, fand der Unterricht oftmals als (digitalisierter) Fernunterricht und vor den Sommerferien 2020 dann als Wechselunterricht in kleineren Lerngruppen vor Ort statt. Unter Berücksichtigung von Hygienekonzepten mit Abstands-, Masken- und Lüftungsbestimmungen wurde bis zum Herbst 2020 vorübergehend Regelunterricht angeboten, bevor es im November 2020 zu einem erneuten weitreichenden Lockdown kam. Von diesem waren Schulen zwar grundsätzlich ausgenommen, bei einer Überschreitung lokal bzw. regional festgelegter Grenzwerte für eine als tolerierbar gehaltene Inzidenz mussten jedoch auch etliche Schulen wieder schließen. In der Folge wurde vielerorts der Unterricht erneut als (digitaler) Fern- oder Wechselunterricht durchgeführt, bevor im Rahmen der sogenannten dritten Welle im Dezember 2020 wieder allgemeine Schulschließungen angeordnet wurden.

Nachdem Anfang 2021 viele Schulen keinen oder nur einen eingeschränkten Präsenzbetrieb anbieten konnten, reduzierte sich deren Anzahl bis Mitte 2021 durch wieder vermehrt vor Ort stattfindenden Unterricht deutlich (Statista 2022b). Ende 2021 wurde in allen Bundesländern trotz der aufgrund der Virusvariante Omikron erneut ansteigenden Inzidenz in nahezu allen Schulformen regulärer Präsenzunterricht unter Berücksichtigung besonderer Hygienemaßnahmen durchgeführt (KMK 2022). Hinsichtlich der Hygienemaßnahmen ist die Maskenpflicht in Schulen nach mehr als eineinhalb Jahren Pandemie umstritten (Statista 2022a), und die Ausstattung von Schulen mit Luftreinigungsgeräten ist noch nicht flächendeckend erfolgt. Was die Bedingungen für die Durchführung digitalisierten Fernunterrichts betrifft, scheint sich die Ausstattung von Lehrkräften und Schüler*innen mit digitalen Endgeräten sowie der Aufbau digitaler schulischer Infrastrukturen im Laufe der nahezu 24 Pandemiemonate etwas verbessert zu haben: Der Abfluss der bereits deutlich vor der Pandemie bewilligten Bundesmittel für den *DigitalPakt,* die um ein Sofortausstattungsprogramm sowie Mittel für die Realisierung einer Leihgerät-Verordnung ergänzt wurden, hat sich laut Angaben des Bundesministeriums für Bildung und Forschung im Herbst 2021 deutlich erhöht (BMBF o. J.a, b).

Diese erheblichen Innovationen schulischer Routinen vollziehen sich keineswegs lautlos. Vielmehr sind solche fundamentalen Veränderungen grundsätzlich Gegenstand öffentlicher Diskurse. In öffentlichen Diskursen zirkulieren Themen, so Bromme et al. (2016, 130 f.), die bei (politischen) Entscheidungen aufgegriffen werden; umgekehrt werden Entscheidungen in öffentlichen Diskursen erklärt und begründet. Ähnlich postulieren Hutter et al. (2016, 22), dass Innovationen stets von Diskursen begleitet sind, in denen sie gerechtfertigt, „sinnhaft verständlich gemacht", mit vorhandenem Wissen verbunden werden und dabei „gegebenenfalls sogar eigene Pfade" ausbilden (vgl. auch Bormann 2011). Um solche Veränderungen zu verstehen, schlagen Hutter et al. vor, die miteinander verwobene semantische, pragmatische und grammatische Dimension von Innovationsdiskursen zu untersuchen (Hutter et al. 2016, 16, 22 f.). Die Dimension der sozialen Semantik richtet sich auf Bedeutung und Wissen von dem, was als innovativ markiert wird. Die Dimension sozialer Pragmatik fokussiert Handlungen und Technologien, durch die Innovationen deutlich werden. Die Dimension der sozialen Grammatik spricht die Regeln und Ordnungen an, durch die Innovationen möglich werden.

2.2 Die Folgen der pandemiebedingten Maßnahmen im Schulbereich aus bildungswissenschaftlicher Sicht

Weniger als die oben erwähnten pandemiebedingten Maßnahmen im Schulbereich stehen in diesem Beitrag die wissenschaftlich begründete Sorge einer zunehmenden Vertiefung sozialer Ungleichheit im Schulbereich und deren Rezeption im Fokus. Nach der Einführung dieser Maßnahmen wurden umgehend wissenschaftliche Stimmen laut, die auf die möglichen und wahrscheinlichen (Neben-)Folgen von Schulschließungen und der Umstellung auf (digitalisierten) Fernunterricht und Wechselunterricht aufmerksam machten. Stanistreet et al. (2020, 627) sprechen davon, dass die im gesamten Bildungsbereich getroffenen Maßnahmen eine historische Zäsur darstellen, weil diese einen „profound impact on the society of the future, including the future of education" haben werden. Hingewiesen wurde insbesondere auf die Gefahr einer weiteren Öffnung der sozialen Bildungsschere (van Ackeren et al. 2020), da leistungsschwächere Schüler*innen durch Schulschließungen schneller den Anschluss zu verlieren drohen (Hübener und Schmitz 2020). Denn wenngleich ein (digitalisierter) Fernunterricht auch während der angeordneten Kontaktbeschränkungen grundsätzlich Unterricht ermöglicht, führen diese Form der Beschulung ebenso wie Modelle des Wechselunterrichts zu einem Mehr an selbstorganisiertem Lernen zu Hause. Die Bedingungen für das Lernen der Schüler*innen zu Hause sind jedoch sehr unterschiedlich, etwa in Hinblick auf einen ruhigen Raum oder Arbeitsplatz zum ungestörten Lernen, die Verfügbarkeit von digitalen Endgeräten, die Möglichkeit, ein schnelles Internet nutzen zu können, die Kompetenz zum selbstorganisierten Lernen und im Umgang mit digitalen Endgeräten oder im Hinblick auf die Gelegenheit elterlicher Unterstützung beim Lernen. Zudem sind sowohl die schulischen Infrastrukturen unterschiedlich leistungsfähig als auch Lehrkräfte wie Schüler*innen in sehr unterschiedlichem Maße mit digitalen Endgeräten ausgestattet und kompetent in deren Nutzung (Huber et al. 2020, 52 ff.; Eickelmann und Gerick 2020; bereits Eickelmann et al. 2019). Aufgrund der bereits sehr ungleichen Voraussetzungen für die Teilhabe am Unterricht wegen der Schulschließungen, des (digitalen) Fernunterrichts und der damit einhergehenden erhöhten Anforderungen an das häusliche Lernen (Köller et al. 2020) werden diverse mögliche und wahrscheinliche (Neben-)Folgen befürchtet. In Zusammenhang mit der Pandemie und den zu ihrer Bekämpfung ergriffenen Maßnahmen können diese Folgen letztlich in einer Verschärfung bereits vorhandener herkunftsbedingter Ungleichheiten im Schulbereich bestehen: geringere Lernzeiten (Huber und Helm 2020; Köller 2020; Reimers und Schleicher 2020), sich vergrößernde Lernlücken (Bonal und González 2020), niedrigere Testscores bei Kompetenzmessungen (Burgess und Sievertsen 2020) oder Einbußen des Lebenszeiteinkommens (z. B. Hanushek und Wößmann 2020). Einige dieser befürchteten „Kollateralschäden" der Pandemie (Saito 2021) wurden während der Pandemie bereits empirisch bestätigt (zum Überblick Zierer 2021).

3   Analyse eines öffentlichen Fachdiskurses ausgewählter Akteure zu schulbezogenen Pandemiemaßnahmen in Deutschland

3.1   Fragestellungen

In diesem Beitrag geht es um die diskursive Rezeption wissenschaftlichen Wissens über pandemiebedingt zunehmende Benachteiligung und Ungleichheiten im Schulbereich. Im Einzelnen wird den folgenden Fragen nachgegangen:

- Die Pandemie und die zu ihrer Eindämmung ergriffenen Maßnahmen erstreckten sich über etliche Monate; im vorliegenden Beitrag wird der Zeitraum von März 2020 bis September 2021 betrachtet. Wie entwickelt sich der öffentliche Fachdiskurs zu den Pandemiemaßnahmen im Schulbereich über die Zeit?

- Verschiedene Akteure repräsentieren unterschiedliche Interessen in Bezug auf Schule und Unterricht. Wie positionieren sich ausgewählte Akteure in diesem Diskurs, ggf. auch im Laufe der Zeit?
- Zu den möglichen und wahrscheinlichen (Neben-)Folgen der Pandemiemaßnahmen im Schulbereich wurde früh wissenschaftliches Wissen produziert und kommuniziert. Welche Differenzen der diskursiven Rezeption dieses Wissens, insbesondere mit Blick auf eine verschärfte soziale Ungleichheit, sind im öffentlichen Fachdiskurs unterschiedlicher Akteure im Schulbereich erkennbar?

Die Ergebnisse werden hinsichtlich der analytischen Dimensionen von Innovationsdiskursen diskutiert.

3.2   Vorgehen

Unter der Annahme, dass Innovationen diskursiv begleitet werden, wird diesen Fragen im Rahmen einer Diskursanalyse nachgegangen. Diskursanalytische Untersuchungen zielen grundsätzlich darauf ab, die (Herstellung der) Ordnung des diskursiv generierten und zirkulierenden Wissens in einem ausgewählten Ausschnitt sozialer Wirklichkeit zu analysieren (Keller 2011a, b). Diskurse können dabei als symbolische Einheiten betrachtet werden, in denen Wissen über Zeit und Raum hinweg zirkuliert (Jäger 2001). In bzw. mit Diskursen wird eine spezifische Wahrnehmung von sozialen Wirklichkeiten geschaffen, wobei davon ausgegangen wird, dass Diskurse nicht nur strukturierend wirken, sondern auch selbst strukturiert sind; insofern gelten sie nicht nur als Ausdruck sozialer Wirklichkeit, sondern auch als Voraussetzung für gemeinsam geteilte soziale Wirklichkeiten (Keller 2011a, 52 ff.). Aussagen in Diskursen entstehen als Ergebnis verstreuter Äußerungen, die sich in verschiedensten Textformaten, Gesprächen, Bildern, Praktiken niederschlagen und die es zu rekonstruieren gilt. Es geht mit anderen Worten darum, zu identifizieren, wie Werte, Normen, Normalitätserwartungen und Bedeutungen diskursiv hergestellt werden (Keller 2011a, 51). Keller regt zu diesem Zweck an, die narrative Struktur des Phänomens bzw. die Storyline eines Diskurses ebenso zu analysieren wie die Positionen, die verschiedene Akteure darin einnehmen (Keller 2011a, 53 und 59). Solche Positionierungen können durch diskursive Operationen zustande kommen und

sind von Diskurspositionen in der Lesart von Jürgen Link zu unterscheiden, die
aufgrund spezifischer (wertender) Semantiken entstehen (Wrana 2015, 137).

In Anlehnung an die Thematische Diskursanalyse (Höhne 2008) werden dazu
im Rahmen eines codierenden diskursanalytischen Verfahrens (Truschkat und
Bormann 2020) textförmige natürliche Daten analysiert. Das generierte Korpus
wird dabei als analytisch konstruierte, thematische Einheit aufgefasst (Bischoff
und Betz 2015, 270), die in Hinblick auf intertextuelle Differenz(setzung)en
untersucht werden soll. Um angesichts der möglichen Fülle des Materials einen
forschungspragmatischen Zugang zu realisieren (Schünemann 2013, 73), wurde
das Korpus im Rahmen eines *purposive sampling* (Patton 1990) anhand verschiedener Kriterien generiert (Akteur, Erscheinungsdatum, Pandemiebezug).
Recherchiert wurden online verfügbare Texte ausgewählter Akteure im Schulbereich, da die Pandemie und die zu ihrer Bewältigung im Schulbereich
ergriffenen Maßnahmen verschiedene Akteure in unterschiedlicher Art betreffen.
So ist die Kultusministerkonferenz (im Folgenden KMK; www.kmk.org) für die
Bildungskoordination und -entwicklung sowie die Gestaltung von Bildungs-
prozessen in gesamtstaatlicher Verantwortung in allen 16 Bundesländern verantwortlich. Der Bundeselternrat (im Folgenden BER; www.bundeselternrat.de)
vertritt die Interessen von Eltern mit Kindern an allgemein- und berufsbildenden
Schulen und unterstützt sie bei der Wahrnehmung ihrer Mitwirkungsmöglich-
keiten und -rechte auf Bundes- und Landesebene. Das Deutsche Schulportal
(im Folgenden DSP; www.deutsches-schulportal.de) versteht sich als Plattform
für Personen, die sich für Schul- und Unterrichtsentwicklung interessieren, und
stellt dazu Texte zu bildungspolitischen Themen und aus der Wissenschaft sowie
Beispiele guter Praxis bereit. Da von denselben Akteuren bereits eine Analyse
von Texten vorliegt, die im Zeitraum März bis September 2020 erschienen sind
(Bormann 2021), wurden für diese Studie Texte des gleichen Zeitraums im Folge-
jahr recherchiert, um zu untersuchen, wie sich der Diskurs im Laufe der Zeit
entwickelt hat. Die Texte, die schließlich in das Korpus aufgenommen wurden,
mussten zudem das Kriterium des Pandemiebezugs erfüllen, d. h. die Stichworte
„Corona", „Covid" oder „Pandemie" aufweisen, und sich klar auf den Schulbereich beziehen.

Die auf den Homepages der Akteure zu den genannten Stichworten
gefundenen Texte wurden in PDF-Dokumente umgewandelt und, unterstützt
durch die Software MAXQDA, sowohl mit theoretisch als auch aus dem Material
generierten Kodes analysiert (Truschkat und Bormann, 2020), d. h. es wurden
im Rahmen des offenen und axialen Kodierens (induktiv wie auch deduktiv
generierte Kodes verwendet (Schreier 2014, 179). Bei der mehrfachen Lektüre

der Texte wurden *invivo*-Kodierungen vorgenommen, d. h. in den Texten vorkommende Wörter oder kurze Passagen markiert sowie Textstellen zu Ungleichheit bzw. Ungerechtigkeit als Folgen schulbezogener Pandemiemaßnahmen kodiert.

Um die Entwicklung des Diskurses zu rekonstruieren, wurden alle Texte chronologisch monatsweise in Dokumentensets sortiert und Notizen zu wiederkehrenden oder ausführlich artikulierten Themen angefertigt (z. B. Datenschutz, Eltern etc.). Für die Erschließung der diskursiven Positionen der verschiedenen Akteure wurden akteurbezogene Dokumentensets angelegt und vermerkt, wie sich die Akteure zu Maßnahmen äußern (z. B. fordernd, befürwortend etc.). Anschließend wurden aus dem umfangreichen Korpus jene Texte, die sich eingehender zu Ungleichheit und Benachteiligung äußern, für eine genauere Analyse ausgewählt. Sie wurden hinsichtlich des Auftauchens zentraler Begriffe untersucht, die in der Auseinandersetzung über Folgen von Schulschließungen sowie von digitalem Fern- und Wechselunterricht zur Sprache kommen (z. B. Lernlücken, Kompetenzen), um zu erschließen, inwiefern hierbei auf Aspekte wissenschaftlichen Wissens bzw. wissenschaftlich diskutierte Sachverhalte rekurriert wird.

Nach Hutter et al. sind Diskursanalysen dazu geeignet, vor allem die semantische Dimension von Innovationen zu erschließen (Hutter et al. 2016, 30). Da aus der Perspektive der Diskursforschung Diskurse jedoch ihrerseits Ordnungen und Konstellationen von Äußerungen aufweisen (Grammatik i. S. v. Hutter et al. 2016), die auf spezifische Weise (re-)produziert werden (Pragmatik i. S. v. Hutter et al. 2016), geht die vorliegende Studie davon aus, dass bei der Untersuchung, wie die Pandemie durch interne und externe Verweise und Differenz(setzung)en sowie regelhafte Praktiken ihrer Hervorbringung mit Sinn versehen wird, alle drei Dimensionen der Hutter'schen Innovationsanalyse angesprochen werden.

3.3 Korpus

Für die Untersuchungen wurden aus dem Zeitraum Mitte März bis Mitte September 2021 insgesamt 107 Texte in das Korpus aufgenommen, die aus den Internetplattformen des BER, der KMK und des DSP stammen. Wie der folgenden Tabelle zu entnehmen ist, sind die in die Analyse einbezogenen Texte verschiedener Textsorten unterschiedlich umfangreich (Tab. 1).

Tab. 1 Anzahl der Texte im Zeitraum März bis September 2021. (Nach Quellen)

	03/2021	04/2021	05/2021	06/2021	07/2021	08/2021	09/2021	Total
Kultus-ministerkonferenz (KMK)	zwei Pressemitteilungen, ein Jahresbericht der KMK, ein Zwischenbericht zu einem von der KMK beauftragten Forschungsprojekt; Pressemitteilungen je 0,5 Seiten, Berichte 28 und 48 Seiten lang							
	2	–	–	–	1	–	1	4
Bundes-elternrat (BER)	ausschließlich Pressemitteilungen zu eigenen Aktivitäten, Positionen inkl. an politische Akteure gerichtete Aufforderungen; jeweils knapp eine Seite lang							
	–	–	2	–	1	1	–	4
Deutsches Schulportal (DSP)	v. a. Pressemitteilungen und Kurzberichte, zahlreiche Kommentare und Praxisbeispiele, Informationen über Studienergebnisse, praktische und juristische Hinweise, einige Interviews v. a. mit Wissenschaftler*innen, Reprints von Artikeln aus nationalen Tages- und Wochenzeitungen der Qualitätspresse; zwischen 2 und 18 Seiten lang, durchschnittlich knapp 7 Seiten							
	15	18	18	15	20	5	8	99
Summe	17	18	20	15	22	6	9	107

4 Die diskursive Konstruktion des Umgangs mit der Pandemie im Schulbereich

Im folgenden Abschnitt werden zuerst knapp die Befunde referiert, die die Analyse im ersten Pandemiejahr ergeben hat (dazu Bormann 2021), und anschließend die aktuellen Ergebnisse präsentiert.

4.1 Wie entwickelt sich der öffentliche Fachdiskurs zu den Pandemiemaßnahmen im Schulbereich über die Zeit?

Während der ersten sechs Monate der Pandemie (Mitte März bis Mitte September 2020) hat die Analyse der Texte eine thematische Veränderung des Diskurses gezeigt. In der *ersten Phase von März bis April 2020* lag der Schwerpunkt darauf, die gegenwärtige *Situation anzuerkennen, einzuordnen und mit ihr zurecht zu kommen.* Zahlreiche Äußerungen deuteten auf die Alternativlosigkeit von Schulschließungen hin. Daneben formulierten etliche Äußerungen Sorgen und Bedenken im Hinblick auf praktische Aspekte der Durchführung von Unterricht, etwa die digitalen Kompetenzen seitens der Lehrkräfte oder die digitale Infrastruktur, die an Schulen verfügbar ist, und die Frage, wie dies die Lerngelegenheiten der Schüler*innen beeinflussen könnte. In der *zweiten Phase von Mai bis Juli 2020* verschiebt sich der Fokus auf teils kritische Aspekte der *Machbarkeit von Unterricht unter den Bedingungen der infolge der Pandemie eingeführten Maßnahmen.* Eine große Anzahl von Texten berichtete über Beispiele guter Praxis mit digitalem Fernunterricht, hoben hervor, welche Ressourcen für digitalen Fernunterricht genutzt werden können und wie Eltern das häusliche Lernen ihrer Kinder unterstützen können. Etliche Texte unterstrichen das Erfordernis einer raschen Digitalisierung und wiesen darauf hin, dass die Schulen zu diesem Zweck technisch besser ausgestattet werden müssen. Einige wenige Texte adressierten soziale Ungleichheit als Herausforderung des Distanzunterrichts und betonten, dass Benachteiligungen hierbei von Anfang an vermieden werden sollten. Gleichzeitig gab es einige Stimmen, die sich kritisch zu der Annahme äußerten, die soziale Ungleichheit im Bildungssystem könne durch den Einsatz digitaler Technologien reduziert werden.

Vereinzelt wurden juristische Aspekte erörtert (wie etwa föderalismusbezogene Aspekte der Umsetzung von Regelungen, Datenschutzfragen, Herausforderungen der Leistungsbewertung, Bedingungen, unter denen zu Regelunterricht zurückgekehrt werden kann). Zudem gab es Texte, die auf die veränderten Umstände des häuslichen Lernens der Schüler*innen eingingen (z. B. wurde mit Verweis auf wissenschaftliche Expertise und praktische Erfahrungen unterstrichen, dass das Lernen zu Hause die Schüler*innen zu mehr Selbstständigkeit bewege, während umgekehrt auch der Verlust an sozialen Kontakten in der Schule beklagt wurde). Schließlich traten *in der dritten Phase des Diskurses von August bis Mitte September 2020* Stimmen hervor, die sich differenziert und teils *kritisch zur Machbarkeit und den Wirkungen der implementierten Maßnahmen* äußerten (etwa Maskenpflicht im Unterricht; digitale Infrastruktur an Schulen; Nachholbedarf bei den digitalen Kompetenzen der Lehrkräfte; Unklarheiten in der Umsetzung von Hygieneregeln im schulischen Alltag und Möglichkeiten der Abhilfe; föderalismusbedingte Unübersichtlichkeit der beschlossenen Maßnahmen im Schulbereich; Fehlen von konkreten Maßnahmen des Bundes, um die Digitalisierung im Schulbereich rascher voranzutreiben).

Wie im Vorjahr verläuft der öffentliche Fachdiskurs im zweiten Jahr der Pandemie in verschiedenen thematischen Etappen. In der *ersten Phase von März bis April 2021* liegt der Schwerpunkt auf fortentwickelten *Beispielen guter Praxis, mit denen die Möglichkeit eines gelingenden Unterrichts in der pandemiebedingten Situation unterstrichen wird.* Wiederholt anzutreffen sind

Äußerungen zu Beispielen guter Praxis und Unterrichtskonzepten, mit denen
es gelingt, trotz Fernunterricht pädagogische Beziehungen zu pflegen. Diese
Positionen unterstreichen, dass digitalisierter Fernunterricht differenziertere und
individualisierte Lernbegleitung ermöglicht, und äußern sich positiv zur Fortführung digitalisierten Unterrichts in der postpandemischen Zeit (z. B. DSP
26.3.2021). Vor allem in Texten, die ursprünglich in den Wochen- und Tageszeitungen der Qualitätspresse erschienen sind, werden problematisierende
Töne angeschlagen (etwa zur Qualität von Selbst-/Schnelltests, verringerten
Lernzeiten; z. B. DSP 16.3.2021; DSP 20.4.2021). Der thematische Akzent
der *zweiten Phase von Mai bis Juli 2021* verschiebt sich noch mehr auf das
Individuum, d. h. auf *Lerndiagnostik und individuelle Förderung.* Zusätz-
lich zu den nach wie vor vorhandenen Beispielen guter Praxis gibt es etliche
Äußerungen, die die Chancen selbstorganisierten Lernens unterstreichen und
im Hinblick auf die Verringerung von Benachteiligung ein Festhalten am
Präsenzunterricht befürworten. Ebenso plädieren sie für eine differenzierte
Lernstandsdiagnostik   und   individualisierte   und   durch   professionelle
Pädagog*innen angebotene Lernunterstützung in Aufholprogrammen, um
ungleiche Bedingungen beim Lernen differenziert zu behandeln und auch im
Sinne einer zukünftigen Sicherung des Fachkräftebedarfs bestmögliche Lern-
ergebnisse zu erzielen (z. B. DSP 26.5.2021; DSP 4.6.2021). Die *dritte Phase
von August bis Mitte September 2021* setzt die vorigen thematischen Akzente fort;
ergänzt werden diese um *kritische Äußerungen zu bisherigen Maßnahmen* (etwa
fehlende Verlässlichkeit für Erstklässler*innen, Datenschutz, Abfluss der *Digital-
Pakt*-Mittel; z. B. DSP 12.7.2021; DSP 17.8.2021).

4.2   Wie positionieren sich verschiedene Akteure in diesem Diskurs, ggf. auch im Lauf der Zeit?

Die Positionen der drei bei der Analyse berücksichtigten Akteure unterscheiden
sich in den Jahren 2020 und 2021 in ähnlicher Weise. Der *Bundeselternrat* scheint eine Position der *mahnenden Instanz* einzunehmen. Die Texte enthalten Forderungen, Einsprüche gegen und Kritik an den von Bund und Ländern
beschlossenen Maßnahmen und erinnern an die Zuständigkeiten von Schul-
behörden (z. B. BER 17.5.2021). Schon im Jahr 2020 werden die beschluss-
fassenden Instanzen angemahnt, durch Berücksichtigung der Situation von
Kindern aus sozial benachteiligten Familien die soziale Ungleichheit nicht weiter
zu verschärfen (z. B. BER 6.5.2020). Dagegen tritt die *Kultusministerkonferenz*
als *Fürsprecherin* der für Schüler*innen und Lehrkräfte *bestmöglichen Durch-*

führung von Unterricht auf, was im Jahr 2021 verstärkt evidenzbasiert erfolgt. Als Lehre aus der Pandemie wurde bereits 2020 proklamiert, dass der Regelunterricht fortan in stärkerem Umfang digital stattfinden müsse (z. B. KMK 18.6.2020; KMK 20.9.2020). Auf soziale Ungleichheit wird hierbei nicht Bezug genommen. Die auf dem *Deutschen Schulportal* erschienen Texte variieren thematisch sehr breit und lassen diesen Akteur gleichsam als *Broker unterschiedlicher Informationen* erscheinen, wobei im zweiten Jahr der Pandemie deutlich mehr Wissenschaftler*innen zu Wort kommen. Aufgegriffen wird das schon im ersten Pandemiejahr benannte Problem einer potenziellen Verschärfung sozialer Ungleichheit im Bildungssystem, indem auf die Befürchtungen von Lehrkräften hinsichtlich der Lernlücken ihrer Schüler*innen sowie auf die Versorgung benachteiligter Schüler*innen mit digitalen Endgeräten hingewiesen wird. 2021 treten Äußerungen zur Gestaltung pädagogischer Beziehungen unter den Bedingungen von Fern- und Wechselunterricht hinzu (z. B. DSP 21.3.2021, 18.3.2021), ebenso zu den postpandemischen Möglichkeiten digitalisierter Unterrichtsanteile (z. B. DSP 8.7.2021), den Chancen der Pandemie für selbstorganisiertes Lernen (z. B. DSP 5.8.2021, 19.4.2021a), zu Herausforderungen im Umgang mit Datenschutz (z. B. DSP 23.8.2021, 17.8.2021) oder zu den Anforderungen an differenzierte Diagnostik für eine individualisierte Lernförderung in Aufholprogrammen (z. B. DSP 13.9.2021, 26.7.2021, 24.6.2021).

4.3   Welche Differenzen der diskursiven Rezeption wissenschaftlichen Wissens zu den möglichen und wahrscheinlichen (Neben-)Folgen einer verschärften sozialen Ungleichheit im Schulbereich sind im öffentlichen Fachdiskurs unterschiedlicher Akteure im Schulbereich erkennbar?

Die Ergebnisse der Analysen des Textkorpus' machen deutlich, dass in dem hier betrachteten Ausschnitt des öffentlichen Fachdiskurses im ersten Pandemiejahr wissenschaftliches Wissen vernachlässigt wurde (ausführlicher Bormann 2021). Um genauer zu untersuchen, wie die wissenschaftlich begründete Sorge vor (Neben-)Folgen der Pandemiemaßnahmen im Schulbereich rezipiert wird, wurden Texte ausgewählt, die Ungleichheit und Benachteiligung stärker thematisieren. Die Analyse der wenigen Texte ließ im Jahr 2020 *zwei unverbundene Diskurswelten* erkennen: die *Welt der Wissenschaft,* in der Wissen über die mögliche und wahrscheinliche pandemiebedingte Verschärfung sozialer Ungleichheit produziert wird, und die *Welt der Bildung und Bildungsverwaltung,* in der dieses Wissen weitgehend unberücksichtigt blieb. Statt vorhandenes wissenschaftliches Wissen explizit und differenziert zu rezipieren, fand in recht unterschiedlichen Positionen eine Auseinandersetzung darüber statt, wie einer möglichen Verschärfung sozialer Ungleichheit durch die pandemiebedingten Maßnahmen im Schulbereich begegnet werden könnte. In der Welt der Bildung und Bildungsverwaltung ließen sich *zwei Diskursstränge* erkennen, also zwei voneinander unterscheidbare Semantiken innerhalb des Diskurses: In dem einen Strang wurde *Ungleichheit* eher *durch die Überwindung mangelnder digitaler Ausstattung* sowie durch die Kooperation von Schulen, Land, Bund und privaten Anbietern für überwindbar gehalten. Ein zweiter Strang artikulierte, dass der Ungleichheit eher *durch mehr pädagogische Beziehungsarbeit* und die Kooperation von Lehrkräften, Eltern und Schüler*innen begegnet werden sollte. In beiden Diskurssträngen schien die Krise als Chance für die Realisierung der jeweiligen Position betrachtet zu werden.

Im zweiten Pandemiejahr stellt sich dieses Bild etwas anders dar. Zum einen sind die für das Vorjahr identifizierten *zwei Diskurswelten der Wissenschaft und der Bildung/Bildungsverwaltung stärker miteinander vereint:* Insgesamt wird nunmehr häufiger auf wissenschaftliche Expertise Bezug genommen, auch werden Benachteiligung und Ungleichheit vermehrt thematisiert. Wissenschaftliche Erkenntnisse werden insbesondere dann bemüht, wenn es darum geht, zu erläutern, dass Ungleiches der Gerechtigkeit halber auch ungleich behandelt werden müsse (z. B. DSP 6.7.2021). Um dem entsprechen zu können, so wird argumentiert, müssen Lernrückstände auf der Basis von pädagogischer Diagnostik professionell, gezielt und individualisiert aufgearbeitet und dabei professionelles pädagogisches Personal eingesetzt werden (z. B. DSP 13.9.2021, 29.3.2021a). Zum anderen sind die im ersten Pandemiejahr identifizierten *zwei Diskursstränge* mit spezifischen Semantiken im analysierten Textkorpus des Jahres 2021 in dieser Form nicht mehr auffindbar – pädagogische Beziehungsarbeit wird kaum noch isoliert als Mittel für die Bewältigung sozialer Bildungsungleichheit unter Pandemiebedingungen erörtert. Mit Verweis auf die Benachteiligung bzw. ungleichen Bedingungen von Schüler*innen wird erkennbar, dass der im Vorjahr identifizierte Diskursstrang zur Überwindung von Ungleichheit durch verbesserte digitale Infrastruktur nunmehr dominiert. Ungeachtet dessen wird – unter anderem in Reprints aus der Qualitätspresse – auf nach wie vor bestehende Herausforderungen wie Datenschutz und Kompetenzen von Lehrkräften hingewiesen, die zu bewältigen sind, um Anforderungen an professionellen digitalen Unterricht in der Zukunft genügen zu können (z. B. DSP 17.8.2021, 23.8.2021). Zu beobachten ist gleichzeitig eine

Verschiebung hin zu den Chancen digitalen Lernens und der Möglichkeit, selbst-organisiertes, kompetenzorientiertes Lernen professionell begleiten zu können. So wird etwa die künftige Nutzung digitaler Medien im schulischen Präsenz-unterricht thematisiert (z. B. DSP 14.5.2021, 29.3.2021b, 5.8.2021) und betont, dass die Auswahl digitaler Tools künftig auf Basis einer genauen didaktischen Reflexion zukunftsorientierter Kompetenzen stattfinden müsse (z. B. DSP 3.5.2021a). Hingewiesen wird dabei auch auf positive Evaluationen der in den ersten Pandemiemonaten gemachten Erfahrungen (z. B. DSP 22.6.2021), und die rapide Umstellung auf digitalen Fernunterricht wird als positiv und vorteilhaft dargestellt (DSP 25.3.2021). Dass sich Ungleichheiten unter den Bedingungen digitalen Fernunterrichts verschärfen würden (z. B. DSP 7.7.2021) oder dass Präsenzunterricht ein Mittel sei, um Benachteiligungen zu überwinden (z. B. DSP 16.9.2021), wird ebenso selten thematisiert wie die unterschiedlichen Voraussetzungen der Lernenden und Lehrenden. Vielmehr wird mit Blick auf die Herstellung von Chancengerechtigkeit (z. B. DSP 9.6.2021, 6.7.2021) darauf hin-gewiesen, dass es spezifischer technisch-pädagogischer Konzepte bedürfe, damit digitaler Unterricht seine volle Wirkung entfalten (z. B. DSP 1.9.2021) oder die Digitalisierung in der Schule stärker selbstorganisiertes Lernen der Schüler*innen fördern könne (z. B. DSP 19.4.2021b, 19.4.2021c).

In zahlreichen Sequenzen der Texte, die sich genauer zu Ungleichheit und Benachteiligung im Zusammenhang mit der Pandemie äußern, werden viel-fältige Differenzsetzungen erkennbar, die sich – angesichts des als defizitär wahrgenommenen Regelunterrichts während der Pandemie – als diskursive Konstruktionen einer in der Krise liegenden Chance für die digital unterstützte Erneuerung interpretieren lassen. An einigen Beispielen lässt sich zeigen, dass diese Differenzsetzungen intra- und insgesamt auch intertextuell in ver-schiedener Hinsicht erkennbar sind. So werden zukünftig erwünschte und mög-liche Zustände – teils unter Auslassung konträrer Begriffe – im vergleichenden Blick auf gegenwärtig erforderliche Veränderungen erkennbar (z. B. noch nicht, noch zu wenig/bald): „Datenschutz und Medienkompetenz müssten schon in der Lehrerausbildung Thema sein, aber da tut sich bisher noch zu wenig. Auch in der Fortbildung der Lehrerinnen und Lehrer gibt es in diesem Bereich noch Ver-besserungsbedarf" (DSP 17.8.2021).

Solche Hinweise auf erwünschte künftige Situationen werden sprachlich zum einen in sachlicher Hinsicht (z. B. undifferenziert/differenziert, unpassend/passend, negative Nebeneffekte/positive Ergebnisse, mühevolle Übersetzung in digitale Formate/gelungene Binnendifferenzierung) als ein besserer Zustand markiert, in dem Zwänge, Zumutungen, negative Nebeneffekte überwunden sind:

„Die Pandemie hat Lehrkräfte dazu gezwungen, digitale Tools mehr als je zuvor in den Alltag ihrer Schülerinnen und Schüler zu integrieren. Unser US-amerikanischer Gastautor Dennis Shirley sieht in der Rückkehr des Präsenzunterrichts für Lehrkräfte die einmalige Chance, die Schulen weiter zu verändern, um digitale Technologien optimal zu nutzen – und dabei negative Nebeneffekte der Digitalisierung zu minimieren." (DSP 5.8.2021)

Zum anderen wird eine solcherart erwünschte Zukunft als Ergebnis der rapiden Umstellung auf digitalen Fernunterricht auch in sozialer Hinsicht als positiv und vorteilhaft für zukunftsgerichteten, kompetenzorientierten Unterricht dargestellt (z. B. technokratisches Medienverständnis/zeitgemäßer, reflektierter, interaktiver Weltkontakt):

„Nun, vor der Auswahl der passenden Tools sollten sich Schulen zuerst Gedanken über relevante Lehr- und Lernprozesse im 21. Jahrhundert machen. Welche Kompetenzen sind wichtig, damit Kinder bereit sind, sich den zentralen Herausforderungen zu stellen? Das geht über ein technokratisches Verständnis von Medien weit hinaus. Eine kollaborativ angelegte Plattform ist besser geeignet, um Lernprozesse zu verändern, als linear ausgerichtete Systeme, die nur zur Verteilung von Lernmaterialien genutzt werden. Auch in digitalen Räumen können zeitgemäße Interaktions-, Kommunikations- und Reflexionsprozesse ermöglicht werden, über die die Schüler und Schülerinnen mit sich und der Welt in Kontakt treten können. Wenn das klar ist, können digitale Systeme entsprechend ausgewählt werden." (DSP 3.5.2021b)

Dabei wird auch auf positive Evaluationen der in den ersten Pandemiemonaten gemachten Erfahrungen hingewiesen und (insbesondere in den eigenen Kolumnen des DSP) betont, wie sich Zusammenhalt und Kompetenzerwerb unter den Bedingungen der Digitalisierung entwickelt haben (z. B. DSP 26.4.2021a, 26.4.2021b). Insgesamt scheint die durch die Pandemie ausgelöste Krise diskursiv als Chance für eine stärker wissensbasierte, professionellere und individueller gestaltete digitale Zukunft im Schulbereich dargestellt zu werden.

5   Die Krise als Chance?

Die im vorigen Abschnitt präsentierten Ergebnisse lassen sich thesenartig wie folgt zusammenfassen:

- *Der öffentliche Fachdiskurs des zweiten Pandemiejahres entwickelt sich ähnlich wie der des ersten Pandemiejahres im Verlauf der Zeit:* Auf eine Phase

der Machbarkeitsorientierung folgt eine Auseinandersetzung mit einigen ausgewählten Themen, bevor wieder mehr kritische Äußerungen sichtbar werden.

- *Die Akteure nehmen spezifische Positionen im Diskurs ein:* Der Bundeselternrat nimmt eine Rolle der mahnenden Instanz ein, die Kulturministerkonferenz
  positioniert sich als evidenzorientierte Fürsprecherin einer bestmöglichen
  Fortführung des Regelunterrichts, das Deutsche Schulportal agiert als eine Art
  Broker differenzierter Informationen.

- Im öffentlichen Fachdiskurs des zweiten Pandemiejahres wird vermehrt auf
  die wissenschaftlich verhandelten Themen Ungleichheit und Benachteiligung
  verwiesen: Alle Akteure gehen im zweiten Jahr der Pandemie in einigen ihrer
  Äußerungen explizit auf Fragen der Ungleichheit ein und rekurrieren dabei auf
  wissenschaftliches Wissen bzw. das in der Welt der Wissenschaft thematisierte
  Problem sozialer Bildungsungleichheit.

- Der bereits im Vorjahr identifizierte Diskursstrang der Bewältigung von
  Ungleichheit durch Digitalisierung wird im zweiten Pandemiejahr dominant
  und verändert sich dabei: Die Digitalisierung im Schulbereich mit all ihren
  Chancen und Herausforderungen wird im Diskurs des zweiten Pandemiejahres
  stärker mit der Notwendigkeit passender pädagogischer Konzepte, vor allem
  aber mit dem Hinweis auf die Förderung selbstorganisierten Lernens verknüpft.

- Im öffentlichen Fachdiskurs des zweiten Pandemiejahres lassen sich markante
  Differenzsetzungen erkennen, die auf eine bessere Zukunft abzielen. Auf den
  Umgang mit Ungleichheit und Benachteiligung bezogen wird im Diskurs
  des zweiten Pandemiejahres die Vorstellung einer besseren Zukunft durch
  professionellen, digital unterstützten Unterricht hervorgebracht.

2020 bilden sich im Hinblick auf die Überwindung von Ungleichheit im Schulbereich also zwei Diskursstränge heraus: Während in dem Diskursstrang zur
digitalen Ausstattung die durch die Pandemie verursachte Krise als eine Chance
erscheint, um bestehende Ordnungen des Unterrichtens durch neue Technologien reformieren und insgesamt eine Digitalisierung im Schulbereich voran-
treiben zu können, scheint im anderen Diskursstrang die Krise als Chance auf,
um über die durch die Pandemie prekär gewordene Gestaltung pädagogischer
Beziehungsqualität nachzudenken. Diese Polarisierung von pädagogischen und
Digitalisierungsprämissen scheint im untersuchten öffentlichen Fachdiskurs
des zweiten Pandemiejahres eine allenfalls nachrangige Rolle zu spielen. Vielmehr wird nun die Digitalisierungsprämisse dominant und zudem mit selbstorganisiertem Lernen und individueller Förderung verknüpft. Themen sozialer
Ungleichheit im Schulbereich, die auch in der Welt der Wissenschaft diskutiert

wurden, scheinen im öffentlichen Fachdiskurs des zweiten Pandemiejahres insgesamt eine deutlichere Resonanz gefunden zu haben. 2021 werden Ungleichheit und Benachteiligung vermehrt in Bezug auf den Umgang mit ungleichen
Leistungen thematisiert, und zunehmend wird das Erfordernis hervorgehoben,
ungleich verteilte individuelle Lernrückstände zu diagnostizieren und gezielt zu
kompensieren – auch mittels selbstorganisiertem digitalen Lernen.

Was bedeuten diese Beobachtungen für die weiter oben skizzierten
innovations- und diskurstheoretischen Überlegungen? Die Innovationssemantik
der analysierten Diskurse in den ausgewählten Zeiträumen beider Pandemiejahre
scheint sich von 2020 zu 2021 zu verschieben und dabei auf einer jeweils spezifischen Verknüpfung der pragmatischen und grammatischen Dimension von
Innovationen zu basieren: Im ersten Pandemiejahr ist in den wenigen Äußerungen
des analysierten Materials, die sich zu Ungleichheit verhalten, eine von ein-
schlägigem wissenschaftlichen Wissen weitgehend befreite Semantik anzutreffen und scheint insgesamt eine Polarisierung von Digitalisierung (i. S. v.
digitalen schulischen Infrastrukturen und Angeboten) vs. Pädagogik (i. S. v.
direkten zwischenmenschlichen Beziehungen zwischen Lernenden und
Lehrenden) stattzufinden. Im zweiten Pandemiejahr stellt sich dies anders dar.
Nunmehr sind Verweise auf Aspekte wissenschaftlichen Wissens zu Ungleichheit und Benachteiligung und insgesamt eine Semantik vorzufinden, die bei der
Bewältigung ungleich verteilter Lernrückstände durch pädagogische Praktiken
und Einsatz digitaler Möglichkeiten stärker auf Differenzierung, Eigenverantwortlichkeit und technische Unterstützung zu setzen scheint.

Zudem hat die Pandemie die Grammatik der Schule offenbar erfolgreich
herausgefordert. Die Untersuchung der Texte aus zwei Pandemiejahren lässt
eine Hinwendung zu hybriden Formen von Schule und Unterricht erkennen,
wie sie von bildungspolitischen Akteuren bereits vor mehreren Jahren etwa im
Zusammenhang mit der Verabschiedung des *DigitalPakts* (BMBF o. J.c) proklamiert wurde. Dies kann im Hinblick auf die grammatische Dimension des
Innovationsdiskurses als Anerkennung der erwünschten stärkeren Digitalisierung
von Schule gedeutet werden. In dieser Lesart ist die Pandemie nicht nur ein diskursives gesellschaftliches Ereignis mit einer enormen Resonanz. Vielmehr bietet
die durch die Pandemie ausgelöste Krise auch eine Chance auf Veränderungen
im Schulbereich, insofern die im Diskurs vertretenen Akteure auf sie häufig als
kritischen Wendepunkt für eine erhebliche Innovation dessen rekurrieren, was
als beharrliche Grammatik der Schule diskutiert wird (Tyack und Tobin 1994;
Sliwka und Klopsch 2020). Hinsichtlich der Annahme, dass Diskurse nicht nur

durch soziale Wirklichkeiten strukturiert sind, sondern durch eben jene im Diskurs erzeugten und transportierten Aussagen ebenso zu deren Strukturierung beitragen (Keller 2011a), stellt sich die Frage nach der pragmatischen Dimension des Innovationsdiskurses (Hutter et al. 2016). Die im zweiten Pandemiejahr vorgefundene stärkere Verschmelzung der Diskurswelten Wissenschaft und Bildung/Bildungsverwaltung scheint zum einen die Annäherung von evidenzbasierter Bildungspolitik und empirischer Bildungsforschung (Bromme et al. 2016) zu reproduzieren, wie sie seit einigen Jahren im Feld von Bildung und Erziehung anzutreffen ist, und zum anderen die digitale Erneuerung von Schule und Unterricht zu beschleunigen (Cone et al. 2021).

Nassehi konstatiert, dass die Bewältigung der Pandemie sich auf die Frage „Lockdown oder Eigenverantwortung" zugespitzt habe (Nassehi 2021, 35). Der hier analysierte Diskurs hat in der Auseinandersetzung mit dem wissenschaftlich gesetzten Thema zunehmender Ungleichheit durch Pandemiemaßnahmen im Schulbereich auf diese Frage eine vorläufige Antwort gefunden. Zugespitzt könnte sie wie folgt lauten: Ein Lockdown soll zwar vermieden werden; wird er aber künftig dennoch erforderlich, kann er perspektivisch bewältigt werden, wenn es gelingt, durch professionellen, digital unterstützten Unterricht die Eigenverantwortung aller am Unterricht Beteiligten zu fördern. Ein Treiber des Wandels auch im Schulbereich ist die Krise allemal; ob der Wandel im Sinne dieser Lesart auch ein chancenreiches Wagnis ist, das sich angesichts der Erweiterung künftiger Möglichkeiten zur Reduzierung sozialer Ungleichheit im Schulbereich einzugehen lohnt, und inwiefern neue Probleme hervorgerufen werden, muss bis auf Weiteres offenbleiben.

Hinweis
Der Beitrag basiert auf der Analyse von Texten derselben Akteure aus dem gleichen Zeitraum des ersten Pandemiejahrs (Bormann 2021) und erweitert diese durch die Untersuchung von Pressemitteilungen aus dem Jahr 2021. Aufgrund der Aktualität des analysierten Datenmaterials wurde die Studie ohne die ansonsten empfehlenswerte kollegiale Validierung der Untersuchung und ihrer Ergebnisse durchgeführt.

Dank
Den Herausgeberinnen dieses Bandes sowie Prof. Dr. Inga Truschkat danke ich für konstruktive Rückmeldungen zu einer früheren Version dieses Beitrags.

Literatur

Ackeren, I. van, M. Endberg und O. Locker-Grütjen. 2020. Chancenausgleich in der Corona-Krise: Die soziale Bildungsschere wieder schließen. *Die Deutsche Schule* 112(2): 245–248. https://doi.org/10.31244/dds.2020.02.10.

Beck, Ulrich. 1996. Das Zeitalter der Nebenfolgen und die Politisierung der Moderne. In *Reflexive Modernisierung. Eine Kontroverse*, Hrsg. U. Beck, A. Giddens und S. Lash, 19–113. Frankfurt a. M.: Suhrkamp.

Bischoff, S., und T. Betz. 2015. „Denn Bildung und Erziehung der Kinder sind in erster Linie auf die Unterstützung der Eltern angewiesen". Eine diskursanalytische Rekonstruktion legitimer Vorstellungen ‚guter Elternschaft' in politischen Dokumenten. In *Erziehungswissenschaftliche Diskursforschung. Empirische Analysen zu Bildungs- und Erziehungsverhältnissen*, Hrsg. S. Fegter, F. Kessl, A. Langer, M. Ott, D. Rothe und D. Wrana, 263–283. Wiesbaden: Springer VS.

BMBF. o. J.a. Die Finanzen im DigitalPakt Schule. Bundesministerium für Bildung und Forschung. https://www.digitalpaktschule.de/de/die-finanzen-im-digitalpakt-schule-1763.html. Zugegriffen: 24. März 2022.

BMBF. o. J.b. Corona-Hilfe III: Leihgeräte für Lehrkräfte. Bundesministerium für Bildung und Forschung. https://www.digitalpaktschule.de/de/corona-hilfe-iii-leihgeraete-fuer-lehrkraefte-1772.html. Zugegriffen: 24. März 2022.

BMBF. o. J.c. DigitalPakt Schule. https://www.digitalpaktschule.de/Zugegriffen: 24. März 2022.

Bonal, X., und S. González. 2020. The impact of lockdown on the learning gap: family and school divisions in times of crisis. *International Review of Education* 66(5–6): 635–655. https://doi.org/10.1007/s11159-020-09860-z.

Bormann, Inka. 2011. *Zwischenräume der Veränderung: Innovationen und ihr Transfer im Feld von Bildung und Erziehung*. Wiesbaden: Springer VS.

Bormann, Inka. 2021. How does research knowledge about social inequality in education matter during the pandemic? Results of an analysis of a public discourse in Germany. *Cogent Education* 8(1): Artikel 1985687. https://doi.org/10.1080/23311 86X.2021.1985687.

Bromme, R., M. Prenzel und M. Jäger. 2016. Empirische Bildungsforschung und evidenzbasierte Bildungspolitik. Zum Zusammenhang von Wissenschaftskommunikation und Evidenzbasierung in der Bildungsforschung. *Zeitschrift für Erziehungswissenschaft*, Supplement 1(19): 129–146. https://doi.org/10.1007/978-3-658-13785-4_8.

Burgess, S., und H. H. Sievertsen. 2020. Schools, skills, and learning: The impact of COVID-19 on education. VoxEU.org, 1. April 2020. https://voxeu.org/article/impact-covid-19-education. Zugegriffen: 10. November 2020.

Cone, L., K. Brøgger, M. Berghmans, M. Decuypere, A. Förschler, E. Grimaldi, S. Hartong et al. 2021. Pandemic Acceleration: Covid-19 and the emergency digitalization of European education. *European Educational Research Journal*. September 2021. https://doi.org/10.1177/14749041211041793.

Eickelmann, B., und J. Gerick. 2020. Lernen mit digitalen Medien. Zielsetzungen in Zeiten von Corona und unter besonderer Berücksichtigung von sozialen Ungleichheiten. *Die Deutsche Schule*, Beiheft 16: 153–162. https://doi.org/10.31244/9783830992318.

Eickelmann, B., W. Bos, J. Gerick, F. Goldhammer, H. Schaumburg, K. Schwippert, M. Senkbeil und J. Vahrenhold, Hrsg. 2019. *ICILS 2018 #Deutschland. Computer- und informationsbezogene Kompetenzen von Schülerinnen und Schülern im zweiten internationalen Vergleich und Kompetenzen im Bereich Computational Thinking.* Münster: Waxmann.

Fickermann, D., und B. Edelstein. 2020. „Langsam vermisse ich die Schule ...". Schule während und nach der Corona-Pandemie. *Die Deutsche Schule,* Beiheft 16: 9–33. https://doi.org/10.31244/9783820992318.01.

Fickermann, D., und B. Edelstein. 2021. Schule während der Corona-Pandemie. Neue Ergebnisse und Überblick über ein dynamisches Forschungsfeld. *Die Deutsche Schule,* Beiheft 17: 7–30. https://doi.org/10.31244/9783830993315.01.

Giddens, Anthony. 2001. *Entfesselte Welt. Wie die Globalisierung unser Leben verändert.* Frankfurt a. M.: Suhrkamp.

Hanushek, E. A., und L. Wößmann. 2020. The Economic Impacts of Learning Losses. *OECD Education Working Papers No. 225.* Paris: OECD. Organisation for Economic Co-operation and Development. https://www.oecd.org/education/The-economic-impacts-of-coronavirus-covid-19-learning-losses.pdf. Zugegriffen: 4. Januar 2022.

Hoffmann, Ilka. 2020. Die Corona-Pandemie als Katalysator für Schulreformen? Ein persönlicher Blick auf die pädagogische Corona-Praxis. *Die Deutsche Schule,* Beiheft 16: 95–101. https://doi.org/10.31244/9783830992318.05

Höhne, Thomas. 2008. Die Thematische Diskursanalyse – dargestellt am Beispiel von Schulbüchern. In *Handbuch Sozialwissenschaftliche Diskursanalyse.* Bd. 2: *Forschungspraxis,* Hrsg. R. Keller, A. Hirseland, W. Schneider und W. Viehöver, 423–453. Wiesbaden: VS Verlag für Sozialwissenschaften.

Hübener, H., und L. Schmitz. 2020. Corona-Schulschließungen. Verlieren leistungsschwächere SchülerInnen den Anschluss? *DIW aktuell* 30. Deutsches Institut für Wirtschaftsforschung. https://www.diw.de/de/diw_01.c.758261.de/publikationen/diw_aktuell/2020_0030/corona-schulschliessungen__verlieren_leistungsschwaechere_schuelerinnen_den_anschluss.html. Zugegriffen: 10. November 2020.

Huber, S. G., und C. Helm. 2020. COVID-19 and schooling: evaluation, assessment and accountability in times of crises – reacting quickly to explore key issues for policy, practice and research with the school barometer. *Educational Assessment, Evaluation and Accountability* 32(2): 237–270. https://doi.org/10.1007/s11092-020-09322-y.

Huber, S. G., P. S. Günter, N. Schneider, C. Helm, M. Schwander, J. A. Schneider und J. Pruitt. 2020. *COVID-19 – aktuelle Herausforderungen in Schule und Bildung Erste Befunde des Schul-Barometers in Deutschland, Österreich und der Schweiz.* Münster: Waxmann.

Hutter, M., H. Knoblauch, W. Rammert und A. Windeler. 2016. Innovationsgesellschaft heute. Die reflexive Herstellung des Neuen. In *Innovationsgesellschaft heute. Perspektiven, Felder und Fälle,* Hrsg. W. Rammert, A. Windeler, H. Knoblauch und M. Hutter, 15–35. Wiesbaden: Springer VS.

Jäger, Siegfried. 2001. Diskurs als „Fluss von Wissen durch die Zeit" Ein transdisziplinäres Konzept. In *Wissenstransfer zwischen Experten und Laien. Umriss einer Transferwissenschaft,* Hrsg. S. Wichter und G. Antos, 35–50. Frankfurt a. M.: Peter Lang.

Keller, Reiner. 2011a. The Sociology of Knowledge Approach to Discourse (SKAD). *Human Studies* 34(1): 43–65. https://doi.org/10.1007/s10746-011-9175-z.

Keller, Reiner. 2011b. *Diskursforschung. Eine Einführung für SozialwissenschaftlerInnen.* Wiesbaden: VS Verlag für Sozialwissenschaften.

KMK 2022. o. V. Schulstatistische Informationen zur Covid-19-Pandemie. Kultusministerkonferenz. https://www.kmk.org/dokumentation-statistik/statistik/schulstatistik/schulstatistische-informationen-zur-covid-19-pandemie.html. Zugegriffen: 21. Oktober 2021.

Köller, Olaf. 2020. Benachteiligte Kinder brauchen jetzt mehr Lernzeit. *Tagesspiegel,* 9. Dezember 2020. https://www.tagesspiegel.de/berlin/schule/bildungsexperte-ueber-soziale-ungleichheit-benachteiligte-kinder-brauchen-jetzt-mehr-lernzeit/26695234.html. Zugegriffen: 9. Dezember 2020.

Köller, O., J. Fleckenstein, K. Guill und J. Meyer. 2020. Pädagogische und didaktische Anforderungen an die häusliche Aufgabenbearbeitung. *Die Deutsche Schule,* Beiheft 16: 163–174. https://doi.org/10.31244/9783830992318.10.

Lindblad, S., G.-B. Wärvik, I. Berndtsson, E.-B. Jodal, A. Lindqvist, G. Messina Dahlberg, D. Papadopoulos et al. 2021. School lockdown? Comparative analyses of responses to the COVID-19 pandemic in European countries. *European Educational Research Journal* 20(5): 564-583. https://doi.org/10.1177/14749041211041237.

Nassehi, Armin. 2021. *Unbehagen. Theorie der überforderten Gesellschaft.* München: C. H. Beck.

Patton, Michael Quinn. 1990. Purposeful sampling. In *Qualitative evaluation and research methods,* Hrsg. Michael Quinn Patton, 169–180. Beverly Hills: Sage.

Reimers, F. M., und A. Schleicher. 2020. *A framework to guide an education response to the COVID-19 Pandemic of 2020.* Organisation for Economic Co-operation and Development. https://read.oecd-ilibrary.org/view/?ref=126_126988-t63lxosohs&title=A-framework-to-guide-an-education-response-to-the-Covid-19-Pandemic-of-2020. Zugegriffen: 25. März 2022.

Saito, Eisuke. 2021. Collateral damage in education: Implications for the time of COVID-19. *Discourse: Studies in Die Cultural Politics of Education* 1–16. https://doi.org/10.1080/01596306.2021.1953443.

Schreier, Margrit. 2014. Qualitative content analysis. In *The SAGE Handbook of qualitative data analysis,* Hrsg. Uwe Flick, 170–183. London: Sage.

Schünemann, Wolf J. 2013. Der EU-Verfassungsprozess und die ungleichzeitige Widerständigkeit gesellschaftlicher Wissensordnungen. *Zeitschrift für Diskursforschung* 1(1): 67–87.

Sliwka, A., und B. Klopsch. 2020. Disruptive Innovation! Wie die Pandemie die „Grammatik der Schule" herausfordert und welche Chancen sich jetzt für eine „Schule ohne Wände" in der digitalen Wissensgesellschaft bieten. *Die Deutsche Schule,* Beiheft 16: 216–229. https://doi.org/10.25656/01:20240.

Stanistreet, P., M. Elfert und D. Atchoarena. 2020. Education in the age of COVID-19: Understanding the consequences. *International Review of Education* 66: 627–633. https://doi.org/10.1007/s11159-020-09880-9.

Statista. 2022a. Corona-Krise: Meinung zu einer Maskenpflicht an Schulen 2021. Statista, 24. Januar 2022. https://de.statista.com/statistik/daten/studie/1147614/umfrage/corona-krise-maskenpflicht-an-schulen/. Zugegriffen: 4. Januar 2022.

Statista. 2022b. Corona-Krise: Geschlossene und teilgeschlossene Schulen bis März 2022. Statista, 18. März 2022. https://de.statista.com/statistik/daten/studie/1237878/umfrage/

="5">

Die Krise als Chance? …   79

corona-schulschliessungen-geschlossene-und-teilgeschlossene-schulen/. Zugegriffen: 4. Januar 2022.

Truschkat, I., und I. Bormann. 2020. *Einführung in die erziehungswissenschaftliche Diskursforschung. Forschungshaltung, zentrale Konzepte, Beispiele für die Durchführung.* Weinheim: Beltz Juventa.

Tyack, D., und W. Tobin. 1994. The "Grammar" of Schooling: Why Has it Been so Hard to Change? *American Educational Research Journal* 31(3): 453-479.

Wrana, Daniel. 2015. Zur Analyse von Positionierungen in diskursiven Praktiken. Methodologische Reflexionen anhand von zwei Studien. In *Erziehungswissenschaftliche Diskursforschung. Empirische Analysen zu Bildungs- und Erziehungsverhältnissen,* Hrsg. S. Fegter, F. Kessl, A. Langer, M. Ott, D. Rothe und D. Wrana, 123–141. Wiesbaden: Springer VS.

Zierer, Klaus. 2021. Effects of Pandemic-Related School Closures on Pupils' Performance and Learning in Selected Countries: A Rapid Review. *Education Sciences* 11(6): Artikel 252. https://doi.org/10.3390/educsci11060252.

Quellen

BER

BER 6.5.2020 = o. V. Stellungnahme von GEW, VBE und BER zum Rahmenkonzept der KMK zu Schulöffnungen: Es gibt weiteren Klärungsbedarf! Bundeselternrat. https://www.bundeselternrat.de/files/Dokumente/Pressemitteilungen/2020/2020-05-06_gem-PM_BER-GEW-VBE_Rahmenkonzept.pdf. Zugegriffen: 21. Oktober 2021.

BER 17.5.2021 = o. V. Pressemitteilung. Umfrage des Bundeselternrats zur Bundesnotbremse und zu den Maßnahmen zum Aufholen der Lernrückstände. Bundeselternrat. https://www.bundeselternrat.de/files/Dokumente/Pressemitteilungen/2021/Bundeselternrat_PM_Bundesnotbremse_Umfrage_20210517.pdf. Zugegriffen: 21. Oktober 2021.

DSP

DSP 16.3.2021 = Florentine Fritzen. Corona in den Schulen. Das Risiko der Schülertests [Reprint aus *Frankfurter Allgemeine Zeitung*]. Das Deutsche Schulportal. https://deutsches-schulportal.de/bildungswesen/das-risiko-der-schuelertests/. Zugegriffen: 21. Oktober 2021.

DSP 18.3.2021 = Annette Kuhn. KMK Präsidentin. „Wir werden zusätzliches Personal in die Schulen holen". Das Deutsche Schulportal. https://deutsches-schulportal.de/bildungswesen/britta-ernst-kultusministerkonferenz-wir-werden-zusaetzliches-personal-in-die-schulen-holen/. Zugegriffen: 21. Oktober 2021.

DSP 21.3.2021 = Katrin Weiden. Beziehungsgestaltung. Warum Schulgemeinschaften auch Familien sind. Das Deutsche Schulportal. https://deutsches-schulportal.de/schulkultur/warum-schulgemeinschaften-auch-familien-sind/. Zugegriffen: 21. Oktober 2021.

DSP 25.3.2021 = Ulrike Ammermann. Fernunterricht. „Wir können das jetzt – und wir wollen das auch weiterhin!". Das Deutsche Schulportal. https://deutsches-schulportal. de/kolumnen/fernunterricht-wir-koennen-das-jetzt-und-wir-wollen-das-auch-weiterhin/. Zugegriffen: 21. Oktober 2021.

DSP 26.3.2021 = o. V. Deutsche Schulakademie. Digitaler Impuls: „Alle individuell fördern". Das Deutsche Schulportal. https://deutsches-schulportal.de/schulkultur/ digitaler-impuls-alle-individuell-foerdern/. Zugegriffen: 21. Oktober 2021.

DSP 29.3.2021a = Nina Heitele. Individuelle Förderung. „Kennt meine Lehrkraft mich richtig?" Das Deutsche Schulportal. https://deutsches-schulportal.de/unterricht/kennt-meine-lehrkraft-mich-richtig/. Zugegriffen: 21. Oktober 2021.

DSP 29.3.2021b = o. V. Lerncoaching. Mit persönlichen Zielen im eigenen Tempo lernen. Das Deutsche Schulportal. https://deutsches-schulportal.de/konzepte/blautopf-schule-blaubeuren-mit-persoenlichen-zielen-im-eigenen-tempo-lernen/. Zugegriffen: 21. Oktober 2021.

DSP 19.4.2021a = o. V. Selbstwirksamkeit. Mit der „Schmetterlingspädagogik" zum Lernprofi. Das Deutsche Schulportal. https://deutsches-schulportal.de/konzepte/ alemannenschule-wutoeschingen-mit-der-schmetterlingspaedagogik-zum-lernprofi/. Zugegriffen: 21. Oktober 2021.

DSP 19.4.2021b = o. V. Selbstorganisiertes Lernen. Lernplan, Lernbüro und Logbuch im virtuellen Raum. Das Deutsche Schulportal. https://deutsches-schulportal.de/konzepte/ lernplan-lernbuero-und-logbuch-im-virtuellen-raum/. Zugegriffen: 21. Oktober 2021.

DSP 19.4.2021c = o. V. Eigenmotivation stärken. Feedback und Selbstüberprüfung statt Notendruck. Das Deutsche Schulportal. https://deutsches-schulportal.de/konzepte/ feedback-und-selbstueberpruefung-statt-notendruck/. Zugegriffen: 21. Oktober 2021.

DSP 20.4.2021 = Kristin Haug. Ifo Studie. Kinder lernen auch im zweiten Lockdown viel zu wenig [Reprint aus *Der Spiegel*]. Das Deutsche Schulportal. https://deutsches-schul-portal.de/bildungswesen/kinder-lernen-auch-im-zweiten-lockdown-viel-zu-wenig/. Zugegriffen: 21. Oktober 2021.

DSP 26.4.2021a = Tomke Giedigkeit. Teamarbeit stärken. „Kooperation entsteht nicht dadurch, dass man sich einfach nur zusammensetzt". Das Deutsche Schulportal. https:// deutsches-schulportal.de/schulkultur/kooperation-entsteht-nicht-dadurch-dass-man-sich-einfach-nur-zusammensetzt/. Zugegriffen: 21. Oktober 2021.

DSP 26.4.2021b = o. V. Teamarbeit. Wie eine Schulgemeinschaft in der Krise zusammen-wächst. Das Deutsche Schulportal. https://deutsches-schulportal.de/konzepte/europa-schule-kairo-wie-eine-schulgemeinschaft-in-der-krise-zusammenwaechst/. Zugegriffen: 21. Oktober 2021.

DSP 3.5.2021a = o. V. Digitales Lernen in der Primarstufe. Maßgeschneiderte Lern-App für Grundschulkinder. Das Deutsche Schulportal. https://deutsches-schulportal.de/ konzepte/massgeschneiderte-lern-app-fuer-grundschulkinder/. Zugegriffen: 21. Oktober 2021.

DSP 3.5.2021b = Stefanie Roloff. Digitale Lösungen. "Es geht gar nicht darum, Lernen digital zu stützen". Das Deutsche Schulportal. https://deutsches-schulportal.de/unter-richt/es-geht-gar-nicht-darum-lernen-digital-zu-stuetzen/. Zugegriffen: 21. Oktober 2021.

DSP 14.5.2021 = Werner Klein. Lernrückstände. Im Fernunterricht nichts dazu gelernt? Das Deutsche Schulportal. https://deutsches-schulportal.de/expertenstimmen/im-fern-unterricht-nichts-dazugelernt/. Zugegriffen: 21. Oktober 2021.

DSP 26.5.2021 = Ulrike Ammermann. Bewertung. Wenn Leistung wieder cool wird. Das Deutsche Schulportal. https://deutsches-schulportal.de/kolumnen/wenn-leistung-wieder-cool-wird/. Zugegriffen: 21. Oktober 2021.

DSP 4.6.2021 = Bob Blume. Distanzunterricht. Warum wir über Lernlücken und Lernchancen reden müssen. Das Deutsche Schulportal. https://deutsches-schulportal.de/kolumnen/warum-wir-ueber-lernluecken-und-lernchancen-sprechen-muessen/. Zugegriffen: 21. Oktober 2021.

DSP 9.6.2021 = Martin Spiewak. Chancengerechtigkeit. Ungerechtigkeit von Anfang an [Reprint aus *Die Zeit*]. Das Deutsche Schulportal. https://deutsches-schulportal.de/bildungswesen/ungerecht-von-anfang-an/. Zugegriffen: 21. Oktober 2021.

DSP 22.6.2021 = Annette Kuhn. Digitale Schule. Wie digitale Medien den Unterricht voranbringen können. Das Deutsche Schulportal. https://deutsches-schulportal.de/unterricht/wie-digitale-medien-den-unterricht-in-zukunft-voranbringen/. Zugegriffen: 21. Oktober 2021.

DSP 24.6.2021 = Florentine Anders. Zwei Schulleiterinnen berichten. Aufholprogramm: „Schulen werden nicht gehört". Das Deutsche Schulportal. https://deutsches-schulportal.de/schulkultur/aufholprogramm-schulen-werden-nicht-gehoert/. Zugegriffen: 21. Oktober 2021.

DSP 6.7.2021 = Werner Klein. Gleiche Chancen für alle. Mehr Bildungsgerechtigkeit – was heißt das eigentlich? Das Deutsche Schulportal. https://deutsches-schulportal.de/expertenstimmen/gleiche-chancen-fuer-alle-mehr-bildungsgerechtigkeit-was-heisst-das-eigentlich/. Zugegriffen: 21. Oktober 2021.

DSP 7.7.2021 = Sabine Czerny. Bildungsgerechtigkeit. Hat Anisha tatsächlich eine Chance? Das Deutsche Schulportal. https://deutsches-schulportal.de/kolumnen/bildungsgerechtigkeit-hat-anisha-tatsaechlich-eine-chance/. Zugegriffen: 21. Oktober 2021.

DSP 8.7.2021 = Florentine Anders. Online lernen. Wie gelingt Distanzunterricht? Das Deutsche Schulportal. https://deutsches-schulportal.de/unterricht/angebote-fuer-das-lernen-zu-hause/. Zugegriffen: 21. Oktober 2021.

DSP 12.7.2021 = Regina Köhler. Drei Lehrerinnen berichten. Schulanfänger kennen kaum einen verlässlichen Schulalltag. Das Deutsche Schulportal. https://deutsches-schulportal.de/unterricht/schulanfaenger-kennen-kaum-einen-verlaesslichen-schulalltag/. Zugegriffen: 21. Oktober 2021.

DSP 26.7.2021 = Annette Kuhn. Lernrückstände. „Sommerschulen dürfen keine Beschäftigungstherapie sein". Das Deutsche Schulportal. https://deutsches-schulportal.de/bildungswesen/klaus-zierer-sommerschulen-duerfen-keine-beschaeftigungstherapie-sein/. Zugegriffen: 21. Oktober 2021.

DSP 5.8.2021 = Dennis Shirley. Schule nach der Pandemie. Digitalisierung nutzen, um Schüler zu motivieren. Das Deutsche Schulportal. https://deutsches-schulportal.de/expertenstimmen/schule-nach-der-pandemie-dennis-shirley-digitalisierung-nutzen-um-schueler-zu-motivieren/. Zugegriffen: 21. Oktober 2021.

DSP 17.8.2021 = Annette Kuhn. Digitalunterricht. Was Lehrkräfte beim Datenschutz beachten müssen. Das Deutsche Schulportal. https://deutsches-schulportal.de/unterricht/datenschutz-landesdatenschutzbeauftragter-lutz-hasse-was-lehrkraefte-beim-datenschutz-beachten-muessen/. Zugegriffen: 21. Oktober 2021.

DSP 23.8.2021 = Annette Kuhn. Digitale Medien. Datenschutz sorgt an Schulen weiter für Verunsicherung. Das Deutsche Schulportal. https://deutsches-schulportal.de/bildungs-wesen/datenschutz-sorgt-weiter-fuer-verunsicherung/. Zugegriffen: 21. Oktober 2021.

DSP 1.9.2021 = Annette Kuhn. Digitalisierung. Geld aus Digitalpakt Schule kommt nur langsam in Schulen an. Das Deutsche Schulportal. https://deutsches-schulportal.de/bildungswesen/was-hat-der-digitalpakt-schule-bislang-gebracht/. Zugegriffen: 21. Oktober 2021.

DSP 13.9.2021 = Florentine Anders. Lernstandserhebung in Hamburg. Bundesweit ein-malige Daten zeigen Lernverluste durch Corona. Das Deutsche Schulportal. https://deutsches-schulportal.de/schule-im-umfeld/bundesweit-einmalige-daten-zeigen-lernver-luste-durch-corona/. Zugegriffen: 21. Oktober 2021.

DSP 16.9.2021 = Miriam Olbrisch. OECD-Ländervergleich „Bildung auf einen Blick". So steht es um das deutsche Bildungssystem. Das Deutsche Schulportal. https://deutsches-schulportal.de/bildungswesen/so-steht-es-um-das-deutsche-bildungssystem/ (Reprint aus *Der Spiegel*). Zugegriffen: 21. Oktober 2021.

KMK

KMK 18.6.2020 = o. V. KMK: Regulärer Schulbetrieb spätestens nach den Sommerferien. Kultusministerkonferenz. https://www.kmk.org/aktuelles/artikelansicht/kmk-regulaerer-schulbetrieb-spaetestens-nach-den-sommerferien.html. Zugegriffen: 21. Oktober 2021.

KMK 20.9.2020 = o. V. Verantwortung für Weiterentwicklung der Digitalisierung in Bildungseinrichtungen gemeinsam wahrnehmen. Kultusministerkonferenz. https://www.kmk.org/aktuelles/artikelansicht/verantwortung-fuer-weiterentwicklung-der-digitalisierung-in-bildungseinrichtungen-gemeinsam-wahrnehme.html. Zugegriffen: 21. Oktober 2021.

Prof. Dr. Inka Bormann ist Professorin für Allgemeine Erziehungswissenschaft an der Freien Universität Berlin. Sie hat Erziehungswissenschaft, Psychologie und Soziologie an der Westfälischen Wilhelms Universität Münster und der Freien Universität Berlin studiert und an der Leuphana Universität mit einer Arbeit zum organisationalen Lernen von Schulen promoviert. In ihrer Habilitationsschrift befasste sie sich mit Innovationen und deren Transfer im Feld von Bildung und Erziehung. Ihre Forschungsinteressen richten sich auf die Bedingungen und die Genese interpersonellen und institutionellen Vertrauens verschiedener Bildungsakteure und -institutionen und in Aspekten der wissensbasierten Steuerung der Implementierung von Innovationen im Bildungssystem, insbesondere Bildung für nachhaltige Entwicklung.

Körper, Geschlecht und Technologien

Schöner nach der Coronakrise? Multidisziplinäre Überlegungen zur erhöhten Nachfrage nach kosmetischer Chirurgie während der Coronapandemie

Henriette Krug, Debora Frommeld und Uta Bittner

1 Einleitung: Coronapandemie als Zustand von Ausnahme und Veränderung

Die globale Coronapandemie und die damit einhergehenden Maßnahmen zu deren Kontrolle stellen sowohl die Menschen in ihrem Privatleben als auch das gesamte gesellschaftlich-öffentliche Leben vor große Herausforderungen. Während der verschiedenen Phasen des Lockdowns haben die Menschen in vielen Lebensbereichen gravierende Einschränkungen erfahren, u. a. in ihrer Mobilität und Handlungsfreiheit sowie in ihren beruflichen und privaten sozialen Beziehungen. Zugleich sind neue Trends und Verhaltensweisen im Umgang miteinander entstanden, wie z. B. das Abstandhalten oder die vermehrte Nutzung

H. Krug (✉)
MSH Medical School Hamburg, Hamburg, Deutschland
E-Mail: henriette.krug@medicalschool-hamburg.de

D. Frommeld
Institut für Sozialforschung und Technikfolgenabschätzung (IST), OTH Regensburg, Regensburg, Deutschland
E-Mail: debora.frommeld@oth-regensburg.de

U. Bittner
Heinrich-Heine-Universität Düsseldorf, Düsseldorf, Deutschland
E-Mail: bittneut@hhu.de

virtueller Arbeitsplätze und Begegnungsmöglichkeiten, der sogenannte „Zoom-Boom" (Kalia 2020). Eine Beobachtung ist für uns zentral: Während der Peakzeiten der Pandemie wurde und wird das Angebot medizinischer Leistungen und Logistik in der ambulanten wie stationären Versorgung von der Herausforderung bestimmt, eine nachhaltige Minimierung des Infektionsrisikos und somit ausreichende Kapazitäten zur Pandemiebekämpfung gewährleisten zu können. In diesem Zusammenhang erscheinen Berichte über eine vermehrte Nachfrage und Inanspruchnahme ästhetisch-plastischer Eingriffe während der Pandemie bemerkenswert, die u. a. Fragen nach Ursache und Bedeutung aufwerfen: Wie ist es zu verstehen, dass in einer Gesellschaft mitten in der Kollektivsituation der Pandemie verstärkt der Wunsch nach individueller Optimierung des äußeren Erscheinungsbildes aufkommt?

Dieser Beitrag[1] nähert sich den Hintergründen und der Bedeutung dieses Trends zur Körperverschönerung während der Coronapandemie an. In multidisziplinärer Perspektive möchte er unter anderem Implikationen für die medizinische Praxis aufzeigen und das Phänomen *Schönheitsoperation* unter philosophisch-ethischen, sozialwissenschaftlichen und professionspolitischen Aspekten in den Blick nehmen. Hierzu werden einleitend Untersuchungen vorgestellt, die eine kontinuierliche Steigerung der Zahlen kosmetisch motivierter medizinischer Eingriffe während der vergangenen Jahre belegen und beobachten, dass diese Entwicklung unter den Bedingungen der Coronapandemie ungebremst oder sogar verstärkt voranschreitet. Darauf werden Intentionen und Strategien, aber auch Folgen dieser Körpermodifikation näher beleuchtet. Im Weiteren wird herausgearbeitet, dass die beobachtete Entwicklung von einem gesellschaftlichen Streben nach einem möglichst optimierten und normschönen Körper sowie einer zunehmenden Medikalisierung des körperlichen Erscheinungsbildes begleitet wird. Hierbei wird die forcierende Rolle der Medienberichterstattung, insbesondere der sozialen Netzwerke und sozialen Medien, deutlich. Angesichts der Bestrebungen von Individuen, den kollektiv verbreiteten Vorstellungen von Schönheit und ihren Idealen näher zu kommen, stellt sich abschließend die Frage nach den zugrunde liegenden Motiven – und deren möglicher Veränderung während der Pandemie.

---

[1] Eine Version dieses Aufsatzes ist in Heft 22 des *Deutschen Ärzteblatts* erschienen s. Krug et al. (2021). Der Text wurde für den vorliegenden Beitrag erweitert und aktualisiert. Wir danken der Zeitschrift für die Genehmigung, den Beitrag in dieser veränderten Fassung in diesem Band abzudrucken.

2 Kosmetische Chirurgie: Der Schönheitsmarkt und seine Implikationen

Kosmetische Chirurgie oder Schönheitschirurgie umfasst den Bereich minimal-invasiver wie operativer Maßnahmen zur Veränderung von Körpermerkmalen und -formen entsprechend der subjektiven ästhetischen Vorstellungen und Wünsche von Individuen. Sie stellt einen Grenzbereich der Medizin dar und wird als ein Hauptanwendungsfeld der sogenannten wunscherfüllenden Medizin (Kettner 2006a, b, 2009), d. h. der Durchführung medizinischer Maßnahmen in Ausrichtung an den Wünschen von Individuen jenseits einer eindeutigen medizinischen Indikation, kritisch diskutiert. Dabei ist die Grenze zwischen medizinischer Notwendigkeit und rein ästhetischer Wunscherfüllung in vielen Fällen uneindeutig. Ästhetisch-plastische Maßnahmen bilden weltweit einen finanziell attraktiven wie komplexen Markt, der von einer Vielzahl an unterschiedlich qualifizierten Leistungsanbietern bedient wird. In Deutschland ist die Durchführung bisher keiner obligaten Facharztgruppe zugeordnet und ohne entsprechende Fachausbildung zulässig (Ärzteblatt 2019a; DGÄPC 2019; Hibbeler und Siegmund-Schultze 2011).

Zu den häufigsten ästhetischen Eingriffen zählen in Deutschland minimal-invasive Maßnahmen zur Faltenbehandlung mit Botulinumtoxin oder Hyaluron. Bei den invasiven Eingriffen wurden in den letzten Jahren mit wechselnden Spitzenplätzen am häufigsten Oberlidstraffung, Fettabsaugung, Lippen- und Nasenkorrekturen sowie Brustvergrößerungen durchgeführt (DGÄPC 2019; VDÄPC 2019). Die Bereitschaft, sich einem ästhetischen Eingriff zu unterziehen, ist weltweit, so auch in Deutschland, in den vergangenen Jahren kontinuierlich gestiegen (ISAPS 2018; Radke 2022). Nach der aktuellen Behandlungsstatistik der Vereinigung der Deutschen Ästhetisch-Plastischen Chirurgen (VDÄPC) stieg zwischen 2018 und 2019 die Zahl der vorgenommenen Eingriffe von 77.485 auf 83.338, d. h. um 7,5 % (VDÄPC 2020). Laut einer Umfrage im Auftrag der Kaufmännischen Krankenkasse konnte sich 2010 jede sechste der befragten Personen zwischen 16 und 65 Jahren einen solchen Eingriff vorstellen, 2020 bereits jede fünfte (Kaufmännische Krankenkasse 2020). Angesichts dieser Entwicklungen tritt die bis dato fehlende Notwendigkeit einer fachlichen Qualifizierung im Hinblick auf die Behandlungsqualität und die Patient*innensicherheit als zunehmend problematisch ins Bewusstsein (Ärzteblatt 2019a; VDÄPC 2019). Mit steigender Anzahl ästhetischer Eingriffe nimmt auch die Häufigkeit von Korrekturbehandlungen zu (VDÄPC 2019). Damit mehren sich Forderungen nach stärkeren Regulierungen auf diesem Gebiet (Ärzteblatt 2019a, b).

Mit den fortschreitenden Entwicklungen der wunscherfüllenden Medizin (Kettner 2006b, 2009) als einem zunehmend wachsenden Markt wird das Grundverständnis von Medizin als einer auf den kranken Menschen ausgerichteten Disziplin in vielfacher Weise infrage gestellt, was einen breiten ethischen Diskurs in Gang hält. Beruht unsere herkömmliche Grundauffassung von einer ethisch wie juristisch legitimierten Medizin auf den zwei Säulen von kompetenzbasierter Indikation und informierter Einwilligung (Borasio et al. 2009), und ist damit auch deren Handlungsauftrag wie -umfang umrissen, wirft Medizin in Orientierung am Patient*innenwunsch zahlreiche Fragen auf: Neben der grundsätzlichen Schwierigkeit einer normativ tragfähigen Definition und Grenzziehung (z. B. Eichinger 2013) werden hier u. a. die Ziele und Zwecke ärztlichen Handelns an der Grenze zwischen Indikation und Dienstleistung thematisiert (Conrad 2007; Davis 2009; Kettner 2006b; Little 2009; Viehöver 2011; Wehling et al. 2007; Wehling und Viehöver 2011). Im Diskurs über Schönheitschirurgie vollzieht sich eine spezifische Praktik, Neuordnung und Entgrenzung von Medizin, die in und außerhalb der Profession wahrgenommen wird und sich auf Gesellschaften und Individuen auswirkt. Hiermit verbunden sind der Status von Patient*innen als Kund*innen, der mit der Etablierung des Marktes einhergehende Imperativ zu Inanspruchnahme, Optimierungsdruck und Normalisierungstendenzen von (gesunden) Körpern sowie der inhärente Wettbewerb mit den daraus resultierenden Fragen nach Chancengleichheit bzw. Zugangs- und Verteilungsgerechtigkeit. In dieser Diskussion haben die ästhetisch-plastischen Maßnahmen auf dem Markt der Schönheit einen prominenten Platz, wie die empirische Untersuchung von Wustmann zeigt: „Die Ästhetisch-Plastische Chirurgie wird in den Gruppendiskussionen[2] grundsätzlich als Grenzfall und in Abgrenzung zum medizinisch Notwendigen verhandelt […]. Operative Eingriffe, die die Modifikation von Körpern betreffen, werden […] stets unter der Fragestellung verhandelt, ob etwas *schon* ästhetisch oder *nicht mehr* medizinisch sei" (Wustmann 2021, 78; Herv. i. O.).

---

[2]Wustmann (2021, 83–99) führte Gruppendiskussionen mit Alltagsakteur*innen vorwiegend im Alter zwischen 25 und 40 Jahren sowie Expert*inneninterviews mit ästhetisch-plastischen Chirurg*innen mit einer Berufserfahrung zwischen 10 und 25 Jahren in eigenen Privatpraxen durch. Eine ebenfalls kürzlich erschienene Dissertation zum Thema Schönheitsoperation wurde von Loick Molina (2021) vorgelegt. Darin wurden in einem diskursanalytischen Verfahren einschlägige kosmetisch-chirurgische Websites untersucht und herausgearbeitet, dass die operative Gestaltung von Gesicht, Körper und Brust eine zentrale Rolle im Diskurs einnimmt.

3 Zur Dynamik des aktuellen Schönheitsideals

Schönheit gilt traditionell als „universelles Glücksversprechen" (Menninghaus 2007, 45). Mit Schönheit und dementsprechend auch mit Anwendungen zu ihrer Optimierung verbindet sich im menschlichen Bewusstsein die Vorstellung von verbesserten Chancen in essenziellen Lebensbezügen wie z. B. Partnersuche, Bewerbungssituationen, Karriere und genereller sozialer Akzeptanz sowie von positiven Einflüssen auf Selbstbewusstsein und subjektives Wohlbefinden (Grossbart und Sarwer 1999; Menninghaus 2007). Schönheit ist für viele Menschen daher eine erstrebenswerte Eigenschaft, für die sie bereit sind, in „shaping-Bemühungen" verschiedenster Modalitäten zu investieren (Frommeld 2019, 15; Frommeld 2020, 367 f.; Menninghaus 2007, 45). Dabei ist sie sowohl soziokulturell geprägt als auch dem jeweiligen Zeitgeschmack unterworfen, ihre Ideale veränderten sich im Verlauf der Geschichte (Bergdolt 2006; Eco 2012).

Die Wunschvorstellungen vom schöneren Ich orientieren sich an Schablonen und Vorbildern einer sogenannten „Bildergesellschaft" (Frommeld 2020, 2021), die über Massenmedien und soziale Medien in den Alltag rücken: Dabei übernehmen Subjekte Ideale wie Normvorstellungen von Schönheit aus dem soziokulturellen Umfeld. In einer Patient*innenbefragung der Deutschen Gesellschaft für Ästhetisch-Plastische Chirurgie (DGÄPC 2019) wird von den Befragten das eigene frühere, d. h. jüngere, oder softwareoptimierte Aussehen als Wunschvorlage genannt, ebenso Vorbilder von Vergleichspersonen im realen sozialen oder digitalen Kontext, wobei mediale Selbstinszenierungen von Prominenten ebenfalls eine wichtige Rolle spielen (DGÄPC 2019). Hierbei ist relevant, dass Idealvorstellungen in zunehmendem Ausmaß durch die visuellen, in der Regel optimierten Eindrücke der digitalen Medien geformt werden, die ein hohes Potenzial zu unrealistischer Normenbildung enthalten: Insbesondere in bildreichen Foren wie den sozialen Netzwerken spielen die visuelle Wahrnehmung und die Selbstpräsentation eine zentrale Rolle.

Eine Fülle von Schönheitsidealen, die als Vergleichsschablone und Vorlage fungieren, sind omnipräsent und stehen niederschwellig zur Verfügung; sie lösen negative Assoziationen und Optimierungsgedanken aus, wenn das eigene Ich und der Körper dem Vergleich nicht standhalten (Chen et al. 2019; Frommeld 2020, 2021; Markey und Markey 2019; Reilly und Parsa 2019; Walker et al. 2019). Im Unterschied zum Abgleich mit realen durchschnittlichen Gesichtern und Körpern im direkten Lebensumfeld ist die vergleichende Selbstwahrnehmung in den digitalen Netzwerken in hohem Maße überdurchschnittlich und ideal präparierten Gesichtern und Körpern ausgesetzt, was die Bewertung des eigenen Äußeren negativ beeinflussen kann. Das gilt besonders dann, wenn bei steigendem Medienkonsum die Rückkopplung an die reale Umwelt sinkt (Menninghaus 2007). Dieser Negativabgleich kann Optimierungsdruck und Korrekturwünsche auslösen (Chen et al. 2019).

Traditionelle Medien wie TV, Zeitung und Zeitschriften haben in der Vergangenheit bereits zur Beschäftigung mit der eigenen Schönheit aufgerufen (z. B. Frommeld 2019, 12–15, 278–286), jedoch ist davon auszugehen, dass die digitale Wende dieses Verhältnis zwischen Berichterstattung, Mediennutzung und Selbstoptimierung intensiviert hat. Ein weiterer Faktor ist der sogenannte Selfie-Boom: Die mit der Nutzung von Smartphones und Social Media einhergehende massenhafte Erstellung und Verbreitung von Selbstaufnahmen verstärkt sowohl die kritische Sicht auf das eigene Erscheinungsbild als auch das daraus oft resultierende Interesse an verschönernden Maßnahmen (Chen et al. 2019; Reilly und Parsa 2019; Perloff 2014; VDÄPC 2019). Bildbearbeitungsprogramme tragen zu dieser Entwicklung bei, indem sie die Erstellung von individuellen körperlichen Idealversionen entsprechend der je eigenen subjektiven Vorstellungen von körperlicher Ästhetik und Attraktivität erleichtern und die Möglichkeit geben, verbesserte Versionen von sich selbst zu testen, sodass sich die subjektiven Wünsche und Vorstellungen zur Selbstoptimierung konkretisieren können (Chen et al. 2019; DGÄPC 2019; Kleemans et al. 2018; VDÄPC 2019). So wurde in verschiedenen Studien der Zusammenhang zwischen digitalen Vorbildern aus Smartphones, Internet (insbesondere Social Media) und dem Interesse an kosmetischen Eingriffen gezeigt (Chen et al. 2019; Walker et al. 2019). Zusammengefasst wird hierin eine durch Nutzung von Smartphone und Social Media induzierte Verstärkung des menschlichen Wunsches nach Optimierung des eigenen Erscheinungsbildes deutlich, was mit einer steigenden Nachfrage nach ästhetisch optimierenden Maßnahmen einhergeht. Diese Zusammenhänge erzielten jüngst hohe mediale Aufmerksamkeit, nachdem durch Recherchen von Journalist*innen des *Wall Street Journal* bekannt wurde, dass Facebook entsprechende Ergebnisse einer internen Studie unter Verschluss hielt (vgl. Wells et al. 2021).

4 „Snapchat Dysmorphia": Nebenwirkungen von Social-Media-Nutzung und Selfie-Boom

Angesichts dieser Entwicklung sind inzwischen auch die riskanten wie pathologischen Effekte dieses Trends in den Fokus gerückt: So ist nicht nur der Zusammenhang zwischen der Nutzung von sozialen Medien und negativer

Selbstwahrnehmung sowie kosmetischem Optimierungsdruck mehrfach beschrieben, sondern auch das Auftreten psychischer Störungen wie Essstörungen, Körperwahrnehmungsstörungen und Depression (Chen et al. 2019; Cohen et al. 2017; Hargreaves und Tiggemann 2004; Holland und Tiggemann 2016; Keles et al. 2020; Perloff 2014; Ryding und Kuss 2020; de Vries et al. 2014). Dabei sind bereits eigene Begrifflichkeiten entstanden, die die zugrunde liegende Veränderung in der Selbstwahrnehmung in pathologischen Kategorien beschreiben, vgl. z. B. „Snapchat Dysmorphia" (Ramphul und Mejias 2018; Reilly und Parsa 2019) oder „Selfie Dysmorphia" (Hunt 2019). Die Prägung des Selbstbildes durch Selfie-Formate mit der ihnen eigenen, verzerrenden Perspektive von Smartphones trägt zu dieser kritischen Veränderung im Blick auf das eigene Äußere zusätzlich bei (Perrotta 2020; Ward et al. 2018). Ein weiterer problematischer Effekt der softwaregestützten Selfie-Bearbeitung als Vorlage für ästhetische Eingriffe ist die damit verbundene unrealistische Erwartungshaltung vieler Patient*innen (Ramphul und Mejias 2018). Mit der Warnung „Virtuelle Schönheit ist nicht medizinische Realität" wurde während der Frühjahrsakademie der VDÄPC in München 2019 die Gefahr des Selfie-Booms bei jungen Menschen vom Kongresspräsidenten Dominik von Lukowicz plakativ zusammengefasst und damit an die Seriosität und Verantwortung der Fachleute appelliert (VDÄPC 2019). Insbesondere junge Menschen sind von diesen Gefahren betroffen, sodass auf politischer Ebene z. B. mit einem Verbot von auf Minderjährige zielender Werbung für ästhetisch-plastische Chirurgie besondere Schutzmaßnahmen diskutiert werden (Ärzteblatt 2019a, b). Fehlt wirksame, realitätsgebundene Aufklärung vor einer kosmetischen Behandlung, so werden Enttäuschungen, weitere Unzufriedenheiten und ggf. Folgebedürfnisse nach weiterer Korrektur hervorgerufen.

Insgesamt wird hier eine sich selbst verstärkende Optimierungsspirale sichtbar, die die Nachfrage und das Angebot auf dem Markt der medizinischen Möglichkeiten vorantreibt und dabei die Grenzen des Normalen konsequent in Richtung des Idealen verschieben (Wehling et al. 2007). Hier wirken vielfältige individuelle und gesellschaftliche Effekte – subjektives Makelempfinden, konkrete Korrekturbedürfnisse und mediale Negativabgleiche, durch die Verbesserungs- und Perfektionswünsche intensiviert werden: Das, was heute der Inbegriff perfekter Schönheit ist, kann morgen schon nicht mehr schön genug sein. Hier entsteht das Bild von einem Teufelskreis der Selbstverschönerung, die bei vulnerablen Gruppen (wie z. B. Minderjährigen oder Individuen mit erhöhter Suszeptibilität für psychische Erkrankungen) zum Fortschreiten von Unzufriedenheit und negativer Selbstwahrnehmung mit teils pathologischen Auswirkungen führen kann.

5   Kosmetische Chirurgie während der Coronapandemie

Durch die anhaltenden Einschränkungen und Veränderungen im privaten wie beruflichen Umfeld beeinflusst die Coronapandemie nachhaltig die Lebensgestaltung. So verbringen die Menschen u. a. beruflich wie privat nachweisbar mehr Zeit in der virtuellen Welt (Watson 2020). Das Internet liefert unter den Bedingungen des Social Distancing ein nun naheliegendes Medium für Information, Bildung und Aufrechterhaltung von Arbeitsprozessen sowie für Ablenkung, Unterhaltung und Kommunikation. Durch den starken Rückgang realer sozialer Kontakte kommt der Möglichkeit zum digitalen Sozialaustausch eine erhöhte Bedeutung zu (Melzer et al. 2020). Dementsprechend ist die Social-Media-Nutzung in den vergangenen Monaten weltweit und so auch in Deutschland nachweislich stark angestiegen (Bitkom 2020; Watson 2020). Mit allgemein vermehrter Internetnutzung ist allerdings auch davon auszugehen, dass die Prävalenzen für unkontrollierten, pathologischen Gebrauch und die damit einhergehenden kritischen Konsequenzen und Komorbiditäten bei hierfür vulnerablen Gruppen steigen (Király et al. 2020).

5.1   „Zoom-Boom" als Treiber für Optimierungswünsche?

Der Trend einer deutlich steigenden Nachfrage nach ästhetisch-plastischen Maßnahmen während der Zeit der Coronapandemie ist verschiedenen Quellen zu entnehmen (Ärzteblatt 2020; DGÄPC 2020a, b, c; Jünger 2020; Lasarzik 2020; Livingstone 2020; Meeson 2020; Plimmer 2020; VDÄPC 2021; Williams 2020). Wenn auch in den Wochen des ersten Lockdowns im Frühjahr 2020 im Zuge der Zurückstellung elektiver Maßnahmen deutlich weniger kosmetisch korrigierende Eingriffe vorgenommen wurden, so hat sich deren Anzahl nach den ersten Lockerungen offenbar schnell erholt, und es zeichnet sich eine deutlich verstärkte Nachfrage ab (DGÄPC 2020a, c, 2021). Die Gründe hierfür sind in der anhaltenden Situation der Pandemie nicht umfänglich ermittelbar. Wie lange und ob dieser Trend anhält, ist bisher ebenfalls nicht zu beurteilen. Es kann hier also nur um eine Momentaufnahme der bis heute verfügbaren Vermutungen zu diesen Fragen gehen.

Nach Angaben der Fachgesellschaften VDÄPC und DGÄPC sind die Zahlen für Korrekturen im Gesichtsbereich (Lider und Lippen) auffällig angestiegen

(Ärzteblatt 2020; DGÄPC 2020a). Zur Erklärung dieser Entwicklung werden verschiedene Faktoren diskutiert: In den ersten Einschätzungen wird ein Zusammenhang mit dem Tragen von Mund-Nase-Masken vermutet, was zum einen den Blick auf die Augenpartie fokussiert, zum anderen Lippenkorrekturen mit ihren anfänglichen Nebeneffekten wie Schwellungen und Hämatome unbemerkt durchführbar macht (DGÄPC 2020b; Jünger 2020; Williams 2020). Ein weiterer Faktor scheint die stärkere Fokussierung auf Gesichter in Online-Meetings und -Konferenzen zu sein: Während der Pandemie verbringen Individuen z. T. täglich viele Stunden in Videokonferenzen („Zoom-Boom") und sehen sich in höherem Maße unbeobachteten, ausdauernden und schonungslosen Blicken Dritter ausgesetzt, als es in realen Zusammentreffen möglich ist (DGÄPC 2021).

Dadurch nimmt auch die Beschäftigung mit dem eigenen Äußeren und seinen möglichen Makeln zu: ,,,Lockdown Face' has become a thing" (Ashton Collins, Director of Save Face, zitiert nach Meeson 2020; vgl. auch Plimmer 2020). Neben dem Bedürfnis nach Gesichtsbehandlungen ist die Nachfrage nach Fettabsaugungen angestiegen, was mit der Gewichtszunahme aufgrund von Homeoffice und verminderter körperlicher Aktivität erklärt wird (DGÄPC 2020c; Williams 2020). In der Behandlungsstatistik 2021 der VDÄPC (2021) machen diese neuen, pandemiebedingten Anlässe für einen ästhetischen Eingriff einen nicht unerheblichen Anteil unter den Motivationsfaktoren aus: „Maskenpflicht (15 %), Homeoffice (14,5 %) sowie Videokonferenzen (3,9 %)".

Aus der Jahresbefragung 2019 bis 2020 unter Patient*innen der DGÄPC geht zudem hervor, dass Individuen, die sich einer Schönheitsoperation unterziehen, dieses lieber unbemerkt vom beruflichen Umfeld tun: Anders als im privaten Kontext „möchten Patient*innen vor allem gegenüber Arbeitgeber*innen, Kund*innen sowie Kolleg*innen und Geschäftspartner*innen […] ihren Ästhetisch-Plastischen Eingriff nicht preisgeben" (DGÄPC 2020a, 14; vgl. auch Jünger 2020). Arbeit im Homeoffice liefert hierfür günstige Bedingungen. Zudem entsteht für die Patient*innen durch die in der Coronapandemie reduzierten Freizeitaktivitäten und Sozialkontakte Zeit und Raum für optimale Diskretion und Genesung nach operativem Eingriff, sodass der Zeitpunkt günstig erscheint, einen – ggf. schon länger bestehenden – Wunsch nach ästhetisch-plastischen Maßnahmen in dieser Zeit umzusetzen (Lasarzik 2020; Williams 2020). Dabei könnte bei einem Teil der Patient*innen die Absage von teuren Fernreisen während der Urlaubszeit die Finanzierung eines Eingriffs ermöglicht haben (DGÄPC 2020c).

Zusammengefasst wird deutlich: Der während des Lockdowns aufgekommene „Zoom-Boom" verstärkt den „Selfie-Boom" – und damit auch dessen Effekte einer kritischen Beschäftigung mit dem eigenen äußeren Erscheinungsbild.

Dabei schafft der mit der Coronapandemie einhergehende Rückgang realer sozialer Kontakte besonders geeignete Bedingungen, in der Wechselbeziehung aus subjektiver Wunschvorstellung und Bedürfniserleben konkrete kosmetische Optimierungspläne im Individuum sowohl überhaupt aufkommen zu lassen als auch umzusetzen. Die beschriebene Optimierungsspirale kosmetischer Interventionen könnte dadurch intensiviert werden.

5.2 Schöner aus der Coronakrise? Diskussion der beobachtbaren Phänomene: Erste Deutungsversuche aus multidisziplinärer Perspektive

Treten infolge der derzeitigen Krise der Coronapandemie persönlichkeits- oder gesellschaftsrelevante Themen schärfer akzentuiert oder neu an die Oberfläche, so zeigen sich nun auch verstärkt einzelne Aspekte der Dynamik des Schönheitsbooms: Die voranstehend dargelegten Zusammenhänge zwischen Social-Media-Nutzung, Optimierungsdruck und dem Bedürfnis nach kosmetischer Korrektur legen den Eindruck nahe, dass die Selbstoptimierungsspirale mit ihren impliziten ggf. riskanten Konsequenzen unter den Bedingungen der Coronakrise weiter katalysiert werden könnte. Dies wirft Fragen nach den zugrunde liegenden Motiven und ihrer sozialen Bedeutung auf und aktualisiert die bereits bestehende Debatte über die vielschichtigen Implikationen der kosmetischen Chirurgie: Wie ist es zu deuten, wenn in der gesellschaftlichen Kollektivsituation der Pandemie Menschen verstärkt Wünsche nach individueller Optimierung des äußeren Erscheinungsbildes entwickeln? Welche medizin- und professionsethischen Fragen oder Zweifel ergeben sich, und welche dieser Anstöße ziehen eine kritische Reflektion nach sich?

5.2.1 Sozialwissenschaftliche Perspektive: Reaktion auf externen Kontrollverlust?

Zu den Anforderungen des Lebens in globalen Leistungsgesellschaften zählt die kontinuierliche Konfrontation von Individuen mit neuen, wechselhaften Aufgaben und Risiken (Beck 1986). Diese Beanspruchungen begünstigen Gefühle von Kontrollverlust und Ohnmacht, was zu Erkrankungen wie Depression und Burnout führen kann (z. B. Ehrenberg 2011), deren Prävalenzen symptomatisch ansteigen. Seit dem ersten pandemischen Jahr 2020 haben sich diese Anforderungen auf besondere Weise verstärkt. Grundlegende Konstanten und Routinen im Alltagsleben sind im Lockdown innerhalb weniger Wochen weggebrochen, die Ansprüche an individuelle Flexibilität, Anpassungs- und Improvisationsvermögen im Gegenzug weiter gestiegen.

Zu den Errungenschaften des letzten Jahrhunderts gehört es aber auch, dass Subjekte – wenn auch immer noch in gewissen Grenzen z. B. der finanziellen Machbarkeit – die Option haben, ihr Leben jenseits von äußeren Kategorien wie Stand, Klasse, Religion und Natur selbst zu gestalten (Beck 1986) und dieses unter anderem medial zu inszenieren. Körperpraktiken und Selbstoptimierung werden als diskursive Praktiken bspw. in sogenannten Vorher-Nachher-Geschichten und -Bildern in Publikumszeitschriften sowie auf Instagram nachweisbar (Frommeld 2019, 2021). Eine solche Selbstbehauptung konnte z. B. im bisherigen beruflichen wie privaten Alltag auch durch die eigene Inszenierung mittels Auftreten, Kleidung und vieler weiterer kultureller Codes (z. B. Restaurantbesuche und dort die Auswahl der Speisen und Getränke) gelebt werden. Durch die Kontaktbeschränkungen während der Coronapandemie sind die Individuen nun vieler „Bühnen" (Goffman 2003) hierfür beraubt und gezwungen, sich weitgehend von ihrem Publikum zurückzuziehen. Der Entschluss von Individuen, sich häufiger für eine ästhetische Operation zu entscheiden, ließe sich nun als eine Entgegnung auf den subjektiv verstärkten äußeren Kontrollverlust verstehen: Unter den gegenwärtig eingeschränkten Entfaltungsbedingungen erscheinen Verhaltensweisen nachvollziehbar, mittels derer versucht wird, jene Vorhaben, die sonst zur Inszenierung und Verschönerung des Lebens beitragen – wie z. B. Reisen, Konzert- oder Restaurantbesuche – durch andere Maßnahmen zu ersetzen. In dieser Perspektive könnten ästhetische Eingriffe als Sehnsucht der Sinne nach Schönheit im nun plötzlich kollektiv ‚verhüllten' Alltag verstanden werden und als neue Ausdrucksform der (alten) Freiheit, sich das Leben entsprechend individueller Vorstellungen so schön wie möglich zu machen. Das Beharren auf einer eigenen ästhetischen Erscheinung demonstriert die Widerständigkeit der Subjekte, sich Gestaltungsspielräume des eigenen Körpers nicht nehmen lassen zu wollen und sich damit auch für das Leben nach Corona zu wappnen. Der Wunsch nach makellosen Augenlidern und Lippen erscheint umso mehr als logischer Ausdruck einer rationalen Handlung, insofern solche körperlichen Verschönerungen im Lockdown zu Hause das Selbstbewusstsein aufwerten. Es ist belegt, dass Schönheitshandeln gleichsam sozial motiviert ist, auch wenn vor allem Frauen es als etwas beschreiben, das sie für sich selbst tun (Degele 2004). Damit verbinden sich in der aktuellen Situation die Hoffnungen, nach Corona gleichsam wie Phönix aus der Asche auf die alten Bühnen zurückzukehren. Die angestiegene Aufwertung des Körpers könnte in dieser Sichtweise als eine Art ästhetisches Exil bezeichnet werden, das Selbstwert und Zukunftsoptimismus stärkt. Diese erste Deutungsperspektive gilt es in zukünftigen Forschungsansätzen zu validieren, um daraus Lessons Learned für die Frage abzuleiten, ob und welche Strategien sich in existenziellen Kollektiv-Krisensituationen gesellschaftlich etablieren, um Kontrollverlust zu kompensieren.

5.2.2 Medizinethische Deutungsmuster: Autonomie oder Zeichen eines Leidens?

Wenn die derzeit verstärkt nachgefragten selbstverschönernden Maßnahmen als Ausdrucksform autonomer Selbstbehauptung und Reaktanz nachvollzogen werden können, dann treten aber auch die Fragen der bereits bestehenden philosophisch-ethischen Debatte über kosmetische Chirurgie im Zwiespalt von „Autonomie oder Unterwerfung" (Herrmann 2006; Morgan 1991) umso mehr vor Augen: In autonomie- und leistungsbewussten Gesellschaften, wie sie in westlichen Industrienationen vorherrschen, steht es jedem Menschen frei, medizinische Maßnahmen zur eigenen Verschönerung durchführen zu lassen, solange auf Grundlage informierter Aufklärung und im vollen Ermessen von Nachhaltigkeit und Tragweite des Eingriffs vorgegangen wird. Die Anpassung des Körpers mittels ästhetischer-plastischer Maßnahmen an das eigene Selbstbild kann hier nicht nur als ein legitimer Weg zur Übereinstimmung mit sich selbst, sondern geradezu als Inbegriff von Selbstbestimmung verstanden werden: Selbstformung als originär autonomes Verhalten, sich weder generell durch körperliche Vorgaben beeinträchtigen noch aktuell durch die eingeschränkten Möglichkeiten zur Lebensverschönerung eingrenzen zu lassen. Angesichts der durch die gegenwärtigen Bedingungen zusätzlich angetriebenen Optimierungsspirale der Selbstverschönerung stellt sich aber auch umso dringlicher die Frage, inwieweit bei stetiger Heraufsetzung von Schönheitsstandards ein Wunsch nach plastisch-kosmetischer Verbesserung noch als selbstbestimmt zu bewerten ist. Die Grenze zwischen vollständig selbstbestimmtem, rein ästhetisch motiviertem Wünschen und psychischem Leidensdruck aufgrund von Optimierungsdruck und negativem Selbstbild, Stigmatisierungsängsten oder pathologischer Körperwahrnehmung ist nicht immer klar zu ziehen (Little 2009; Vogt und Kick 2019).

Autonomie basiert u. a. auf Freiwilligkeit. Mit Herrmann (2006) besteht die normativ entscheidende Grenzfrage darin, von welcher Qualität und Ausprägung Einflüsse auf die Freiwilligkeit sein müssen, um sie als Nötigung und damit normativ relevant als freiwilligkeits- d. h. autonomiebegrenzend zu definieren. Ist der internalisierte soziale Einfluss in der dargestellten Optimierungsspirale ästhetisch-plastischer Maßnahmen noch mit Freiwilligkeit vereinbar? Oder geschieht hier eine innere Anpassung an externen Konformitätsdruck, dem sich angesichts der unter den aktuellen Pandemiebedingungen deutlich gesteigerten

Exposition gegenüber medialen Schönheitsidealen und Normierungstendenzen noch schwerer zu entziehen ist als vor den Zeiten von „Selfie-Boom" und „Zoom-Boom"? Dieser Argumentation von Herrmann (2006) ließe sich entgegnen, dass für die Menschen als soziale Wesen die Bindung an gemeinschaftliche Standards und Normierungen mit ihrem impliziten Druck in gewissem Rahmen notwendig ist.[3] Im Anschluss an Herrmanns auf Little (1998) zurückgreifende Überlegungen, wonach plastisch-ästhetische Interventionen vor allem dann kritisch zu beurteilen sind, wenn sie umstrittene Normen anwenden oder unterstützen, lässt sich somit argumentieren, dass Verschiebungen in Normierungsdenken und -trends nicht per se zu verurteilen sind. In einem anderem Kontext ließe sich hier die Dynamik im Umgang mit *Gender* und *Diversity* als Beispiel für sozial angestrebte Veränderung anführen. Wendet man diese Gedanken allerdings auf plastisch-chirurgische Maßnahmen im Kontext der pandemiegetriebenen Optimierungsspirale des Schönheitsmarktes an, insbesondere auf deren potenziell pathologische Auswirkungen, die sich offensichtlich zumindest für in diesem Bereich vulnerable Gruppen entwickeln, sind moralisch kritische Implikationen unabweisbar: Auch wenn viele Menschen eine schönheitsverbessernde Maßnahme als durchweg selbstbestimmt, tatsächlich nachhaltig befreiend, gesund und positiv erleben, sind mit besonderer Verantwortung diejenigen im Blick zu behalten, die aufgrund ihrer individuellen psychisch-sozialen Konstitution dem steigenden Normierungsdruck der Selbstverbesserung nicht standhalten können und daran erkranken. Der Entscheidung für eine kosmetische Intervention sollte dementsprechend jeweils eine individuell austarierte Evaluation vorausgehen, insbesondere im Hinblick auf die zugrunde liegende Authentizität bzw. Pathologie des Verschönerungswunsches (vgl. z. B. Ärzteblatt 2019b; Cohen et al. 2017; Holland und Tiggemann 2016; Keles et al. 2020; Perloff 2014; de Vries et al. 2014).

---

[3] Vgl. Herrmann (2006, 77): „Die Tatsache, dass Wahlentscheidungen durch institutionelle und soziale Rahmenbedingungen und damit auch durch externe Wünsche und Werthaltungen beeinflusst werden, ist kein spezifisches Phänomen der ästhetischen Körpermanipulation, sondern gilt für alle Lebensbereiche. Das Selbstverhältnis und damit auch das Körperverhältnis einer Person konstituieren sich nicht unabhängig von soziokulturellen, ökonomischen und sonstigen Rahmenbedingungen." Die finanzielle (Nicht-) Machbarkeit privatärztlicher Eingriffe stellt daher immer einen zusätzlichen Faktor dar, der Erkrankungen im Bereich des Körperbildes in ihrem Verlauf beeinflussen kann.

5.2.3 Professionsinterne Deutungen: Positionierung als ärztliche Dienstleistung?

Die gegenwärtige Dynamik auf dem Markt der Schönheit verstärkt die Dringlichkeit des professionsinternen wie professionspolitischen Diskurses mit dem Ziel eines konsensfähigen Orientierungsrahmens für Aufgaben- und Zielbereiche sowie das ärztliche Ethos innerhalb der wunschorientierten Medizin (Vogt und Kick 2019). Die Anforderungen an die Verantwortung der praktizierenden Ärzt*innen und Kliniken im Umgang mit der ansteigenden Nachfrage werden durch den gegenwärtigen Trend noch einmal unterstrichen. Gerade wenn der Markt boomt und monetäre Interessen weckt, ist die Rückbindung an das eigene ärztliche Ethos wie die spezifische fachliche Kompetenz vordringlich: „Nachfrage für sich genommen ist kein medizinisches Argument" (Vogt und Kick 2019, 25). Wenn auch im Rahmen von wunscherfüllender Medizin Behandlungen jenseits einer klaren medizinischen Notwendigkeit durchgeführt werden, so finden diese dennoch weiterhin im genuinen Setting einer therapeutischen Situation, d. h. im Spannungsfeld von Autonomie und Fürsorgeverantwortung statt. Im Vergleich zu medizinisch indizierten Maßnahmen bedingen Interventionen an Gesunden für die Leistungsbringer eine höhere Verantwortung bei der Risikokalkulation und -kommunikation und eine stärkere Aufmerksamkeit gegenüber Authentizität und Realitätsnähe der Patient*innenwünsche sowie gegenüber abzugrenzenden psychiatrischen Krankheitsbildern (Ramphul und Mejias 2018). In diesem Sinne ist bei den Anbieter*innen kosmetischer Chirurgie eine erhöhte ethische Sensitivität in der realen wie digitalen Kommunikation zu fordern. Das gilt insbesondere bei der Nutzung von Social Media als Medium für Information und Marketing (Gupta et al. 2020; Montemurro et al. 2015).

Auf professionspolitischer Ebene sind, wie bereits in Abschn. 2 und 4 dargestellt, zwei Konsequenzen sichtbar: erstens die bereits angestoßene politische Diskussion um eine stärkere Regulierung der fachlichen Qualifizierung sowie zweitens ein Werbeverbot für ästhetisch-plastische chirurgische Eingriffe bei Kindern und Jugendlichen. Beide Aspekte erhalten durch die aktuelle Situation weiteres Gewicht und erhöhte Dringlichkeit. Wo medizinische Maßnahmen über Mitwirkung an der Entstehung normierender überfordernder Standards neue Pathologien befördern, ist die Frage zu klären, ob sie die Grenze ihres Aufgaben- und Zielbereiches nicht schon überschritten haben.

6   Zusammenfassung und Ausblick

Unter der anhaltenden Bedrohung durch SARS-CoV-2 und den damit einhergehenden tief greifenden Veränderungen der Lebensvollzüge erfahren Menschen
in den äußeren Lebensbedingungen wie der Routine, Gestaltbarkeit und Plan-
barkeit des Alltags einen Verlust der bisher selbstverständlich erscheinenden
Kontrolle. Eine Art des Umgangs mit diesen Formen des Kontrollverlusts scheint
darin zu bestehen, dass die Menschen sich – forciert durch die Bedingungen
der sozialen Isolation – zunehmend auf sich selbst konzentrieren. Die unter
Coronaeinschränkungen noch möglichen Aktivitäten scheinen sich nun verstärkt auf den Handlungsspielraum der Gesundheits- und Selbstsorge zu verlagern, sofern die jeweilige Person noch gesund ist. Der eigene Körper avanciert
in dieser Beobachtungslinie zunehmend zum Objekt der Auseinandersetzung und
Gestaltung. Die steigende Nachfrage nach plastisch-ästhetischen Maßnahmen
während der Coronapandemie erweist sich so als ein Phänomen, das in vielfacher
Hinsicht – medizinisch, ethisch, ästhetisch, sozialwissenschaftlich, gesellschaftlich – zur Reflexion anstößt und unter anderem Handlungsvorschläge für die
medizinische Praxis einfordert. Sind die Einzelfragen zu Angebot und Nutzung
der ästhetischen Chirurgie an sich nicht neu, so entfalten sie in der gegenwärtigen
Situation zusammengenommen eine Dynamik und gesamtgesellschaftliche Aus-
sagekraft, die einen ganzheitlichen, d. h. multi- sowie interdisziplinären Blick
lohnend erscheinen lassen. Dabei rückt eine Frage in den Vordergrund, die die
Dimensionen der neuen Orientierungs- und Wertefragen bündelt: Wie ist es zu
werten, wenn in einer Gesellschaft, die seit Monaten kollektiv unter dem Eindruck der Pandemie steht, und in der Individuen (und ganze Berufsgruppen)
Existenzsorgen entwickeln, vereinsamen, schwer erkranken oder gar sterben,
Menschen sich in zunehmender Tendenz mit der individuellen Optimierung der
eigenen Schönheit beschäftigen oder damit evtl. abzulenken bemühen? Eine
solche Perspektivierung mündet letztlich in der philosophischen Frage danach,
was die Menschen unter einem guten Leben verstehen. Dass wir auf diese
Frage in der Coronapandemie u. a. ausgerechnet mit dem Blick in den Spiegel
antworten, könnte im ersten Affekt zum Zynismus verleiten. Eine fundierte
ganzheitliche Betrachtung der verschiedenen Formen des Umgangs mit der
pandemischen Situation könnte einen differenzierteren Aufschluss geben über
diejenigen Werte, Kontrollmechanismen und Bewältigungsstrategien, die sich
derzeit in unserer Gesellschaft im Ausnahmezustand herausbilden.

Literatur

Ärzteblatt. 2019a. Plastische Chirurgen mahnen stärkere Reglementierung an. *Ärzte-blatt* online, 29. Juli 2019. https://www.aerzteblatt.de/nachrichten/104973/Plastische-Chirurgen-mahnen-staerkere-Reglementierung-an. Zugegriffen: 14. Dezember 2020.

Ärzteblatt. 2019b. Schönheitsoperationen bei Jugendlichen an psychologische Auf-klärung binden. *Ärzteblatt* online, 17. Oktober 2019. https://www.aerzteblatt.de/nachrichten/106765/Schoenheitsoperationen-bei-Jugendlichen-an-psychologische-Aufklaerung-binden. Zugegriffen: 29. Januar 2022.

Ärzteblatt. 2020. Mehr Schönheitskorrekturen an Augenlidern. *Ärzteblatt* online, 3. Juli 2002. www.aerzteblatt.de/nachrichten/sw/Sch%F6nheitschirurgie?s=&p=1&n=1&nid=114367. Zugegriffen: 12. November 2020.

Beck, Ulrich. 1986. *Risikogesellschaft. Auf dem Weg in eine andere Moderne.* Frankfurt a. M.: Suhrkamp.

Bergdolt, Klaus. 2006. Ästhetik und Schönheit. Historische und kulturelle Aspekte des Schönheitswahns. *Zeitschrift für medizinische Ethik* 52(2): 115–126.

Bitkom. 2020. Social-Media-Nutzung steigt durch Corona stark an. Pressemitteilung des Bundesverbands Informationswirtschaft, Telekommunikation und neue Medien e. V., 27. Mai 2020. Bitkom. www.bitkom.org/Presse/Presseinformation/Social-Media-Nutzung-steigt-durch-Corona-stark-an. Zugegriffen: 10. November 2020.

Borasio, G. D., H.-J. Heßler und U. Wiesing. 2009. Patientenverfügungsgesetz. Umsetzung in der klinischen Praxis. *Deutsches Ärzteblatt* 106(40): A 1952–1957.

Chen, J., M. Ishii, K. L. Bater, H. Darrach, D. Liao, P. P. Huynh, I. P. Reh et al. 2019. Association Between the Use of Social Media and Photograph Editing Applications, Self-esteem, and Cosmetic Surgery Acceptance. *JAMA Facial Plastic Surgery* 21(5): 361–367. https://doi.org/10.1001/jamafacial.2019.0328.

Cohen R., T. Newton-John und A. Slaterb. 2017. The relationship between Facebook and Instagram appearance-focused activities and body image concerns in young women. *Body Image* 23: 183–187. https://doi.org/10.1016/j.bodyim.2017.10.002.

Conrad, Peter. 2007. *The Medicalization of Society: On the Transformation of Human Conditions into Treatable Disorders.* Baltimore: Johns Hopkins University Press.

Davis, Kathy. 2009. Die Rhetorik der Schönheitschirurgie – Luxus oder Grundversorgung? In *Enhancement. Die ethische Debatte,* Hrsg. B. Schöne-Seifert und D. Talbot, 115–126. Paderborn: Mentis.

Degele, Nina. 2004. *Sich schön machen. Zur Soziologie von Geschlecht und Schönheits-handeln.* Wiesbaden: VS Verlag für Sozialwissenschaften.

DGÄPC. 2019. DGÄPC-Statistik 2018–2019. Zahlen, Fakten und Trends der Ästhetisch-Plastischen Chirurgie. Deutsche Gesellschaft für Ästhetisch-Plastische Chirurgie. https://www.dgaepc.de/wp-content/uploads/2019/11/dgaepc_statistik-2019.pdf. Zugegriffen: 12. November 2020.

DGÄPC. 2020a. DGÄPC-Statistik 2019–2020: Zahlen, Fakten und Trends der Ästhetisch-Plastischen Chirurgie. Deutsche Gesellschaft für Ästhetisch-Plastische Chirurgie. https://www.dgaepc.de/wp-content/uploads/2020/09/DGA%CC%88PC_Statistik-2019-2020_101120.pdf. Zugegriffen: 12. Januar 2021.

DGÄPC. 2020b. DGÄPC-Statistik 2020: Mehr minimalinvasive Eingriffe aufgrund von Homeoffice? Pressemitteilung, 16. Dezember 2020. Deutsche Gesellschaft für

Ästhetisch-Plastische Chirurgie. https://www.dgaepc.de/dgaepc-statistik-2020-mehr-minimalinvasive-eingriffe-aufgrund-von-homeoffice/. Zugegriffen: 17. Januar 2021.

DGÄPC. 2020c. Erholung und Ausheilen im Homeoffice. Deutsche Gesellschaft für Ästhetisch-Plastische Chirurgie. www.dgaepc.de/erholung-und-ausheilen-im-homeoffice. Zugegriffen: 25. November 2020.

DGÄPC. 2021. DGÄPC-Statistik 2020–2021. Zahlen, Fakten und Trends der Ästhetisch-Plastischen Chirurgie. Deutsche Gesellschaft für Ästhetisch-Plastische Chirurgie. https://www.dgaepc.de/wp-content/uploads/2021/10/DGAePC_Statistik-2021.pdf. Zugegriffen: 29. Januar 2022.

Eco, Umberto, Hrsg. 2012. *Die Geschichte der Schönheit*. München: dtv.

Ehrenberg, Alain. 2011. *Das erschöpfte Selbst. Depression und Gesellschaft in der Gegenwart*. Frankfurt a. M.: Suhrkamp.

Eichinger, Tobias. 2013. *Jenseits der Therapie. Philosophie und Ethik wunscherfüllender Medizin*. Bielefeld: Transcript.

Frommeld, Debora. 2019. *Die Personenwaage. Ein Beitrag zur Geschichte und Soziologie der Selbstvermessung*. Bielefeld: Transcript.

Frommeld, Debora. 2020. Die riskante Quantifizierung des Selbst. Vermessung, Optimierung und Ermächtigung im Zeitalter der (digitalen) Personenwaage. In *Soziologische Phantasie und kosmopolitisches Gemeinwesen. Perspektiven einer Weiterführung der Soziologie Ulrich Becks*, Hrsg. M. Holzinger, O. Römer und C. Boehncke, 366–405. Baden-Baden: Nomos. https://doi.org/10.5771/9783845288376.

Frommeld, Debora. 2021. Digitale Neuordnung und (il)legitime Wissensregime in einer Bildergesellschaft. Von Fat Studies, Body Positivity und Transformationen im Diskurs. In *Gesellschaft unter Spannung. Verhandlungen des 40. Kongresses der Deutschen Gesellschaft für Soziologie 2020*, Hrsg. Birgit Blättel-Mink. Deutsche Gesellschaft für Soziologie. https://publikationen.soziologie.de/index.php/kongressband_2020/article/view/1421/1680. Zugegriffen: 29. Januar 2022.

Goffman, Erving. 2003. *Wir alle spielen Theater. Die Selbstdarstellung im Alltag*. München: Piper.

Grossbart, T. A., und D. B. Sarwer. 1999. Cosmetic surgery: Surgical tools – Psychosocial goals. *Seminars in Cutaneous Medicine and Surgery* 18(2): 101–111. https://doi.org/10.1016/s1085-5629(99)80034-0.

Gupta, N., R. Dorfman, S. Saadat und J. Roostaeian. 2020. The Plastic Surgery Social Media Influencer: Ethical Considerations and a Literature Review. *Aesthetic Surgery Journal* 40(6): 691–699. https://doi.org/10.1093/asj/sjz329.

Hargreaves, D. A., und M. Tiggemann. 2004. Idealized media images and adolescent body image: "comparing" boys and girls. *Body Image* 1(4): 351–361. https://doi.org/10.1016/j.bodyim.2004.10.002.

Herrmann, Beate. 2006. Schönheitsideal und medizinische Körpermanipulation – Invasive Selbstgestaltung als Ausdruck autonomer Entscheidung oder „sozialer Unterwerfung"? *Ethik in der Medizin* 18(1): 71–80. https://doi.org/10.1007/s00481-006-0415-0.

Hibbeler B., und N. Siegmund-Schultze. 2011. Ästhetisch-kosmetische Medizin: Schönheit hat ihren Preis. *Deutsches Ärzteblatt* 108(26): A 1468–1472.

Holland, G., und M. Tiggemann. 2016. A systematic review of the impact of the use of social networking sites on body image and disordered eating outcomes. *Body Image* 17: 100–110. https://doi.org/10.1016/j.bodyim.2016.02.008.

Hunt, Elle. 2019. Faking it: how selfie dysmorphia is driving people to seek surgery. *The Guardian* online, 23. Januar 2019. https://www.theguardian.com/lifeandstyle/2019/jan/23/faking-it-how-selfie-dysmorphia-is-driving-people-to-seek-surgery. Zugegriffen: 25. November 2020.

ISAPS. 2018. ISAPS Global Survey Results 2018. The International Society of Aesthetic Plastic Surgery. https://www.isaps.org/wp-content/uploads/2020/10/ISAPS-Global-Survey-Results-2018-1.pdf. Zugegriffen: 18. November 2020.

Jünger, Franziska. 2020. Mehr Schönheits-OPs in Corona-Zeiten. *WDR Nachrichten* online. www1.wdr.de/nachrichten/rheinland/schoenheitsoperationen-anstieg-corona100. html. Zugegriffen: 18. November 2020.

Kalia, Ammar. 2020. Lockdown living. The Zoom boom: how video-calling became a blessing – and a curse. *The Guardian* online, 21. Mai 2020. https://www.theguardian. com/technology/2020/may/21/the-zoom-boom-how-video-calling-became-a-blessing-and-a-curse. Zugegriffen: 12. November 2020.

Kaufmännische Krankenkasse. 2020. Schönheits-OPs. Große Dekolletés sind out. Pressemeldung, 21. Februar 2020. Kaufmännische Krankenkasse. https://www.kkh.de/presse/pressemeldungen/schoenheits-ops--grosse-dekolletes-sind-out. Zugegriffen: 15. Januar 2022.

Keles, B., N. McCrae und A. Grealish 2020. A systematic review: the influence of social media on depression, anxiety and psychological distress in adolescents. *International Journal of Adolescence and Youth* 25: 79–93. https://doi.org/10.1080/02673843.2019.1 590851.

Kettner, Matthias. 2006a. „Wunscherfüllende Medizin" – Assistenz zum besseren Leben? *G+G Wissenschaft* 6(2): 7–16.

Kettner, Matthias. 2006b. „Wunscherfüllende Medizin" zwischen Kommerz und Patientendienlichkeit. *Ethik in der Medizin* 18(1): 81–91. https://doi.org/10.1007/s00481-006-0416-7.

Kettner, Matthias, Hrsg. 2009. *Wunscherfüllende Medizin. Ärztliche Behandlung im Dienst von Selbstverwirklichung und Lebensplanung*. Frankfurt a. M.: Campus.

Király, O., M. N. Potenza, D. J. Stein, D. L. King, D. C. Hodgins, J. B. Saunders, M. D. Griffiths et al. 2020. Preventing problematic internet use during the COVID-19 pandemic: Consensus guidance. *Comprehensive Psychiatry* 100: Artikel 152180. https://doi.org/10.1016/j.comppsych.2020.152180.

Kleemans, M., S. Daalmans, I. Carbaat und D. Anschütz. 2018. Picture Perfect: The Direct Effect of Manipulated Instagram Photos on Body Image in Adolescent Girls. *Media Psychology* 21(1): 93–110. https://doi.org/10.1080/15213269.2016.1257392.

Krug, H., U. Bittner und D. Frommeld (2021). Ästhetische Medizin: Schöner nach Corona. *Deutsches Ärzteblatt* 118(22): A 1096–1098.

Lasarzik, Anna. 2020. Warum Schönheits-OPs in der Corona-Zeit boomen. *Zeit Online*, 17. Dezember 2020. https://www.zeit.de/hamburg/2020-12/elbvertiefung-17-12-2020. Zugegriffen: 17. Dezember 2020.

Little, Margaret O. 1998. Cosmetic Surgery, Suspect Norms, and the Ethics of Complicity. In *Enhancing human traits. Ethical and social implications*, Hrsg. Erik Parens, 162–176. Washington, D. C.: Georgetown University Press.

Little, Margaret O. 2009. Schönheitschirurgie, fragwürdige Normen und die Ethik der Komplizenschaft. In *Enhancement. Die ethische Debatte,* Hrsg. B. Schöne-Seifert und D. Talbot, 127–143. Paderborn: Mentis.

Livingstone, Natasha. 2020. Covid: 'Zoom boom' sees rise in cosmetic treatment calls. *BBC News* online, 23. Oktober 2020. https://www.bbc.com/news/uk-wales-54651078 Zugegriffen: 17. Januar 2021.

Loick Molina, Steffen. 2021. *Kosmetische Chirurgie im Online-Diskurs. Alter, Geschlecht und Fitness im Fokus ärztlicher Websites*. Bielefeld: Transcript.

Markey, C. N., und P. M. Markey. 2019. Correlates of Young Women's Interest in Obtaining Cosmetic Surgery. *Sex Roles* 61(3): 158–166. https://doi.org/10.1007/s11199-009-9625-5.

Meeson, Sally. 2020. Why plastic-surgery demand is booming amid lockdown. *BBC* online, 17. September 2020. www.bbc.com/worklife/article/20200909-why-plastic-surgery-demand-is-booming-amid-lockdown. Zugegriffen: 19. November 2020.

Melzer, A., E. Holl und M.-L. Hale. 2020. Mediennutzung in den Zeiten von Pandemie und Lockdown. In *COVID-19. Ein Virus nimmt Einfluss auf unsere Psyche. Einschätzungen und Maßnahmen aus psychologischer Perspektive,* Hrsg. Charles Benoy, 112–121. Stuttgart: Kohlhammer.

Menninghaus, Winfried. 2007. Schönheit – Leben – Tod. Zur Evolutionstheorie von Aussehenspräferenzen. In *Die Macht der Schönheit,* Hrsg. C. Gutwald und R. Zons, 35–48. München: Wilhelm Fink.

Montemurro, P., A. Porcnik, P. Hedén und M. Otte. 2015. The influence of social media and easily accessible online information on the aesthetic plastic surgery practice: literature review and our own experience. *Aesthetic Plastic Surgery* 39(2): 270–277. https://doi.org/10.1007/s00266-015-0454-3.

Morgan, Kathryn P. 1991. Women and the Knife: Cosmetic Surgery and the Colonization of Women's bodies. *Hypatia* 6(3): 25–53. https://doi.org/10.1111/j.1527-2001.1991.tb00254.x.

Perloff, Richard M. 2014. Social Media Effects on Young Women's Body Image Concerns: Theoretical Perspectives and an Agenda for Research. *Sex Roles* 71(11–12): 363–377. https://doi.org/10.1007/s11199-014-0384-6.

Perrotta, Giulio. 2020. The concept of altered perception in "body dysmorphic disorder": The subtle border between the abuse of selfies in social networks and cosmetic surgery, between socially accepted dysfunctionality and the pathological condition. *Journal of Neurology, Neurological Science and Disorders* 6(1): 001–007. https://doi.org/10.17352/jnnsd.000036.

Plimmer, Gill. 2020. 'Lockdown Face' fears drive 'Zoom boom' in UK cosmetic surgery requests. *Financial Times* online, 4. Dezember 2020. https://www.ft.com/content/29e711d8-2382-4ee3-8580-8a6f23d80850. Zugegriffen: 17. Dezember 2020.

Radke, Rainer. 2022. Anzahl von Schönheitsoperationen weltweit in den Jahren 2010 bis 2019. Statista. https://de.statista.com/statistik/daten/studie/702578/umfrage/laender-mit-der-hoechsten-anzahl-an-schoenheitsoperationen/. Zugegriffen: 18. Mai 2022.

Ramphul, K., und S. G. Mejias. 2018. Is "Snapchat Dysmorphia" a Real Issue? *Cureus* 10(3)· Artikel e2263. https://doi.org/10.7759/cureus.2263.

Reilly, M., und K. Parsa. 2019. Social Media and the Rising Trend of Cosmetic Surgery. New research suggests there may be an association. *Psychology today* online, 17. September 2019. www.psychologytoday.com/us/blog/dissecting-plastic-surgery/201909/social-media-and-the-rising-trend-cosmetic-surgery. Zugegriffen: 18. Januar 2022.

Ryding, F. C., und D. J. Kuss. 2020. The use of social networking sites, body image dissatisfaction, and body dysmorphic disorder: A systematic review of psychological research. *Psychology of Popular Media* 9(4): 412–435. https://doi.org/10.1037/ppm0000264.

VDÄPC. 2019. Statistik 2019: Trends der Ästhetisch-Plastischen Chirurgie. Pressemitteilung, 17. Mai 2019. Vereinigung der Deutschen Ästhetisch-Plastischen Chirurgen. https://www.vdaepc.de/pressemitteilung-statistik-2019-trends-der-aesthetisch-plastischen-chirurgie/. Zugegriffen: 12. November 2020.

VDÄPC. 2020: Behandlungsstatistik 2020. Mitgliederbefragung. Vereinigung der Deutschen Ästhetisch-Plastischen Chirurgen. https://www.vdaepc.de/wp-content/uploads/2020/03/vdaepc-statistik-2020.pdf. Zugegriffen: 23. Dezember 2020.

VDÄPC. 2021. Behandlungsstatistik 2021. Fokus Gesichtsästhetik. Vereinigung der Deutschen Ästhetisch-Plastischen Chirurgen. https://vdaepc.de/wp-content/uploads/2021/06/220621_VDA%CC%88PC_Behandlungsstatistik_Gesicht_2021.pdf. Zugegriffen: 29. Januar 2022.

Viehöver, Willy. 2011. Häute machen Leute, Leute machen Häute. Das Körperwissen der ästhetisch-plastischen Chirurgie, Liminalität und Kult der Person. In *Körperwissen*, Hrsg. R. Keller und M. Meuser, 289–313. Wiesbaden: VS Verlag für Sozialwissenschaften.

Vogt, P. M., und H. A. Kick. 2019. Ästhetische Chirurgie: Grundlagen ethischer Indikation. *Deutsches Ärzteblatt* 116(1–2): A 22–25.

Vries, D. A. de, J. Peter, P. Nikken und H. de Graaf. 2014. The Effect of Social Network Site Use on Appearance Investment and Desire for Cosmetic Surgery Among Adolescent Boys and Girls. *Sex Roles* 71: 283–295. https://doi.org/10.1007/s11199-014-0412-6.

Walker, C. E., E. G. Krumhuber, S. Dayan und A. Furnham. 2019. Effects of social media use on desire for cosmetic surgery among young women. *Current Psychology* 40: 3355–3364. https://doi.org/10.1007/s12144-019-00282-1.

Ward, B., M. Ward, O. Fried und B. Paskhover. 2018. Nasal Distortion in Short-Distance Photographs: The Selfie Effect. *JAMA Facial Plastic Surgery* 20(4): 333–335. https://doi.org/10.1001/jamafacial.2018.0009.

Watson, Amy. 2020. Increased time spent on media consumption due to the coronavirus outbreak among internet users worldwide as of March 2020, by generation. Statista. www.statista.com/statistics/1106809/media-consumption-growth-coronavirus-worldwide-by-generation/. Zugegriffen: 18. November 2020.

Wehling, P., und W. Viehöver. 2011. Entgrenzung der Medizin: Transformationen des medizinischen Feldes aus soziologischer Perspektive. In *Entgrenzung der Medizin. Von der Heilkunst zur Verbesserung des Menschen*, Hrsg. P. Wehling und W. Viehöver, 7–48. Bielefeld: Transcript.

Wehling, P., W. Viehöver, R. Keller und C. Lau. 2007. Zwischen Biologisierung des Sozialen und neuer Biosozialität. Dynamiken der biopolitischen Grenzüberschreitung. *Berliner Journal für Soziologie* 17(4): 547–567. https://doi.org/10.1007/s11609-007-0045-5.

Wells, G., J. Horwitz und D. Seetharaman. 2021. Facebook Knows Instagram Is Toxic for Teen Girls, Company Documents Show. *The Wall Street Journal* online, 14. September 2021.

https://www.wsj.com/articles/facebook-knows-instagram-is-toxic-for-teen-girls-company-documents-show-11631620739?mod=article_inline. Zugegriffen: 21. September 2021.

Williams, Sophie. 2020. 'I can recover at home': Cosmetic surgeons see rise in patients amid pandemic. *BBC News* online, 10. Juli 2020. https://www.bbc.com/news/world-53341771. Zugegriffen: 18. November 2020.

Wustmann, Julia. 2021. *Ganz schön operiert: Zur Legitimität der Ästhetisch-Plastischen Chirurgie*. Bielefeld: Transcript.

Prof. Dr. Henriette Krug ist an der Fakultät Gesundheitswissenschaften (Fachhochschule) der Medical School Hamburg als Professorin für Ethik in Gesundheit und Medizin tätig. Nach dem Studium der evangelischen Theologie und Humanmedizin arbeitete sie als Ärztin und wissenschaftliche Mitarbeiterin in der Klinik für Neurologie an der Charité Universitätsmedizin Berlin, promovierte am dortigen Institut für Klinische Pharmakologie und Toxikologie und wechselte nach Abschluss der Weiterbildung zur Fachärztin für Neurologie und anschließender Tätigkeit im Bereich Neuropsychiatrie 2018 als Dozentin an die Medical School Hamburg. Im wissenschaftlichen Bereich interessiert sie besonders die interdisziplinäre Kommunikation zwischen Theologie/Philosophie und Medizin. Inhaltliche Schwerpunkte bilden die Interaktion von Ärzt*innen und Patient*innen, der Umgang mit und die Kommunikation von Gesundheit und Krankheit sowie die ethischen Implikationen von Neurotechnologien.

Dr. Debora Frommeld ist Soziologin und Kulturwissenschaftlerin. Nach ihrem Studium der Soziologie, Psychologie und Europäischen Ethnologie in Augsburg und Chambéry (Frankreich) promovierte sie mit einer interdisziplinären Arbeit zur Geschichte und Soziologie der Selbstvermessung. Ihre Forschungsschwerpunkte umfassen (ästhetische) Alltagspraktiken an der Schnittstelle von Gesundheit, Medizin, Körper, Technik und Digitalisierung. In ihrer Arbeit nutzt sie Methoden der qualitativen Sozialforschung mit einem Fokus auf Diskursanalysen und Interviewstudien. Sie forschte und lehrte unter anderem an den Universitäten in München, Göttingen und Ulm. Aktuell ist sie wissenschaftliche Mitarbeiterin am Institut für Sozialforschung und Technikfolgenabschätzung (IST) der Ostbayerischen Technischen Hochschule Regensburg.

Dipl.-Kauffrau (FH) Uta Bittner, M.A. ist wissenschaftliche Mitarbeiterin am Institut für Geschichte, Theorie und Ethik der Medizin der Heinrich-Heine-Universität Düsseldorf – aktuell in der Manchot Forschungsgruppe „Entscheidungsfindung mithilfe von Methoden der Künstlichen Intelligenz" – mit Fokus auf medizinethischen Themen und Fragestellungen. Weitere berufliche Stationen waren unter anderem die Ostbayerische Technische Hochschule Regensburg, Contagi Interim, das Institut für Geschichte, Theorie und Ethik der Medizin der Universität Ulm, die Frankfurter Allgemeine Zeitung, das Institut für Ethik und Geschichte der Medizin der Albert-Ludwigs-Universität Freiburg und Roland Berger Strategy Consultants.

Freiheit und Autonomie von Frauen in Zeiten der Coronakrise

Helene Gerhards, Melina Ronneburg, Uta Bittner
und Karsten Weber

1 Einleitung und Forschungsfrage

Die am 11. März 2020 offiziell von der Weltgesundheitsorganisation (WHO) bestätigte Covid-19-Pandemie (WHO 2021) hat das Leben der Menschen im privaten wie öffentlichen Raum gravierend beeinflusst. Umfassende soziale, politische, wirtschaftliche, medizinische sowie individuell-persönliche Anpassungen und Einschränkungen gewohnter Abläufe und Strukturen waren Folgen der weltweiten Krisensituation. Abstandsgebote, Kontaktbeschränkungen, Einschnitte in die Organisation von Lohn- und Sorgearbeit und der Verzicht auf private Routinen betrafen zudem wohl die meisten Bürger*innen – es ist jedoch anzunehmen, dass nicht alle Personen und Personengruppen in gleicher

H. Gerhards (✉) · K. Weber
Institut für Sozialforschung und Technikfolgenabschätzung (IST), OTH Regensburg,
Regensburg, Deutschland
E-Mail: helene.gerhards@extern.oth-regensburg.de

K. Weber
E-Mail: karsten.weber@oth-regensburg.de

M. Ronneburg
Gut Befragen, Gießen, Deutschland
E-Mail: m.ronneburg@gutbefragen.de

U. Bittner
Heinrich-Heine-Universität Düsseldorf, Düsseldorf, Deutschland
E-Mail: bittneut@hhu.de

Weise und/oder in gleichem Umfang von diesen und anderen Maßnahmen sowie deren Konsequenzen betroffen waren. Vielmehr gibt es Hinweise darauf, dass die Effekte der Coronapandemie eine vergeschlechtlichte Dimension aufweisen (vgl. Matulis et al. 2021). So zeigte etwa die psychologische Forschung, dass Frauen häufiger als Männer von Stress, Angst und Verunsicherung während der Coronapandemie bzw. der Lockdowns betroffen waren (vgl. zur Übersicht Alsharawy et al. 2021, 1 f.; Le und Nguyen 2021, 156).

Aus sozialwissenschaftlicher und ethischer Perspektive stehen allerdings nicht zuvorderst das psychoemotionale Wohlergehen oder akzidentielle Psychologisierungen von Individuen im Zuge der Pandemie im Fokus; vielmehr gerät der Zusammenhang von gesamtgesellschaftlichen Freiheitseinschränkungen, individueller und in Beziehungen eingebundener Lebensvollzüge sowie (vergeschlechtlichtem) Autonomie-Erleben in Zeiten einer pandemischen Ausnahmesituation in den Blick (Gómez-Vírseda und Usanos 2021). Psychoemotionales und körperliches Wohlergehen können durchaus Bedingungen für Autonomie sein, gleichzeitig umfasst Autonomie aus philosophischer und sozialwissenschaftlicher Sicht mehr: Autonomie kann als eine Fähigkeit verstanden werden, angesichts von Freiheitsbeschränkungen die eigene Selbstbestimmungspraxis zu verhandeln. Autonomie wird allerdings als ein erklärtes ethisches und geschlechter- wie rechtspolitisches Ziel (Friedman 2003; Baer und Sacksofsky 2018) auch und gerade in der Coronakrise (vgl. Valentiner 2021) als wünschenswert vorausgesetzt. Gerade deswegen lohnt es sich, die Verhältnisse, die objektive Freiheitslimitationen, individuelle Konzepte des Autonom-Seins sowie Selbstbestimmungs- und Beziehungspraxen miteinander eingehen, konzeptgeleitet und mit Mitteln qualitativer Forschungsmethoden[1] näher auszuleuchten und damit eine Forschungslücke zu bearbeiten, deren Leitfrage lautet: Was kann es heißen, als Frau in der Coronakrise autonom zu sein?

Als Ausgangsfragestellungen formulieren wir: Wie wird die Lage gesellschaftlicher und individueller Freiheitsmöglichkeiten, vergeschlechtlichter Krisenbelastungen und Autonomieansprüche in der Coronakrise von Frauen beschrieben? Ist die Autonomie durch die Krise berührt, und wie wird darüber reflektiert? Wie wird Künstliche Intelligenz (KI), der man ebenso zuspricht, die

---

[1] Wurde die Situation von Frauen in der pandemiegeprägten Gesellschaft bisher zumeist quantitativ und vor allem in Bezug auf die sozioökonomische Situation bezogen beschrieben (vgl. z. B. UN Women 2021), sind qualitative, auf individuelle Verarbeitungen abzielende und ethisch orientierte Zugänge bisher (unseres Wissens) im deutschsprachigen Raum nicht erfolgt.

Autonomie von Menschen – ob unterstützend oder beeinträchtigend – zu beeinflussen (vgl. Calvo et al. 2020; Floridi et al. 2018; Lawless und Sofge 2017) im Zuge der Coronapandemie wahrgenommen? Leitend für unsere Forschungsfragestellung war daher die Bearbeitung folgender vier Themenkomplexe:

I. neue Freiheits- und Autonomiebedingungen durch Corona,
II. spezifische Belastungen von Frauen durch Corona,
III. Autonomie als individuelle Reflexion der neuen Verhältnisse und Orientierungen angesichts Corona,
IV. Künstliche Intelligenz, Autonomie und Corona.

Diese vier Komplexe werden in Abschn. 2 näher erläutert, da sie den Rahmen unserer qualitativ-empirischen Untersuchung auf Basis von Interviews bilden. Hier wird zunächst versucht, relevante Forschungsliteratur zu den Themenkomplexen aufzubereiten und diese mit ersten theoretischen Vorüberlegungen zu verknüpfen, die für Interviews maßgeblich sein könnten. Deren Design und Durchführung stellen wir in Abschn. 3 vor. In Abschn. 4 präsentieren wir die Ergebnisse unserer Befragung, zeigen, ob und inwiefern die befragten Frauen ihre eigenen Präferenzen, ihre Lebensführung, die Belastungsumstände und Selbstbestimmungsbedingungen während der Coronapandemie hinterfragen, in das eigene Lebenssystem integrieren und damit Autonomie – trotz aller politisch beschlossenen und umgesetzten Freiheitsbegrenzungen – praktizieren. In Abschn. 5 ziehen wir ein Fazit.

2 Rahmung der Forschungsfrage

2.1 Themenkomplex I: Neue Freiheits- und Autonomiebedingungen durch Corona

Der liberalen Position nach ist die negative Freiheit (vgl. Berlin 1969; Richards 1981) ein vom Rechtsstaat garantiertes Grundrecht. Negative Freiheit bedeutet in diesem Kontext, frei vom Zwang durch äußere Umstände, andere Menschen, Normen sowie Institutionen zu sein und autonom handeln zu können. Für legitime Zwecke und um andere Güter bspw. in einer pandemischen Ausnahmesituation zu schützen, sind allerdings Eingriffsrechte des Staates in die negative Freiheit vorbehalten, deren Anwendung wiederum z. B. durch die Geeignetheit, Erforderlichkeit und Angemessenheit der Mittel gerechtfertigt werden muss (vgl. Rixen 2021). Als materielle Einschränkung der Freiheiten autonomer Bürger*innenschaft z. B. zum Zweck der Abwendung überlasteter Gesundheitssysteme und hoher Todesraten sind hier exemplarisch Auflagen für Demonstrationen (betreffen die Versammlungsfreiheit), Ausgangsbeschränkungen (betreffen die allgemeine Handlungsfreiheit bzw. Bewegungsfreiheit) und Schließung von Betrieben (betrifft die Eigentums- bzw. Gewerbefreiheit) zu nennen (vgl. Papier 2020).

Diese Eingriffe in die negative Freiheit, die konkreten Freiheitsrechte der Bürger*innen sowie die objektive und subjektiv empfundene Gefahrenlage haben damit außerdem, so die These, die persönliche Lebensführung der Bürger*innen berührt. Denn die Möglichkeiten, individuelle Ziele sowie, verbunden in Gemeinschaft mit anderen Menschen, Projekte zu verfolgen,[2] aus Optionen wählen zu können, das Leben mit gewohnten Ressourcen zu gestalten und somit positive Freiheit zu genießen, sie also *zu* etwas nutzen, grundsätzlich etwas tun oder lassen zu können (vgl. Berlin 1969), wurden ebenfalls verändert. Damit hat die Coronapandemie in einem beträchtlichen Maße und hinsichtlich unterschiedlicher Dimensionen Einfluss auf die Routinen der Freiheitsausübung genommen. Inwiefern sich die äußeren Möglichkeitsbedingungen von Freiheit und ihrer Ausübung sowie die Wahrnehmung und das Verständnis von Autonomie, Freiheit und Selbstbestimmung auf Personen ausgewirkt haben und wie sich die Reflexion auf dieses thematische Feld bei Individuen gestaltet, ist damit allerdings noch nicht geklärt – diesen Zusammenhängen lässt sich nur konkret, das heißt empirisch, auf den Grund gehen. Einblicke in die Lebenswelt von Individuen, so unsere Überlegung, können dazu beitragen, die ethische und selbstsituierende Strukturierungsleistung angesichts veränderter Freiheitsbedingungen zu erfassen.

2.2 Themenkomplex II: Spezifische Belastungen von Frauen durch Corona

Gesellschaftliche Krisen zementieren oder verstärken oftmals bereits vorab schon existierende Ungleichheiten. So nannten Unterorganisationen der Vereinigten Nationen die Covid-19-Pandemie eine „Krise der Frauen" (UN Women 2021). Der Forschungsstand zu Belastungen, Benachteiligung und Gefährdungen von

---

[2]Vgl. auch die mit der Frage von Autonomie und positiven bzw. negativen Freiheiten verbundenen feministischen Konzepte *power-over, power-to* und *power-with* bei Allen (1998).

Frauen[3] unter aktuellen pandemischen Bedingungen lässt sich in verschiedenen Dimensionen fassen. So zeigt sich hinsichtlich der *Gesundheitsdimension* zum einen, dass Frauen einer größeren Expositionsgefahr ausgesetzt sind, da Frauen häufig sogenannte systemrelevante, prekäre und sorgende Arbeit, auch im Gesundheitssektor, verrichten (Gausman und Langer 2020; Wenham et al. 2020a, b). Zum anderen unterliegen Frauen einem größeren Risiko für das Post-Covid-Syndrom und damit verbundenen Symptomen (Townsend et al. 2020) sowie Long Covid (Nabavi 2020), wobei anzumerken ist, dass Männer eine höhere Morbidität und Mortalität aufweisen (Connor et al. 2020; Vahidy et al. 2021). Des Weiteren zeigt sich eine zeitweise Beschränkung reproduktiver Autonomie von Frauen: Der Zugang zu Abtreibungen wurde erschwert, Verhütung unterbrochen oder erschwert und Unterstützung bei Geburten eingeschränkt (Gausman und Langer 2020; Senderowicz und Higgins 2020). Außerdem werden schwangere oder stillende Frauen aufgrund ihrer ihnen zugeschriebenen Vulnerabilität aus der klinischen Forschung exkludiert, sodass Impfungen schwangerer Frauen lange als riskant galten. Zudem wurde eine geringere Inkludierung in Medikamentenstudien (vgl. Connor et al. 2020; Smith et al. 2020) festgestellt, was angesichts eines ohnehin vorherrschenden *gender knowledge gaps* bzw. fehlender geschlechterbezogener Datenaggregierung in der (biomedizinischen und klinischen) Coronaforschung (vgl. Gebhard et al. 2020) als problematisch bewertet werden kann. Gleichfalls erleben Frauen eine erhöhte Gefährdung durch partnerschaftliche Gewalt in Zeiten der Quarantäne oder während verordneter Kontaktbeschränkungen (Connor et al. 2020; Gausman und Langer 2020; Roesch et al. 2020; Steinert und Ebert 2020). Schließlich ist festzuhalten, dass die höheren Belastungen, denen Frauen in der Pandemiesituation ausgesetzt sind, Auswirkungen auf den Stresshaushalt und damit einhergehend stärkere Einflüsse für die psychische Gesundheit mit sich bringen können (Connor et al. 2020).

---

[3] Die folgende Forschungsübersicht beleuchtet soziale, materielle und gesundheitliche Auswirkungen der Coronapandemie auf Frauen als eine homogene und damit konstruierte Gruppe. Sie berücksichtigt keine regionalen Unterschiede oder Lebenskontexte und kann damit also nicht z. B. spezifische Herausforderungen für Frauen im globalen Süden repräsentieren. Auch verzichtet sie darauf, sich diverseren geschlechtlichen Rollenkonstellationen und Identitätsfragen anzunehmen, die für die Verarbeitung von Coronafolgen von Belang sein könnten. Außerdem bestünde die grundsätzliche Notwendigkeit im Rahmen von datenbasierter geschlechterbezogener und feministischer Coronaforschung darin, diese intersektional zu denken, also Dimensionen des Rassismus, Klassismus, Ableismus miteinzubeziehen (Mauer und Leinius 2021, 13).

Neben dieser Gesundheitsdimension lässt sich in einer weiteren Dimension, nämlich der *Sorge- und Lohnarbeitsdimension,* für Frauen eine höhere Arbeitsbelastung durch Sorgearbeit bei gleichbleibender Belastung durch Lohnarbeit konstatieren, etwa, indem Sorgearbeit zurück in den Haushalt verlagert und ggf. parallel zum Homeoffice geleistet wird. Die Feststellung, wonach Mütter mehr Kinderbetreuung in der pandemischen Krise leisteten als Väter, ist hier als ein Indiz zu deuten (Zinn et al. 2020; Jessen et al. 2021). Die unbezahlte Sorgearbeit sowie die häusliche Sorgearbeit (allgemein *care burden;* Power 2020) ist für Frauen während der Pandemiemonate wesentlich gestiegen (UN Women 2020), wenn auch die Antwort auf die Frage nach der möglichen Retraditionalisierung der Geschlechterrollen empirisch für Deutschland umstritten bleibt.[4] Es finden sich Positionen, die darauf hinweisen, dass durch die Pandemiesituation alte Benachteiligungs- und Verteilungsmuster in Lohn- und Sorgearbeit reproduziert werden (Butterwegge 2021). Ebenso werden allgemeinere Belastungen von Frauen im Arbeitskontext höher eingeschätzt (Demmelhuber et al. 2020): Frauen gingen häufiger als bei anderen Krisen in Kurzarbeit, erhielten aber kürzere Kurzarbeitsdauer und kehrten schnell in die (prekären) Jobs zurück (Statistisches Bundesamt et al. 2021). Ebenfalls von Bedeutung ist die Tatsache, dass Frauen häufiger Jobs und Arbeitsstunden verloren. Als eine mögliche Ursache für dieses Phänomen können Tätigkeiten im Niedriglohnsektor identifiziert werden, die nicht als systemrelevant galten, aber von Frauen verrichtet und einfacher kündbar sind. Als Folge all dieser Faktoren lassen sich gegenderte Einkommensverluste konstatieren (Kristal und Yaish 2020; Alon et al. 2020a und b). Ob sich diese vergeschlechtlichten Belastungsrisiken in den Interviews widerspiegeln, ist im Rahmen dieser Studie von Interesse.

2.3 Themenkomplex III: Autonomie als individuelle Reflexion der neuen Verhältnisse und Orientierungen angesichts Corona

Einflüsse von Krisensituationen als Katalysator bzw. Auslöser von Reflexions- und (Selbst-)Verortungsprozessen machen einen weiteren untersuchungswürdigen Gegenstand aus. Gerade in Krisenzeiten ist die Reflexion politischer, aber auch

---

[4] Kritisch dazu Globisch und Osiander (2020); vgl. dagegen Redaktion Böckler Impuls (2020); Würzen (2020); Jessen et al. (2021).

individueller Zielorientierungen herausgefordert, da Bewertungen von Handlungsmöglichkeiten ständig aktualisiert und Handlungskonsequenzen abgeschätzt werden müssen.[5] Die individuelle Reflexion der eigenen Interessen, Wünsche und Ziele im Kontext von Abhängigkeitsbeziehungen kann als Autonomiepraxis verstanden werden, die insbesondere in Krisensituationen, die sich durch einen hohen Anteil an externen Einschränkungen und Einflüssen kennzeichnen, besonders gefordert ist. Für unsere Erhebung der Autonomiepraxis und ihrer Reflexion von Frauen in Zeiten der Covid-19-Pandemie sind einige theoretische Vorannahmen anzuführen: So sind Autonomie und Freiheit nicht identisch, aber eine umfassende faktische Selbstbestimmung kann, wie oben bereits ausgeführt, durch den Eingriff in die negative Freiheit des Individuums und das Fehlen positiver Freiheiten als beeinträchtigt verstanden werden. Autonomie hat im philosophisch-ethischen Diskurs unterschiedliche Bedeutungsumfänge (vgl. zur Übersicht Hildt 2006, 49 ff.; Schneewind 1998). Allerdings lässt sie sich pragmatisch als im Spannungsfeld von Verwirklichung und Einschränkung von Freiheit befindlich und als Produkt ideal-individueller Wahl freier, willens- und handlungsfähiger Subjekte bestimmen (Beauchamp und Childress 2019). Aus feministisch-ethischer Sicht konstituiert sich Autonomie innerhalb relationaler Prozesse der Handlungsrahmung (Mackenzie und Stoljar 2000), sind autonome Subjekte als eingebettet in menschliche Beziehungen zu verstehen, sodass Autonomie nie ohne Praktiken und Strukturen der Sorge, Verantwortung, Solidarität oder der Konkurrenz zu denken ist.

Autonomie wird darüber hinaus auch als *prozedural* verstanden, insofern Subjekte ihr Handeln, ihre Interessen, Vorstellungen und Wünsche reflektieren, damit ihr Wertesystem weiterentwickeln und ihre Handlungspläne ggf. neu im Hinblick auf veränderte Bedingungen und Beziehungen ausrichten können (vgl. Christman 2005, 87). Harry G. Frankfurt etwa sieht in der vollständigen Bejahung der eigenen Wünsche erster Ordnung durch Volitionen zweiter Ordnung einen freien Willen und personale Autonomie. Volitionen zweiter Stufe zu besitzen, bedeutet die Fähigkeit der Person zur reflektierten Selbstbewertung (Frankfurt 1971, 7; vgl. auch Dworkin 1988, 20). Autonomie ist in diesem Sinne als inhaltsneutral und praktisch zu verstehen, denn der kritische Reflexionsprozess der eigenen Präferenzen selbst (auch gegenüber äußeren Umständen und anderen Menschen) sorgt für eine autonome Entscheidung (Stoljar 2018). Die Auslotung, wie mit Freiheitsbegrenzungen umgegangen wird, welche Schlüsse

---

[5] Vgl. das Konzept der Resilienz von Gesellschaften und Politik bei Korte et al. (2021).

aus der neuen Situation zu ziehen sind, wie sich auf neue Bedingungen eingestellt werden kann, *ist* so gesehen bereits ein Akt der Autonomie. Ob und wie dieser Akt im Rahmen der Interviews beobachtbar wird, bildet demnach ein wichtiges Erkenntnisinteresse der Studie.

2.4   Themenkomplex IV: Künstliche Intelligenz, Autonomie und Corona

Wurden in den Themenkomplexen I bis III eher rechtsstaatlich-politische und subjektbezogene Seinsbedingungen in der Coronakrise diskutiert, erscheint es auch fruchtbar, die Verquickungen zwischen dem sogenannten Krisenphänomen Corona und einem weiteren gesellschaftlichen Transformationsgeschehen in den Blick zu nehmen. Die Wahrnehmungen von Herausforderungen in anderen Bereichen im Moment einer Krisenhaftigkeit lassen demnach Aufschlüsse über die Bedeutung und Verhandlungsweisen allgemeiner sozialer Komplexität zu. Digitalisierung im weiteren Sinne und im Speziellen Künstliche Intelligenz werden in bestimmten wissenschaftlichen und daher auch in öffentlichen Diskursen als ein Weg zur *Bekämpfung* der Pandemie verstanden. Beispiele aus der wissenschaftlichen Literatur sind KI-induzierte Fortschritte in der biomedizinischen Forschung, der Impfstoff- und Therapeutikaentwicklung, der Modellierung des Infektionsgeschehens, der Bewertung von Überlebenschancen von Erkrankten und der Diagnostik (Röntgenbilder, Klang des Hustens) sowie intelligente Eindämmungsstrategien, Bewegungsdaten erhebende Apps, Quarantänemonitoring etc. (zur Übersicht z. B. Alimadadi et al. 2020; Lalmuanawma et al. 2020; Naudé 2020; IEAI 2020).

In der Wissenschaftspolitik laufen diverse Ideenwettbewerbe und Open-Science-Initiativen, um das Potenzial von KI in der Coronapandemie auszuschöpfen (Plattform Lernende Systeme 2021). KI kann also unterschiedlich genutzt werden, um Wissen über das Virus, die Erkrankung und die sozialen Einflussfaktoren der Pandemie zu generieren. Ob der Nutzen oder auch die Risiken von KI in der Pandemie allerdings in der Bevölkerung und damit im öffentlichen Diskurs tatsächlich bekannt und salient sind, darüber herrscht keine Klarheit. Für die Menschen würde KI wahrscheinlich dann eine Relevanz erhalten, wenn der positive Beitrag von KI oder das mit ihr verknüpfte Risikopotenzial im Hinblick auf die Coronakrise klar wären und ein kollektives Bewusstsein darüber herrschte, inwiefern ethische Werte (Nichtschaden, Gerechtigkeit, aber eben auch Autonomie) und Güter bei spezifischen KI-Einsätzen betroffen sein könnten (vgl. dazu IEAI 2020 und Floridi et al. 2018). Ob dies der Fall ist und wie die

Komplexitäten der Digitalisierung bzw. KI mit der Pandemie in Beziehungen gesetzt werden, ist daher auszuleuchten.

3   Design, Methodik, Vorgehen

3.1   Leitfadenerstellung

Die im Leitfaden enthaltenen elf Fragen wurden anhand des Literaturreviews der Komplexe I, II, III und IV, also theoriegeleitet, generiert. Als Methode für die Erhebung wurde das qualitative Leitfadeninterview nach Helfferich (2004, 159 ff.) gewählt. Der Leitfaden wurde entwickelt, in einem Pretest-Interview erprobt, in der Forscher*innengruppe diskutiert und danach in kleinen Details der Projektvorstellung und der Frageformulierung angepasst. Das Pretest-Interview ging nicht in das Datenkorpus mit ein. Nach drei Interviews wurde es aufgrund neuer Erfahrungswerte der Interviewerin (MR) abermals leicht angepasst, indem die Fragen zur Coronapandemie, die zuvor nicht aufeinander folgten, nun aneinandergereiht wurden, sodass der Gesprächsfluss besser aufrechterhalten werden konnte.[6] Die Fragen blieben jedoch alle erhalten. Die drei ersten Interviews gingen wie die Interviews 4 bis 15 mit in das Datenkorpus ein. Diese Entscheidung konnten wir treffen, da sich der Interviewleitfaden nicht im Kern verändert hatte, die Einheitlichkeit der Fragerichtungen nicht beschädigt wurde und die Prinzipien der Offenheit und Flexibilität eines Leitfadeninterviews dies erlauben (Helfferich 2004, 161). Inhaltlich war der Leitfaden durch elf aufeinander aufbauende Fragen strukturiert (vgl. Tab. 1).[7]

---

[6] Die Frage 5 (der ersten drei Interviews) wurde ab dem vierten Interview vorgezogen und nun zur Frage 3; die Fragen 3 und 4 verschoben sich somit um eine Position nach hinten.

[7] Die Formulierungen der Interviewfragen wurde so gewählt, dass Worte wie Selbstbestimmung und Freiheit darin vorkamen, um Rückschlüsse auf Autonomieverständnisse, -praxis und -ansprüche zu ermitteln (vgl. Hildt 2006, 47: „Mit Autonomie wird allgemein gesprochen die menschliche Fähigkeit zur Selbstbestimmung umschrieben"). Der Begriff Autonomie wurde in den Frageformulierungen deshalb weitestgehend vermieden, um eine alltagssprachliche Anbindung für die Interviewteilnehmerinnen sicherzustellen. Das Wort Autonomie und diverse Komposita wie Autonomiebehauptung, Autonomieempfinden, Autonomieverständnis finden sich zwar im Interviewleitfaden, dort aber in der Spalte „Check – Wurde das erwähnt?", die primär eine Memo-Funktion für die interviewende Person einnimmt.

Tab. 1 Kurzübersicht Interviewfragen. (Eigene Darstellung)

Frage	Inhalt
1	Bitte um kurze Vorstellung
2	Schönstes/schlimmstes Erlebnis der letzten zwölf Monate; Ängste/Wünsche/ Hoffnungen?
3	Persönliches Befinden während Coronakrise?
4	Persönliches Verständnis einer selbstbestimmten freien Lebensweise?
5	Konkret erlebte Situationen des Fremdbestimmtseins?
6	Veränderung des persönlichen Verständnisses von Selbstbestimmung durch Corona?
7	Digitale Technologien als Lösung zur Bekämpfung der Pandemie?
8	Eigenes Verständnis Künstlicher Intelligenz (KI)?
9	Wie könnte KI die Selbstbestimmung allgemein beeinflussen?
10	Wie könnte KI die Selbstbestimmung im Rahmen von Corona beeinflussen?
11	Ergänzungen?

3.2 Befragten-Sampling

Anvisiert war eine absichtsvolle Stichprobenziehung (vgl. Schreier 2011, 246 ff.), d. h. eine Auswahl der Befragten anhand informationshaltiger Fälle, die in Hinblick auf die Fragestellung besonders bedeutsam sind. Das heißt im Umkehrschluss, dass statistische Repräsentativität bzw. die statistische Verallgemeinerbarkeit der Stichprobe nicht angestrebt wurde. Die Stichprobe sollte möglichst detailliert und umfangreich Aufschluss geben über das infrage stehende Phänomen, nämlich das Freiheitsverständnis und die Autonomiepraxis sowie die Autonomieansprüche von Frauen während der Covid-19-Pandemie. Die Auswahl der Befragtenmerkmale und der Merkmalskombinationen erfolgte anhand eines *purposive sampling* (Patton 1990), mit dem als Basisgruppe Frauen ab 18 Jahren identifiziert wurden, die während der Coronapandemie in Deutschland wohnhaft waren. Die Belastungsdimension gibt als relevante Achsen *Vorhandenheit* und *Abwesenheit* von Sorgearbeit (typischerweise als Sorgearbeit für Kinder) und Berufstätigkeit vor. Da Angehörige aller Altersschichten von der Coronapandemie betroffen waren, aber aufgrund vermutlich ungleich verteilter Belastungen und Vulnerabilitäten auf unterschiedliche Weise, wurde angestrebt, verschiedene Altersgruppen abzudecken. Als weitere Merkmalsdimension interessierte zudem noch Wohnraumverortung Ostdeutschland/Westdeutschland.

Tab. 2 Übersicht zu Befragten. (Eigene Darstellung)

Interview	Alter	Wohnraum	Kinderstatus	Tätigkeitsstatus
1	26	West	Kinderlos	Berufstätig
2	61	West	Kinder habend	Berufstätig (zzt. langzeitkrank)
3	26	West	Kinderlos	Nicht berufstätig
4	55	West	Kinderlos	Berufstätig
5	26	Ost	Kinderlos	Studentin mit Nebentätigkeit
6	54	Ost	Kinder habend	Berufstätig
7	67	West	Kinder habend	Rentnerin
8	59	West	Kinder habend	Nicht berufstätig
9	46	West	Kinderlos	Nicht berufstätig
10	30	Ost	Kinderlos	Studentin
11	27	Ost	Kinderlos	Studentin mit Nebentätigkeit
12	30	Ost	Kinder habend	Nicht berufstätig (Elternzeit)
13	46	Ost	Kinderlos	Berufstätig
14	27	West	Kinder habend	Studentin (Elternzeit)
15	29	West	Kinder habend	Berufstätig

Die Grundgesamtheit für die vorliegenden Daten der leitfadengestützten qualitativen Telefoninterviews sind somit in Deutschland lebende Frauen ab 18 Jahren. Über E-Mail-Verteiler und Warmkontakte konnten 15 Interviews mit einer Gesprächszeit von insgesamt circa fünf Stunden realisiert werden (Tab. 2). Die durchschnittliche Interviewzeit betrug rund 20 min. Die jüngsten Interviewteilnehmerinnen waren 26 Jahre alt, die älteste 67 Jahre.

3.3　Durchführung

Die Leitfadeninterviews wurden zwischen April und August 2021 durchgeführt. Die Interviewteilnehmerinnen wurden im Vorfeld der Telefoninterviews über das Forschungsziel, Formalia, Datenschutz und -verarbeitung von der Interviewerin aufgeklärt. Nachdem die Befragten ihr Einverständnis zur Datenaufzeichnung und wissenschaftlichen Verarbeitung abgegeben hatten, wurde die Aufnahme gestartet und die Befragten konnten Erfahrungen und Sichtweisen bezüglich der Thematik benennen. Bei schwer nachvollziehbaren oder oberflächlichen

Antworten der Befragten erfolgten weitere Nachfragen durch die Interviewerin, bis hin zu einer inhaltlichen Sättigung. Es zeigte sich, dass die Thematik ein feinfühliges Vorgehen erforderte, da sehr persönliche Antworten und Einblicke auf die Interviewfragen hin gegeben wurden. Zu tief gehende Nachfragen hätten den weiteren Gesprächsverlauf unangenehm beeinflussen und eine Interviewatmosphäre erzeugen können, in welcher die Befragten nicht mehr offen über ihre Erlebnisse und Erfahrungen sprechen. Insbesondere die Erlebnisse von Fremdbestimmung mussten sensibel abgefragt und beleuchtet werden.

Die Interviews wurden aufgezeichnet, transkribiert und basierend auf der qualitativen Inhaltsanalyse nach Mayring (2015) ausgewertet. Dabei wurden ausgehend von den einzelnen Interviews deduktive und induktive Kategorien gebildet (vgl. Tab. 3), denen die Interviewaussagen zugeordnet wurden. Die deduktiven Kategorien gehen aus der im Vorfeld entwickelten Systematisierung (siehe Komplexe I–IV) hervor. Die induktiven Kategorien entwickelten sich während des Prozesses des Einsortierens aus dem empirischen Material heraus, wenn sich Inhalte wiederholten. Für die Zusammenfassung wurden die Kategorien nach inhaltlicher Nähe sortiert und bei Bedarf in über- und untergeordnete Kategorien differenziert. Diese Ausdifferenzierung und Zusammenfassung wurde anhand der Forschungsfragen durchgeführt, um eine erschöpfende Erkenntnis aus den Daten zu generieren. Anschließend wurden alle Aussagen einer Kategorie inhaltlich paraphrasiert und reduziert, sodass zusammenfassende Kernaussagen aller Kategorien gebildet werden konnten.

4   Auswertung der Interviews: Ergebnisse der qualitativen Inhaltsanalyse

4.1   Selbstbeschreibung: Verortungen des Selbst in Krisenzeiten

Die Befragten wurden nach der Abfrage der demografischen Angaben dazu aufgefordert, ihr schönstes und schlimmstes Erlebnis der vergangenen zwölf Monate zu umreißen. Damit sollte eine Selbstbeschreibung erfolgen, die einen Eindruck von der persönlichen Lebenssituation der Teilnehmerinnen schafft. Viele Befragte berichteten von einem gesundheitlichen Vorfall oder Unfall im persönlichen Umfeld. Ihren Urlaub oder eine bestimmte Reise beschrieben die meisten Befragten als ihr schönstes Erlebnis. Einige berichteten auch von Geburten im persönlichen Umfeld, Kontakt zu Familie und Freunden sowie Veranstaltungen wie dem eigenen Geburtstag oder eine Hochzeit. Einige bezeichneten die

Coronaeinschränkungen und Ereignisse, die mit Corona im Zusammenhang stehen, als ihr schlimmstes Erlebnis der letzten zwölf Monate (z. B. Interview 2, Absatz 14; Interview 4, Absatz 18).[8] Vereinzelt mussten die Befragten mit Arbeitseinschränkungen oder Arbeitslosigkeit sowie der Trennung von Partner*innen kämpfen.

„Oh, also das Schönste war glaube ich, unsere Reise. Wir sind mit dem Fahrrad einmal durch Deutschland gefahren. Und das Schlimmste war wahrscheinlich der Schock, dass ich arbeitslos geworden bin." (Interview 6, Absatz 18).

„Schönstes Erlebnis war ja, dass eine Freundin aus Norwegen angerufen hat, die auch in Quarantäne gesessen hat, das fand ich so ganz nett, weil ich denke nicht, dass ich mit der in Kontakt getreten wäre, oder gekommen wäre in Corona. Das Schrecklichste war, als ich vom Gesundheitsamt erfahren habe, dass ich selbst positiv Corona getestet war, was dann im Nachhinein sich als falsch erwiesen hatte." (Interview 8, Absatz 10).

Bereits in den Selbstbeschreibungen kann man also von Corona induzierten Belastungssituationen begegnen – in unterschiedlichen Interviews werden etwa Schock und Stress aufgrund von Angst vor einer Infektion und vor Arbeitslosigkeit, Belastungen wegen Kontaktbeschränkungen, Homeoffice, Jobsuchen, Begegnungen mit der Arbeitsagentur, Weiterbildungen und das Einarbeiten in eine neue Stelle erwähnt. Die positiven Selbstbezugnahmen verbinden sich mit Freiheitserlebnissen wie dem Reisen und der Bewegungsfreiheit (Fahrradfahren), aber auch mit der Möglichkeit, trotz der Einschränkungen in Beziehung mit anderen zu treten, sich auszutauschen und Gemeinsames zu teilen.

Um einen besseren Eindruck zu bekommen, schloss sich an die Erzählaufforderung die Frage nach Wünschen, Hoffnungen und Ängsten an. Die meisten Befragten wünschten sich mehr Freiheiten und Coronalockerungen, vor allem hinsichtlich der Kontakt- und Reisebeschränkungen, und dass die Menschen geimpft werden, damit die Rückkehr zur Normalität und zur eigenen Freiheit möglich ist (Interview 3, Absatz 14; Interview 7, Absatz 34):

---

[8] Verweise auf Interviewabschnitte, die nicht im Wortlaut präsentiert werden, sind Beispielreferenzen für die jeweilige analytische Aussage. Zudem ist nicht jede analytische Aussage, die über das Material getroffen wird, mit einer Beispielreferenz versehen, um den Text lesbar zu erhalten. Die Autor*innen stellen das codierte Material gerne auf Anfrage für Sekundäranalysen zur Verfügung.

Tab. 3 Kategorien (deduktiv/induktiv) mit Beschreibung und Ankerbeispielen. (Eigene Darstellung)

Kategorie und Subkategorien	Beschreibung	Ankerbeispiel
Demografische Daten		
Alter *(deduktiv)*	Alter der Befragten	–
Familienkonstellation *(deduktiv)*	Familienform	–
Tätigkeitsstatus und Beruf *(deduktiv)*	Aktuelle berufliche Tätigkeit der Befragten	–
Wohnsituation *(deduktiv)*	Ländlicher oder städtischer Wohnraum der Befragten, Zusammensetzung des Haushaltes	–
Selbstbeschreibung		
Erfahrungen der letzten zwölf Monate *(deduktiv)*	Selbstbeschreibung der Befragten mit positiven und negativen Erlebnissen der letzten zwölf Monate	„Mein schönstes Erlebnis ist, trotz Corona, der Sommer auf unserer Dachterrasse gewesen. Das ist immer schön, abends da zu sitzen und zu entspannen. […] Mein schrecklichstes Erlebnis, das ist so ein bisschen phobisch, wenn ich arbeite, ist mir das im Frühjahr drei Mal passiert, dass ich zwei Tage später die Nachricht bekommen habe, dass die Einrichtung geschlossen wurde, wegen Corona. Das ist jedes Mal, wo ich die Luft anhalte, in die Apotheke renne und sage ‚ich hätte gerne drei Tests, ich muss mich testen‘. Also das ist schlimm." (Interview 4, Absatz 18)
Wünsche/Ziele/Ängste *(deduktiv)*	Von den Befragten geäußerte Wünsche, Ängste und Ziele für die Zukunft	„Also meine Wünsche und Hoffnungen, ich habe ja gesagt, ich bin schon so lange krank, ich würde mir wünschen, bald wieder gesund zu sein und wieder ein Leben führen zu können, ohne Depressionen und ohne diese ganzen Begleiterscheinungen, die damit zusammenhängen." (Interview 2, Absatz 16)
Auswirkungen und Einfluss durch Corona *(deduktiv)*	Beschreibungen zum Einfluss der Coronapandemie auf die persönliche Lebenssituation	„Also der Radius hat sich stark eingeschränkt. […] also das hat sich mehr oder weniger hier auf den Wohnort beschränkt und ab und an nur mal in [Stadt anonymisiert], aber sehr selten. Also der Radius wurde extrem klein. Kein Urlaub, keine Reisen, keine Besuche, da war man schon eingeschränkt." (Interview 8, Absatz 12)

(Fortsetzung)

Tab. 3 (Fortsetzung)

Kategorie und Subkategorien	Beschreibung	Ankerbeispiel
Selbstbestimmung		
Definition *(deduktiv)*	Aussagen zur Definition von Selbstbestimmung	„Ein Leben, in dem ich in allen Bereichen frei entscheiden kann, was ich will, ohne von anderen beeinflusst zu sein." (Interview 1, Absatz 18)
Erfahrungen *(induktiv)*	Beschreibungen von Erfahrungen der Selbstbestimmung	„Also, besonders wichtig war es mir sicherlich in der Phase 20–30. Ich hätte niemals in der Zeit ein Kind bekommen wollen oder heiraten oder sowas […]. Ich bin noch nicht mal mit einem Mann zusammengezogen oder so." (Interview 6, Absatz 40)
Auswirkungen durch Corona *(deduktiv)*	Aussagen zum Einfluss der Coronapandemie auf das individuelle Autonomieverständnis	„Ja. Vor allem, dass das aktive Daranarbeiten, dass diese Selbstbestimmung aufrechterhalten werden kann, oder ausgeweitet im Idealfall. Das ist dadurch noch klarer geworden […]" (Interview 5, Absatz 42)
Fremdbestimmung		
Definition *(induktiv)*	Aussagen zur Definition von Fremdbestimmung	„[…] und fremdbestimmt ist ja im Grunde genommen, wenn ich irgendwas mache, was ich eigentlich nicht will. Das kann natürlich sein, dass ich zum Geburtstag vom Onkel muss, den ich eigentlich gar nicht leiden kann. Privatbereich. An der Arbeit wäre das dann so eine Geschichte, dass ich, da habe ich zwar auch meine Vorgaben, aber ich kann natürlich immer nochmal einen Sachverhalt so oder so entscheiden. Wenn ich sage ‚ich gehen in die Richtung A' und wenn dann mein Vorgesetzter sagt ‚nee Richtung B', auch wenn das alles legal ist und richtig ist, aber ich die Lösung A für besser halte in der Situation." (Interview 13, Absatz 32)
Erfahrungen *(deduktiv)*	Beschreibungen von Erfahrungen der Fremdbestimmung	„Also in einer 2-Zimmer-Wohnung mit einem Mann, selbst, wenn ich zu Anfang sehr verliebt war, aber der hat mich so eingeengt und über mich bestimmt, oder wollte es zumindest aus Eifersucht und sowas […]" (Interview 6, Absatz 42)

(Fortsetzung)

Tab. 3 (Fortsetzung)

Kategorie und Subkategorien	Beschreibung	Ankerbeispiel
Digitale Techniken		
Berührungspunkte während Corona *(induktiv)*	Aufzählung von digitalen Techniken, welche während der Coronapandemie verwendet oder kennengelernt wurden	„Also ich glaube, grundsätzlich einfach das Internet als informationsgebende Plattform und ja, dann halt diese Kommunikationsplattformen, Teams, Webex, Zoom, et cetera, quasi für den alltäglichen notwendigen Austausch und dann die gängigen handybezogenen Nutzungen." (Interview 5, Absatz 48)
Lösungen für Pandemie *(deduktiv)*	Beschreibungen, ob digitale Techniken Lösungen zur Bekämpfung der Coronapandemie bieten	„Ja, das ist auf jeden Fall sehr wichtig, hat man ja jetzt auch

„Dass man wieder mehr Freiheiten hat. Raus kann, Leute sieht." (Interview 1, Absatz 12)

„Ja, [Pause] Corona ist halt so allumfassend und deswegen jetzt mit dem Start von der Impfkampagne hat man einfach wieder die Hoffnung, sein altes Leben wieder zurückzubekommen. Das finde ich einfach schön." (Interview 3, Absatz 14)

Entsprechend wurden Befürchtungen geäußert, dass die Coronasituation immer so bleiben werde (Interview 1, Absatz 13–14) oder dass sich die Situation wieder verschärfe: „Ja, noch mehr Einschränkungen in allem. Das wären so meine Ängste und meine Befürchtungen." (Interview 15, Absatz 18).

Einige hofften auf die Einsicht der Menschen, einen verbesserten gesamtgesellschaftlichen Umgang mit Corona und untereinander sowie auf mehr Empathie und Mitgefühl, Solidarität und Freundlichkeit:

„Ich hoffe eigentlich, und das habe ich immer gehofft, dass nach Corona die Leute mehr Empathie haben und mehr Mitgefühl zeigen können für andere Leute." (Interview 10, Absatz 26)

„Ich, also mein allerallergrößter Wunsch ist, dass die Menschheit aufwacht und nicht nach Corona zurückverfällt in alte Muster, sondern, dass die Menschen mehr wieder zur Solidarität finden und sich zu den wirklichen Problemen sich mehr öffnen, also sprich jetzt Klimakrise und so, also, dass man aus seinem ‚ich will aber unbedingt in den Urlaub fliegen und ich will, dass alles wieder so wird wie vorher', dass die Menschen da Abstand gewinnen und sagen, Solidarität geht vor den persönlichen Interessen. Das ist mein großer Wunsch für nach Corona." (Interview 6, Absatz 32)

„Ja, dass die Menschen draus gelernt haben, was leider wahrscheinlich nicht so ist, dass es hoffentlich bald besser wird, dass wir keine große vierte Welle kriegen, dass wir wieder in Urlaub fahren können, auch wenn's nur so Kurztrips sind, und wieder Familie richtig in den Arm nehmen, richtig drücken. Ja, Gesundheit, mehr eigentlich nicht, das ist das Wichtigste." (Interview 7, Absatz 16)

Ohne also bereits auf das Thema Freiheit und Selbstbestimmung durch die Interviewerin gestoßen worden zu sein, erweisen sich noch andere Werte als die individuelle Autonomie ausschlaggebend für eine gute persönliche Lebensführung. Diese Lebensführung scheint betroffen zu sein durch den Umgang mit Menschen, aber auch durch eine Art öffentlich-politischer Kultur, die durch Corona herausgefordert ist.

Die Befragten wünschten sich und hofften auf eine Reform des Gesundheitswesens (Interview 12, Absatz 28) sowie bessere Bedingungen für Berufe in der Pflege, der Kita und dem Einzelhandel (Interview 5, Absatz 28). Die Politik, die Gesellschaft und das Gesundheitssystem müssten über die Coronazeit reflektieren und sich auch anderen Krisen stellen. Einzelne Befragte wünschten sich zudem eine bessere Vorbereitung auf die nächste Krise sowie einheitliche, sich nicht ständig ändernde Regelungen und keine Maskenpflicht im Alltagsbereich. Während einige die Impfung als persönliches Ziel benannten, gaben Befragte auch vereinzelt an, Angst vor einer Impfpflicht und dem diesbezüglichen gesellschaftlichen Druck oder möglichen Impfnebenwirkungen zu haben (Interview 14, Absatz 18), manche fürchteten eine nur langsame Erholung in wirtschaftlicher, sozialer und kultureller Hinsicht. Die Interviewteilnehmerinnen berichteten von Angst vor weiteren Virusvarianten (Interview 5, Absatz 28), eine erwähnte ihre chronische Krankheit und hoffte darauf, in Zukunft gesund, beschwerdefrei und mit neuer Lebensfreude zu leben.

Für den Großteil der Befragten übte Corona einen negativen Einfluss auf die persönliche Situation aus: Für viele ist die Situation emotional belastend, vor allem, da die persönlichen Kontakte zurückgegangen sind, auch wenn die Befragten berichten, dass Videokonferenzen die Treffen teilweise ersetzt haben. Die Einsamkeit, die Distanz zu anderen in Alltag und Beruf, die fehlende Bewegungsfreiheit und das Gefühl, „eingesperrt" (Interview 1, Absatz 36) zu sein, sowie die fehlende Teilhabe am sozialen und kulturellen Leben beschäftigten die Befragten.

Aufgrund der Beschränkungen in Bezug auf Reisen und Freizeitaktivitäten fehlt den Befragten die Abwechslung; psychische Belastungen werden begünstigt und Ausgangsbeschränkungen erschweren das Leben außerhalb der Wohnung zusätzlich. Viele mussten aufgrund der Coronapandemie neue Strukturen im Alltag finden. Da im Homeoffice noch keine Routine bestand, mussten einige auch ihren Arbeitsalltag neu organisieren. Homeoffice brachte für einige Vorteile mit sich, verlangte jedoch auch nach einer klaren Struktur (Interview 6, Absatz 25–30). Eine Befragte, die nicht im Homeoffice war, gab an, in ständiger Sorge vor Coronafällen bei der Arbeit zu sein. Eine weitere Interviewpartnerin berichtete davon, dass sie sich angesichts der ständig wechselnden Regelungen und Hygienevorschriften im Beruf immer auf dem neuesten Stand halten müsse, was anstrengend und schwierig sei (Interview 15, Absatz 20). Einige Befragte konnten der Coronapandemie auch positive Aspekte abgewinnen, da die Kontakt- und Freizeitbeschränkungen als eine Art der Entschleunigung wahrgenommen wurden. Diese Zeit bot für einige die Gelegenheit, Sport zu machen, die eigene Gegend zu erkunden sowie sich generell mehr mit der eigenen Person (z. B. Interview 13, Absatz 20) oder wichtigen Beziehungen zu beschäftigen:

> „Aber wir haben eben einfach mehr Zeit miteinander verbracht, als miteinander mit anderen Menschen, also viel Zeit zu zweit, und jetzt so während der Schwangerschaft war das irgendwie auch, das war halt doch sehr intim auch irgendwie für sich genommen, also gar nicht mal so negativ oder so. Wir sind uns da auf einer ganz anderen Ebene auch begegnet." (Interview 12, Absatz 24)

Eine Befragte sah den Vorteil darin, dass sie ihren Alltag mit maximal individueller Freiheit strukturieren konnte, da äußere Einflüsse reduziert wurden, wodurch sie effizienter arbeiten konnte (Interview 5, Absatz 19–22). Vereinzelt berichteten die Befragten, dass sich der Umgang der Menschen untereinander geändert habe. Zwei Interviewpartnerinnen berichteten davon, dass der Kontakt zu den Nachbarn zugenommen habe (Interview 7, Absatz 14; Interview 2, Absatz 28) sowie die Hilfsbereitschaft untereinander.

Die in der Literaturübersicht genannten psychoemotionalen Belastungssituationen wurden also teilweise angesprochen, auch die Bedeutung von Beziehungen in belasteten Situationen herausgestrichen. Arbeitslosigkeit und der ambivalente Charakter von Homeoffice wurden ebenfalls erwähnt. Auch der veränderte *care burden* während der Coronapandemie kam zur Sprache, allerdings von einer Person, die professionell mit Kindern arbeitet und sich um den Einfluss der Pandemie auf die Kinder sorgt:

„Und jetzt fand ich noch, so Richtung Dezember, fand ich es noch sehr anstrengend, wo es wieder ja auch so hoch ging, alles wieder dicht gemacht wurde. Das finde ich sehr anstrengend, auch im Hinblick auf die Kinder, auf die Entwicklung der Kinder. Und jetzt habe ich die Hoffnung, dass es sich langsam wieder bisschen lockert und wir ein bisschen mehr in die Normalität zurückkommen." (Interview 15, Absatz 20)

Eine Befragte deutet die Situation von Eltern eher nebenbei an: „Das Einzige war ja halt, Freunde treffen oder so, dass man sich halt einfach nicht mehr so begegnen durfte, oder auch die Kinder halt. Dass wir Zeiten wirklich gehabt haben, wo wir mit dem Kleinen alleine waren und keine Freunde treffen konnten." (Interview 14, Absatz 16).

Bemerkenswert ist jedoch, dass diese *Care*-bezogenen Belastungssituationen deutlich seltener und zurückhaltender erwähnt und beschrieben wurden, als wir vermutet hätten. Interessant ist außerdem, dass keine der Befragten Belastungssituationen und Beanspruchung als geschlechterspezifisch zuwies oder die Identität bzw. Rolle als Frau zur Sprache gekommen wäre. Das bedeutet nicht, dass diese (strukturell unterschiedlich verteilten) Belastungen nicht stattgefunden hätten, aber sie haben sich nicht zu einem Kerngegenstand der Reflexion innerhalb der Interviews verdichtet, wie die aufgearbeitete wissenschaftliche Auseinandersetzung mit der Thematik dies nahegelegt hat.

4.2 Selbstbestimmung: Autonomie, ihre Rahmungen und Reflexion

Die Befragten definierten Selbstbestimmung generell als eine freie und selbstbestimmte Lebensweise, die Bewegungs-, Entscheidungs- und Handlungsfreiheit in allen Bereichen miteinschließt und ohne unerwünschte Einflüsse anderer sowie ohne gesellschaftlichen oder politischen Druck oder Zwang auskommt.

„Ja, wenn ich selber entscheiden kann, wo ich hingehe, was ich mache, wann ich wo hingehe. Das ist für mich selbstbestimmt und frei." (Interview 15, Absatz 24)

„Ein Leben, in dem ich in allen Bereichen frei entscheiden kann, was ich will, ohne von anderen beeinflusst zu sein." (Interview 1, Absatz 18)

„Eine freie und selbstbestimmte Lebensweise. Also erstmal natürlich, tun und lassen können, was man will." (Interview 13, Absatz 30)

„Ja, also frei beinhaltet schon mal irgendwie Selbstbestimmtheit, und da weiß ich nicht, glaube ich einmal, auf so einer idealistischen Ebene, ich habe jederzeit alle Freiheiten, das zu tun, was ich möchte, und dann glaube ich auch so eine konkret real umsetzbare, quasi so wenig Einschränkungen wie möglich zu haben, die aber auch ein stückweit notwendig sind, glaube ich, um irgendwie gruppenmäßig, gesellschaftlich, gemeinsam zu leben. Und klar, selbstbestimmt, also klar für mich, selbstbestimmt in dem Sinne, dass keine andere Person, oder Institution über mein Handeln und Sein bestimmt." (Interview 5, Absatz 30)

Hier lassen sich minimaldefinierte negative und positive Freiheitskonzeptualisierungen wiederfinden. Bei einer selbstbestimmten Lebensweise gibt es keine als illegitim empfundene Reglementierung von außen – gleichwohl wird auch einschränkend festgestellt, dass Leben in einen Kontext eingebettet stattfindet. Damit wird differenziert zwischen äußeren Einflussfaktoren, die als die Selbstbestimmung störend wahrgenommen und beurteilt werden, und Faktoren, die akzeptiert und als legitim und hinnehmbar bewertet werden. Selbstbestimmt zu leben meine auch, in einer Gemeinschaft zu leben, ohne sich eingeengt zu fühlen, in der jede*r seine Bedürfnisse äußern und leben kann, in gemeinsamer Absprache, mit Kompromissen und gegenseitiger Rücksichtnahme:

„Also ich würde schon sagen, dass ich ein freies und unabhängiges Leben führe, weil klar, nehme ich irgendwie Rücksicht auf die Meinung anderer und was andere eventuell von mir erwarten und so, aber im Endeffekt bin ich diejenige, die die Entscheidungen trifft über mein Leben […]. Klar nimmt man eventuell Rücksicht auf den Partner oder sowas in seinen Entscheidungen, aber ich würde nicht sagen, dass ich da dann in meiner Freiheit eingeschränkt bin." (Interview 10, Absatz 28)

Gewisse Einschränkungen von Selbstbestimmung, wie beispielsweise Kompromisse in der Partnerschaft oder aufgrund von Kindern, werden also nicht als Fremdbestimmung gesehen. Neben den persönlichen Beziehungen bilden Gesetze, Regeln oder Vorgaben einen Rahmen, innerhalb dessen Selbstbestimmung ausgeübt wird: „Es gibt ja einen Rahmen von Regeln, und innerhalb dieses Regelrahmens, der geht ja normalerweise bis zu dem Regelrahmen einer anderen Person und in diesem Rahmen kann man sich ja eigentlich frei bewegen in Deutschland […]." (Interview 3, Absatz 31)

Die Einbeziehung von Menschen aus dem nahen Umfeld und der Respekt vor kollektiv verbindlichen Entscheidungen verdeutlicht sich interviewübergreifend und bemerkenswerterweise durch die Metapher, nicht (mehr) „mit dem Kopf durch die Wand" gehen zu wollen (Interview 13, Absatz 30; Interview 7, Absatz 20; Interview 14, Absatz 24). Anders sieht es bei gesellschaftlich hergestellten Normen und den Erwartungen aus dem persönlichen Umfeld aus:

Einige Frauen betonen, dass man sich nicht blind sozialen Normen unterordnen, sich nicht fremden Regimen unterwerfen solle (z. B. Interview 3, Absatz 16) und nicht nur nach den Vorstellungen anderer leben sollte. Eine Befragte stellte heraus, dass sie zunächst lernen musste, Selbstbestimmung nicht mit Egoismus gleichzusetzen (Interview 2, Absatz 18). Selbstbestimmung und Freiheit waren für viele Befragten nach eigener Aussage schon immer bedeutsam, allerdings zu verschiedenen Zeitpunkten unterschiedlich stark ausgeprägt. Für viele nimmt das Bewusstsein von Selbstbestimmung mit dem Alter und den erlebten Erfahrungen zu. An folgender Interviewpassage lässt sich der Kampf um die eigene Selbstbestimmung, die Übernahme von Verantwortung für sich selbst und das Versprechen, als eine autonome Person leben lernen zu können, gut ablesen:

„Ich habe geguckt, wie geht es meinem Kind gut, ich habe geguckt, wie geht es meinen Eltern gut, ich habe mich auch an deren Konventionen eher gehalten, als an das, was ich für mich für richtig fand. Und ich fange jetzt an eben wieder zu lernen. Ich kann jetzt selbstbestimmt leben. Es ist keiner da, der sagt, ‚du musst das aber so machen' oder ‚wenn du mit mir zusammen bist, dann musst du das aber anders machen' oder ‚wie kannst du nur? Was sollen die Leute sagen?'. Ich lerne, ich darf wie ich will, so lange ich andere dabei nicht beschädige." (Interview 2, Absatz 20)

Selbstbestimmung ist also eine Form der Lebensweise, in der zwischen erwünschten und unerwünschten Einflüssen von außen unterschieden wird und in der ausgehandelt werden muss, wie diese zu unterscheiden sind. Selbstbestimmung meint unterschiedliche Freiheitsmöglichkeiten und Schutz vor illegitimen Intrusionen, aber sieht sich in persönlichen Relationen sowie in institutionelle und verbindliche Arrangements eingebettet – atomistische Autonomiekonzeptualisierungen (zur Kritik des Atomismus im liberalen Freiheitsverständnis vgl. Taylor 1995) waren damit bei den Befragten kaum zu finden.

Einige Befragte empfanden die Coronapandemie und die damit einhergehenden Maßnahmen zwar als einen Eingriff in ihre Selbstbestimmung (Interview 8, Absatz 30–32; Interview 15, Absatz 34), andere wiederum nahmen die Einschränkungen zwar wahr und ernst, *fühlten* sich aber nicht (ungerechtfertigterweise) ihrer Autonomie beraubt:

„[V]iele sagen ja, […] durch Corona wurden ihre, in Anführungszeichen jetzt, ihre Grundrechte genommen, und dadurch sind sie weniger frei. Das glaube ich jetzt nicht so, weil ich weiß nicht, ob diese Einschränkung gleich was mit Freiheitsentziehung zu tun haben, aber das ist meine juristische Denkweise und nicht meine" (Interview 10, Absatz 30).

Außerdem wird die Einsicht in die Notwendigkeit der Maßnahmen als Grund für die Akzeptanz derselben angeführt, und mit der Einsicht und Akzeptanz scheint dann auch das Gefühl und Erleben einer Fremdbestimmung zu entfallen:

> „[B:] Ja, [das Masketragen, HG/MR/UB/KW] habe ich dann jetzt aber nicht als belastend, fremdbestimmt empfunden, weil ich das verstehe, warum das sein muss.
>
> I: Also waren es zwar Einschränkungen, die Sie in Ihrer Selbstbestimmung aber nicht beeinflusst haben?
>
> B: Ja, genau." (Interview 13, Absatz 38–40)

Bei einigen weiteren Interviews trat zutage, dass zuvor nicht viel über Selbstbestimmung innerhalb und außerhalb der Pandemie nachgedacht wurde, die Reflexion der eigenen Selbstbestimmung wurde dann gelegentlich erst im Laufe des Interviews in Gang gebracht:

> „Boah, ich finde das total schwierig das zu beantworten, weil man über sowas gar nicht nachdenkt. Man denkt ja jetzt nicht so aus freien Stücken ‚oh, es ist Pandemie, wie beeinflusst mich die Pandemie in meinem Selbstbewusstsein oder so?'" (Interview 3, Absatz 29)

> „Nein, ich glaube nicht. Also es ist ja so, dass man/Ich habe das [die Maßnahmen, den Nutzen ihrer Befolgung und den Einfluss auf das eigene Leben, HG/MR/UB/ KW] nicht groß in Frage gestellt" (Interview 9, Absatz 32).

Andere Personen hatten bereits eine Reflexion durchlaufen:

> „I: Würden Sie dann sagen, dass das [Bewusstsein für Freiheitseinschränkungen, HG/MR/UB/KW] Ihren Wunsch nach Selbstbestimmung verstärkt hat?
>
> B: Ja. Vor allem, dass das aktive Daranarbeiten, dass diese Selbstbestimmung aufrechterhalten werden kann, oder ausgeweitet im Idealfall. Das ist dadurch noch klarer geworden." (Interview 5, Absatz 41–42)

> „Ja, und zwar im Sinne dessen, dass ich das Gefühl habe, wir waren vor Corona eine total individualistisch ausgelegte Gesellschaft und dass es jetzt komischerweise ein größeres, auch manchmal, nicht immer positiv, ein größeres Wir gibt. Also eine größere gesellschaftliche Komponente. […] Also wir tun etwas, zumindestens innerlich, um von mir aus die Älteren zu schützen, oder wen auch immer. Das hat meine Grenzen deutlich mir gezeigt" (Interview 4, Absatz 44).

Corona hat bei einigen Befragten die Selbstbestimmung auf die Probe gestellt und verdeutlicht, dass es wichtig ist, die eigene Selbstbestimmung zu *erhalten*. Die grundsätzliche Abhängigkeit von anderen und von verordneten Beschränkungen auch im Rahmen der Coronakrise wird dennoch als weitestgehend akzeptabel beschrieben.

4.3 Fremdbestimmung: Grenzen der Autonomie und Eingriffsakzeptanz

Um das Verständnis von Autonomiepraxis und Selbstbestimmung der Befragten weiterhin zu präzisieren, wurden sie explizit nach Erlebnissen und Erfahrungen des Fremdbestimmtseins bzw. -fühlens gefragt. Fremdbestimmung bedeutet für die Befragten, dass sie etwas tun sollen, was sie eigentlich nicht möchten, und Handlungen, die aufgrund von Erwartungen anderer, von Normen oder infolge von Angst vor negativer Bewertung und dem Wegfall von Anerkennung vollzogen werden.

> „[F]remdbestimmt ist ja im Grunde genommen, wenn ich irgendwas mache, was ich eigentlich nicht will." (Interview 13, Absatz 32)

> „Aber die Grenze war für mich bisher auch immer diese Angst, wenn ich mich jetzt so oder so verhalte, was denken denn da meine Geschwister, Neffen und Nichten, Freunde von mir, wenn ich mich anders verhalte, als man das normalerweise macht oder als wir das gelernt haben. Also diese Angst, Wertschätzung zu verlieren oder sogar negativ bewertet zu werden, die ist ganz tief." (Interview 2, Absatz 22)

Fremdbestimmung ist es für die Interviewteilnehmerinnen auch, wenn ihnen etwas verwehrt und die eigene Entscheidung nicht akzeptiert wird oder sie übergangen werden: „Ja, genau, also man, richtig fremdbestimmt, auch wenn man ‚Nein' sagt, dieses ‚Nein' gilt einfach nicht und das ist wirklich sehr traumatisierend[.]" (Interview 14, Absatz 28; vgl. auch Interview 3, Absatz 23).

Die Grenzen der Selbstbestimmung liegen nicht direkt an der Fremdbestimmung, sondern ergeben sich durch die Freiheiten Dritter, denen nicht durch das Ausleben der eigenen Freiheit geschadet werden soll. Auch in Bezug auf die Pandemie wurden Situationen von Fremdbestimmung angesprochen. Eine Interviewteilnehmerin schildert den Prozess des Bewusstwerdens, dass man nun neuen Realitäten und Regeln ausgesetzt ist, als ein Schlüsselerlebnis:

„[U]nd klar, in dieser Pandemiesituation schon auch einfach diese Einschränkungen, die teilweise sehr irrational, willkürlich und verwirrend aufgetreten sind. Ich glaube, das war auch schon ein krasses Erlebnis an ‚Okay, ich kann nicht selbst entscheiden, was ich machen möchte und wenn ich nach 21 Uhr in den Wald fahren will, dann will ich das machen und sehe nicht ein, warum ich das nicht machen kann'." (Interview 5, Absatz 38)

Vereinzelt sahen die Befragten ihre Freiheit aufgrund spezifischer Coronaeinschränkungen begrenzt, z. B. durch die Ausgangssperre (Interview 3, Absatz 23; Interview 15, Absatz 26). Für eine Interviewpartnerin entstand beim Thema Coronaimpfung ein Gefühl der Fremdbestimmung, da sie sich politisch und gesellschaftlich unter Druck gesetzt fühlte (Interview 15, Absatz 26). Teilweise wurde auch die Maskenpflicht als eine Art Fremdbestimmung beschrieben, die Befragten rücken diesbezüglich jedoch die Notwendigkeit in den Vordergrund, weshalb der Eingriff in ihre Selbstbestimmung akzeptiert wird (Interview 4, Absatz 44).

4.4 Die Rolle digitaler Techniken und Künstlicher Intelligenz in der Coronapandemie: Mehr Autonomie durch Digitalisierung und KI?

Auffällig war zunächst, dass einige Befragte offenbar durch unsere Frageformulierung („Was meinen Sie: Liefern digitale Techniken Lösungen zur Bekämpfung der Pandemie?") irritiert wurden bzw. die Möglichkeit zur „Bekämpfung" skeptisch sahen:

„Zu bekämpfen? Nö. Obwohl, weiß ich gar nicht. Wie war das mit Bill Gates und Corona? (lacht). Digitale Medien? Im medizinischen Bereich/Also das Einzige, wo ich's mir vorstellen kann, wo ich es gut finde, ist, dass man es nutzt, um Kontakte zu halten, für die Psychohygiene." (Interview 4, Absatz 50)

„Also wie gesagt, bekämpfen bedeutet für mich, dass es aufhört, aber, dass man es zumindest eindämmt, um besser damit umzugehen und größere Krankheitszahlen zu verhindern und die Überbelegung in den Krankenhäusern, ja." (Interview 13, Absatz 48)

„Also Pandemie bekämpfen wüsste ich jetzt nicht, wie man das so genau machen sollte, aber ich glaube, dass es auf jeden Fall hilft, damit umzugehen. Also eben sowas dann wie, dass dann die Vorlesungen online sind oder, dass man sich nicht mehr für Gespräche persönlich trifft, sondern am Computer das dann vonstatten geht und sowas schon." (Interview 14, Absatz 32)

Die Funktion des Digitalen liegt nach Ansicht der Befragten also vielmehr in der Unterstützung beim Umgang mit der Pandemie sowie in der Abmilderung von Pandemieauswirkungen als in der Nutzung als primäres Werkzeug, die Pandemie zu überwinden und zu beenden. Nutzen wird darin gesehen, dass digitale Techniken insbesondere hinsichtlich der Kontaktbeschränkungen helfen würden und die Möglichkeit böten, über digitale Plattformen soziale Interaktionen aufrechtzuerhalten oder auch den Beruf auszuüben (Interview 4, Absatz 52; Interview 5, Absatz 48).

Verweise auf Warn-Apps (z. B. Interview 1, Absatz 64) und den digitalen Impfpass sowie auf sonstige digitale Dokumente etwa zeigen, dass die Befragten in digitalen Formaten und Anwendungen Erleichterung und Komfort für ihren privaten Alltag sahen, aber auch einen Nutzen für die öffentliche Verwaltung im Pandemiegeschehen. Den digitalen Werkzeugen wird darüber hinaus zugesprochen, Informationen besser zu verarbeiten und Wissen für politische Entscheidungsfindung zur Verfügung zu stellen:

> „Dann sage ich ja, also, wenn wir beispielsweise über die Corona-App reden, glaube ich, dass das sehr sehr hilfreich ist. Und zumindestens mir den Papierkram erleichtert, ich meine Testergebnisse darin hab, wenn ich zum Friseur will. Also das ist schon eine Erleichterung und wenn der digitale Reisepass dann mal funktioniert, ist das super." (Interview 4, Absatz 66)

> „Also ich habe die Warn-App installiert, nachdem sie rauskam. Ich habe meinen digitalen Impfpass. Ich finde das auch gut so, dass ich das Ding nicht überall hinschleppen muss. Also ich meine, da läuft ja auch relativ viel im Hintergrund, was so an Statistik, Analyse und ähnlichen Modellierung, was da auch irgendwie in politische Entscheidungen einfließt, und ich denke halt, dass das schon seine Berechtigung hat, und hoffe mal, dass das auch weiterhin gut funktioniert." (Interview 12, Absatz 42)

Teilweise gaben Befragte auch Nachteile digitaler Techniken an wie die Notwendigkeit der richtigen Nutzung und den Zugang zu aktuellen Geräten, Datenübertragungs-Infrastruktur, Ausgrenzung und Vereinsamung zum Beispiel älterer Menschen sowie eintretende Begleiterscheinungen wie weniger Bewegung und fehlende soziale Interaktion:

> „[G]enau, strukturschwache Familien, wirtschaftlich schlechter gestellten Familien, wenn die keinen Computer haben oder keinen digitalen Zugang haben, und da reicht es ja auch nicht, wenn es ein Gerät gibt für die ganze Familie. Wenn es drei Schulkinder gibt, sollte jedes Kind da so ein Teil haben." (Interview 2, Absatz 34)

„Also ich glaube sowieso gar nicht, dass die digitale Technik viel kann, also weder in der Bildung noch in der Landwirtschaft oder was weiß ich. […] Also bei den Kindern, dass die dann noch mehr am Computer sitzen zum Beispiel und im Sozialen noch unfähiger werden, sich noch weniger bewegen und so weiter." (Interview 6, Absatz 48)

„Ältere Menschen, die jetzt nicht damit [mit Smartphones, HG/MR/UB/KW] so umgehen können, ich habe es ja auch erst gelernt, die vereinsamen dann schon. Aber so für junge Menschen / […] Schüler, die halt am Computer ihren Unterricht machen, also ich denke schon, dass es ein bisschen geholfen hat, aber trotzdem ist eine Vereinsamung da, das denke ich schon […]." (Interview 7, Absatz 26)

„Wenn das [Internet, HG/MR/UB/KW] nicht vorhanden ist, ist man im Prinzip auch im Diaspora. Also die flächendeckende 5G- oder andere Technologie, wenn es die denn gegeben hätte, wäre dann schon für viele auch wirkungsvoller beim Arbeiten gewesen. Also da fehlt noch, also der Wille war da, aber im Grunde kein Weg sozusagen." (Interview 8, Absatz 36)

Insgesamt habe die Digitalisierung zwar zugenommen und geholfen, dass verschiedene gesellschaftlich wichtige Einrichtungen – wie zum Beispiel die Schulen – aufrechterhalten blieben. Die Befragten äußerten jedoch auch, dass Corona gezeigt habe, dass die Digitalisierung in der Verwaltung, in Ämtern und vor allem in den Schulen vorangetrieben werden müsse (Interview 3, Absatz 33). Aber auch Belastungen, die digitales Arbeiten verursachte, z. B. eine geringere Wertschätzung von Freizeit und ständige Erreichbarkeit durch Arbeitgeber*innen, kamen zur Sprache (Interview 9, Absatz 34).

Abschließend wollten wir ermitteln, was die Befragten über Künstliche Intelligenz wissen, inwiefern KI ihre Selbstbestimmung beeinflusst und ob sie eine Vorstellung davon haben, inwiefern ein Einsatz von KI in der Pandemie etwaige Auswirkungen auf ihre Selbstbestimmung hat. Die Befragten definierten sie sehr unterschiedlich: Viele Befragte beschrieben KI als ein prozessgesteuertes, automatisiertes, elektronisches System, welches mithilfe von Algorithmen und Programmierung Daten sammle, analysiere und speichere, sich dadurch anpasse, eigenständig lerne, denke und agiere:

„Einfach ein Algorithmus, der Daten sammelt und besser analysieren kann, weil er anhand der Daten lernt, wie er die Daten zu analysieren hat." (Interview 1, Absatz 70)

„Ja quasi algorithmusgesteuertes künstliches Denken, was sich am menschlichen Denken orientiert." (Interview 5, Absatz 52)

> „[…] dass automatisierte Prozesse durch künstliche Intelligenz durchgeführt werden und dass auch bei der künstlichen Intelligenz Lernprozesse sind, sprich, wiederkehrende Sachen, wo Änderungen sind, merkt sich dieses System und tut das durch Parameter neu strukturieren und dessen anpassen." (Interview 8, Absatz 40)

Viele verbanden KI spontan mit Computern (Interview 2, Absatz 38; Interview 14, Absatz 36), Robotern (Interview 9, Absatz 40; Interview 3, Absatz 37) oder Maschinen und nannten Sprachassistenten wie Alexa und Siri als Beispiele (Interview 1, Absatz 74; Interview 2, Absatz 38; Interview 3, Absatz 37; Interview 1, Absatz 82), aber auch selbstfahrende Autos (Interview 2, Absatz 38; Interview 1, Absatz 82). KI sei in der Lage, neue Informationen zu strukturieren und Erkenntnisse zu generieren. Sie könne beispielsweise menschliche Interaktionen erkennen und damit den Alltag erleichtern. Manche beschrieben KI als fremdartige, komplexe Strukturen, als ein Wesen oder ein Superhirn (Interview 13, Absatz 50) oder gar als etwas Außerirdisches (Interview 15, Absatz 44). Sie gaben an, dass sie schwer zu begreifen sei, sie wenig darüber wüssten und daher skeptisch seien.

Bei der Beschreibung des Einflusses von KI auf ihre Selbstbestimmung sprachen einige Befragte von Nachteilen und Ängsten hinsichtlich KI, weil sie z. B. menschliche Arbeitskraft ersetzen könnte (Interview 7, Absatz 30), sich verselbstständigen oder Maßstäbe vorgeben würde, an die sie sich halten müssten. Eine Interviewpartnerin machte konkreter auf die Dynamik selbstlernender Systeme und das Problem verzerrter oder zu einseitiger Input-Daten aufmerksam und schilderte das Risiko einer Verzerrung bzw. Verstärkung negativer Resultate:

> „Auf jeden Fall [kann ich mir vorstellen, dass KI die Selbstbestimmung beeinflusst, HG/MR/UB/KW]. Weil, wenn verschiedene Daten, ich sage mal, immer negativ laufen und sich das System diesen negativen Ablauf einspeichert und gar kein Input von was Positiven bekommt, dann läuft das mehr oder weniger in die falsche Richtung, weil wie gesagt, das sind ja Lernprozesse, das sind verschiedene Daten, die dann immer miteinander verglichen werden, aber wenn das einseitig gelenkt wird oder so, dann kommen wie gesagt da Verhaltensmuster raus, die vielleicht mit noch mehr Input in eine andere Richtung gelaufen wären, also differierter bearbeitet worden wären." (Interview 8, Absatz 42)

Eine andere Befragte äußerte sich kritisch zu Formen maschinenintelligenter Bildverarbeitung. Sie nannte hierbei die Gesichtserkennung als Beispiel (Interview 8, Absatz 44–48). Eine Interviewpartnerin war der Meinung, dass KI ihr Leben durch programmierte Algorithmen bei Facebook beeinflusse. Eine weitere Befragte schreckte es eher ab, wenn sie im Internet Vorschläge zu Produkten erhalte, die sie zuvor gesucht habe, als dass diese Vorschläge sie zum Kauf veranlassten (Interview 15, Absatz 52). Eine andere Befragte reflektierte in Bezug auf eine ähnliche Anwendung noch intensiver die Konsequenzen dieses Prozesses – etwa die Gefahr des Abbaus menschlicher Fähigkeiten (beispielsweise Kompetenzen wie Selbstreflexion oder Entscheidungsbildung) durch Auslagerung bzw. Übernahme in maschinell erzeugte Muster:

> „[…] Also, meine erste Assoziation ist da tatsächlich Kaufverhalten, weil super viel über Online-Shopping und Bestellen und so abgelaufen ist, und wenn ich da auch mit Vorschlägen und ‚hier, das könntest du kaufen oder bestellen und ah, andere Leute haben das auch bestellt‘, das ist jetzt im breiteren Begriff der künstlichen Intelligenz, würde ich mal sagen, aber, da schon auch, Entscheidungsfällungsprozesse werden mir abgenommen und von der Logik her auch eine gewisse Selbstbestimmung nicht eingefordert und dadurch fällt sie dann auch weg. […].“ (Interview 5, Absatz 56)

Während einige sich vorstellen konnten, dass KI die Selbstbestimmung fördern könne und in vielen Bereichen eine Unterstützung, z. B. für Menschen mit Behinderungen, sei (Interview 4, Absatz 58), sahen andere keinen Mehrwert und schilderten, dass sie sich lieber auf ihr eigenes Urteil verlassen würden:

> „Also sowas wie die Alexa oder so, da sehe ich nicht, inwiefern mir das hilft im Alltag, weil wenn ich zu ihr sage „Alexa nenn mir ein Kochrezept“ oder wie auch immer, dann gibt sie mir fünf Vorschläge, weil ich vielleicht die letzten Tage irgendwas mit Hühnchen gegoogelt habe, dann sehe ich da irgendwie nicht so richtig den Mehrwert für mich.“ (Interview 10, Absatz 48)

> „Nein, denn am Ende ist doch jeder für sich selber verantwortlich. Vielleicht beeinflussen, indem man nochmal ein paar andere Inpute gibt, was dann vielleicht zum Nachdenken anregt. Aber am Ende wird doch die eigene Intelligenz doch vorherrschen, denn der Computer kann ja nur so intelligent sein, wie derjenige, der ihn programmiert hat, finde ich.“ (Interview 11, Absatz 40)

Vereinzelt sahen die Befragten das Potenzial Künstlicher Intelligenz oder massendatengetriebener Analysen in der Pandemie:

> „[I:] Das heißt, würden Sie auch hier [in Bezug auf die Pandemie, HG/MR/UB/KW] das Stichwort KI sehen, als hilfreich?

> B: Ja, definitiv. Um viel besser zu beobachten, wie die Leute interagieren, und dann könnte man viel besser nachweisen, wer eine Coronainfektion hat, und man könnte

es viel besser eindämmen. Und eine KI könnte es ja viel besser analysieren." (Interview 1, Absatz 65–66)

Einen Bezug zwischen dem Einsatz von KI-Lösungen zur Bekämpfung der Pandemie und der eigenen Autonomie herzustellen, wurde mitunter als kompliziert beschrieben (Interview 9, Absatz 46). Einige Befragte gaben an, bewusst keine Erfahrungen mit spezieller KI in der Pandemie gemacht zu haben, weshalb sie sich nicht vorstellen konnten, dass diese einen (positiven) Einfluss auf ihre Selbstbestimmung nehmen könnte. „Ist mir bisher noch nicht begegnet. Ich überlege die ganze Zeit, bisher/Kann bestimmt eine Erleichterung sein, aber da müsste ich mal wissen, wo sie eingesetzt wird [...]." (Interview 4, Absatz 62).

Über den Einsatz von KI in der Pandemie wurden unterschiedliche Überlegungen angestellt; so wurde z. B. vermutet, dass sie nützlich für Krankenhäuser sei, inwiefern jedoch die Selbstbestimmung von ihr berührt sein könnte, konnte nicht ad hoc konkretisiert werden (Interview 7, Absatz 31–32). Für andere Befragte war ein Einfluss von KI auf die Selbstbestimmung in der Coronazeit in Ansätzen vorstell- und konkretisierbar. Dabei wurde auf digitale Kontaktnachverfolgung verwiesen. Erwähnt wurde, dass Apps wie die Corona-Warn-App möglicherweise zusätzliches Bewusstsein für Kontaktrisiken schafften und man durch ihre Nutzung eventuell informierter handeln könnte:

„Also ich wüsste jetzt nicht so richtig wie. Also das Einzige ist vielleicht mit der Corona-App. Die Corona-Warn-App habe ich gar nicht, deswegen. Aber ich habe das aufgrund meines gesunden Menschenverstands entschieden, ja Risiko gering, kannst du da und da hingehen, oder nee, da sind mir zu viele Menschen, dann bleibe ich daheim. Aber, wenn ich diese App hätte und die mir jetzt anzeigt, ich wäre ein Risiko für andere zum Beispiel, dann klar, würde ich zuhause bleiben." (Interview 13, Absatz 62)

Manche Befragten würdigten die Rolle massendatenbasierter Wissenschaft in der Coronapandemie und damit verbundene quasi maschinenintelligente Vorhersagen. Materiell hätten diese Modelle jedoch nicht dazu beigetragen, Selbstbestimmung zu fördern – die freiheitsbeschränkenden Maßnahmen seien schließlich lange aufrechterhalten geblieben, so der wahrnehmbare Tenor:

„Ich glaube, nochmal sehr konkret auf Corona bezogen, mit diesen Vorhersagungen, so verläuft die Pandemie, medizinische, wissenschaftliche Zukunftsvorhersagen, da kann das auf jeden Fall auch quasi helfen, als Richtwert und Leitlinie. Da ist nur die Frage, wir haben ja jetzt irgendwie gesehen, als die Auswirkungen hervorgesagt wurden, das hat aber verhältnismäßig wenig an der praktischen Umsetzung von gewissen Maßnahmen, die ich als sinnvoll eingestuft hätte, getan, deswegen, Chance ja, auch." (Interview 5, Absatz 60)

Außerdem wurde geäußert, dass der Einsatz von Maschinen bzw. Robotern an Flughäfen oder bei anderen Dienstleistungen helfen könnte, eine Ansteckungsgefahr zu vermeiden und somit Coronaeinschränkungen aufzuheben, die aktuell die eigene Selbstbestimmung beschränkten:

> „Aber andererseits finde ich, diese künstlichen Intelligenzen kann man ja auch nutzen, um eben den Kontakt zwischen Menschen zu vermeiden in einer Pandemie, weil es gibt ja zum Beispiel am Flughafen in Frankfurt oder so, glaube ich, gibt es so einen Roboter, und mit dem kannst du reden, und den kannst du nach dem Weg fragen, nach den Abflugzeiten fragen und so, und in so einer Pandemie ist es natürlich gut, wenn du zu so einem Roboter gehen kannst, weil der kann dich ja nicht anstecken, und du kannst vom Roboter nicht angesteckt werden [...]." (Interview 3, Absatz 41)

Die Ausführungen zum Einfluss von KI auf die Selbstbestimmungspraxis allgemein und speziell in Zeiten einer Pandemie zeigen, dass die Befragten durchaus eine Vorstellung von KI haben und imstande sind, Implikationen eines Einsatzes von KI auf Aspekte einer selbstbestimmten Lebensführung zu benennen. Auch wenn eine umfassende Reflexion dieser Fragestellungen nicht immer auf Anhieb bei den Interviewteilnehmerinnen präsent zu sein scheint, benennen sie diverse Chancen, aber auch Risiken von KI. Bezogen auf ihre persönliche selbstbestimmte Lebensführung sehen die Befragten allerdings im Allgemeinen und speziell in der konkreten Pandemiesituation keine größeren direkten Auswirkungen von KI – weder weitreichende positive noch negative.

5 Diskussion und Fazit

Unsere Interviewstudie zur Lage der Autonomie von Frauen in der Coronakrise gibt vielschichtige und zum Teil überraschende Einsichten in die Lebens- und Reflexionspraktiken der Befragten. Selbstbestimmung wurde als zentraler Wert der Befragten identifiziert, wobei Autonomie negative wie positive Freiheitskonzeptualisierungen zu umfassen scheint. Selbstbestimmung scheint immer dann Thema zu sein, wenn externe Bedingungen für das eigene Leben einer Bewertung unterzogen werden, was sich mit der Frage zusammenfassen lässt: Ist ein Einfluss auf die persönliche Entscheidungs- oder Handlungsfreiheit, die im Allgemeinen als sehr wichtig im Leben der Befragten bezeichnet wird, akzeptabel oder nicht? Außerdem wird eine relationale Komponente deutlich, da in den Aussagen der Befragten mitzuschwingen scheint, dass entscheidend ist, ob Freiheitsbegrenzungen notwendige oder erwünschte Faktoren für das persönliche und kollektive Leben darstellen oder ob es sich um als illegitim empfundene Freiheitseingriffe handelt. Die Befragten interpretieren Autonomie und Freiheit nicht im Sinne atomistischer Lebenspraktiken (vgl. Taylor 1995), vielmehr ist das Eingebettetsein in Beziehungen (relationale Autonomie, vgl. Mackenzie und Stoljar 2000) auf unterschiedlichen Ebenen des sozialen Zusammenlebens (von der Familie und Freund*innen bis in die politische Gesellschaft hinein) selbstverständlicher Teil des Lebens. Werte wie Verbundenheit, Solidarität (vgl. z. B. Kieslich und Prainsack 2021), Verantwortung und Sorge sind daher nicht nur *trade-offs*, sie gehören zu dem, was ein gutes Leben genannt werden könnte, während und außerhalb einer Pandemie dazu.

Das Ringen um Selbstbestimmung, z. B. als Entwicklung eigener Präferenzen und Verteidigung persönlicher Grenzen gegenüber anderen, bedeutet vielleicht gerade deshalb eine Mühe, die Frauen in ihrem Leben immer wieder auf sich nehmen und die nicht nur in gesellschaftlichen Krisenzeiten geführt wird. Diese auf ein Eingebettetsein in soziale Bezüge ausgerichteten Autonomiekonzeptualisierungen haben auch während Corona Bestand: Es ergab sich nicht der Eindruck, dass die Coronakrise grundlegenden Einfluss auf das eigene Verständnis von Autonomie oder auf Ansprüche an die eigene Autonomiepraxis genommen hätte. Schon gar nicht hat sie zu mehr oder weniger drastischen Umwälzungen in der Definition und Ausübung individueller Selbstbestimmung geführt. Verordnete oder gesetzlich beschlossene Einschränkungen wurden zwar wahrgenommen, als Herausforderung geschildert und punktuell problematisiert, aber größtenteils akzeptiert und in das jeweils eigene Autonomieverständnis integriert (z. B. temporäre Freiheitsbeschränkungen, um den *status quo ante* wiederzuerlangen). Auffällig ist, dass auf Grundrechtsdiskurse angesichts bekannter Coronaschutzmaßnahmen (vgl. Themenkomplex I) sowie auf genderspezifische Belastungen (vgl. Themenkomplex II) kaum bis gar nicht Bezug genommen wurde, obschon derartige Wirkungen in Studien, wie oben dargelegt, festgestellt wurden. Doch anders als die Fachliteraturen dies nahelegen, haben die in dieser qualitativen Interviewstudie befragten Frauen selten Lebensumstände während der Coronakrise skizziert, die sie in ihrem Status als grundsätzlich freie, selbstbestimmt agierende Bürgerinnen illegitim affiziert oder aufgrund ihrer Situiertheit als Frauen spezifisch und möglicherweise schwerer betroffen hätten. Während einige Interviewte ihr eigenes Handeln in der Coronakrise, ihre Ängste, Sorgen und Hoffnungen spontan äußerten, konnten wir bemerken, dass das intensivere Nachdenken über Autonomie vor und während der Pandemie gelegentlich erst im Laufe des Interviews angestoßen wurde. Autonomie als reflektierte Selbstbewertung der eigenen Wünsche und Vorstellungen (vgl. Themenkomplex III) ist also ein Prozess, den wir auch *in actu* durch unsere Befragung beobachten konnten.

Digitalität beeinflusst spätmoderne Lebensvollzüge (King und Gerisch 2019) und damit auch Autonomiekontexte in hohem Maße (vgl. aber kritisch dazu Block und Dickel 2020), so auch in der Coronapandemie. Digitale Techniken wurden von den Befragten meist als Autonomie unterstützend eingeschätzt, da sie Kommunikation und Arbeit während der Coronakrise aufrechterhielten. Dort, wo digitale Technologien nicht optimal vorhanden waren oder funktioniert hatten, wurden sie allerdings auch als Problem thematisiert: Digitale Technologien können für Exklusion, Abgehängtsein, für Stress und Belastung sorgen, was in der Coronapandemie für viele Befragte nach eigener Auskunft spürbar wurde. Künstliche Intelligenz in ihren unterschiedlichen Spielarten und spezieller Aspekt digitaler Technologien war ein weiterer relevanter Gegenstand unserer Interviews. Die Befragten konnten einerseits Eindrücke und Einflüsse von KI auf ihr Leben darlegen (z. B. war der Kontakt zu intelligenten virtuellen Assistenten und zu algorithmisch gesteuertem Marketing vielen präsent) und bewerteten diese ambivalent bis angsteinflößend. Andererseits hatten sie gelegentlich auch Vorstellungen davon, wie KI in der Coronakrise eingesetzt werden könnte, um zumindest deren Folgen abzumildern.

Für die Sozialforschung und Technikfolgenabschätzung spielt es nur eine kleine Rolle, ob die von den Befragten genannten Anwendungen tatsächlich KI-basiert sind oder nicht (wie etwa die Corona-Warn-App) – entscheidend ist, dass das Vertrauen der Interviewpartnerinnen in dieser Hinsicht nicht an das Wissen über die verwendete Technologie geknüpft wurde, sondern (weitestgehend) unabhängig von ihr bestand. Weitere mögliche Einsätze von KI zur Bekämpfung der Pandemie wurden – wohlmöglich auch aufgrund unserer Frage danach – vermutet, aber nur selten konkretisiert. Mustererkennung und Modellierung wurden als Fähigkeit von KI identifiziert, der Transfer zu Einsatzmöglichkeiten im Rahmen der Pandemiebekämpfung (vgl. Themenkomplex IV) jedoch kaum geleistet. Dies überrascht nicht: Zum einen sind tief greifende Kenntnisse über KI in der Bevölkerung nur im geringen Maße vorhanden (vgl. z. B. Stürz et al. 2020), zum anderen schafft es die mediale Berichterstattung oftmals nicht, lebensnahe Bezüge zu den gesamtgesellschaftlichen Chancen und Risiken von KI in teilhaberelevanten Bereichen wie Bildung, Gesundheit oder Sicherheit klar herzustellen (Fischer und Puschmann 2021) und somit Erfahrungs- und Wissensanker zu setzen.

Inwiefern der Einsatz von KI zur Bekämpfung der Pandemiefolgen Einfluss auf die eigene Autonomie haben könnte, blieb für die Befragten größtenteils offen. Denkbar wären Antworten gewesen, die auf Datenschutz und Datensouveränität referieren, auf Gefahren der weiteren Datafizierung von Bürger*innen aufmerksam machen, auf Überwachung von Individuen und von als riskant erachteten Bevölkerungsgruppen hinweisen oder potenzielle Entscheidungsunterstützungssysteme erwähnen, die angesichts besonders knapper Ressourcen im Gesundheitssystem über Leben und Tod mitoptieren (Hao 2020). Dass solche Szenarien noch nicht verhandelt werden und diskursive Räume zur Reflexion von auf Corona bezogene KI (noch) nicht in der Breite etabliert zu sein scheinen, könnte damit zusammenhängen, dass dieser spezifische Einsatz von KI in Deutschland noch (nicht) im praktischen Lebensalltag der Menschen präsent ist und daher affirmatives wie kritisches Bewusstsein bisher noch nicht generiert und ‚gebraucht' wurde. Das Spannungsfeld zwischen Gerechtigkeit und Solidarität, übergeordnetem kollektiven Nutzen und individueller Autonomie angesichts einer Pandemie und potenziellen Technologieeinsätzen schon vorsorglich zu thematisieren, Menschen in diese Diskussionen intensiv einzubeziehen und damit Urteilsbildung voranzutreiben, erscheint umso mehr als ein ebenso lohnendes wie notwendiges wissenschaftliches, gesellschaftliches und politisches Ziel.

Danksagung und Förderhinweis Die Autor*innen möchten sich bei Nicla Kaufner, Linda Kokott und Ulrike Scorna für deren mehr als hilfreiche Unterstützung bei der Konzeption und Testung des Interviewleitfadens sowie bei der Rekrutierung von Personen für die Befragung ausdrücklich bedanken. Ohne diese Unterstützung wäre die empirische Arbeit, die diesem Text zugrunde liegt, nicht möglich gewesen.

Der vorliegende Aufsatz ist entstanden im Rahmen des Corona-Zusatzmoduls zum Planning-Grant-Projekt „Saving autonomy: Assessing patients' capacity to consent using artificial intelligence (SMART)", das von der Volkswagen-Stiftung unter dem Aktenzeichen 97044-1 unterstützt wurde. Die Autor*innen bedanken sich bei der Stiftung und ihren Mitarbeiter*innen für deren Unterstützung und vertrauensvolle Zusammenarbeit.

Literatur

Alimadadi, A., S. Aryal, I. Manandhar, P. B. Munroe, B. Joe und X. Cheng. 2020. Artificial intelligence and machine learning to fight COVID 19. *Physiological Genomics* 52(4): 200–202. https://doi.org/10.1152/physiolgenomics.00029.2020.

Allen, Amy. 1998. Rethinking power. *Hypatia* 13(1): 21–40. https://doi.org/10.1111/j.1527-2001.1998.tb01350.x.

Alon, T., M. Doepke, J. Olmstead-Rumsey und M. Tertilt. 2020a. This time it's different: The role of women's employment in a pandemic recession. Hrsg. National Bureau of

Economic Research. Cambridge, MA. NBER Working Paper 27660. National Bureau of Economic Research. https://www.nber.org/system/files/working_papers/w27660/w27660.pdf. Zugegriffen: 9. März 2022.

Alon, T., M. Doepke, J. Olmstead-Rumsey und M. Tertilt. 2020b. The impact of Covid-19 on gender equality. Hrsg. National Buerau of Economic Research. Cambridge, MA. NBER Working Paper 26947. National Bureau of Economic Research. https://www.nber.org/system/files/working_papers/w26947/w26947.pdf. Zugegriffen: 9. März 2022.

Alsharawy, A., R. Spoon, A. Smith und S. Ball. 2021. Gender differences in fear and risk perception during the COVID-19 pandemic. *Frontiers in Psychology* 12, Article 689467. https://doi.org/10.3389/fpsyg.2021.689467.

Baer, S., und U. Sacksofsky, Hrsg. 2018. *Autonomie im Recht – Geschlechtertheoretisch vermessen*. Baden-Baden: Nomos.

Beauchamp, T. L., und J. F. Childress. 2019. *Principles of biomedical ethics*. Oxford, New York: Oxford University Press.

Berlin, Isaiah. 1969. Two concepts of liberty. In ders. *Four essays on liberty*. Oxford: Oxford University Press, 118–172.

Block, K., und S. Dickel. 2020. Jenseits der Autonomie. Die De/Problematisierung des Subjekts in Zeiten der Digitalisierung. *Behemoth* 13(1): 109–131. https://doi.org/10.6094/behemoth.2020.13.1.1040.

Butterwegge, Christoph. 2021. Das neuartige Virus trifft auf die alten Verteilungsmechanismen: Warum die COVID-19-Pandemie zu mehr sozialer Ungleichheit führt. *Wirtschaftsdienst* 101(1), 11–14. https://doi.org/10.1007/s10273-021-2817-5.

Calvo, Rafael A., D. Peters, K. Vold und R. M. Ryan. 2020. Supporting Human Autonomy in AI Systems: A Framework for Ethical Enquiry. In *Ethics of Digital Well-Being*, Hrsg. C. Burr, L. Floridi. Cham: Springer. https://doi.org/10.1007/978-3-030-50585-1_2.

Christman, John. 2005. Saving positive freedom. *Political Theory* 33(1): 79–88. https://doi.org/10.1177/0090591704271302.

Connor, J., S. Madhavan, M. Mokashi, H. Amanuel, N. R. Johnson, L. E. Pace und D. Bartz. 2020. Health risks and outcomes that disproportionately affect women during the Covid-19 pandemic: A review. *Social Science & Medicine* 266, Artikel 113364. https://doi.org/10.1016/j.socscimed.2020.113364.

Demmelhuber, K., F. Englmaier, F. Leiss, S. Möhrle, A. Peichl und T. Schröter. 2020. Homeoffice vor und nach Corona: Auswirkungen und Geschlechterbetroffenheit. *ifo Schnelldienst digital* 14. https://www.ifo.de/DocDL/sd-2020-digital-14-demmelhuber-etal-homeoffice-vor-nach-corona.pdf. Zugegriffen: 9. Oktober 2021.

Dworkin, Gerald. 1988. *The theory and practice of autonomy*. Cambridge: Cambridge University Press.

Fischer, S., und C. Puschmann. 2021. *Wie Deutschland über Algorithmen schreibt. Eine Analyse des Mediendiskurses über Algorithmen und Künstliche Intelligenz (2005–2020)*. Gütersloh: Bertelsmann Stiftung. https://doi.org/10.11586/2021003.

Floridi, L., J. Cowls, M. Beltrametti, R. Chatila, P. Chazerand, V. Dignum, C. Luetge et al. 2018. AI4People – An Ethical Framework for a Good AI Society: Opportunities, Risks, Principles, and Recommendations. *Minds and Machines* 28(4): 689–707. https://doi.org/10.1007/s11023-018-9482-5.

Frankfurt, Harry G. 1971. Freedom of the Will and the Concept of a Person. *The Journal of Philosophy* 68(1): 5–20. https://doi.org/10.2307/2024717.

Friedman, Marilyn. 2003. *Autonomy, gender, politics*. Oxford, New York: Oxford University Press.

Gausman, J., und A. Langer. 2020. Sex and gender disparities in the COVID-19 pandemic. *Journal of Women's Health* 29(4): 465–466. https://doi.org/10.1089/jwh.2020.8472.

Gebhard, C., V. Regitz-Zagrosek, H. K. Neuhauser, R. Morgan und S. L. Klein. 2020. Impact of sex and gender on COVID-19 outcomes in Europe. *Biology of Sex Differences* 11(29). https://doi.org/10.1186/s13293-020-00304-9.

Globisch, C., und C. Osiander. 2020. Sind Frauen die Verliererinnen der Covid-19-Pandemie? IAB-Forum. https://www.iab-forum.de/sind-frauen-die-verliererinnen-der-covid-19-pandemie/. Zugegriffen: 9. Oktober 2021.

Gómez-Vírseda, C., und R. A. Usanos. 2021. Relational autonomy: lessons from COVID-19 and twentieth-century philosophy. *Medicine, Health Care and Philosophy*. https://doi.org/10.1007/s11019-021-10035-2.

Hao, Karen. 2020. Doctors are using AI to triage covid-19 patients. The tools may be here to stay. *MIT Technology Review* online, 23. April 2020. https://www.technologyreview.com/2020/04/23/1000410/ai-triage-covid-19-patients-health-care/. Zugegriffen: 3. November 2021.

Helfferich, Cornelia. 2004. *Die Qualität qualitativer Daten. Manual für die Durchführung qualitativer Interviews*. Wiesbaden: VS Verlag für Sozialwissenschaften.

Hildt, Elisabeth. 2006. *Autonomie in der biomedizinischen Ethik. Genetische Diagnostik und selbstbestimmte Lebensgestaltung*. Frankfurt a. M., New York: Campus.

IEAI. 2020. Research Brief: Ethical Implications of the Use of AI to Manage the COVID-19 Outbreak. Institute for Ethics in Artificial Intelligence, TU München. https://ieai.mcts.tum.de/wp-content/uploads/2020/04/April-2020-IEAI-Research-Brief_Covid-19-FINAL.pdf. Zugegriffen: 3. November 2021.

Jessen, J., C. K. Spieß und K. Wrohlich. 2021. Sorgearbeit während der Corona-Pandemie: Mütter übernehmen größeren Anteil – vor allem bei schon zuvor ungleicher Aufteilung. *DIW Wochenbericht* 9, 131–139. https://doi.org/10.18723/diw_wb:2021-9-1.

Kieslich, K., und B. Prainsack. 2021. Solidarität in Zeiten einer Pandemie: Alltagspraktiken und Priorisierungentscheidungen im Lichte des Solidaritätskonzeptes. In *Pandemien und Ethik. Entwicklung – Probleme – Lösungen*, Hrsg. A. Reis, M. Schmidhuber und A. Frewer, 29–43. Wiesbaden: Springer.

King, V., und B. Gerisch. 2019. Editorial Digitalisierung – Folgen für Kultur und Psyche. *Psyche* 73(9): 633–643. https://doi.org/10.21706/ps-73-9-633.

Korte, K.-R., J. Schwanholz und M. Florack. 2021. *Coronakratie*. Frankfurt a. M.: Campus.

Kristal, T., und M. Yaish. 2020. Does the coronavirus pandemic level the gender inequality curve? (It doesn't). *Research in Social Stratification and Mobility* 68, Artikel 100520. https://doi.org/10.1016/j.rssm.2020.100520.

Lalmuanawma, S., J. Hussain und L. Chhakchhuak. 2020. Applications of machine learning and artificial intelligence for Covid-19 (SARS-CoV-2) pandemic: A review. *Chaos, Solitons & Fractals* 139, Artikel 110059. https://doi.org/10.1016/j.chaos.2020.110059.

Lawless W. F., und D. A. Sofge. 2017. Evaluations: Autonomy and artificial intelligence: A threat or savior? In *Autonomy and artificial intelligence: A threat or savior?*, Hrsg. W. F. Lawless, R. Mittu, D. A. Sofge und S. Russell, 295–316. Cham: Springer. https://doi.org/10.1007/978-3-319-59719-5_13.

Le, K., und M. Nguyen. 2021. The psychological consequences of COVID-19 lockdowns. *International Review of Applied Economics*, 35(2): 147–163. https://doi.org/10.1080/02 692171.2020.1853077.

Mackenzie, C., und N. Stoljar. 2000. *Relational autonomy. Feminist perspectives on automony, agency, and the social self.* New York: Oxford University Press.

Matulis C., M. Samaei, G. Bourjeily und A. J. McGregor. 2021. Gender-based differences in the societal impact of the COVID-19 pandemic. *Rhode Island Medical Journal* 104(1): 10–12.

Mauer, H., und J. Leinius. 2021. Einleitung: Intersektionalität und Postkolonialität – Kritische feministische Perspektiven auf Politik und Macht. In: *Intersektionalität und Postkolonialität. Kritische feministische Perspektiven auf Politik und Macht*, Hrsg. H. Mauer und J. Leinius, 7–30. Opladen, Berlin, Toronto: Verlag Barbara Budrich.

Mayring, Philipp. 2015. *Qualitative Inhaltsanalyse. Grundlagen und Techniken.* Weinheim u. a.: Beltz.

Nabavi, Nikki. 2020. Long covid: How to define it and how to manage it. *BMJ* (Clinical research ed.) 370: Artikel m3489. https://doi.org/10.1136/bmj.m3489.

Naudé, Wim. 2020. Intelligente Eindämmungsstrategien gegen Covid-19: Die Rolle von Künstlicher Intelligenz und Big Data. *Perspektiven der Wirtschaftspolitik* 21(3): 311–322. https://doi.org/10.1515/pwp-2020-0021.

Papier, Hans-Jürgen. 2020. Verfassungsrechtliche Perspektiven. Aus Politik und Zeitgeschichte 35–37: 4–8.

Patton, Michael Quinn. 1990. *Qualitative Research & Evaluation Methods.* Thousand Oakes u. a.: Sage.

Plattform Lernende Systeme. 2021. Künstliche Intelligenz versus Corona. Plattform Lernende Systeme. https://www.plattform-lernende-systeme.de/corona.html. Zugegriffen: 9. Oktober 2021.

Power, Kate. 2020. The COVID-19 pandemic has increased the care burden of women and families. *Sustainability: Science, Practice and Policy* 16(1): 67–73. https://doi.org/10.1 080/15487733.2020.1776561.

Redaktion Böckler Impuls. 2020. Gleichstellung. Rückschritt durch Corona. *Böckler Impuls* 8, 4–5. Hans Böckler Stiftung. https://www.boeckler.de/data/Boeckler-Impuls_2020_08_S4-5.pdf. Zugegriffen: 9. Oktober 2021.

Richards, David A. J. 1981. Rights and autonomy. *Ethics* 92(1): 3–20.

Rixen, Stephan. 2021. Einschränkungen von Grundrechten im Namen von Public Health. Grundrechte als Regulative verhältnismäßiger Pandemie-Bewältigung. In: *Pandemien und Ethik. Entwicklung – Probleme – Lösungen*, Hrsg. A. Reis, M. Schmidhuber und A. Frewer, 79–91. Wiesbaden: Springer. https://doi.org/10.1007/978-3-662-63530-8_6.

Roesch, E., A. Amin, J. Gupta und C. García-Moreno. 2020. Violence against women during covid-19 pandemic restrictions. *BMJ* (Clinical research ed.) 369, Artikel m1712. https://doi.org/10.1136/bmj.m1712.

Schneewind, Jerome B. 1998. *The invention of autonomy: A history of modern moral philosophy.* Cambridge, New York: Cambridge University Press.

Schreier, Margrit. 2011. Qualitative Stichprobenkonzepte. In: *Qualitative Marktforschung in Theorie und Praxis: Grundlagen Methoden Anwendungen*, Hrsg. G. Naderer und E. Balzer, 243–256. Wiesbaden: Gabler.

Senderowicz, L., und J. Higgins. 2020. Reproductive autonomy is nonnegotiable, even in the time of COVID-19. *International Perspectives on Sexual and Reproductive Health* 46, 147–151. https://doi.org/10.1363/intsexrephea.46.2020.0147.

Smith, D. D., J. L. Pippen, A. A. Adesomo, K. M. Rood, M. B. Landon und M. M. Costantine. 2020. Exclusion of pregnant women from clinical trials during the coronavirus disease 2019 pandemic: A review of international registries. *American Journal of Perinatology* 37(8), 792–799. https://doi.org/10.1055/s-0040-1712103.

Statistisches Bundesamt, Wissenschaftszentrum Berlin für Sozialforschung, Bundesinstitut für Bevölkerungsforschung, Hrsg. 2021. Datenreport 2021. Ein Sozialbericht für die Bundesrepublik Deutschland. Bundeszentrale für politische Bildung: Bonn. Bundesinstitut für Bevölkerungsforschung. https://www.bib.bund.de/Publikation/2021/pdf/Datenreport-2021-Ein-Sozialbericht-fuer-die-Bundesrepublik-Deutschland.pdf. Zugegriffen: 9. Oktober 2021.

Steinert, J., und C. Ebert. 2020. Gewalt an Frauen und Kindern in Deutschland während COVID-19-bedingten Ausgangsbeschränkungen: Zusammenfassung der Ergebnisse. Technischen Universität München/RWI – Leibniz-Institut für Wirtschaftsforschung. https://www.gesine-intervention.de/wp-content/uploads/Zusammenfassung-der-Studienergebnisse_6_2020.pdf. Zugegriffen: 9. Oktober 2021.

Stoljar, Natalie. 2018. Feminist perspectives on autonomy. In *The Stanford Encyclopedia of Philosophy*, Hrsg. Edward N. Zalta. https://plato.stanford.edu/archives/win2018/entries/feminism-autonomy/. Zugegriffen: 9. Oktober 2021.

Stürz, R. A., C. Stumpf und U. Mendel. 2020. Künstliche Intelligenz verstehen und gestalten. Ergebnisse und Implikationen einer bidt-Kurzbefragung in Deutschland, Hrsg. v. bidt – Bayerisches Forschungsinstitut für Digitale Transformation. https://publikationen.badw.de/de/046808919/pdf/CC%20BY. Zugegriffen: 5. November 2022.

Taylor, Charles. 1995. Atomismus. In *Bürgergesellschaft, Recht und Demokratie*, Hrsg. B. van den Brink und W. van Reijen, 73–106. Frankfurt a. M.: Suhrkamp.

Townsend, L., A. H. Dyer, K. Jones, J. Dunne, A. Mooney, F. Gaffney, L. O'Connor et al. 2020. Persistent fatigue following SARS-CoV-2 infection is common and independent of severity of initial infection. *PloS one* 15(11), Artikel e0240784. https://doi.org/10.1371/journal.pone.0240784.

UN Women. 2020. From insight to action. Gender equality in the Wake of Covid-19, Hrsg. United Nations Entity for Gender Equality and the Empowerment of Women (UN Women). UN Women Headquarters. https://www.unwomen.org/sites/default/files/Headquarters/Attachments/Sections/Library/Publications/2020/Gender-equality-in-the-wake-of-COVID-19-en.pdf. Zugegriffen: 5. November 2022.

UN Women. 2021. Corona: Eine Krise der Frauen. UN Women Deutschland. https://www.unwomen.de/aktuelles/corona-eine-krise-der-frauen.html. Zugegriffen: 3. Februar 2022.

Vahidy, F. S., A. P. Pan, H. Ahnstedt, Y. Munshi, H. A. Choi, Y. Tiruneh, K. Nasir et al. 2021. Sex differences in susceptibility, severity, and outcomes of coronavirus disease 2019: Cross-sectional analysis from a diverse US metropolitan area. In: *PloS One* 16(1), Artikel e0245556. https://doi.org/10.1371/journal.pone.0245556.

Valentiner, Dana. 2021. Die Gleichberechtigung der Geschlechter als Unbekannte im Rechtsdiskurs um Corona-Schutzmaßnahmen? Transkript. Soziologische Perspektiven auf die Koronakrise. Wissenschaftszentrum Berlin für Sozialforschung. https://coronasoziologie.blog.wzb.eu/podcast/dana-valentiner-die-gleichberechtigung-

der-geschlechter-als-unbekannte-im-rechtsdiskurs-um-corona-schutzmass-
nahmen/?podlove_template_page=page-episode-transcript. Zugegriffen: 9. Oktober
2021.

Wenham, C., J. Smith, S. E. Davies, H. Feng, K. A. Grépin, S. Harman, A. Herten-Crabb
et al. 2020a. Women are most affected by pandemics – lessons from past outbreaks.
Nature 583(7815): 194–198. https://doi.org/10.1038/d41586-020-02006-z.

Wenham, C., J. Smith und R. Morgan. 2020b. COVID-19: The gendered impacts of
the outbreak. *The Lancet* 395(10227), 846–848. https://doi.org/10.1016/S0140-
6736(20)30526-2

WHO. 2021. Pandemie der Coronavirus-Krankheit (COVID-19). Weltgesundheitsorganisation. Regionalbüro für Europa. https://www.euro.who.int/de/health-topics/
health-emergencies/coronavirus-covid-19/novel-coronavirus-2019-ncov. Zugegriffen:
30. September 2021.

Würzen, Barbara von. 2020. Traditionelle Rollenverteilung in Corona-Krise belastet die
Frauen. Ergebnisse einer repräsentativen Umfrage. Bertelsmann Stiftung (Creating
Corporate Cultures). https://www.bertelsmann-stiftung.de/fileadmin/files/user_upload/
Spotlight_Rollen_und_Aufgabenverteilung_bei_Frauen_und_Maennern_in_Zeiten_
von_Corona.pdf. Zugegriffen: 9. Oktober 2021.

Zinn, S., M. Kreyenfeld und M. Bayer. 2020. Kinderbetreuung in Corona-Zeiten: Mütter
tragen die Hauptlast, aber Väter holen auf. *DIW aktuell* 51. Deutsches Institut für Wirtschaftsforschung, Berlin. http://hdl.handle.net/10419/222881. Zugegriffen: 9. Oktober
2021.

Dr. Helene Gerhards ist Sozialwissenschaftlerin. Sie wurde im Jahr 2021 an der Universität Osnabrück mit einer politikwissenschaftlichen Arbeit zur Geschichte und Theorie
von Patient*innenagentivität und -kollektivität promoviert. Zuvor arbeitete sie als wissenschaftliche Mitarbeiterin an den Universitäten Göttingen und Duisburg-Essen sowie an der
Ostbayerischen Technischen Hochschule Regensburg zu feministischen und Demokratietheorien, zu kritischen und intersektionalen Biopolitikstudien, zur Politik der Biomedizin
(v. a. Stammzellforschung und Reproduktionsmedizin) sowie zu Digitalisierung und Künstlicher Intelligenz im Gesundheitssystem. Aktuell ist sie wissenschaftliche Mitarbeiterin
am Institut für Sozialforschung und Technikfolgenabschätzung (IST) der Ostbayerischen
Technischen Hochschule Regensburg.

Melina Ronneburg, M.A. ist studierte Sozialwissenschaftlerin und Soziologin. Seit
ihrem Studium an der Universität in Gießen arbeitet sie im mittelhessischen Institut für
Meinungs- und Sozialforschung GUT BEFRAGEN, wo sie Kund*innen methodisch
begleitet und unterschiedlichste Projekte betreut. Ihr Arbeitsschwerpunkt liegt in der
empirischen Datenerhebung und -auswertung, sowohl im Bereich der quantitativen als auch
qualitativen Forschung. Vor allem die Unterstützung von universitärer Forschung mithilfe
von Datenbereinigung, Datenaufbereitung und Datenanalyse bestimmt das aktuelle Auf-
gabengebiet.

Dipl.-Kauffrau (FH) Uta Bittner, M.A. ist wissenschaftliche Mitarbeiterin am Institut für Geschichte, Theorie und Ethik der Medizin der Heinrich-Heine-Universität Düsseldorf – aktuell in der Manchot Forschungsgruppe „Entscheidungsfindung mithilfe von Methoden der Künstlichen Intelligenz" – mit Fokus auf medizinethischen Themen und Fragestellungen. Weitere berufliche Stationen waren unter anderem die Ostbayerische Technische Hochschule Regensburg, Contagi Interim, das Institut für Geschichte, Theorie und Ethik der Medizin der Universität Ulm, die Frankfurter Allgemeine Zeitung, das Institut für Ethik und Geschichte der Medizin der Albert-Ludwigs-Universität Freiburg und Roland Berger Strategy Consultants.

Prof. Dr. phil. habil. Karsten Weber ist Philosoph und Experte für Technikfolgenabschätzung. Er hat Philosophie, Informatik und Soziologie an der Universität Karlsruhe (TH) studiert, danach in Karlsruhe in Philosophie promoviert und an der EUV Frankfurt (Oder) in Philosophie habilitiert. In seinen wissenschaftlichen Arbeiten beschäftigt sich Prof. Weber vor allem mit den Auswirkungen moderner Technik auf Individuen und Gesellschaften. Akademische Stationen waren die Universität Opole in Polen, wo Karsten Weber eine Universitätsprofessur für Philosophie innehatte, die TU Berlin mit einer Gast- und Vertretungsprofessur für Informatik und Gesellschaft sowie die Vertretung des Lehrstuhls für Allgemeine Technikwissenschaften an der BTU Cottbus-Senftenberg. Aktuell ist Karsten Weber Ko-Leiter des Instituts für Sozialforschung und Technikfolgenabschätzung (IST) und einer der drei Direktor*innen des Regensburg Center of Health Sciences and Technology (RCHST) der Ostbayerischen Technischen Hochschule Regensburg. Außerdem hält er eine Honorarprofessur für Kultur und Technik an der BTU Cottbus-Senftenberg.

Gesundheitspraktiken in der Krise

Gesundheitsapps statt Beziehungspflege? Die Folgen der Coronapandemie für den Digitalisierungsdiskurs im Bereich der professionellen Psychotherapie

Jasmin Dierkes und Moritz von Stetten

1   Einleitung

Die Coronapandemie hat die psychotherapeutische Versorgung vor umfassende Herausforderungen gestellt. Es mussten neue Wege der Aufrechterhaltung des Kontakts von Psychotherapeut*innen, Ärzt*innen oder Pfleger*innen mit Patient*innen gefunden werden. Gleichzeitig war nicht klar, welche Folgen die Einschränkungen für den Rest der Bevölkerung haben, der bisher keine professionelle Hilfe gesucht hat. Im Folgenden beschäftigen wir uns jedoch nicht mit den Folgen der Coronapandemie für die psychische Gesundheit von betroffenen Personen und besonders vulnerablen Gruppen. Wir zeichnen vielmehr historisch länger zurückreichende Brüche und Kontinuitäten der psychotherapeutischen Versorgung nach, die durch die Coronazeit verstärkt und abgeschwächt wurden. Dadurch wollen wir auf Entwicklungen hinweisen, die in den Diskussionen rund um die Umstellung der psychotherapeutischen Versorgung

J. Dierkes (✉)
Interdisziplinäres Zentrum für Wissenschafts- und Technikforschung (IZWT),
Universität Wuppertal, Wuppertal, Deutschland
E-Mail: jasmin.dierkes@uni-wuppertal.de

M. von Stetten
Institut für Politische Wissenschaft und Soziologie, Universität Bonn,
Bonn, Deutschland
E-Mail: mstetten@uni-bonn.de

auf Videotelefonie sowie um die Folgen der Pandemie für die mentale Gesundheit der gesamten Bevölkerung in den Hintergrund rücken. Im Sinne einer an Foucault angelehnten gesellschaftshistorischen Betrachtung verstehen wir die gegenwärtigen Ereignisse als kontingente (Dis)Kontinuitäten mit Blick auf die historische Entstehung und Entwicklung der modernen Psychotherapie insgesamt. Wir nähern uns dem Feld deshalb mit den heuristischen Möglichkeiten einer Dispositivanalyse an (Foucault 1978, 1983).

Im Vordergrund stehen dabei die Folgen der Coronapandemie für den professionellen Diskurs rund um die Digitalisierung der psychotherapeutischen Versorgung. Unsere These lautet, dass sich die Coronazeit als Katalysator für schon bestehende und länger zurückreichende Koalitionen im Diskurs zwischen verhaltenstherapeutisch orientierten Ansätzen sowie App-Unternehmen, Krankenkassen und Berufsverbänden verstehen lässt. Diese Allianz kann nicht nur als weitere Phase der professionalisierten Entwicklung einer ambulanten Psychotherapie gedeutet werden, sondern ebenso als zugespitzter Konflikt zwischen einer professionellen, ambulanten psychologischen Psychotherapie einerseits und einer Umstellung auf digitale Angebote andererseits. Um dies zu zeigen, gehen wir zunächst auf einige Ereignisse mit Blick auf die Folgen der Coronapandemie für die psychotherapeutische Versorgung ein (Abschn. 2). Danach stellen wir kurz unseren dispositivanalytischen Ansatz vor (Abschn. 3). Anschließend werfen wir Schlaglichter auf die Kontinuitäten und Brüche mit Blick auf den Zusammenhang von Digitalisierung und psychotherapeutischer Versorgung während der Coronazeit (Abschn. 4) und schließen mit einem kurzen Fazit (Abschn. 5).

2 Psychotherapie und Coronapandemie: eine Übersicht

Im März 2020 einigen sich Bund und Länder in Deutschland auf eine erste umfassende Einschränkung der sozialen Kontakte, um die weitere Ausbreitung von COVID-19-Infektionen zu verhindern. Zu den verordneten Maßnahmen gehören ein Mindestabstand im öffentlichen Raum, die Begrenzung von Treffen mit Personen außerhalb des eigenen Hausstandes sowie die Schließung von Gastronomie und Dienstleistungsbetrieben (Bundesregierung 2020). Auch wenn die Regeln zunächst nur für zwei Wochen festgelegt sind, wird in Politik und Öffentlichkeit über die unabsehbaren Langzeitfolgen der Coronapandemie diskutiert. Die genannten Regelungen markieren den Beginn einer Reihe von weiteren politischen Eingriffen, die in den folgenden Monaten Auswirkungen auf alle Lebensbereiche in Deutschland haben werden.

Mit Blick auf die psychotherapeutische Versorgung in Deutschland sind in diesen Wochen zwei Organisationen von entscheidender Bedeutung. Die Kassenärztliche Bundesvereinigung (KBV) ist verantwortlich für die Rahmenbedingungen der ambulanten Gesundheitsversorgung und den Umgang mit physischen Treffen zur Diagnose und Behandlung von erkrankten Personen. Die niedergelassenen Psychotherapeut*innen stellen rund ein Fünftel der vertragsärztlichen Versorgung in Deutschland bereit – das entspricht etwa der Anzahl an niedergelassenen Allgemeinmediziner*innen (KBV 2020). Die Bundespsychotherapeutenkammer (BPtK) ist als Dachorganisation der Landespsychotherapeutenkammern die größte Interessenvertretung der approbierten Psychotherapeut*innen in Deutschland. Sowohl die KBV als auch die BPtK identifizieren den Kontakt zwischen Psychotherapeut*innen und Patient*innen als zentrales Problem mit Blick auf die aktuelle Ausbreitung des Coronavirus (KBV 2021a, b; BPtK 2020). Dementsprechend legen sie den Fokus auf die Minimierung des Risikos von weiteren COVID-19-Infektionen im Rahmen der ambulanten psychotherapeutischen Versorgung.

Am 16. März 2020 verkündet die Kassenärztliche Bundesvereinigung, dass zunächst für das zweite Quartal des laufenden Jahres alle ärztlichen und psychotherapeutischen Sprechstunden per Video angeboten werden können (KBV 2021a). Bis zu diesem Zeitpunkt war der Anteil der Videobehandlungen sowohl mit Blick auf die Anzahl der Patient*innen als auch der Anzahl der durchgeführten Sprechstunden auf 20 % pro Quartal begrenzt. Mit der Entscheidung der KBV wird diese Limitierung aufgehoben. Weiterhin ausgenommen von der Neuregelung sind probatorische Sitzungen, die zur Eingangsdiagnostik, Indikationsstellung und Aufklärung dienen. Diese Regelungen bilden die Grundlage und Ausgangssituation für den weiteren Umgang mit der Pandemie in den kommenden Monaten. Zunächst prüfen und bestätigen KBV und BPtK diese Maßnahmen mehrfach. Rund ein Jahr später, im März 2021, fallen weitere Einschränkungen weg. Die probatorischen Sitzungen sind nun auch per Video möglich, ausgenommen werden nur Akutbehandlungen aufgrund einer Krisensituation (KBV 2021b).

Dies ändert sich nochmals im Mai 2021, da der Deutsche Bundestag im Rahmen des Gesetzes zur digitalen Modernisierung von Versorgung und Pflege nun auch eine professionelle Hilfe in einer akuten Krise per Videogespräch ermöglicht (BMG 2021). Schon im November 2020 hat die BPtK vehement auch die Möglichkeit von Akutbehandlungen per Video gefordert (BPtK 2020). In einer Pressemitteilung der BPtK sagt deren Präsident Dietrich Munz: „Damit hat der Gesetzgeber eine unverständliche Beschränkung für schnelle und flexible Hilfe in akuten psychischen Notlagen beseitigt." (BPtK 2021) Mit dieser Entscheidung sind rund 14 Monate nach der Verkündung des ersten Corona-Lockdowns erstmals alle Einschränkungen mit Blick auf den Einsatz von

Videosprechstunden und damit verbundenen Fernbehandlungen in der psychotherapeutischen Versorgung aufgehoben.

Auf den ersten Blick können diese Entwicklungen als pragmatische
Reaktionen auf die Coronakrise verstanden werden. Sie zeigen zunächst, wie
die psychotherapeutische Versorgung auch im Rahmen einer Pandemie weiter
aufrechterhalten werden soll. Im Kern stehen die genannten Maßnahmen für
eine Minimierung von Infektionen im Rahmen der Interaktionen von Psychotherapeut*innen und Patient*innen. Gleichzeitig lassen sich aus dieser kurzen
Rekonstruktion einige zentrale Merkmale des Umgangs von KBV und BPtK
mit der Coronapandemie benennen. Die zunächst verweigerte Öffnung von
Videosprechstunden für probatorische Sitzungen und Akutbehandlungen zeigt
die besondere Bedeutung von Präsenz und direktem Kontakt für die psychotherapeutische Versorgung. Demgegenüber steht die zwar verzögerte, aber
dennoch grundlegende Öffnung von Videosprechstunden für einen Sinnes-
wandel. Ob und wie weit die verschiedenen Maßnahmen zum Infektionsschutz
beigetragen haben, lässt sich nicht nachweisen. Klar ist aber, dass sie mit Verweis auf einen umfassenden Infektionsschutz eingeführt wurden. Wir wollen
im Folgenden jedoch zeigen, dass die KBV und die BPtK damit einen neuen
Umgang mit Videosprechstunden etabliert haben, der zum einen an vergangene
Entwicklungen im Bereich der psychotherapeutischen Versorgung anknüpft und
zum anderen auch Folgen für deren Zukunft jenseits der Coronapandemie hat.

3   Die Perspektive der Dispositivanalyse

Um die Folgen der Coronapandemie für die psychotherapeutische Versorgung
beschreiben zu können, so unsere These, bedarf es einer Einordnung der
Geschehnisse in weiter zurückreichende Entwicklungen.[1] Im Rahmen einer
dispositivanalytischen Betrachtung wird davon ausgegangen, dass punktuelle
politische Entscheidungen, rechtliche Maßnahmen, psychotherapeutische
Behandlungsformen und weitere soziale Praktiken sowohl einer eigenen
sozialen Logik folgen als auch in einem größeren gesellschaftlichen Zusammen-

---

[1] Dazu könnten noch zwei weitere Ereignisse miteinbezogen werden, die sich zwar vor der
Coronazeit ereigneten, aber dennoch in einer Reihe mit dieser betrachtet werden sollten:
der Ausbau der Telemedizin durch Beschluss des Deutschen Ärztetages 2018 (Krüger-
Brand 2018; vgl. auch Hahn 2018 zur Vorgeschichte des Fernbehandlungsverbots) und die
Einführung des Digitale-Versorgung-Gesetz 2019 (BMG 2021).

hang gesehen werden müssen. Wir stellen nun zunächst einige derjenigen Merkmale vor, die für unsere dispositivanalytische Betrachtung hier relevant sind (Abschn. 3.1). Anschließend gehen wir auf unser Material und einige methodologische Aspekte ein, die wir zur weiteren Analyse der psychotherapeutischen Versorgung in der Coronazeit heranziehen (Abschn. 3.2).

3.1 Dispositivanalyse der Kontinuitäten und Brüche

Folgt man Michel Foucault, handelt es sich bei einem Diskurs um einen Zusammenhang von sozialen Bedingungen und Regeln, die eine soziale Ordnung jenseits der klaren Unterscheidung von Strukturen und Ereignissen beschreiben. Einerseits beschreiben die Regeln des Diskurses „die Gesamtheit der Bedingungen, nach denen sich eine Praxis vollzieht, nach denen diese Praxis teilweise oder völlig neuen Aussagen Raum gibt, nach denen sie schließlich modifiziert werden kann" (Foucault 1973, 297). Andererseits bezeichnet der Diskurs auch die Ereignisse und Praktiken *jenseits* einer bloß regelgeleiteten Ordnung. Um die Geschehnisse während der Coronapandemie mit Blick auf die psychotherapeutische Versorgung einordnen und deuten zu können, greifen wir im Folgenden auf die heuristischen Annahmen einer Dispositivanalyse zurück (vgl. Bussolini 2010; Foucault 1978; Keller 2008; Raffnsøe et al. 2016). Eine Dispositivanalyse geht über die Kernannahmen einer Diskursanalyse hinaus. Im vorliegenden Text sind für uns vor allem die folgenden Punkte relevant; es könnten jedoch auch noch durch weitere Perspektiven und Überlegungen ergänzt werden.

Erstens handelt es sich bei einem Dispositiv um eine Heterogenität an Elementen, die nicht nur sprachlich-semantische Dimensionen miteinbezieht, sondern auch materielle, körperliche und räumliche Momente berücksichtigt (Foucault 1978, 119 f.). Die Frage danach, ob die Fernbehandlung per Video eine legitime Form der psychotherapeutischen Diagnose und Behandlung darstellt, ist beispielsweise eng verknüpft mit grundsätzlichen Diskussionen zum Stellenwert von leiblichem Ausdruck, körperlicher Präsenz und räumlicher Interaktion.

Zweitens beinhaltet die Dispositivanalyse, genauso wie eine Diskursanalyse, eine Historisierung von Ereignissen ohne die Kontextualisierung mit Rückgriff auf eine dominierende oder gar determinierende Entwicklungslogik (Foucault 1973, 15 ff.). Historische Entwicklungen werden als offene Prozesse mit widerstreitenden Strukturveränderungen verstanden. In diesem Sinn verstehen wir den Umgang der psychotherapeutischen Versorgung mit der Coronapandemie nicht nur als Hinweis und Spiegel für *eine* bestimmte Entwicklungslinie.

Das bedeutet drittens, dass sich hinter den schon beschriebenen Ereignissen zahlreiche Verschränkungen und Verknüpfungen von Wissensbeständen, Machtkämpfen und Deutungskonflikten zwischen verschiedenen relevanten Akteur*innen und Organisationen verbergen. Für uns ist dieser Punkt insofern relevant, als innerhalb und am Rande des psychotherapeutischen Feldes heftige Kämpfe um die Deutungshoheit über die richtige und gute Psychotherapie ausgefochten werden. Auch die Debatte zur Digitalisierung des Psychotherapeutischen ist durchzogen von diesen Auseinandersetzungen.

Viertens beinhaltet die Dispositivanalyse eine – klassisch gesprochen – Verknüpfung von mikro- und makrosoziologischen Fragen, die soziale Praktiken im Lichte von diskursiven Zusammenhängen deutet und umgekehrt, jedoch ohne die eigenständige soziale Logik beider Bereiche zugunsten des jeweils anderen aufzugeben (Foucault 1983, 86 ff.). Dementsprechend muss beispielsweise die psychotherapeutische Versorgung per Videosprechstunde sowohl als eigenständige soziale Praxis als auch als Element innerhalb eines weiteren historisch-gesellschaftlichen Rahmens betrachtet werden.

Im Kern ermöglicht eine dispositivanalytische Perspektive so eine Konzentration auf die Beschreibung von Kontinuitäten und Brüchen sozialer Ereignisse und Macht-Wissens-Relationen im Kontext eines historisch-gesellschaftlichen Strukturwandels. In diesem Sinn stellen wir uns die Frage, inwiefern die Digitalisierung des Psychotherapeutischen eine Vorgeschichte aufweist und in welchem Verhältnis sie zu den Ereignissen rund um den Wandel der psychotherapeutischen Versorgung während der Coronazeit steht.

3.2 Theoretisches Sampling und maximale Kontrastierung

Wir greifen im Folgenden auf heterogenes Datenmaterial zurück. Zum einen haben wir seit März 2020 Interviews mit 19 überwiegend approbierten Psychotherapeut*innen durchgeführt. In den Interviews haben wir nicht nur nach Folgen der Coronapandemie für deren beruflichen Alltag gefragt, sondern darüber hinaus auch nach Aspekten des Werdegangs, der Ausbildung, der Behandlungstechniken, des Berufsstandes sowie der Digitalisierung. Zum anderen haben wir weitere Quellen wie Podcasts, Pressemitteilungen, Stellungnahmen, Fachliteratur und historische Texte und Bücher ausgewertet. Alle Quellen verstehen wir als Dokumente, die über den größeren historischen Rahmen der Entwicklungen der Coronazeit Auskunft geben.

Im Sinne eines *theoretical sampling* haben wir die Hypothesenbildung und Materialauswahl am jeweils aktuellen Stand der Auswertung und Interpretation des vorliegenden Materials orientiert (Glaser und Strauss 1967, 45 ff.; Strübing 2008). Wir sind so zwischen dem empirischen Material und der theoretischen Hypothesenbildung ständig hin- und hergesprungen, um über den Vergleich mit weiterem Material eine Präzisierung der Hypothesen und Interpretationen zu ermöglichen. Daraus ergibt sich „ein zur Selbstkorrektur fähiger Prozess der Theoriebildung auf empirischer Grundlage" (Keller 2011, 192), der von den allgemeinen theoretischen Perspektivierungen der Diskursanalyse und der methodologischen Herangehensweise der Grounded Theory gleichermaßen verfolgt wird.

Von besonderer Bedeutung ist dabei die Methode des Vergleichens durch maximale Kontrastierung (Glaser und Strauss 1967, 55 ff.; Kelle und Kluge 2010; Strübing 2008). Die Herausarbeitung maximaler Kontraste hat zum Ziel, die Bedeutung und Merkmale bestimmter sozialer Praktiken deutlicher herauszuarbeiten, indem diesen möglichst abweichende Praktiken, Semantiken und Beschreibungen gegenübergestellt werden. Somit können soziale Praktiken und Vorstellungen, die in einem diskursiven Zusammenhang als völlig normal und selbstverständlich erscheinen, nochmals auf ihre besonderen Merkmale hin befragt werden. Gerade wenn sich ein Feld auf den ersten Blick durch eine gewisse Harmonie und Homogenität auszeichnet, kann diese Vorgehensweise Hinweise auf weitere Bedeutungsebenen, Brüche und Konflikte hervorbringen.

Mit Blick auf die Digitalisierung der psychotherapeutischen Versorgung lässt sich daran anschließend schon hier exemplarisch ein Aspekt nennen, auf den wir im Laufe des Forschungsprozesses immer wieder gestoßen sind. Zwischen den – grob gesprochen – psychodynamischen und verhaltenstherapeutischen Ansätzen existieren deutliche Unterschiede im Krankheitsverständnis, in den Praktiken der Diagnose, Behandlung und Heilung oder in den Vorstellungen und Zielen einer „guten Psychotherapie" (Lebiger-Vogel 2011). Diese unterschiedlichen Hintergründe haben einen bedeutsamen Einfluss auf die jeweiligen Einstellungen zur Rolle und Bedeutung digitaler Technologien für die psychotherapeutische Versorgung. Dementsprechend ist es sehr erkenntnisreich, wenn die Nutzung von Technologien wie Videosprechstunden, Gesundheits-Apps oder Selbsthilfeforen mit den psychotherapeutischen Hintergründen abgeglichen wird. Gleiches gilt für die Skepsis einer psychotherapeutischen Schule gegenüber einer bestimmten Technologie. In diesem Sinn erscheint die vermeintlich rein pragmatische Einsetzung der Videotelefonie während der Coronapandemie in einem anderen Licht. So kann beispielsweise gefragt werden, warum von den offiziellen Stellen keine anderen Technologien als Alternativen eingesetzt wurden und welche weiteren Interessen mit der Videotelefonie verbunden sind.

Um der Methode der maximalen Kontrastierung gerecht zu werden, berücksichtigt unser Material sowohl in den Interviews als auch in den sonstigen Quellen eine möglichst breite Palette an psychotherapeutischen Ausrichtungen und Perspektiven. Eine nochmalige Erweiterung um zusätzliche Akteur*innen wie Krankenkassen, Berufsverbände oder Pharmaunternehmen hilft die Positionen zur Digitalisierung des Psychotherapeutischen zu rekonstruieren. Wir konzentrieren uns jedoch hier vorrangig auf die Bedeutung der Digitalisierung für den Berufsstand der professionalisierten Psychotherapie.[2]

4   Kontinuitäten und Brüche in der psychotherapeutischen Versorgung

Die Bedeutung technischer Medien für die psychotherapeutische Versorgung wird schon so lange diskutiert wie die jeweiligen Medien selbst. Setzt man einen besonders weiten Medienbegriff an, lässt sich die psychotherapeutische Rezeption von Medien auch noch vor der Erfindung der Computertechnik ansetzen. Schon bei Freud finden sich zahlreiche Reflexionen auf die mediale und atmosphärische Bedeutung von Briefen oder Sofas (Guderian 2004; Zeavin 2021, 27 ff.). Gleiches gilt für die historische Entstehung von Standardisierungsinstrumenten wie Klassifikationssysteme, Fragebögen, Diagnoseverfahren und Lernübungen, die schon vor der Institutionalisierung von Psychotherapie und Psychoanalyse in psychiatrischen Kreisen diskutiert und angewendet wurden (Foucault 2005; Kraepelin 1899). Selbst wenn man sich auf technische Medien (Telefon, Computer, Smartphones) beschränkt, ist deren Verwendung in psychotherapeutischen Kontexten so alt wie die allgemeine alltagspraktische Verbreitung dieser Medien (Zeavin 2021).

Vor diesem Hintergrund lässt sich die Umstellung der psychotherapeutischen Versorgung auf Videotelefonie-Angebote während der Coronazeit zunächst als Kontinuum einer schon länger andauernden theoretischen und praktischen

---

[2] Mit Blick auf die betroffenen Patient*innen ließe sich die zunehmende Öffnung von KBV und BPtK gegenüber der Videotelefonie noch in anderem Licht betrachten. Einerseits war die umfassende Ermöglichung von Videosprechstunden mit der Intention verbunden, die psychotherapeutische Versorgung auch mit Rücksicht auf die Betroffenen möglichst ohne Unterbrechungen aufrecht zu erhalten. Andererseits hat diese Umstellung neue Herausforderungen mit sich gebracht, deren Chancen und Gefahren noch immer nur in Ansätzen erforscht sind (Dettbarn 2019; Eichenberg 2021).

Auseinandersetzung mit technischen Medien verstehen. Gleichzeitig kann die Coronazeit als Ereignis innerhalb einer Reihe von weiteren Entwicklungen angesehen werden, die mit Brüchen in der bisherigen Organisation der psychotherapeutischen Versorgung einhergeht. Das Ziel der folgenden Abschnitte ist es, einige zentrale Folgen der Coronapandemie für den schon länger andauernden historisch-gesellschaftlichen Wandel der psychotherapeutischen Versorgung herauszuarbeiten. Dazu werden wir im Folgenden auf vier Punkte näher eingehen. Die ersten beiden Abschnitte beschäftigen sich mit der therapeutischen Beziehung (Abschn. 4.1) und der Rolle von technischen Medien (Abschn. 4.2) als historischen Kontinuitäten des Selbstverständnisses der ambulanten, psychologischen Psychotherapie. Danach gehen wir auf Brüche in der psychotherapeutischen Versorgung ein. Das betrifft die zunehmende Bedeutung behavioristischer Ansätze im Kontext des Diskurses rund um die Digitalisierung des Psychotherapeutischen (Abschn. 4.3) sowie die damit einhergehende Möglichkeit einer Deprofessionalisierung der psychologischen Psychotherapie insgesamt (Abschn. 4.4).

4.1 Die therapeutische Beziehung als Kern der professionalisierten Psychotherapie

Unsere erste These besagt, dass die therapeutische Beziehung schulenübergreifend als Kern einer professionalisierten psychotherapeutischen Versorgungspraxis angesehen werden muss. Dies mag zunächst trivial klingen, da man ja davon ausgehen müsste, dass jede Psychotherapie auf einer Relation zwischen Therapeut*in und Patient*in bzw. Klient*in beruht. Im Zusammenhang mit den Debatten und Herausforderungen der Digitalisierung hat diese Einsicht jedoch weitreichendere Bedeutungen. Seit den Experimenten mit maschinell automatisierten Psychotherapie-Programmen wie ELIZA, SHRINK oder PARRY in den 1960er-Jahren wird über das Ersetzen der Psychotherapeut*in durch computergestützte Software spekuliert (Zeavin 2021, 129 ff.; Weizenbaum 1966; Wright und Wright 1997). Zum einen wird dabei ausgelotet, inwiefern es überhaupt möglich ist, dass beispielsweise zwischen technischem Avatar oder Chatbot einerseits und Patient*in andererseits eine dynamische Beziehung aufgebaut werden kann. Zum anderen wird die Möglichkeit des langfristigen Verzichts auf eine therapeutische Beziehung in Betracht gezogen. Im ersten Fall übernimmt ein technisches Medium den Platz des*der Psychotherapeut*in in der therapeutischen Beziehung. Im zweiten Fall wird die therapeutische Beziehung durch eine Form der Selbsthilfe ersetzt, die dann nur noch von einem*r Psychotherapeut*in momenthaft begleitet wird.

In unseren Interviews[3] ist deutlich zu erkennen, dass für approbierte Psychotherapeut*innen beide Optionen nicht mit ihren Arbeitsweisen vereinbar sind – und zwar jenseits aller weiteren Schulenstreitigkeiten über die richtige Therapieform. Ein Beispiel für die Wichtigkeit der therapeutischen Beziehung allgemein bietet die Antwort eines niedergelassenen medizinischen Psychotherapeuten:

> „I: […] wie würden Sie selbst beschreiben, welche Richtung von Psychotherapie Sie hauptsächlich anbieten?
>
> PTCor09: Also fachlich bin ich zugelassen für tiefenpsychologisch und das ist auch meine Hauptausbildungsrichtung (…) ehm ich bin jetzt se::it 2015 auch Mitglied der (.) International Center for clinical excellence, in Chicago ist das ansässig, das ist ein weltweiter Zirkel von etwa zwanzigtausend Therapeuten, und derjenige, der das (.) leitet, Scott Miller heißt der, der hat vierzig Jahre Psychotherapieforschung gemacht, die ich sehr spannend finde, und hat eigentlich als mehr oder weniger einzigen, wirklich als einzigen, wirklich als einzigen Prädiktor für den outcome von einer Psychotherapie die therapeutische Beziehung ausgemacht. Ich bin kein Schulenverfechter, sondern für mich steht das Thema therapeutische Beziehung maximal im Vordergrund und das ist das. Ich orientiere mich sehr stark einfach an dem Patienten." (PTCor09, Pos. 8–9)

Als Ergänzung die Antwort eines psychologischen Therapeuten mit einer Approbation zur Verhaltenstherapie:

> „I: […] finden Sie denn diese Schulenzuordnung grundsätzlich sinnvoll oder sagen Sie, Sie können das auch bei Kolleg*innen vielleicht beobachten, dass es mehr die Praxis ist, die dann prägt und nicht so sehr der theoretische Hintergrund? […]
>
> PTCor10: Ja, ja das ist etwas, das ich mich schon immer gefragt habe und auch mit meinen Supervisoren immer wieder diskutiert habe: was ist hier das, was wirkt, und wie geht man da vor? Ich würde behaupten, also meiner Meinung nach, dass die (.) die Beziehung mit der wichtigste Aspekt sind und, ehm, das ist etwas, was natürlich auch eine menschliche Ressource ist, inwieweit ich als Therapeut das ja leisten kann, das mitbringen kann und natürlich braucht man auch das Know-how." (PTCor10, Pos. 19–20)

---

[3] In allen Interviews werden kürzere Sprechpausen mit (.), längere Sprechpausen mit (…), lang gezogene Aussprache mit xx:::, gleichzeitig gesprochene Aussagen mit //xx//, paraverbale Äußerungen wie lachen mit (lacht), starke Betonungen durch Fettdruck sowie Textauslassungen in der Zitation mit […] markiert.

Inwiefern dieser Anspruch an Beziehung nicht aufrechterhalten werden kann durch technische Hilfsmittel, zeigen folgende Ausschnitte. Ein Verhaltenstherapeut beschreibt die Grenzen der Nutzung von Videotelefonie in der Therapie:

> „I: […] Aber das heißt, Sie übernehmen das dann jetzt auch als Teil Ihres Angebots dauerhaft, dass es eine Alternative sein kann, auch Videositzungen zu machen?
>
> PTCor11: Ja, ehm, allerdings, ehm, mit Einschränkungen, das heißt, es gab Anfragen, ausschließlich Videotelefonie zu machen, ehm, und da bin ich erstmal noch nicht für zu gewinnen //Mhm//. Es ist wichtig, zunächst einmal einen persönlichen Kontakt hergestellt zu haben […].
>
> I: Mhm, das heißt, wenn ich sie richtig verstehe, ist vor allem der Erstkontakt, sozusagen die, die, das erste Kennenlernen das Entscheidende, das das persönlich stattfindet, richtig?
>
> PTCor11: Zunächst einmal das erste Kennenlernen, exakt //Mhm//, um sich ein Bild von der Person an sich machen zu können und den entsprechenden psychopathologischen Befund zumindest am Anfang mal gut erhoben zu haben, ehm, und im Weiteren ist es auch sinnvoll im Rahmen beispielsweise von Krisen, ehm, den Patienten, ehm, persönlich zu sehen, um sich ein genaues Bild zu machen, von Mimik, von Gestik, um das richtig deuten zu können, insbesondere dann, ehm, wenn es sich um depressive Erkrankungen handelt, sodass man eine valide Einschätzung zum Beispiel der Suizidalität eines Patienten machen kann. //Mhm// Das ist über Video schwer möglich, und da würde ich an der Stelle auch auf einen persönlichen Kontakt, wenn es irgendwie möglich ist, bestehen. //Ja// Andere Erkrankungen aus dem Bereich beispielsweise, ehm, der Angststörungen oder schwächeren Formen der Depression, wo ich sagen würde, ehm, wenn ich die Person einmal oder zweimal oder eine Zeit lang am Anfang getroffen habe, kann die Therapie auch für einen gewissen Zeitraum erstmal videogestützt laufen, wenn es keine krisenhaften Einbrüche oder Ähnliches gibt." (PTCor11, Pos. 57–60)

Der Verhaltenstherapeut beschreibt hier zwei Aspekte der therapeutischen Beziehung, die im digitalen Kontakt nicht auf gleiche Art und Weise berücksichtigt werden können: die Einschätzung der Patient*innen zu Beginn der Therapie und möglicherweise aufkommende Krisenzustände im Verlauf der Therapie. Mimik, Gestik und der direkte Kontakt werden als notwendige Momente zum Aufbau einer therapeutischen Beziehung und zum Einordnen der Situation der Patient*innen gesehen. Der Umstieg auf eine videogestützte Interaktion kann also nur als Ausnahme und Überbrückung dienen. Beide genannten Punkte gewinnen an Brisanz, wenn man sich vor Augen führt, dass erste Eindrücke und Krisensituationen auch eine mögliche Suizidalität beinhalten. Gleichzeitig sieht der Verhaltenstherapeut im digitalen Kontakt aber auch Möglichkeiten gegeben, die dem persönlichen Kontakt ähneln:

„PTCor11: Die Wörter, die Sätze, die ich spreche, die sind gleich //Mhm//. Ehm, das ist im Prinzip die Technik der Validierung und, ehm, (.) das (.) ist über Video (.) ähnlich möglich wie im persönlichen Setting //Mhm//. Natürlich entfällt sowas wie, dass man vielleicht Taschentücher reicht, wenn die Personen gegenüber anfängt zu weinen, das ist immer eine, eine Form, eine sichtbare Form der Unterstützung, ehm, die fällt natürlich weg, aber, ehm, ansonsten glaube ich, dass deutlich wichtiger die gesprochenen Worte sind zur Validierung, und das geht auch durch Videotelefonie." (PTCor11, Pos. 45–46)

Hier wird deutlich, welche Aspekte einer therapeutischen Beziehung im digitalen Kontakt aufrechterhalten können und welche an ihre Grenzen stoßen. Ein stilles, nebensächliches Reichen eines Taschentuchs kann von enormer Bedeutung sein, um Trost zu spenden und Vertrauen aufzubauen. Gerade solche Gesten können per Video kaum ersetzt werden.

Jenseits der Einschränkung von Mimik und Gestik stoßen aber auch andere psychotherapeutische Techniken an ihre Grenzen. Dies betrifft beispielsweise die tiefenpsychologisch und psychoanalytisch zentrale Bedeutung von (Gegen) Übertragungen. Die Therapeut*innen empfinden in Situationen der (Gegen)Übertragung Affekte, Emotionen, Wünsche oder Fantasien, die reflexiv als Reaktionen auf das Erleben, die Gefühle und das Empfinden der Patient*innen gedeutet werden können. Voraussetzung für eine solche Reaktion ist jedoch ein möglichst intensives Erleben in einem gemeinsamen therapeutischen Raum. Eine tiefenpsychologisch arbeitende Therapeutin beschreibt nun die mediale Vermittlung von (Gegen)Übertragungen folgendermaßen:

„I: Und wie würden Sie vielleicht den Unterschied beschreiben zwischen der Kommunikation über Telefon, über Video im Gegensatz zu einem persönlichen Treffen?
PTCor05: Mhm:: (.) also gut, ich spüre nicht ganz so viel. Also für einen Therapeuten ist die Übertragung, also das Gegenübertragungsphänomen immer **ganz, ganz wichtig** //Mhm//, ja, also wo man sozusagen ganz viel damit arbeitet, und das spürt man natürlich viel, viel besser im direkten Kontakt. Ich kann viel besser die Mimik, die Gestik, die Stimmungslage der Patienten erkennen, wenn sie vor mir sitzen.
I: Mhm, okay, also Mimik und Gestik für dieses Spüren? Also können Sie das Spüren vielleicht noch ein bisschen ausformulieren, was Sie damit meinen?
PTCor05: Also sozusagen, wenn Sie therapeutisch arbeiten, mhm, ist ein klassisches Prinzip sozusagen Schwingungen, Gefühle, Stimmungslagen et cetera bei Patienten zu erkennen, zu erkennen, was macht das mit einem, das ist die Übertragung. Ja, das Übertragungsphänomen //Mhm// und das ist über Videosprechstunde nicht, für mich nicht gut spürbar //Mhm okay// Ja? Weil einfach diese, mhm, man sitzt da niemandem gegenüber //Mhm//, ich habe das Gefühl, ich kann mitunter

viel intensiver auf einen Patienten einwirken, durch meine bloße Anwesenheit. //
Mhm// Ich erreiche den besser oder die besser, ja da fehlt ein Stückle ///(lacht)//,
aber (Lippenflattern) das ist mal in der Therapiestunde, auch mal zwei, drei Mal
online kann man das schon machen, also da ist es okay. Also, ehm, ja, das spürt man
schon." (PTCor05, Pos. 19–22)

Momente der (Gegen)Übertragung sind nicht nur für psychodynamisch
arbeitende Therapeut*innen relevant, sondern haben auch eine große Bedeutung
für Verhaltenstherapeut*innen. Dementsprechend hat auch die Umstellung
auf eine telefonische oder videogestützte Kommunikation einen Einfluss auf
die therapeutische Beziehung. Ein Verhaltenstherapeut beschreibt uns dies
folgendermaßen:

> „PTCor10: [...] Gerade bei Trauma ist ja der Realitätscheck sehr wichtig, und wenn
> ich dann im gleichen Raum bin, kriege ich mit oder bin ich näher im eigentlichen
> Erleben des anderen. Also wenn zum Beispiel der Raum, wenn es da komisch drin
> riecht oder wenn ein Geräusch draußen ist, nehme ich das genauso wahr, dass da
> eine Online-Geschichte immer, sage ich mal, mit Einschränkungen betitelt ist.
> Zumal ich auch nie weiß, wie fühlt sich der Klient wirklich gerade in der Situation,
> ist der gerade in der Küche, im Abstellraum, sind da noch andere Leute anwesend,
> die ich nicht mitkriege? Ehm, also von daher kriege ich all diese Variablen **nicht**
> mit. In der Praxis habe ich das alles genau sofort erfassbar, ich weiß wie die
> Umgebungsvariablen den Betreffenden beeinflussen, ne //Mhm// Ja, deshalb habe
> ich das so bisher gar nicht angeboten." (PTCor10, Pos. 38–40)

An den Zitaten ist auffällig, dass die therapeutische Beziehung durchweg als
wesentlich benannt wird, sowohl im Zusammenhang mit Ausführungen zur
Schulenzugehörigkeit als auch mit Blick auf die Veränderungen in Videosprechstunden. Wir sind auf dieses Muster bei den approbierten Psychotherapeut*innen
immer wieder gestoßen: Schulenzugehörigkeiten beziehungsweise Schulenstreits
werden mit einem Hinweis auf das Vertrauensverhältnis zwischen Therapeut*in
und Patient*in und dessen veränderte Wahrnehmung im digitalen Kontakt als
weniger maßgeblich gekennzeichnet. Das ist insofern überraschend, als eine
gewisse Affinität oder Skepsis gegenüber technologischen Entwicklungen mit
den Konflikten zwischen den großen Schulen der psychotherapeutischen Versorgung in Verbindung gebracht werden könnte (Lebiger-Vogel 2011). Psychodynamische Ansätze wie die Psychoanalyse und die Tiefenpsychologie betonen
die Introspektion, den verborgenen oder verdrängten Sinn des Unbewussten
sowie die Therapietechnik der freien Assoziation und ganzheitlichen Veränderung. Behavioristische und verhaltenstherapeutische Ansätze dagegen legen
ihren Schwerpunkt auf bestimmte Modelle, Muster und Übungen, die über

die Veränderung des Verhaltens auch einen Einfluss auf die Kontrolle und Veränderung von Symptomen, Einstellungen, Erwartungen und Wünschen haben.

Beide Strömungen haben unterschiedliche Menschenbilder, Therapiekonzepte und Behandlungsformen. Üblicherweise wird den verhaltenstherapeutischen Ansätzen nachgesagt, dass sie „ein vorwiegend technisches Interesse am Menschen und eine manipulative und mechanistische Umgangsweise mit Patient/-innen" (Lebiger-Vogel 2011, 3) pflegen, sodass diese ein technisches Ersetzen der therapeutischen Beziehungsdynamik für möglich halten. Zudem beruhen viele Psychotherapie-Apps auf Skripten der kognitiven Verhaltenstherapie, während psychodynamische Konzepte hier kaum eine Rolle spielen. Aus unserem Material lässt sich aber nicht schließen, dass approbierte Psychotherapeut*innen je nach Schulenzugehörigkeit hinsichtlich der Bedeutung von technischen Medien eine andere Einstellung pflegen. Es lässt sich vielmehr beobachten, dass niedergelassene Psychotherapeut*innen der therapeutischen Beziehung jenseits der eigenen formalen Ausbildung und vermeintlichen Schulenzugehörigkeit eine zentrale Bedeutung zuschreiben. Dementsprechend skeptisch zeigen sie sich, wenn diese durch alternative Formen der Kommunikation eingeschränkt und ersetzt werden soll. Grundsätzlich offen zeigen sie sich hierbei gegenüber der Möglichkeit, die therapeutische Beziehung durch Telefonate und Videositzungen zu ergänzen, sofern Erstere dadurch gestärkt wird. Der Aufbau und die Pflege einer Beziehung zwischen Psychotherapeut*in und Patient*in ist jedoch der Maßstab, an dem der Gewinn des Nutzens technischer Medien gemessen wird.

4.2 Die Videotelefonie aus Perspektive der professionalisierten Psychotherapie

Geht man davon aus, dass schulenübergreifend alle niedergelassenen, approbierten Psychotherapeut*innen die therapeutische Beziehung als Herzstück der Psychotherapie ansehen, muss auch die Umstellung auf Videosprechstunden in diesem Licht betrachtet werden. In unseren Interviews zeigt sich, dass alle interviewten Therapeut*innen die Videosprechstunde als *vorübergehende* Ergänzung und Erweiterung der therapeutischen Beziehungspflege mit ihren Patient*innen und Klient*innen ansehen. Bei den Beschreibungen der Videosprechstunden in der Coronazeit spielen leiblicher Ausdruck, Mimik, Gestik, die Atmosphäre des Videosettings oder die eingeschränkte Wahrnehmung eine große Rolle. Diesen Punkt wollen wir in diesem Abschnitt noch einmal unterstreichen, indem wir Auszüge aus unserem Interviewmaterial zitieren, das den Gewinn und die Grenzen einer videobasierten Psychotherapie weiter reflektiert.

Ein approbierter Verhaltenstherapeut mit dem Schwerpunkt Trauma-therapie beschreibt die neugewonnenen Einblicke in die privaten Räume seiner Patient*innen:

> „[B]ei dem Video habe ich den Vorteil halt, dass ich die räumliche Umgebung halt, das Zuhause sehe und sehe auch, wie er sich innerhalb dieser Umgebung auch ver-hält, also wie er quasi (.) ehm, wie soll ich das erklären, wie er sich fühlt, wenn er zum Beispiel sagt, er ist gerade im Wohnzimmer, und dann merke ich ja schon, wenn er vielleicht in seiner Interaktion ganz anders ist, verhaltener oder Dinge nicht mehr so richtig anspricht, dann merke ich schon die Beeinflussung dann vor Ort." (PTCor10, Pos. 60)

Das Medium der Videotelefonie wird von ihm folglich im Lichte einer zwischen-leiblichen Wahrnehmung und Kommunikation gedeutet, die von zwei miteinander interagierenden Menschen ausgeht. Die Videotelefonie wird als Medium zur nochmals anderen Gestaltung der therapeutischen Beziehung angesehen. Folglich handelt es sich dabei um die Erweiterung der Möglichkeiten zur Einschätzung der Patient*innen durch die Therapeut*innen und der Aufrechterhaltung der therapeutischen Beziehung. Auf ähnliche Art und Weise beschreiben die von uns interviewten Therapeut*innen Entlastungs- und Entschleunigungsgefühle, Konzentrationsschwierigkeiten und die Tücken der ständigen Erreichbarkeit und Verfügbarkeit durch die digitalen Kommunikationsformen.

Der eben zitierte Therapeut denkt in folgendem Ausschnitt darüber nach, ob er Online-Therapien langfristig anbieten möchte. Dabei hat er Zweifel, ob es sich noch um eine tatsächliche Psychotherapie handelt:

> „[I]ch werde ab Januar versuchen ein – so so so so, ein, ehm ja (ausatmen), wie soll man das nennen, Psychotherapie light, ich weiß es nicht, also so etwas anzubieten, dass sich da Leute online anmelden können für so, ich würde es jetzt mal fach-lich nennen, für so Psycho-Illokution online, dass ich da halt Leuten anbiete über Trauma mit solchen Modulen […] das wäre dann keine Therapie, sondern etwas, das über eine Selbstzahlerleistung in einem, ja, fairen Preis, ich würde jetzt nicht in den Privatleistungsbereich gehen, sondern mehr so einen Grundsatz, vielleicht ein Monatsmodell oder wie auch immer, da bin ich mir noch nicht so sicher und muss mir noch überlegen, was da fair ist. Ehm, auch um mal zu gucken, wie das angenommen wird, weil ich glaube, gerade durch die Erreichbarkeit, die Verfügbar-keit, dass das die Effizienz erhöhen könnte. //Mhm// Auch für die Therapie dann." (PTCor10, Pos. 50)

Der Therapeut hinterfragt, ob er sein Online-Angebot selbst als Psychotherapie ansehen kann und will. Zum einen hält er Online-Angebote aus „fachlichen" Gründen für eine „Psychotherapie light". Zum anderen kann er die Online-Angebote nicht über die gesetzliche Krankenversicherung abrechnen und muss stattdessen auf Personen hoffen, die dieses zusätzliche Angebot aus eigener Tasche bezahlen.

Eine Therapeutin mit Approbation nach Heilpraktikergesetz exploriert die durch die Coronabeschränkungen veränderte körperlich-leibliche Nähe sowie die schnelle technische Entwicklung in der (digitalen) Therapiesituation folgendermaßen:

> „Man, also da bin ich wirklich gespannt. Also was ich befürchte, ist, dass der Handschlag wegfällt, und ich liebe den sehr. Aber, ehm, das befürchte ich, also dass ein neutraler Körperkontakt, oder ein möglicher neutraler Körperkontakt, vermeintlich neutral, dass der wegfällt (…) //Mhm// Ja, ich kann mir das überhaupt nicht vorstellen, dass es wieder wie vorher wird. Ich kann mir das überhaupt nicht vorstellen. Es wird ja so sein. Also langfristig (…) ja, ich weiß es nicht, ich weiß nicht wie lustfeindlich und wie körperfeindlich sich das auswirken wird […] Ja, da bin ich hin- und hergerissen, ja? Also es wird bleiben, also es wird etwas bleiben, was ohne Corona nicht gekommen wäre oder so schnell, was sonst zehn, zwanzig Jahre gebraucht hätte, davon bin ich überzeugt, und ich bin hin- und hergerissen zwischen ich befürchte das und ich finde das toll, also wenn ich jetzt halt meine eigenen Erfahrungen nehme, die ich jetzt acht Wochen gemacht habe, dann finde ich das ja toll. Wenn ich das selber in der Hand habe, dass das noch eine Erweiterung ist, dann finde ich das *großartig*. Also wie großartig ist dieses Zoom-Portal, das so eine tolle Qualität ermöglich […] Aber meine Angst ist natürlich schon, […] dass das Persönliche da immer weiter in den Hintergrund treten muss, keine Ahnung wie das geht." (PTCor08, Pos. 88–90)

Die Einschränkung von Körperkontakt und leiblicher Interaktion wird von der Therapeutin als Entfernung vom eigentlichen Kern der therapeutischen Arbeit beschrieben. Gleichzeitig ist sie „hin- und hergerissen", was die Möglichkeiten eines digitalen Begegnens angeht. Sie befürchtet den Verlust von körperlicher Präsenz und persönlichem Austausch. Interessanterweise beschreibt sie den Handschlag dabei als einen „neutralen Körperkontakt", der einen therapeutischen Raum eröffnet, und befürchtet, er könne innerhalb der Videotelefonie auf der Strecke bleiben. Für die weitere Argumentation haben wir diesen Ausschnitt herangezogen, um die Beschreibungsperspektive der approbierten Psychotherapeut*innen mit Blick auf die Form, Chancen und Grenzen des digitalen Begegnens zu verdeutlichen. Der Therapeutin kommt es gar nicht in den Sinn, dass ein digitaler Raum an anderen Maßstäben der zwischenmenschlichen Interaktion gemessen werden sollte als an den Erfahrungen einer gesprächstherapeutischen Situation in Präsenz. Dementsprechend können die Möglichkeiten der Videotelefonie und anderen digitalen Möglichkeiten immer nur als unzureichender, mangelhafter Ersatz auf Zeit fungieren. Die ‚eigentliche' Psychotherapie kann immer nur in einem Raum stattfinden, in dem sich Therapeut*innen und Patient*innen leibhaftig begegnen. Aus der Perspektive der professionalisierten ambulanten Psychotherapie erscheint der Umstieg auf Videotelefonie und andere technische Therapieformen demnach im äußersten Fall als Verfallsgeschichte.

Der Vergleich zu anderen Umgangsweisen mit digitalen Möglichkeiten für die psychotherapeutische Praxis verdeutlicht diesen Punkt. Dem eben genannten Narrativ stehen andere Narrative zum Einsatz technischer Therapieformate gegenüber, die in jüngster Zeit in Debatten zu *eHealth* und *mHealth* entworfen werden. Hier wird betont, dass digitale Angebote Funktionen erfüllen können, die den Möglichkeitsraum der klassischen Gesprächspsychotherapie überschreiten (vgl. Zeavin 2021). Dies betrifft zum einen die geschützte, teilweise anonymisierte Form der Kontaktaufnahme und Hilfe, die eine technisch vermittelte Kommunikation ermöglicht. Zum anderen geht es um die Einbindung von virtuellen Therapiepraktiken wie *virtual reality*-Therapien oder *serious games,* die eine spielerische Erweiterung des Repertoires anregen (Eichenberg und Schott 2017; Maturo und Moretti 2018). Letztere Narrative bezogen sich dabei schon vor der Coronazeit dezidiert auf Thesen zu evidenzbasierter Symptomlinderung über einen zeitlich eingegrenzten Therapieverlauf. Es handelt sich also um eine Position, die eine schwächere Bindung der psychotherapeutischen Behandlung an die therapeutische Beziehung in Kauf nimmt – eine Position, die dem professionellen Selbstverständnis der niedergelassenen Psychotherapeut*innen gegenübersteht.

Vor diesem Hintergrund ist zu fragen, ob die zu Beginn genannten Veränderungen während der Coronapandemie nur als pragmatische Umstellung auf ein videobasiertes Setting oder viel weitergehend als „Trendwende" (Eichenberg 2021, 1) hin zu einer technikaffineren Psychotherapie gedeutet werden sollten. Denn es zeigt sich ein wesentlicher Unterschied in den Technikverständnissen von professionalisierter, meist psychologischer Psychotherapie einerseits und anderen Akteur*innen im Feld der psychotherapeutischen Versorgung andererseits. Die ambulante Psychotherapie ist, so zeigt es unser Interviewmaterial, vor allem an der Aufrechterhaltung der therapeutischen Beziehung interessiert. Technische Medien können dabei behilflich sein, werden aber nicht an gesonderten, neuen Maßstäben gemessen (Lüttke et al. 2018). Die Coronazeit hat diese Sichtweise nicht verändert, sondern in ihrer grundlegenden Bedeutung bestätigt. Der Fokus liegt daher auf der Frage, ob die Coronazeit eine mögliche Konkurrenzsituation verschiedener Narrative forciert, die der therapeutischen Beziehung unterschiedliche Bedeutungen zuschreiben. Es ist durchaus denkbar, dass jenseits der ambulanten, institutionalisierten Psychotherapie andere Akteur*innen die Coronazeit als Sprungbrett nutzen, um therapeutische Ziele jenseits des Aufbaus einer therapeutischen Beziehung zu betonen – beispielsweise den entsprechend anders geregelten Nachweis von Symptomlinderung oder Arbeitsfähigkeit.

4.3   Der Aufstieg des Behaviorismus

Unsere bisherigen Ausführungen deuten auf mehrere Kontinuitäten der psychotherapeutischen Versorgung während der Coronazeit hin, die alle die Perspektive der professionalisierten Psychotherapie betreffen. Erstens beruht die professionalisierte, ambulante Psychotherapie wesentlich auf der Pflege einer therapeutischen Beziehung. Zweitens kann der flächendeckende Einsatz der Videotelefonie in der Coronazeit als ein weiteres Kapitel innerhalb einer schon länger andauernden Auseinandersetzung mit technischen Hilfsmitteln gedeutet werden. Die ambulante Psychotherapie misst deren Bedeutung vor allem an ihrem Mehrwert bei der Pflege einer therapeutischen Beziehung. Ein kleiner Bruch durch die Coronazeit ist hier nur insofern zu beobachten, als möglicherweise andere Akteur*innen im Feld ein Interesse daran haben, die Coronamaßnahmen auch dauerhaft und unter anderen strukturellen und finanziellen Bedingungen zu etablieren.

Dies führt uns nun zu den diskursiven Brüchen, die durch die Coronazeit zwar nicht entstanden sind, von dieser jedoch vorangetrieben werden. Unsere These lautet, dass abseits der professionalisierten psychologischen Psychotherapie zunehmend nach Alternativen zum Herzstück der klassisch therapeutischen Beziehung gesucht wird. Diese Suche ist von sehr unterschiedlichen Zielen begleitet. Die Krankenkassen favorisieren schon länger die Weiterentwicklung von *eHealth*- und *mHealth*-Angeboten, um Lösungen für die hohen Kosten der Psychotherapie und die psychotherapeutische Unterversorgung auf dem Land zu finden. App-Unternehmen haben den großen potenziellen Markt für Gesundheits-Apps erkannt, müssen jedoch einen Umgang mit dem seit 1999 geschützten Begriff der Psychotherapie finden (Flick 2019, 10). Große Teile der psychiatrischen und psychotherapeutischen Forschung haben ein Interesse daran, wirksame und kostengünstige Alternativen zur zeitintensiven Gesprächstherapie zu entwickeln. Vor diesem Hintergrund geht die flächendeckende Erlaubnis des Einsatzes der Videotelefonie mit einer Diskussion um den Stellenwert der therapeutischen Beziehung einher.

Um dem weiter nachzugehen, betrachten wir nun die Arbeit einer Arbeitsgruppe der BPtK. Seit März 2019 trifft sich die Kommission Digitale Agenda der BPtK in regelmäßigen Abständen, um den Prozess der Digitalisierung der psychotherapeutischen Versorgung in Deutschland zu erörtern. Deren Mitglied Harald Baumeister, selbst auch Sprecher der Interessensgruppe E-Health der Deutschen Gesellschaft für Psychologie, beschreibt im Rahmen eines Podcast der Landespsychotherapeutenkammer Rheinland-Pfalz die Bedeutung der therapeutischen Beziehung folgendermaßen:

> „Das war ja ein Stück weit das Argument Anfang des Jahrtausends, als die ersten Internet-, also mobilbasierten Interventionen im Internet damals, Mobile gabs noch nicht (lacht), als die aufkamen, (.) e::hm, dass internetbasierte Interventionen nicht funktionieren können, weil die Therapiebeziehung ein notwendiger Faktor der Psychotherapie ist und Therapiebeziehung in internetbasierten Intervention nicht möglich ist, ergo keine Wirksamkeit. Die Wirksamkeitsstudien der nächsten 10 bis 20 Jahre haben gezeigt, dieses Ergo stimmt nicht, und dann hat man angefangen sich die Frage zu stellen: Was ist da jetzt falsch an dieser Formel? Und man kam dann zum Schluss, dann kann die therapeutische Beziehung möglicherweise nicht diesen zentralen Faktor spielen, den sie spielt." (Baumeister, Pos. 34)

Baumeister weist hier darauf hin, dass die zentrale Bedeutung der therapeutischen Beziehung durch Wirksamkeitsstudien von internetbasierten Interventionen infrage gestellt werden kann. Er stellt also die These in den Raum, dass der Einsatz verschiedener digitaler Formate das Herzstück der professionalisierten psychologischen Psychotherapie in neuem Licht erscheinen lassen könnte. Möglicherweise sind nicht der Aufbau einer dynamischen therapeutischen Beziehung, sondern andere Faktoren zentral für die Wirksamkeit einer Psychotherapie.

Diese Sichtweise ist im psychotherapeutischen Feld selbst hochumstritten. Gerade von psychodynamischer und tiefenpsychologischer Seite ist immer wieder auf die einseitige Ausrichtung auf Kriterien wie Evidenz, Wirksamkeit und Effektivität in klinischen Studien hingewiesen worden (Lebiger-Vogel 2011). Erst in jüngster Zeit wird nach Wegen gesucht, psychoanalytische und verhaltenstherapeutische Ansätze mit Blick auf ihre Erfolgschancen zu vergleichen (Leuzinger-Bohleber et al. 2019).

Die Aussagen von Harald Baumeister stehen für eine Übertragung der Auseinandersetzungen zwischen psychodynamischen und verhaltenstherapeutischen Ansätzen in die Debatte rund um die Digitalisierung der psychotherapeutischen Versorgung. Psychodynamische Psychotherapien befürworten – zugespitzt formuliert – den Einsatz von technischen Medien und digitalen Formaten lediglich zur *Begleitung* und *Ergänzung* der therapeutischen Beziehung zwischen Therapeut*in und Patient*in. Verhaltenstherapeutische Ansätze dagegen sind offen für alternative Therapieformen *jenseits* der Pflege einer therapeutischen Beziehung, insofern sich deren Wirksamkeit in entsprechenden Studien nachweisen lässt. Die strukturellen Änderungen vor und während der Coronazeit – Aufhebung des Fernbehandlungsverbots, Verschreibungsmöglichkeit von Apps, Akutbehandlungen per Video etc. – öffnen zahlreiche neue Möglichkeiten, die in *beide* Richtungen, also als Erweiterung *oder* Ersetzung der therapeutischen Beziehung, weiterentwickelt werden können.

Da das Feld der psychotherapeutischen Versorgung jedoch von verhaltenstherapeutischen Positionen dominiert ist, muss auch von deren Deutungshoheit im digitalen Feld ausgegangen werden. Die Verhaltenstherapie hat die psychodynamischen Ansätze in ihrer Bedeutung für eine gute Psychotherapie seit den 1980er-Jahren zunehmend abgelöst. Das geht vor allem auf die Entstehung der kognitiven Verhaltenstherapie in den 1970er- und 1980er-Jahren zurück (Lebiger-Vogel 2011, 55 ff.). In Deutschland hat sich seitdem die Verhaltenstherapie nicht nur in der ambulanten Psychotherapie, sondern auch in psychiatrischen und klinisch-psychologischen Kontexten als wichtigste psychotherapeutische Wissensform und Behandlungspraxis etabliert. Die diskursdominante Position gilt auch für die Debatten rund um den Sinn und Zweck der Digitalisierung. Die Positionen der Kommission Digitale Agenda der BPtK, die *alle* approbierten Psychotherapeut*innen in Deutschland repräsentiert, zeigt dies.

Es handelt sich demnach eher um eine strukturelle Veränderung durch die Hintertür. Nicht der pragmatische Einsatz von Videotelefonie führt zu langfristigen Strukturänderungen, sondern der Bedeutungszuwachs von Positionen, die der therapeutischen Beziehung eine geringere Bedeutung für die psychotherapeutische Versorgung zuschreiben. Die in der Coronazeit gängigen Praktiken der videotelefoniebasierten Psychotherapie haben auch in psychoanalytischen Kreisen eine längere Tradition (Scharff 2013). Hier wird beispielsweise diskutiert, wie die Psychoanalyse mit der zunehmenden Mobilität der Gesellschaft und der fehlenden Versorgungsdichte umgeht (Scharff 2013, xvii) – Aspekte, die auch in der heutigen Diskussion noch von Relevanz sind. Die offensive Infragestellung der therapeutischen Beziehung als Herzstück der Psychotherapie geht jedoch über diese Erwägungen hinaus.

4.4 Deprofessionalisierung der Psychotherapie?

Die im letzten Abschnitt dargelegten Entwicklungen verweisen auf Brüche hinsichtlich der Vormachtstellung innerhalb des psychotherapeutischen Feldes. Eine daran anschließende Vermutung lautet, dass die Digitalisierung der Psychotherapie zudem mit einer Deprofessionalisierung der niedergelassenen Psychotherapeut*innen und ambulanten psychotherapeutischen Versorgung insgesamt einhergeht. Grundsätzlich wird unter dem Begriff der Professionalisierung die zunehmende Monopolisierung eines Berufs von bestimmten Wissensformen und Tätigkeitsfeldern verstanden (Pfadenhauer und Sander 2010). Hinzu kommen institutionalisierte, meist akademische Ausbildungswege, die Bildung von Berufsverbänden sowie ein bestimmtes Berufsethos, das mit diesen verbunden ist. Die psychologische Psychotherapie lässt sich – zumindest für Deutschland – als eine solche Profession verstehen (Flick 2019). Mit der Novellierung des Psychotherapeutengesetzes im Jahr 1999 ist die psychologische Psychotherapie als unabhängig anerkanntes Kassenverfahren etabliert, das nicht mehr unter Vorbehalt einer ärztlichen Begutachtung steht. Das Gesetz festigt formal die Unabhängigkeit der psychologischen von der medizinischen Psychotherapie (Flick 2019, 10).

Es lassen sich nun mehrere Anhaltspunkte für die Beobachtung benennen, dass der digitale Wandel eine Deprofessionalisierung der ambulanten psychotherapeutischen Versorgung befördert. Erstens kann die Verwissenschaftlichung von Gesellschaft, und in diesem Fall das wachsende Bewusstsein für mentale Gesundheit insgesamt, das Expert*innentum der ambulanten psychologischen Psychotherapeut*innen infrage stellen (Ochs und Thom 2013, 385). Dies wirkt auf zweierlei Art. Einerseits findet eine „Selbstexpertisierung" (Schützeichel 2010, 135) der Betroffenen statt, die die Autorität aller heilenden Berufe betrifft. Andererseits ist der Druck, wissenschaftlich begründete Behandlungsverfahren anzuwenden – beispielsweise durch die Vorgaben der Abrechnungskataloge gesetzlicher Krankenkassen –, gegenläufig zu der Anwendung von Erfahrungswissen aus der professionellen Praxis (Robra 2016, 199).

Zweitens stehen die praktizierenden Therapeut*innen zunehmend in Konkurrenz zu neuen digitalen Angeboten, die die Neugier technikaffiner Individuen und insbesondere der *digital natives* wecken (Eichenberg und Brähler 2013, 66 f.). Diese Verbundenheit der heranwachsenden Generation mit dem digitalen Raum eröffnet affektive Relationen, mit deren Besonderheiten, Chancen und Gefahren sich die ambulante Psychotherapie erst zu beschäftigen beginnt. Womöglich handelt es sich weniger um die Auseinandersetzung mit neuen wissenschaftlichen Standards – hier in digitalen Formaten –, denen sich alle Professionen in ihrer Versorgungspraxis fortlaufend stellen müssen (Abbott 1988), sondern um die Ersetzung des langwierigen, persönlichen Beziehungsaufbaus zwischen Therapeut*in und Patient*in durch kurzfristiger angelegte Therapiepraktiken.

Drittens hat gerade die Coronazeit verdeutlicht, auf welch tönernen Füßen die jüngste Geschichte der Professionalisierung der ambulanten, psychologischen Psychotherapie steht. Im Mai 2021 findet sich im Entwurf des Gesetzes zur Weiterentwicklung der Gesundheitsversorgung (GVWG) des Bundesgesundheitsministeriums das Konzept der sogenannten Rasterpsychotherapie. Die Rasterpsychotherapie sieht vor, dass sich die psychotherapeutische Versorgung an der Diagnose sowie am Schweregrad der Erkrankung orientiert – damit würde es beispielsweise unterschiedliche Zeitkontingente für Depressionen, Angststörungen oder eine posttraumatische Belastungsstörung geben. Außerdem beinhaltet sie die sogenannte Lotsenregelung, die im Kern die Praxis des Arztvorbehaltes im Delegationsverfahren wieder eingeführt und somit die zuvor errungene Eigenständigkeit der psychotherapeutischen Profession untergraben hätte. Der Passus mit diesen Regelungen wurde jedoch auf Druck der Öffentlichkeit und aufgrund der Ablehnung durch die SPD Ende Mai 2021 wieder gestrichen (Ärzteblatt 2021). Es lässt sich keine eindeutige Verbindung zwischen der Coronapandemie und dem Vorstoß des Gesundheitsministeriums herstellen. Klar ist aber, dass Veränderungen während der Coronazeit im Zusammenhang mit den veränderten gesetzlichen Rahmenbedingungen der vergangenen Jahre – Aufkündigung des Fernbehandlungsverbots, Einführung des Digital-Versorgung-Gesetzes, etc. – zeigen, dass behavioristische Therapiepraktiken jenseits der klassischen Gesprächstherapie und deren intensiver Beziehungspflege an Bedeutung gewinnen. Es ist zu vermuten, dass die Coronazeit zu diesem Bedeutungszuwachs beigetragen hat – auch wenn nicht ausgeschlossen ist, dass die zukünftige Aufarbeitung der Geschehnisse während der Coronazeit sogar den Bedarf an ambulanten Angeboten steigert.

5   Fazit: Die psychotherapeutische Versorgung als offenes Konfliktfeld

Die umfassende, temporäre Umstellung der psychotherapeutischen Versorgung auf die Kommunikation per Videotelefonie ist die wohl eindrücklichste Veränderung der Coronazeit für die niedergelassenen Psychotherapeut*innen und ihre Patient*innen. Der Einsatz der Videotelefonie lässt sich jedoch nur auf den ersten Blick als wirklicher Bruch im bisherigen Umgang mit technischen Medien und digitalen Formaten in der Psychotherapie verstehen. Die Videotelefonie steht vielmehr in einer langen Tradition psychotherapeutischer Ansätze, die die therapeutische Beziehung zwischen Psychotherapeut*in und Patient*in mit technischen Mitteln zu erweitern und ergänzen versuchen. Die Coronazeit verstärkt schon länger bestehende Diskurskoalitionen und Konfliktlinien, die die zentralen Merkmale der psychotherapeutischen Versorgung betreffen. Unsere erste These besagt, dass vor allem niedergelassene, approbierte psychologische Psychotherapeut*innen, anders als die weitgehend behavioristisch dominierten Therapieangebote, die therapeutische Beziehung in den Mittelpunkt des therapeutischen Verfahrens stellen. Unsere zweite These besagt, dass die Digitalisierung nicht als technologischer Bruch, sondern als Heraufkommen einer dominanten Verschränkung von behavioristischen Ansätzen und digitalen Technologien verstanden werden muss, der auch in anderen gesellschaftlichen Bereichen zu beobachten ist (Zuboff 2018).

Diese Entwicklungen weisen vor allem auf Folgendes hin: Es zeigt sich eine verhärtete Konfliktlinie zwischen der niedergelassenen psychologischen Psychotherapie einerseits und klinischen, medizinischen Akteur*innen, Krankenkassen sowie App-Unternehmen andererseits. Außerdem zeichnet sich eine durch das Narrativ der Digitalisierung zugespitzte Dominanz behavioristischer Ansätze im psychotherapeutischen Feld ab. Die Coronazeit hat diese Situation zwar nicht hervorgebracht, jedoch forciert sie einen Prozess der Digitalisierung, der vorrangig auf eine behavioristisch orientierte Versorgung jenseits der approbierten Psychotherapie abzielt. Die vorherrschende Position und Deutungshoheit der kognitiven Verhaltenstherapie, der medizinisch-psychiatrischen Suche nach „externer Evidenz" (Robra 2016, 194)[4] sowie der Psychopharmakologie könnte durch die Coronapandemie so weiter gestärkt werden (Lebiger-Vogel 2011). Gesundheits-Apps und andere digitale Technologien und Medien könnten dabei nicht nur als therapieunterstützende Ergänzung, sondern als therapieäquivalente Ersetzung der Gesprächstherapie eine immer bedeutendere Rolle spielen. Unser Ziel ist es nicht, Ansprüche der externen Evidenz und Wirksamkeit, die dem Pflegen einer therapeutischen Beziehung entgegenstehen, als Maßstäbe

---

[4] Robra unterscheidet zwischen „externer Evidenz" (Robra 2016, 194), die mit quantifizierenden Mitteln medizinische Phänomene in Diagnosekataloge zu überführen versucht, und „innerer Evidenz" (Robra 2016, 194), welche die Erfahrungswerte aus der Allianz zwischen Mediziner*in bzw. Therapeut*in und Patient*in einbezieht und damit einen anderen Schwerpunkt in der Behandlungsstrategie legt.

abzulehnen. Das ist aus unserer Sicht nicht die Aufgabe einer Dispositiv- oder Diskursanalyse. Aus unserem Interviewmaterial lässt sich jedoch ablesen, dass niedergelassene Psychotherapeut*innen andere Kriterien in den Vordergrund stellen als weitere Akteur*innen im Feld der psychotherapeutischen Versorgung. In zukünftigen Debatten über die Bedeutung, Funktion und Chancen digitaler Therapiepraktiken sollte dieser Unterschied berücksichtigt werden, um die Auseinandersetzungen zwischen den verschiedenen professionellen Akteur*innen im Feld besser einordnen zu können.

Die Digitalisierung der psychotherapeutischen Versorgung entwickelt sich damit zu einem weiteren Konfliktfeld, das als Arena für den Streit über die gute, richtige Psychotherapie dient. Sie bricht alte Auseinandersetzungen zwischen verschiedenen Akteur*innen auf, die im Kontext der psychotherapeutischen Versorgung unterschiedliche Interessen und Perspektiven haben. Während der Coronapandemie hat sich gezeigt, dass der Streit zwischen den verschiedenen Professionen und Institutionen über die richtige psychotherapeutische Versorgung immer noch geführt wird, und das, obwohl die Folgen der Coronazeit für die psychische Gesundheit der Betroffenen noch gar nicht absehbar sind. Ebenso wird sich noch zeigen, ob die von uns herausgearbeiteten Ansprüche und Einstellungen ambulant praktizierender Psychotherapeut*innen durch die Coronazeit an Bedeutung verloren haben oder ob deren Werte und professionellen Maßstäbe auch im Zuge der digitalen Transformation des Versorgungsfeldes gefragt bleiben.

Literatur

Abbott, Andrew. 1988. *The System of Professions. An Essay on the Division of Expert Labour*. Chicago/London: University of Chicago Press.

Ärzteblatt. 2021. SPD stimmt Vorschlag zur umstrittenen „Rasterpsychotherapie" nicht zu. aerzteblatt.de, 2. Juni 2021. https://www.aerzteblatt.de/nachrichten/124334/SPD-stimmt-Vorschlag-z. Zugegriffen: 4. März 2022.

BMG. 2021. Digitale-Versorgung-und-Pflege-Modernisierungs-Gesetz (DVPMG). Bundesministerium für Gesundheit, 22. Juni 2021. https://www.bundesgesundheitsministerium.de/service/gesetze-und-verordnungen/guv-19-lp/dvpmg.html. Zugegriffen: 24. Januar 2022.

BPtK. 2020. Psychotherapeutische Versorgung in der Pandemie sicherstellen – Akutbehandlung per Video und telefonische Konsultation zulassen! Resolution des 37. Deutschen Psychotherapeutentag, 13./14. November 2020. Bundespsychotherapeutenkammer. https://www.bptk.de/wp-content/uploads/2020/11/Resolution-Psychotherapeutische-Versorgung-in-der-Pandemie-sicherstellen.pdf. Zugegriffen: 24. Januar 2022.

BPtK. 2021. Psychotherapeutische Akutbehandlung künftig per Video möglich. Pressemitteilung der Bundespsychotherapeutenkammer, 6. Mai 2021. Bundespsychotherapeutenkammer. https://www.bptk.de/psychotherapeutische-akutbehandlung-kuenftig-per-video-moeglich/. Zugegriffen: 24. Januar 2022.

Bundesregierung. 2020. Besprechung der Bundeskanzlerin mit den Regierungschefinnen und Regierungschefs der Länder am 22. März 2020. Die Bundesregierung. https://www.bundesregierung.de/resource/blob/975226/1733246/e6d6ae0e89a7ffea1ebf6f3 2cf472736/2020-03-22-mpk-data.pdf?download=1. Zugegriffen: 24. Januar 2022.

Bussolini, Jeffrey. 2010. What is a Dispositive? *Foucault Studies* 10: 85–107. https://doi.org/10.22439/fs.v0i10.3120.

Dettbarn, Irmgard. 2019. Video-Telefonie im Internet – die unheimliche Dritte – und Psychotherapie. *Psychoanalyse im Widerspruch* 61(1): 8–26. https://doi.org/10.30820/0941-5378-2019-1-8.

Eichenberg, Christiane. 2021. Onlinepsychotherapie in Zeiten der Coronapandemie. *Psychotherapeut* 66(3): 195–202. https://doi.org/10.1007/s00278-020-00484-0.

Eichenberg, C., und E. Brähler. 2013. Internet als Ratgeber bei psychischen Problemen. Bevölkerungsrepräsentative Befragung in Deutschland. *Psychotherapeut* 58(1): 63–72. https://doi.org/10.1007/s00278-012-0893-0.

Eichenberg, C., und M. Schott. 2017. Serious Games for Psychotherapy: A Systematic Review. *Games for health* 6(3): 127–135. https://doi.org/10.1089/g4h.2016.0068.

Flick, Sabine. 2019. Psychotherapie als Profession? Psychotherapeut*innen zwischen Professionalisierung und Deprofessionalisierung. In *Handbuch Professionssoziologie*, Hrsg. M. Pfadenhauer und C. Schnell, 1–20. Wiesbaden: Springer VS.

Foucault, Michel. 1973. *Archäologie des Wissens*. Frankfurt a. M.: Suhrkamp.

Foucault, Michel. 1978. Dispositive der Macht: über Sexualität, Wissen und Wahrheit. Berlin: Merve.

Foucault, Michel. 1983. *Der Wille zum Wissen. Sexualität und Wahrheit 1*. Frankfurt a. M.: Suhrkamp.

Foucault, Michel. 2005. *Die Macht der Psychiatrie. Vorlesungen am Collège de France 1973–1974*. Frankfurt a. M.: Suhrkamp.

Glaser, B. G., und A. L. Strauss. 1967. *The Discovery of Grounded Theory: Strategies for Qualitative Research*. Chicago: Aldine Publications.

Guderian, Claudia. 2004. *Die Couch in der Psychoanalyse. Geschichte und Gegenwart von Raum und Setting*. Stuttgart: W. Kohlhammer.

Hahn, Erik. 2018. Telemedizin und Fernbehandlungsverbot – Eine Bestandsaufnahme zur aktuellen Entwicklung. *Medizinrecht* 36: 384–391.

KBV. 2020. Statistische Informationen aus dem Bundesarztregister. Bundesgebiet insgesamt. Stand 31.12.2020. Kassenärztliche Bundesvereinigung. https://www.kbv.de/media/sp/2020-12-31_BAR_Statistik.pdf. Zugegriffen: 24. Januar 2022.

KBV. 2021a. o. V. Coronavirus: Videosprechstunden unbegrenzt möglich. Kassenärztliche Bundesvereinigung, 16. März 2020. https://www.kbv.de/html/1150_44943.php. Zugegriffen: 24. Januar 2022.

KBV. 2021b. Coronavirus: Hinweise zur Videosprechstunde. Praxisinfo der Kassenärztlichen Bundesvereinigung. März 2021. Kassenärztliche Bundesvereinigung. https://www.kbv.de/media/sp/PraxisInfo_Coronavirus_Videosprechstunde.pdf. Zugegriffen: 24. Januar 2022.

Kelle, U., und S. Kluge. 2010. *Vom Einzelfall zum Typus. Fallvergleich und Fallkontrastierung in der qualitativen Sozialforschung*. Wiesbaden: VS Verlag für Sozialwissenschaften.

Keller, Reiner. 2008. Diskurse und Dispositive analysieren: die wissenssoziologische Diskursanalyse als Beitrag zu einer wissensanalytischen Profilierung der Diskursforschung. *Historical Social Research* 33(1): 73–107.

Keller, Reiner. 2011. *Wissenssoziologische Diskursanalyse. Grundlegung eines Forschungsprogramms.* Wiesbaden: VS Verlag für Sozialwissenschaften.

Kraepelin, Emil. 1899. *Allgemeine Psychiatrie.* Leipzig: Barth.

Krüger-Brand, Heike E. 2018. Fernbehandlung: Weg frei für die Telemedizin. *Deutsches Ärzteblatt* PP(6): 256–259.

Lebiger-Vogel, Judith. 2011. *„Gute Psychotherapie": Verhaltenstherapie und Psychoanalyse im soziokulturellen Kontext.* Göttingen: Vandenhoeck und Ruprecht.

Leuzinger-Bohleber, M., M. Hautzinger, W. Keller, G. Fiedler, U. Bahrke, L. Kallenbach, J. Kaufhold et al. 2019. Psychoanalytische und kognitiv-behaviorale Langzeitbehandlung chronisch depressiver Patienten bei randomisierter oder präferierter Zuweisung: Ergebnisse der LAC-Studie. *Psyche. Zeitschrift für Psychoanalyse und ihre Anwendungen* 73(2): 77–105.

Lüttke, S., M. Hautzinger und K. Fuhr. 2018. E-Health in Diagnostik und Therapie psychischer Störungen. Werden Therapeuten bald überflüssig? *Bundesgesundheitsblatt* 61(3): 263–270. https://doi.org/10.1007/s00103-017-2684-9.

Maturo, A. F., und V. Moretti. 2018. *Digital Health and the Gamification of Life: How Apps can Promote A Positive Medicalization.* Bringley: Emerald Publishing.

Ochs, M., und J. Thom. 2013. Der Typus des postmodernen Professionellen – ein Porträt Psychologischer Psychotherapeuten? *Psychotherapeutenjournal* 12(4): 381–387.

Pfadenhauer, M., und T. Sander. 2010. Professionssoziologie. In: *Handbuch Spezielle Soziologien*, Hrsg. G. Kneer und M. Schroer, 361–378. Wiesbaden: VS Verlag für Sozialwissenschaften.

Raffnsøe, S., M. Gudmand-Høyer und M. S. Thaning. 2016. Foucault's Dispositive: The Perspicacity of Dispositive Analytics in Organizational Research. *Organization* 23(2): 272–298. https://doi.org/10.1177/1350508414549885.

Robra, Bernt-Peter. 2016. Evidenz. In *Handbuch Professionsentwicklung*, Hrsg. M. Dick, W. Marotzki und H. Mieg, 193–202. Bad Heilbrunn: Verlag Julius Klinkhardt.

Scharff, Jill Savege. 2013. Introduction. In *Psychoanalysis Online. Mental Health, Teletherapy, and Training*, Hrsg. J. S. Scharff, xvii–xxi. London: Karnac Books.

Schützeichel, Rainer. 2010. Kontingenzarbeit. Die psycho-soziale Beratung als Funktionsbereich. In *Sinnstiftung als Beruf*, Hrsg. M. N. Ebertz und R. Schützeichel, 129–144. Wiesbaden: VS Verlag für Sozialwissenschaften.

Strübing, Jörg. 2008. Grounded Theory. Zur sozialtheoretischen und epistemologischen Fundierung des Verfahrens der empirisch begründeten Theoriebildung. Wiesbaden: VS Verlag für Sozialwissenschaften.

Weizenbaum, Joseph. 1966. ELIZA: A Computer Program for the Study of Natural Language Communication between Man and Machine. *Communication of the ACM* 9(1): 36–45. https://doi.org/10.1145/365153.365168.

Wright, J., und A. Wright (1997). Computer-Assisted Psychotherapy. *Journal of Psychotherapy Practice and Research* 6(4): 315–329.

Zeavin, Hannah. 2021. *The Distance Cure. A History of Teletherapy.* Cambridge: MIT Press.

Zuboff, Shoshana. 2018. *Das Zeitalter des Überwachungskapitalismus.* Frankfurt a. M.: Campus.

Jasmin Dierkes, M.A. ist Soziologin. Sie studierte an der Universität Kassel und der Rheinischen Friedrich-Wilhelms-Universität Bonn Germanistik und Soziologie. Ihre Forschungsinteressen liegen in den Bereichen Wissenssoziologie, Professionssoziologie und Medizinsoziologie sowie angrenzenden interdisziplinären Schwerpunkten. Aktuell promoviert sie zum Thema „On the professionalization in the medical field with special focus on simulations" (Arbeitstitel) an der Bergischen Universität Wuppertal.

Dr. Moritz von Stetten ist Soziologe und Medienwissenschaftler. Nach einem Magister-studium der Soziologie, Philosophie und Politikwissenschaft in Heidelberg und Manchester (UK) promovierte er an der a.r.t.e.s. Graduiertenschule der Universität Köln im Fach Medienkulturwissenschaften zur theoretischen Praxis der Verfremdung in der interdisziplinären Rezeption der Systemtheorie. Seine Forschungsschwerpunkte liegen in der soziologischen Theorie (vor allem Gesellschaftstheorie, Systemtheorie sowie Diskurs- und Dispositivanalyse), Medien- und Techniktheorie, Emotionssoziologie, Gesundheits-soziologie sowie im historischen Wandel der modernen Psychotherapie. Er forscht derzeit zur digitalen Transformation psychotherapeutischer Infrastrukturen in Deutschland.

„Hauptsache Pharma, Pharma, Pharma" – Ergebnisse einer qualitativen Befragung über den Zusammenhang von Wissenschaftsleugnung und Impfskepsis

Anna Scharf, Nicla Kaufner, Amelie Altenbuchner, Sonja Haug und Karsten Weber

1   Einleitung

COVID-19-Schutzimpfungen gelten als eine zentrale Maßnahme zur Eindämmung des Infektionsgeschehens der sogenannten Coronapandemie sowie ihrer u. a. gesellschaftlichen und psychologischen, aber auch ökonomischen Auswirkungen (Jäggi 2021). Das setzt zum einen eine hohe Impfbereitschaft und

A. Scharf (✉) · S. Haug · K. Weber
Institut für Sozialforschung und Technikfolgenabschätzung (IST), OTH Regensburg, Regensburg, Deutschland
E-Mail: anna.scharf@oth-regensburg.de

S. Haug
E-Mail: sonja.haug@oth-regensburg.de

K. Weber
E-Mail: Karsten.Weber@oth-regensburg.de

N. Kaufner
Landtag Mecklenburg-Vorpommern, Schwerin, Deutschland
E-Mail: nicla.kaufner@landtag-mv.de

A. Altenbuchner
HSD Hochschule Döpfer GmbH, Fachbereich Gesundheit und Soziales, Standort Regensburg, Deutschland
E-Mail: a.altenbuchner@hs-doepfer.de

zum anderen eine hohe tatsächliche Impfhandlung voraus, um eine ausreichend hohe Immunisierung in der Bevölkerung zu erreichen. Wie hoch die Impfquote zur Erreichung des Ziels der Herdenimmunität mindestens sein muss, ist nicht bekannt (WHO 2020), da diese von verschiedenartigen Faktoren abhängig ist (Rubin 2020). Neben Studien, die die Impfbereitschaft in Deutschland erhoben haben – wie die quantitative Teilstudie zur vorliegenden qualitativen Studie (Haug et al. 2021a, b; Haug et al. in diesem Band) – zeigte das reale Infektionsgeschehen seit Spätsommer 2021 in Deutschland, dass die Impfquote nicht ausreichend war. Im August 2021 vermeldete das Robert Koch-Institut (im Folgenden RKI) den Beginn der vierten Welle; die Impfquote der vollständig geimpften Personen lag bei ca. 58 % (Tagesschau 2021). Mitte November schloss RKI-Präsident Lothar Wieler eine fünfte Welle nicht aus, wenn die Impfquote nicht ansteige (RND/dpa 2021); der Anteil vollständig Geimpfter lag zu diesem Zeitpunkt (19.11.2021) bei 67,9 % (RKI 2021).

Sowohl im Hinblick auf COVID-19 als auch auf andere durch Impfung verhinderbare Krankheiten zeigen quantitative Studien statistische Zusammenhänge zwischen Impfskepsis sowie Impfablehnung und befürwortenden Einstellungen zu bspw. (Impf-)Verschwörungserzählungen und sogenannten alternativen Heilverfahren (Haug et al. 2021a). Auch im Kontext des Ausbruchs und der Entwicklung der Coronapandemie und der späteren Impfstoffentwicklung treten Verschwörungserzählungen auf (Lewandowsky et al. 2021, 16 f.). Verschwörungserzählungen sind definiert als „eine Annahme darüber, dass als mächtig wahrgenommene Einzelpersonen oder eine Gruppe von Menschen wichtige Ereignisse in der Welt beeinflussen und damit der Bevölkerung gezielt schaden, während sie diese über ihre Ziele im Dunkeln lassen" (Nocun und Lamberty 2020, 18).

Um Fehleinschätzungen einer COVID-19-Erkrankung und deren Auswirkungen sowie der Verbreitung von Falschinformationen im Kontext der gesamten Coronapandemie und damit auch Impfskepsis und Impfablehnung entgegenzuwirken, bedarf es einer zielgruppenspezifischen Risikokommunikation (Haug et al. 2021a; Loss et al. 2021; Neumann-Boehme und Sabat 2021). Hierzu müssen Wissensstand und Einstellungen der jeweiligen Zielgruppen bekannt sein. In diesem Beitrag werden daher neben der Einstellung zu Impfungen allgemein sowie insbesondere zur COVID-19-Impfung Gründe für Impfzögerlichkeit und Impfgegnerschaft mit einem COVID-19-Vakzin dargestellt. Der Fokus liegt hierbei auf den jeweiligen Rollen, die Vertrauen in Wissenschaft, Verschwörungsglauben, die Einstellung zu Medizin und alternativen Behandlungsverfahren sowie die in der Pandemie genutzten Informationsquellen spielen.

2   Stand der Forschung

Weltweit existieren mittlerweile zahlreiche Studien, die Einstellungen zur COVID-19-Impfung und zu den damit zusammenhängenden Faktoren mittels eines qualitativen Ansatzes oder Mixed-Methods-Designs untersuchen (Anderson et al. 2021; Bell et al. 2020; Fadda et al. 2021; Islam et al. 2021; Kourlaba et al. 2021; Kumari et al. 2021; Walker et al. 2021). Ein häufiger Untersuchungsgegenstand ist dabei die Impfbereitschaft von Eltern (Bell et al. 2020) und insbesondere Müttern (Walker et al. 2021) in Bezug auf sich selbst bzw. ihre Kinder sowie die Impfbereitschaft von Schwangeren (Anderson et al. 2021). Die Notwendigkeit solcher Studien sowie die Differenzierung zwischen Vätern und Müttern in solchen Studien zeigt u. a. eine Sonderauswertung der quantitativen Teilstudie des vorliegenden Methoden-Mix-Ansatzes. Die Ein-Themen-Befragung, bei der mithilfe eines Telefon-Surveys (n = 2014) Personen mit und ohne Kinder im Haushalt befragt und verglichen werden konnten, zeigt, dass Eltern eine durchweg geringere Impfbereitschaft mit einem COVID-19-Vakzin aufweisen als Befragte ohne minderjährige Kinder (54,1 % vs. 71,1 %). Mütter zeigen darüber hinaus im Vergleich zu Vätern eine geringere Impfbereitschaft, die sich auch auf die Intention überträgt, das eigene Kind impfen zu lassen. Auch hier geben eher die Väter an, bereit zu sein, ihr Kind impfen zu lassen (Altenbuchner et al. 2021, 2). Als Gründe für Impfskepsis und Impfablehnung im Kontext von COVID-19 werden von Eltern neben Bedenken bzgl. einer geringen Sicherheit und Wirksamkeit aufgrund der schnellen Zulassung der Impfstoffe (Bell et al. 2020, 7795; Walker et al. 2021, 5) auch die widersprüchliche Informationslage genannt (Walker et al. 2021, 5). Schwangere Frauen nennen als Gründe für Impfunschlüssigkeit bis hin zur -ablehnung u. a. die Verantwortung für das ungeborene Kind sowie ebenfalls Misstrauen in den erst seit Kurzem verfügbaren Impfstoff (Anderson et al. 2021). Neben (zukünftigen) Eltern führen auch ältere impfskeptische und -ablehnende Personen in qualitativen Interviews (Alter der Befragten: 64 bis 85 Jahre) Bedenken hinsichtlich der Sicherheit und Wirksamkeit der kurzfristig gewonnenen Impfstoffe an (Fadda et al. 2021). Archana Kumari et al. (2021) identifizierten in ihrer Analyse einer Fokusgruppendiskussion neben anderen Einstellungen ebenfalls (fehlendes) Vertrauen in COVID-19-Impfstoffe sowie in Wissenschaftler*innen und medizinisches Fachpersonal.

In quantitativen Studien wird häufig die Impfbereitschaft mit einem COVID-19-Vakzin von Beschäftigten im Gesundheitswesen untersucht und anderen Berufsgruppen gegenübergestellt. Eine Übersicht hierzu bietet eine Meta-Analyse von Rasmieh Al-Amer et al. (2021), die dabei auf ein ambivalentes Bild hinweist: Einige Studien zeigen keinen Unterschied zwischen der Höhe der Impfbereitschaft von Gesundheitspersonal und anderen Berufsgruppen auf (Barello et al. 2020; Grüner und Krüger 2020), andere jedoch eine geringere (Head et al. 2020, 709) oder eine höhere Impfbereitschaft (Harapan et al. 2020, 3) des Gesundheitspersonals. Des Weiteren stellen Al-Amer et al. (2021) Fehlinformationen in den (sozialen) Medien als negativen Einflussfaktor auf die Impfabsicht heraus. In einer britischen Interviewstudie gaben die Befragten ebenfalls an, auf zahlreiche Falschinformationen im Zusammenhang mit COVID-19 gestoßen zu sein. Dies habe bei ihnen Verwirrung sowie Misstrauen ausgelöst und zu einer geringeren Impfbereitschaft geführt (Lockyer et al. 2021, 1166). Saiful Islam et al. (2021) untersuchten die Häufigkeit von Verschwörungsmythen, Gerüchten und Falschinformationen im Kontext von COVID-19 in verschiedenartigen Internetforen.[1] Für den gewählten Untersuchungszeitraum (31.12.2019 bis 30.11.2020) identifizierten sie 637 auf den COVID-19-Impfstoff bezogene Artikel aus 52 Ländern. Davon wurden 91 % als Gerüchte und neun Prozent als Verschwörungserzählung klassifiziert. Insgesamt wurden lediglich fünf Prozent der Artikel als wahr eingestuft. Die Mehrheit enthielt falsche Informationen. Auch in der Umfrage (n = 1325) von Anna Soveri et al. (2021) erweist sich der Glaube an Verschwörungserzählungen als determinierend, ablehnend auf offizielle Maßnahmen wie eine COVID-19-Impfung zu reagieren. Zudem stellt sich neben der Präferenz alternativer Heilmethoden besonders ein stärkeres Misstrauen gegenüber staatlichen Informationsquellen als Einflussfaktor heraus.

In einer qualitativen Studie wurde mithilfe der Heidelberger Strukturlegetechnik (vgl. Scheele und Groeben 1988) ein Jahr vor Ausbruch der Pandemie der Einfluss von Verschwörungsideologien auf gesundheitsbezogene Einstellungen untersucht. Die Befragten, die alle verschwörungsideologische Überzeugungen aufwiesen, wurden ein Jahr später erneut kontaktiert, um ihre Meinung zu einem COVID-19-Vakzin wiederzugeben. Es zeigte sich wiederum eine grundlegende Impfskepsis unter den Befragten. Alle gaben an, ihrem Immunsystem zu vertrauen und alternative Heilmethoden zu nutzen. Zudem nahmen sie die Regierung und öffentliche Institutionen als Verschwörungsinstanzen wahr (Semle und Raab 2020). Dass Personen mit einer Verschwörungsmentalität generell alternative

---

[1] Die Autor*innen schreiben dazu: „Sources included Google, Google Fact Check, Facebook, YouTube, Twitter, fact-checking agency websites, and television and newspaper websites" (Islam et al. 2021, 1).

Heilmethoden gegenüber klassischen medizinischen Verfahren bevorzugen, konstatieren auch Pia Lamberty und Roland Imhoff (2018) anhand von vier quantitativen Teilstudien (n = 185, n = 204, n = 239, n = 392). Die quantitative Studie, die parallel zur hier beschriebenen Interviewstudie durchgeführt wurde, kommt ebenfalls zu dem Ergebnis, dass eine niedrige Impfbereitschaft mit (Impf-)Verschwörungsglauben, Glaube an die Wirksamkeit alternativer Heilmethoden und Befürwortung alternativer Behandlungsverfahren sowie Misstrauen unter anderem in Wissenschaft und das Robert Koch-Institut einhergeht (Altenbuchner et al. 2021; Haug et al. 2021a, b; Haug et al. in diesem Band).

3 Merkmale der Wissenschaftsleugnung

Mit Beginn der sogenannten „Infodemie" (WHO 2021) werden neben Verschwörungserzählungen auch Wissenschaftsleugnungen in Diskussionen präsenter. Ein Erklärungsansatz für die Funktionsweise und Charakteristika von Wissenschaftsleugnung steht hinter dem Akronym PLURV (engl.: FLICC): Pseudoexpert*innen *(fake experts)*, Logikfehler *(logical fallacies)*, Unerfüllbare Erwartungen *(impossible expectations)*, Rosinenpickerei *(cherry picking)* und Verschwörungserzählungen *(conspiracy theories)*. Das Modell geht auf Mark Hoofnagle (2007) zurück und wurde von John Cook (2020a) weiterentwickelt. Beide Autoren identifizierten fünf Elemente der Wissenschaftsleugnung themenübergreifend; Cook (2017, 212) konnte diese Elemente auch in Bezug auf die COVID-19-Pandemie herausarbeiten.

Die Techniken (siehe Abb. 1) werden dabei entweder aus Überzeugung oder aufgrund einer bewussten Täuschungsabsicht herangezogen, um die jeweilige Verschwörungserzählung gegenüber dem wissenschaftlichen Konsens auszuzeichnen (Cook 2017, 211).

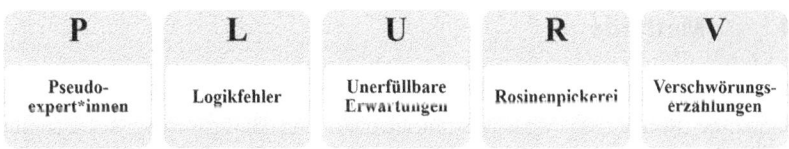

P	L	U	R	V
Pseudo-expert*innen	Logikfehler	Unerfüllbare Erwartungen	Rosinenpickerei	Verschwörungs-erzählungen

Abb. 1 Techniken der Wissenschaftsleugnung. (Vereinfachte Darstellung nach Cook 2020a; Übersetzung AS/NK)

Als Pseudoexpert*innen werden Personen(gruppen) bezeichnet, die als Quelle glaubwürdiger Informationen dargestellt werden, obgleich sie wenig bis keine themenbezogene Expertise aufweisen (Cook 2020b, 68). So kann eine *false balance* in einem Diskurs entstehen, indem ein Gleichgewicht zwischen der Meinung von Expert*innen und Pseudoexpert*innen suggeriert wird (Lewandowsky et al. 2021, 13). Dieses Phänomen wurde bereits 2004 in Bezug auf die Berichterstattung US-amerikanischer Zeitungen bezüglich des Klimawandels anhand der Studie *Balance as bias* (Boykoff und Boykoff 2004) wissenschaftlich untersucht und bestätigt. Logikfehler entstehen, wenn in der Argumentation Prämissen angeführt werden, die gar nicht zur gezogenen Schlussfolgerung führen können oder sogar selbst falsch sind (Cook 2017, 211). Diese Technik zeichnet sich durch die Verwendung mehrdeutiger Aussagen, falscher Analogien oder persönlicher Angriffe gegen Wissenschaftler*innen anstatt gegen deren Argumente aus (Cook 2020b, 69 f.). So werden bspw. das Infektionsgeschehen und die Gefährlichkeit des Virus fälschlicherweise aufgrund der erfolgreichen Präventionsmaßnahmen als geringer eingeschätzt und verharmlost (Messinger Cayetano und Crandall 2020, 679). Darüber hinaus werden unerfüllbare Erwartungen an die Wissenschaft gestellt. Werden diese dann als nicht erfüllt angesehen, wird wissenschaftlichen Fakten misstraut (Cook 2017, 211). Ein Beispiel im Kontext der Coronapandemie ist die Diskussion um die Spezifität und Sensitivität der COVID-19-Tests (Dingermann 2021). Die Rosinenpickerei stellt eine Technik der selektiven Auswahl von Daten dar, um eigene Aussagen zu stützen. Belege, die der eigenen Position widersprechen, werden jedoch nicht beachtet (Cook 2017, 211 f.). In Diskussionen werden hierbei bspw. isolierte Beispiele in Form persönlicher Erfahrungen angebracht (Cook 2020b, 73). Das Anführen von Verschwörungstheorien in Argumentationen gilt ebenfalls als eine Technik der Wissenschaftsleugnung (Cook 2020b, 74 f.). Hierbei werden verschiedensten Akteur*innen geheime Pläne sowie eine absichtliche Weitergabe von Falschinformationen unterstellt (Lamberty 2020, 2).

4   Methode

Die Zielsetzung der im Folgenden beschriebenen qualitativen Befragung besteht darin, die Rollen von Verschwörungsglauben und Befürwortung sogenannter alternativer Heilverfahren in den Argumentationen impfskeptischer und impfablehnender Personen hinsichtlich COVID-19-Schutzimpfungen zu untersuchen.

Hierzu wurden im Zeitraum von November 2020 bis Januar 2021 Telefoninterviews durch das Meinungs- und Marktforschungsinstitut GUT BEFRAGEN

geführt, das auch nichtkommerzielle Forschung im Auftrag von Forschungseinrichtungen durchführt. Zur Rekrutierung von Interviewteilnehmer*innen, die
einer COVID-19-Impfung entweder zögerlich oder gar ablehnend gegenüber-
stehen, wurde ein Schneeballverfahren angewendet. Ausgangspunkt war eine
Interviewanfrage über einen institutsinternen E-Mail-Verteiler.[2] Darauf aufbauend
wurde das Sample erweitert, indem die sozialen Netzwerke der Befragten genutzt
wurden, um weitere Teilnehmer*innen zu rekrutieren (Bortz und Döring 2016,
308). Dem liegt die These der „(sozialen) Ansteckung" (Klärner et al. 2020,
15) zugrunde, nach der sich Individuen in ihrem sozialen Umfeld mit Personen
umgeben, die ähnliche Einstellung vertreten. Insgesamt konnten so 21 teil-
strukturierte Interviews realisiert werden. Die durchschnittliche Interviewdauer
betrug 26 min bei einer Spanne von 11 bis 72 min.

4.1 Befragungsinstrument

Der Interviewleitfaden orientiert sich an der SPSS-Methode[3] nach Cornelia
Helfferich (2011), die eine sowohl thematisch offene als auch strukturierte
Gesprächsführung ermöglicht. Er umfasst in der vorliegenden Studie neben der
Abfrage der soziodemografischen Daten sechs Themengebiete: Einstellungen
und Erfahrung bzgl. Impfungen allgemein sowie zu einer COVID-19-Impfung,
zu alternativen Heilmethoden einerseits und zur klassischen Medizin und Wissenschaft andererseits sowie die Haltung zu Verschwörungsideologien. Die End-
fassung wurde in Abstimmung mit GUT BEFRAGEN festgelegt.

4.2 Auswertungsmethodik

Die Auswertung der Interviews erfolgte softwaregestützt (MAXQDA 2018),
angelehnt an die inhaltlich-strukturierende qualitative Inhaltsanalyse nach Udo
Kuckartz (2018). Hierbei wurden zunächst auf Basis des Interviewleitfadens

---

[2] Bei dem E-Mail-Verteiler handelt es sich um Adressat*innen, die bereits mindestens einmal bei einer von GUT BEFRAGEN durchgeführten Studie teilgenommen haben.

[3] Die Abkürzung SPSS steht für das Sammeln von Fragen, das Prüfen der Fragen, wobei
der Umfang reduziert werden soll, das Sortieren der Fragen nach inhaltlichen Aspekten und
das Subsumieren, bei dem Einzelaspekte den möglichst erzählgenerierenden Erzählauf-
forderungen untergeordnet werden (Helfferich 2011, 182–189).

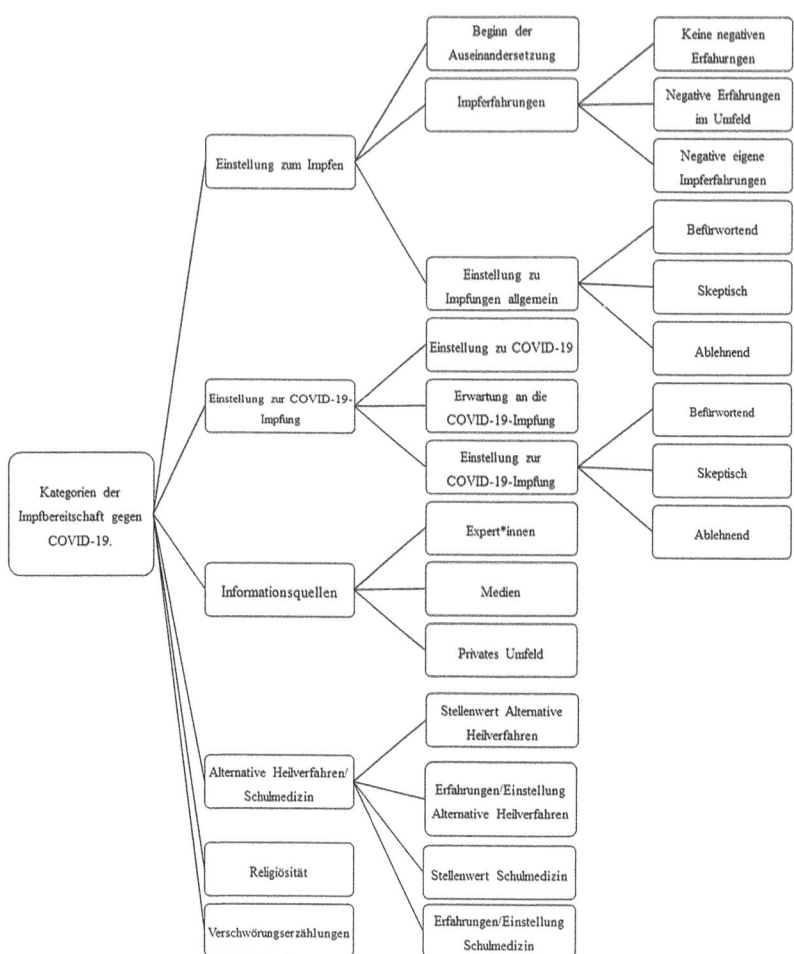

Abb. 2 Hierarchisches Codesystem. (Eigene Darstellung)

Oberkategorien gebildet. Diese wurden induktiv anhand des Datenmaterials ergänzt. Die Bildung der Subkategorien erfolgte ebenfalls induktiv. Anschließend wurde das gesamte Datenmaterial anhand des gebildeten Kategoriensystems (siehe Abb. 2) codiert. Die daraus resultierende strukturierte Darstellung erlaubt eine themenbezogene und fallübergreifende Auswertung und Darstellung der Interviewinhalte.

Die Dreiteilung der Oberkategorien Einstellung zu Impfungen allgemein und Einstellung zur COVID-19-Impfung greift die Antwortmöglichkeiten der quantitativen Teilstudie auf (Haug et al. in diesem Band). Die Subkategorie *befürwortend* entspricht dabei den Antwortmöglichkeiten „ja, sicher" bzw. „eher ja" und umfasst (zögerlich-)befürwortende Aussagen zu (COVID-19-)Impfungen. Die Subkategorie *skeptisch* spiegelt die Antwortmöglichkeit „eher nein" wider und beinhaltet unentschlossene bis vorübergehend-ablehnende Aussagen zu (COVID-19-)Impfungen. Die Subkategorie *ablehnend* entspricht der Antwortmöglichkeit „sicher nicht" und enthält ablehnende Aussagen zu (COVID-19-)Impfungen.

4.3 Sampling

An der vorliegenden qualitativen Studie nahmen 21 Personen teil (siehe Tab. 1). Obgleich ein ausgeglichenes Geschlechterverhältnis angestrebt wurde, waren Frauen deutlich häufiger zu einer Teilnahme bereit. Darüber hinaus sind über zwei Drittel der Befragten 50 Jahre oder älter und ebenso viele haben eine Hochschulzugangsberechtigung sowie einen Studienabschluss. Alle Studienteilnehmer*innen machten ihren Abschluss an einer staatlichen Schule; zwei von ihnen besuchten während der Sekundarstufe I eine Waldorfschule mit anthroposophischem Ansatz. Die Mehrheit der Befragten war zum Befragungszeitpunkt berufstätig. Auffallend viele Teilnehmer*innen arbeiten hierbei im Gesundheits- oder Sozialwesen, u. a. als Hausärztin, Psychotherapeutin, Heilpraktikerin, Hebamme oder pädagogische Betreuungskraft. Das Stadt-Land-Verhältnis hinsichtlich des aktuellen Wohnorts ist ausgeglichen.

5 Ergebnisse

Im Folgenden werden die Ergebnisse bezüglich der Einstellung zum Impfen allgemein sowie zur COVID-19-Impfung, der Informationsquellen zur COVID-19-Pandemie und des Verschwörungsglaubens dargestellt. Bei Zitaten werden in Klammern Interviewnummer und Absatz aus dem Transkript angegeben.

5.1 Einstellung zu Impfungen allgemein

Unter den Teilnehmenden zeigt sich zu Impfungen kein durchgängiges Meinungsbild. Impfen sei ein komplexes Thema, das individuell je nach Impfstoff und je

Tab. 1 Soziodemografische Beschreibung des Samples. (Eigene Darstellung)

Soziodemografische Angaben		Häufigkeit
Geschlecht	Frauen	15
	Männer	6
Altersgruppen	18–24	1
	25–49	5
	50–64	14
	ab 65	1
Schulabschluss	Mittelschulabschluss	1
	Realschulabschluss	4
	Fachabitur	1
	Abitur	15
Schulform	ausschließlich staatlich	19
	Waldorfschule während Sekundarstufe I	2
Ausbildungsform[a]	Studium	15
	berufliche/schulische Ausbildung	9
	keine Angabe	1
Erwerbsstatus	berufstätig	17
	in Ausbildung/Studium	2
	pensioniert	1
	arbeitssuchend	1
Berufsfeld[b]	Gesundheitswesen	7
	Sozialwesen	5
	Hochschullehre	4
	Projektmanagement	3
	Journalismus	1
	Informatik	1
Wohnort	Ländlich	11
	Städtisch	10

[a] n > 21, da vier Befragte neben einer Berufsausbildung ein Studium absolviert haben
[b] n > 21, da zwei Befragte sowohl im Gesundheits- als auch im Sozialwesen tätig sind

nach Vorerkrankung, Alter und Bedarf entschieden werden müsse: „In bestimmten Fällen ist es sinnvoll und ja, man muss es differenziert sehen. Also man kann nicht einfach sagen ‚Impfen ist immer gut' oder ‚Impfen ist immer schlecht'. Also beides finde ich nicht richtig, sondern man muss es differenziert sehen" (1, 12).

Aufgeteilt nach ihrer grundsätzlichen Einstellung zum Impfen unterscheiden sich drei Gruppen: eine erste mit befürwortender und eine zweite mit skeptischer Einstellung sowie eine dritte mit genereller Ablehnung (siehe Abb. 3). Von den Interviewteilnehmenden befürworten sechs Befragte Impfungen im Allgemeinen.

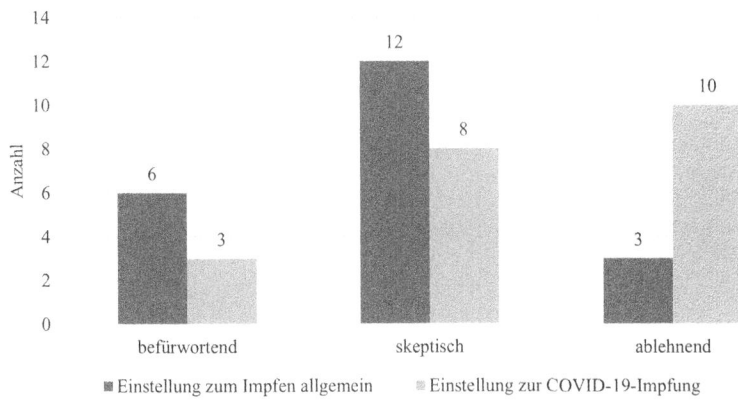

Abb. 3 Einstellung der Interviewteilnehmenden zu Impfungen allgemein sowie zur Impfung gegen COVID-19 (n = 21). (Eigene Darstellung)

Sie erachten Impfstoffe als sinnvolle Erfindung. Es werden vor allem Impfungen genannt, die sich, wie bspw. die Mumpsimpfung, bereits über einen langen Zeitraum bewährt haben. Die Befragten geben an, „[…] dass es Sinn macht, dass sich möglichst viele Menschen in der Bevölkerung impfen lassen, um einfach Epidemien zum Beispiel vorzubeugen" (6, 12), oder dass es „ein sehr hilfreiches Instrument [ist], um die Menschheit zu besserem Wohlergehen zu führen" (2, 14).

Den kleinsten Teil macht Gruppe drei mit einer ablehnenden Einstellung gegenüber Impfungen aus. Sie verbindet die Ansicht, die Inhaltsstoffe seien grundlegend schädlich für den Körper. Zudem wird die mangelnde Transparenz in Bezug auf den genauen Inhalt eines Impfstoffs angesprochen und ein grundlegendes Misstrauen gegenüber der Pharmaindustrie bekundet, die Impfschäden verharmlosen und Risiken aufgrund des Profitstrebens herunterspielen würde. Die genannten Aussagen die Pharmaindustrie betreffend ähneln den Items der quantitativen Teilstudie zur Erfassung von (Impf-)Verschwörung (Haug et al. in diesem Band).

„Anstatt, dass man Hand in Hand mitarbeitet, dass es/nee, da ist alles dagegen, Hauptsache Pharma, Pharma, Pharma. Und was ich jetzt auch vermute, ich möchte auch niemandem das/Ich vermute, dass Bill Gates und Melinda Gates viel damit zu tun haben und damit Geld machen wollen, mit den ganzen Pharma und Impfungen" (2, 26).

„Diese Impfung mit den Nano-Partikeln, die drin enthalten sind, mit den ganzen Giftstoffen, die drin enthalten sind. Das eine ist doch so ein kunststoffartiger Stoff,

PEG, ich weiß da keine weiteren Details davon. PEG aber dann wie auch sonst üblich Aluminium und Quecksilber und andere Dinge, die die mRNA-Impfstoffe, an dem wurde jetzt 20 Jahre lang geforscht, noch nie haben sie eine reguläre Zulassung bekommen. […] Für die Impfungen da geben wir auch Milliardenbeträge aus und ohne die Corona-Impfung verdient die Big-Pharma so schon im Schnitt zurzeit 50 oder 60 Mrd. $ und wir wissen ja alle, an gesunden Menschen sind die nicht interessiert, deshalb verdienen sie an den ganzen Schäden ihrer Medikamente und Impfungen nochmal um Faktor 10 mehr. Ich meine, wir reden da um 500 Mrd. € Umsatz nur für Big-Pharma jedes Jahr. Also wie kann man da nicht kritisch sein?" (20, 18).

Daneben können knapp zwei Drittel der Befragten der Kategorie „skeptisch" zugeordnet werden. Diese Gruppe lässt sich bezüglich ihrer Einstellungen und ihres Impfverhaltens differenzieren. Auch wenn sie mehrheitlich Impfungen im Allgemeinen eine sinnvolle Wirkung zusprechen, wird diese Einstellung in Bezug auf das eigene Impfverhalten oder bei Kindern relativiert. Die Befragten kritisieren, es werde zu schnell und insgesamt zu viel geimpft, da bereits im Säuglingsalter mehrere Impfungen empfohlen werden und Kinder sich ohne Impfstoff besser entwickeln könnten. Zudem, und diesen Punkt sprechen impf-ablehnende Befragte ebenfalls an, sei eine Impfung ein massiver Eingriff in das Immunsystem. Verbunden wird dieser Kritikpunkt oft mit der Forderung nach einer ganzheitlicheren Medizin mit alternativen Heilverfahren: „Weil ich finde eine Impfung ist immer ein Eingriff, auch ins Immunsystem. Und ja, vor allem dann gibt es ja auch noch die Trägerstoffe, die ja auch teilweise schädlich sind, wo man es nicht so im Griff hat. Und von daher, finde ich, ein gesundes Immun-system fände ich besser, wenn man da mehr Aufmerksamkeit drauflegen würde und nicht so sehr jetzt auf Impfen" (5, 12).

Etwas mehr als ein Drittel der Befragten führt an, sich zum ersten Mal mit Eintreten der Elternschaft mit dem Thema Impfen auseinandergesetzt zu haben. Dagegen nennen nur vier Teilnehmende die aktuelle Pandemie als Auslöser. Als ein weiterer bedeutender Einflussfaktor haben sich negative Impferfahrungen herausgestellt. Zwei Befragte berichten von eigenen Erfahrungen und ca. die Hälfte der Befragten beziehen sich auf Erfahrungen bei ihren Kindern sowie im sozialen oder beruflichen Umfeld. Teilnehmende aus Gesundheitsberufen berichten von Erfahrungen von Patient*innen: „Naja, Sie haben ja gerade gehört, dass ich Heilpraktikerin bin und habe halt viele impfgeschädigte Patienten in meiner Praxis und bin dadurch schon eher impfkritisch" (10, 10). Diese individuellen Erfahrungen wirken sich nicht nur auf die eigene Einstellung, sondern über das eigene Impfverhalten hinaus aus:

„Ich war dem Ganzen eigentlich offen gegenüber, lange Zeit. Allerdings haben wir mit unserem eigenen Sohn schlechte Erfahrungen gemacht, […] der bekam dann eine Zecken-Impfung, hatte am nächsten Tag eindeutig einen Impfschaden gehabt. […] Es kann keine andere Ursache gegeben haben und ja[,] seitdem haben wir gestoppt[,] die Kinder in irgendeiner Form zu impfen, denn das war mehr als ernsthaft" (20, 10).

5.2 Einstellung zur Coronapandemie und zur COVID-19-Impfung

Verglichen mit der Einstellung zu Impfungen allgemein zeigt sich im Hinblick auf die COVID-19-Impfung, dass sich die Gruppe der befürwortenden sowie skeptischen Personen verringert und die der ablehnenden deutlich erhöht (siehe Abb. 3).

Zwei Befragte geben an, sich potenziell impfen lassen zu wollen, wenn sie an der Reihe seien, da sie in die Wissenschaft und Medizin vertrauten: „Ja, eine große Chance, dass wir uns da von dieser Gefahr, die für manche Leute da besteht mit dieser pandemischen Krankheit, dass wir uns da eben schützen und dadurch eben diese ganzen Alltagseinschränkungen dann nicht mehr haben" (8, 22–24). Eine weitere Befragte würde es vom Impfstoff abhängig machen: „[…] die RNA-Impfstoffe, oder DNA-Impfstoffe, finde ich einfach nur gruselig" (5, 26). Etwas über ein Drittel der Teilnehmenden hat zum Zeitpunkt des Interviews keine Entscheidung getroffen oder ist dem Impfstoff gegenüber skeptisch, hat jedoch eine Impfung für sich noch nicht vollständig ausgeschlossen. Als Hauptgründe werden eine zu kurze Testphase sowie die Neuheit eines COVID-19-Impfstoffs genannt. Zudem sorgen unterschiedliche Aussagen von Expert*innen sowie der Mangel an Informationen für Skepsis. Drei von ihnen sprechen sich jedoch für einen Schutz vulnerabler Gruppen durch eine Impfung aus.

Eine eindeutige Ablehnung zeigt sich bei knapp der Hälfte der Befragten. Gründe hierfür sind neben einer zu kurzen Testphase mangelndes Vertrauen in die prüfenden Behörden. Ähnlich wie bei den Motiven für eine Impfgegnerschaft allgemein wird auch hier der Regierung eine zu starke Zusammenarbeit mit Pharmakonzernen vorgeworfen, denen wiederum steigender Profit wichtiger sei als die Gesundheit der Menschen. Zudem wird Misstrauen gegenüber den Inhaltsstoffen als Grund für die Ablehnung genannt, da viele giftige Wirkstoffe in dem COVID-19-Vakzin vermutet werden. Nebenwirkungen sowie Langzeitfolgen seien nicht absehbar und Mutationen würden den Impfstoff wirkungslos machen. Darüber hinaus werde eine Herdenimmunität auch ohne Impfung erreicht. Als weiteren Grund, der gegen die Notwendigkeit der COVID-19-Impfung angeführt wird, nennen die Befragten eine angeblich niedrige Mortalitätsrate im Vergleich zu einer gewöhnlichen Grippe. Zudem wägen Teilnehmende mit einer ablehnenden Einstellung das Risiko einer Erkrankung mit dem Risiko der Impfung ab und kommen für sich zu dem Ergebnis, dass eine Erkrankung für sie ungefährlich wäre, da sie keine Vorerkrankungen hätten. Bei einer Impfung hingegen ließen sich langfristige Schäden nicht ausschließen.

> „Ich meine, ich bezweifle, dass man hier überhaupt von einer Impfung sprechen kann. Das macht zwar die Politik, aber was sie den Leuten in den Arm spritzen, das ist in keinem Fall ist das eine Impfung in einem herkömmlichen Sinne, wo die Leute geschützt wären. Es gibt ja überhaupt keine Studien dazu. […] Dann mit den Daten, die jetzt schon da sind, ist es offensichtlich, dass die Nebenwirkungsrate, um einen hohen Faktor irgendwo zwischen 30 und 50 höher ist, wie gegenüber jeder anderen sogenannten Impfung, die wir in der Vergangenheit hatte[n]" (20, 16).
>
> „Also meiner Meinung nach ist die Impfung noch nicht genügend erforscht. Der Impfstoff ist im Schnellverfahren zugelassen worden. Ich glaube, dass es ein großes Politikum ist, dass es hier um viel, viel Geld geht. Dass die Pharmaindustrie sehr mit der Regierung interagiert. Dass den Menschen Angst gemacht wurde, im Laufe dieses Jahrs und sie das sozusagen als Heilsbringung sehen, die Impfung" (19, 18).

Ähnlich wie bei den Gründen gegen Impfungen im Allgemeinen führen Befragte bzgl. einer COVID-19-Impfung das Argument an, ein Impfstoff schädige den Körper und das Immunsystem. Vielmehr gäbe es Medikamente, die antiviral wirkten, jedoch im Gegensatz zu einer Impfung keinen so hohen finanziellen Gewinn bringen würden. Eine Befragte nennt speziell traditionelle chinesische Kräuter für den Einsatz gegen das Virus: „Ich weiß, dass man Corona mit chinesischen Kräutern sehr gut behandeln kann. Das ist leider Gottes nicht bekannt" (1, 26). Hinsichtlich einer COVID-19-Impfpflicht äußern sich einige Befragte besorgt, da sie vor allem für Gesundheitsberufe eine Impfpflicht befürchten. Eine Befragte gab an, im Falle einer Impfpflicht ihre Hebammenausbildung abzubrechen. Betroffene aus dem Gesundheits- und Sozialwesen berichten von einem inneren Konflikt, in den sie mit einer Impfpflicht kämen oder in dem sie sich bereits aufgrund ihrer impfskeptischen oder -ablehnenden Haltung befinden.

5.3 Einstellung zu alternativen Heilverfahren und klassischer Medizin

Alle Befragten erachten den Beitrag der klassischen Medizin sowie der wissenschaftlichen Forschung als notwendig. Ein Kritikpunkt, der dabei jedoch neben einem grundsätzlichen Misstrauen gegenüber der Pharmaindustrie von etwa der Hälfte der Befragten angeführt wird, bezieht sich auf die ausschließlich symptomorientierte Behandlung durch die wissenschaftliche Medizin, die Krankheiten zu einseitig behandle:

> „Der Mensch ist halt so komplex, und das kann man auch eigentlich alles gar nicht begreifen und wenn man dann eingreift/Die Schulmedizin ist halt ein größerer Eingriff als das alternativere, denkt man schnell was außer Gleichgewicht. Also oft behandelt es halt nicht die Ursache, sondern das Symptom. Und die Alternativmedizin befasst sich halt umgreifen[d], habe ich das Gefühl" (11, 38).

Dennoch geben fast alle Befragten an, dass die kombinierte Anwendung beider Methoden wichtig sei, ebenso sei es richtig, bei akuten Beschwerden Schmerzmittel oder Antibiotika einzunehmen. Jeweils zwei Befragte äußern, noch keine Erfahrungen mit alternativen Heilverfahren gemacht zu haben bzw. bei Behandlung von Krankheiten diese zu präferieren. Auf die Frage nach den genutzten alternativen Heilverfahren wurden u. a. Traditionelle Chinesische Medizin, Heilpraktik, Homöopathie und Nahrungsergänzungsmittel genannt. Besonders betont wird von zwei Befragten die mentale Stärkung der Selbstheilungskräfte.

In Bezug auf eine COVID-19-Impfung zeigt sich ein Zusammenhang zwischen der Impfbereitschaft und der Bevorzugung alternativer Heilpraktiken, insbesondere in Verbindung mit einer ausgeprägten Spiritualität. Der Glaube an ein gutes Immunsystem sowie an körpereigene Abwehrkräfte lässt Befragte zu dem Schluss kommen, dass der Körper das Virus selbst besiegen könne. Medikamente oder – in Bezug auf COVID-19 – eine Impfung würden sie nicht benötigen:

> „Ich habe mich bisher auch nicht gegen die normalen Grippeviren impfen lassen, weil ich einfach in meinem Alter denke, ich habe genug Bewegung an der frischen Luft tagtäglich. Ich habe ein gestärktes Immunsystem. [...] Ich habe keine Vorerkrankungen und ich hoffe einfach, dass mein Körper, wenn er mit einem Virus konfrontiert wird, dass er das auch allein schafft" (12, 18).

5.4   Merkmale der Wissenschaftsleugnung

Die Interviews wurden speziell im Hinblick auf Wissenschaftsleugnung anhand der fünf Oberkategorien des PLURV-Modells (Cook 2020a) ausgewertet. Bei über der Hälfte der Befragten zeigt sich mindestens eine Aussage, die anhand des PLURV-Modells charakterisiert werden kann (siehe Abb. 4).

5.4.1 Pseudoexpert*innen

In sechs der 21 Interviews werden Pseudoexpert*innen als Informationsquelle genannt. Auf diese Weise wird der Anschein einer laufenden wissenschaftlichen Debatte erweckt und Personen mit einer wissenschaftsskeptischen Haltung können ihre Argumentation mit dem Bezug auf Pseudoexpert*innen stärken (Cook 2020b, 69).

Insgesamt zeichnet sich in den Interviews hinsichtlich der Medien, die genutzt werden, um Informationen über COVID-19 zu erhalten, ein heterogenes Bild ab. Die Befragten nennen Tageszeitungen, Fachzeitschriften, offizielle Webseiten der Bundesregierung, Nachrichten und Beiträge im Radio, impfkritische Webseiten und Foren sowie soziale Medien. Vereinzelt gaben Befragte an, sich nicht aktiv über COVID-19 zu informieren, jedoch durch Freund*innen, Kolleg*innen oder anderweitigen Medienkonsum „zwangsinformiert" (18, 28) zu werden.

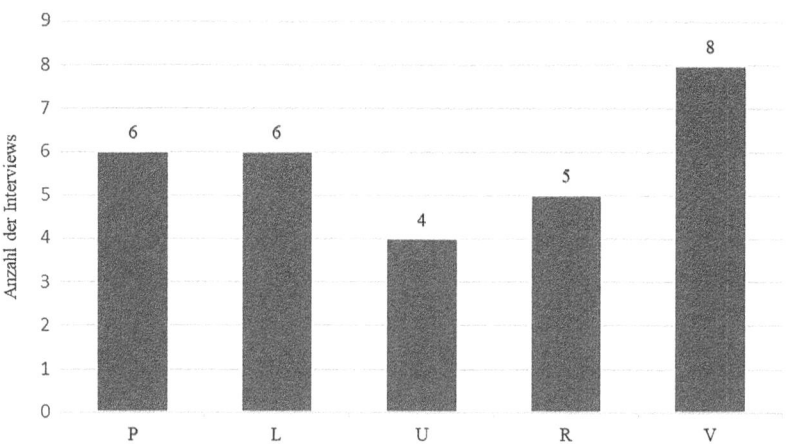

Abb. 4 Anzahl der Interviews mit jeweiligem PLURV-Merkmal (n = 14). (Eigene Darstellung) (P = Pseudoexpert*innen, L = Logikfehler, U = Unerfüllbare Erwartungen, R = Rosinenpickerei, V = Verschwörungserzählungen)

Befragte mit einer stark impfskeptischen bis -ablehnenden Haltung weisen eine Abkehr von öffentlich-rechtlichen Medien auf, denen eine Unterschlagung kritischer Beiträge unterstellt wird. Eine Befragte äußert sich wie folgt: „Ich bin auf Telegram und lese viele Studien dazu. Viele Informationskanäle, die Sie sicherlich auch alle kennen oder Ihnen bekannt sind, also ich versuche mir auch einfach umfassend ein Bild zu machen. Ich schaue mittlerweile kaum mehr die Mainstreammedien" (19, 32). Stattdessen werden in diesem wie auch anderen Interviews YouTube-Kanäle und Social-Media-Auftritte von Pseudoexpert*innen als Hauptinformationsquelle genannt. Eben diese Befragte „[…] schaue da sehr viele Interviews" (19, 32).

5.4.2 Logikfehler

Es finden sich insgesamt 13 Aussagen in sechs Interviews wieder, die sich explizit der Kategorie Logikfehler zuordnen lassen. Zwei Personen führen hierbei vier bzw. drei logisch falsche Schlussfolgerungen an. Es werden u. a. falsche Analogien getätigt. Eine Befragte vergleicht die Impfreaktion ihrer Haustiere mit der von Menschen, um auf diese Weise die ihrer Ansicht nach wahrscheinlichen Impfschäden zu verdeutlichen. Darüber hinaus wird die Gefahr von COVID-19 aufgrund falscher Wiedergabe von Fakten unterschätzt: „Also wer intelligent ist, einigermaßen, dem fällt es ja im Alltag auf. Oder, dass […] keine Toten auf der Straße liegen. Wobei ich kein Corona-Leugner bin. Das ist glaube niemand, aber es ist halt eine Erkrankung" (7, 42). Logikfehler treten zudem häufig in Zusammenhang mit Verschwörungserzählungen auf.

5.4.3 Unerfüllbare Erwartungen

Die Äußerung unerfüllbarer Erwartungen ist die in den Interviews am wenigsten auffindbare Technik der Wissenschaftsleugnung. Eine gängige Erwartung im Kontext der Coronapandemie stellt in den Interviews und darüber hinaus in der öffentlichen Debatte eine hundertprozentige Sicherheit von COVID-19-Impfstoffen dar, die jedoch von keiner medizinischen Behandlung gewährleistet werden kann (Lewandowsky et al. 2021, 15). Zudem werden Nebenwirkungen der Impfung überschätzt: „Es wird meiner Meinung nach nicht alles gut dadurch und es gibt auch ganz sicher Risiken und Nebenwirkungen dadurch die/sehr wahrscheinlich, meiner Meinung nach, und die ist gar nicht so begründet, aber vom Feeling her, dass es da noch böse Nebenwirkungen gibt und genug Stories" (18, 20).

5.4.4 Rosinenpickerei

Die Methode der Rosinenpickerei wird von etwa einem Viertel der Befragten verwendet. Nach Lewandowsky et al. (2021, 18) besteht ein hartnäckiger COVID-19-Mythos in dem Vergleich zu einem Grippevirus. Dieser findet sich auch in den Aussagen der Befragten wieder, wie z. B. „dass es nichts anderes ist, wie eine Influenza, da sind ja auch 20.000 von Menschen gestorben an dieser Krankheit" (2, 22). Hierbei wird der weitere Fakt, dass eine COVID-19-Erkrankung im Vergleich zu einer Influenzaerkrankung eine höhere Mortalitätsrate aufweist (Piroth et al. 2021, 256), bewusst nicht beachtet, da die zuvor getroffene Schlussfolgerung als zu den eigenen Ansichten passend angesehen wird. Darüber hinaus werden bei der Methode der Rosinenpickerei bspw. Einzelerfahrungen und individuelle Eindrücke kontextfrei aneinandergereiht:

> „Mh, gleichzeitig habe ich mich mal drum gekümmert, Krankenhäuser, also eins abzufragen, die sind unterbelegt, Bestattungsinstitute sind gar nicht richtig ausgelastet und ich kenne zwei Leute, die jemanden kennen, die jemanden kennen, die jemand kennen, die Corona hatte. Das gibt es wirklich, aber alle gesund geworden[,] und jetzt hatte ich neulich in der Schulung jemanden, der kennt eine Familie direkt, die Corona hatten und alle komplett gesund wurden." (4, 24)

5.4.5 Verschwörungserzählungen

Fast alle Befragten geben an, bereits mit Verschwörungserzählungen in Kontakt gekommen zu sein – teils über Medien, teils durch Personen aus dem Familien- und Freundschaftskreis mit verschwörungsideologischen Tendenzen. Generell geben die Befragten mehrheitlich an, Verschwörungserzählungen abzulehnen, und zwei bezeichnen Verschwörungsideologien und ihre Anhänger*innen als rechtsextrem und antidemokratisch. Dennoch führen über ein Drittel der Befragten selbst Verschwörungserzählungen in ihren Argumentationen an, in zwei Fällen sogar neun bzw. sechs Mal. Somit ist die Verschwörungserzählung in den Interviews die am häufigsten zu beobachtende Technik zur Wissenschaftsleugnung. Ein Befragter wird von Personen aus seinem Umfeld als „Verschwörungstheoretiker" (4, 72) bezeichnet.

Die Kategorisierung von Aussagen als Verschwörungserzählungen orientiert sich an der Einteilung von Lewandowsky et al. (2021). Die Mehrheit der genannten Verschwörungsaussagen bezieht sich auf Falschinformationen bzgl. des COVID-19-Impfstoffs. Ein Befragter gibt an, „[…] dann mit Bekannten gesprochen [zu haben], die unter anderem diesen Impfstoff kannten, weil er in der Psychiatrie zur Empfängnisverhütung eingesetzt wird" (5, 32). Darüber hinaus wird häufig der Regierung und/oder der Pharmaindustrie eine böse Absicht hinter der Entwicklung des Impfstoffs unterstellt. Weitere Erzählungen verbinden verschiedene Mythen, bspw. Verschwörungserzählungen um Bill und Melinda Gates sowie die Bezeichnung von COVID-19-Impfstoffen als Biowaffe: „Und die wollen uns ja auch durch die ganzen Impfungen, […] dass die uns gefügig machen wollen, dass die die Kontrolle uns nehmen wollen, weil da bestimmte Stoffe darin sind, die das ganze Immunsystem zerstören[,] und weil wir so viele sind, das ist ja/Wenn man/Ich bezeichne es als Dritter Weltkrieg mit einer Bio-waffe […]" (2, 24).

Verschwörungserzählungen treten jedoch nicht nur als isolierte Technik auf, sondern auch kombiniert mit weiteren Merkmalen der Wissenschaftsleugnung. Cook (2020b, 75) betont hierzu, dass eine klare Einteilung der Aussagen in Kategorien nicht immer möglich und sinnvoll sei. Bei zwei Befragten lässt sich dies durch ihre besonders langen und ausführlichen Antworten mit einer Vielzahl an inhaltlichen Aspekten belegen. Dabei entfernen sie sich teils von der gestellten Frage und nehmen auf diverse Verschwörungserzählungen Bezug.

> „Aber der Trump hat kriegsfrei regiert und jetzt hatte der die Absicht gehabt den Menschen zu helfen, wenn ein Impfstoff kommt, dass jeder sich impfen lässt, kostenlos. Und viele sind da neidisch auch und so. Und da ist die Pharmaindustrie und gerade Bill Gates und Melinda Gates, die wollen ja Impfstoff entwickeln, weil sie ja Geld haben wollen. Da ist dieser Trump denen im Wege. Und diese Wahl ist auch nicht mit rechten Dingen zugegangen. Und das ist wirklich wahr. Da sind Stimmen gedingst […] und das ist traurig, weil der ja nur Gutes machen woll[t]e." (2, 28)

Bei den Erzählungen von Verschwörungen, die verschiedene Akteur*innen mit einbeziehen, betont diese Befragte zudem die schädliche Wirkung des Impf-stoffs und bezieht sich dabei auf Aussagen ihrer Ärztin und Heilpraktikerin. Ähnlich wie in dem vorangegangenen Beispiel führt auch ein weiterer Befragter seine Antworten aus. Sein wissenschaftsskeptischer Standpunkt zeigt sich durch die anekdotenhafte Verwendung einzelner Studienaussagen sowie medizinischer Fachbegriffe. Zudem unterstellt er Ärzt*innen gemeinsames, geheimes Handeln und greift somit Personen(gruppen) direkt an:

> „Im Gegensatz dazu, die letzten zwölf Monate, wenn ein Verkehrstote[r] abgeliefert wurde, dann hat der immer einen Haken bekommen, dass er Corona-positiv war[,] und gilt dann als Corona-Positiver[,] um die Statistik hochzutreiben. Und jetzt bei den Impfungen macht man genau das Gegenteil, um bloß diesem ‚Weißkittel-Dasein' keinen Schaden beizufügen. Und offensichtlich werden die Leute sehr unter Druck gesetzt." (20, 16)

6   Diskussion und Fazit

Im Zentrum der Analyse standen die Fragen nach Faktoren von Impfskepsis und -gegnerschaft sowie der Zusammenhang zu wissenschaftsleugnenden, insbesondere verschwörungsideologischen Elementen. Die Auswertung zeigt, dass sich die Einstellung zu Impfungen allgemein nicht generell auf die Einstellung zur COVID-19-Impfung übertragen lässt. Im Sample befanden sich entsprechend der Zielsetzung der Studie häufig Personen, die gegenüber einer COVID-19-Impfung ablehnend eingestellt sind, wobei dies nicht in jedem Fall für Impfungen im Allgemeinen gilt.

Die Befragten misstrauen einer COVID-19-Impfung aufgrund einer als zu kurz empfundenen Testphase und ihrer Neuheit. Zudem sehen sie für sich ein höheres Risiko durch eine Impfung als durch eine Coronaerkrankung. Dabei betonen sie ihr gutes Immunsystem und die Abwesenheit von Vorerkrankungen. Darüber hinaus zieht sich ein generelles Misstrauen gegenüber der Pharmaindustrie, das mit einem Glauben an die Wirksamkeit alternativer Heilpraktiken einhergeht, sowie gegenüber der Berichterstattung der öffentlich-rechtlichen Medien durch die Begründungen der Impfskepsis oder Impfablehnung. Dieses Ergebnis zeigt sich auch in der quantitativen Teilstudie: Der häufigste Grund für Impfskepsis und -ablehnung eines COVID-19-Vakzins ist die Befürchtung von Nebenwirkungen (Altenbuchner et al. 2021; Haug et al. 2021a, b). Personen, die die Wahrscheinlichkeit einer Infektion bzw. deren Folgen für sich als gering einschätzen und sich nicht zu einer Risikogruppe zählen, sowie auch Personen, die in alternative Heilpraktiken wie Homöopathie vertrauen, weisen eine geringere Impfbereitschaft auf (Altenbuchner et al. 2021; Haug et al. 2021a). Personen mit Vertrauen in die öffentlich-rechtlichen Medien sind deutlich impfbereiter als Personen, die diesen misstrauen (Haug et al. in diesem Band).

In den Interviews nennen die Befragten stattdessen zum einen ihr persönliches Umfeld und zum anderen soziale Medien wie Telegram oder YouTube als Informationsquelle. Hierbei bevorzugen die Befragten Videos von Pseudoexpert*innen, die sie als leicht verständlich und überzeugend wahrnehmen. Dieses Ergebnis deckt sich mit Befunden der Studie von Peters und Besley (2020), der zufolge während der COVID-19-Pandemie die Nutzung sozialer Medien zugenommen hat, während traditionelle Medienquellen zunehmend seltener zur Information herangezogen werden. Auf diese Weise konnten sich Verschwörungsmythen schneller ausbreiten und an Einfluss gewinnen (Lamberty 2020, 6).

Diese Entwicklung begünstigt die Sichtbarkeit von Wissenschaftsleugnung. In den Interviews wenden 14 der 21 Befragten Techniken der Wissenschaftsleugnung (PLURV) an. In ihren Aussagen und Argumentationen beziehen sie sich auf Pseudoexpert*innen. Darüber hinaus enthalten ihre Aussagen Logik-fehler. Die in den meisten Interviews am häufigsten angewandte Technik ist das Anführen von Verschwörungserzählungen. Diese beziehen sich mehrheitlich auf die Pharmaindustrie und COVID-19-Impfstoffe.

Den Zusammenhang zwischen dem Grad des (Impf-)Verschwörungsglaubens und der Impfbereitschaft mit einem COVID-19-Vakzin weist die quantitative Bevölkerungsumfrage auch statistisch nach. Je stärker der Glaube an (Impf-)Ver-schwörungsaussagen ist, desto geringer ist die Impfbereitschaft. Darüber hinaus werden in den Interviews u. a. (Impf-) Verschwörungsaussagen genannt, die sich in den verwendeten Item-Sets und validierten Skalen zur Erfassung von (Impf-) Verschwörungsüberzeugungen wiederfinden (Haug et al. in diesem Band).

Hinsichtlich der Stichprobe ist anzumerken, dass die meisten Befragten weiblich und zudem im Gesundheits- oder Sozialwesen tätig sind. Dies kann zumindest zu einem großen Teil auf das Prinzip der „(sozialen) Ansteckung" (Klärner et al. 2020, 15) zurückgeführt werden, bei dem mithilfe des Schnee-ballverfahrens das vornehmlich homogene persönliche Umfeld einer Person angesprochen wird. Bezogen auf das Geschlecht findet sich das Phänomen, dass sich überwiegend Frauen zu einem Interview bereit erklären, auch in anderen qualitativen Studien wieder (Fadda et al. 2021; Kumari et al. 2021).

Zusammenfassend zeigt sich in den qualitativen Ergebnissen, dass der Glaube an alternative Heilverfahren sowie Verschwörungsmythen und die hinsichtlich der COVID-19-Pandemie genutzten Informationsquellen abseits von Qualitätsmedien eine Impfgegnerschaft begünstigen. Dies untermauert und vertieft die Befunde der quantitativen Studie. Hinsichtlich der Bedeutung von Geschlecht und Bildung besteht jedoch weiterhin Forschungsbedarf. Ebenso sollte unserer Einschätzung nach die Rolle der Verschwörungsmentalität als Persönlichkeitskonstrukt anhand weiterer qualitativer Forschung verstärkt untersucht werden, da sie im Hinblick auf eine Impfskepsis bzw. -gegnerschaft sowie einer allgemeinen Wissenschafts-leugnung ein wesentlicher Einflussfaktor zu sein scheint.

Literatur

Al-Amer, R., D. Maneze, B. Everett, J. Montayre, A. R. Villarosa, E. Dwekat und Y. Salamonson. 2021. COVID-19 vaccination intention in the first year of the pandemic: A systematic review. *Journal of Clinical Nursing* 31(1–2): 62–86. https://doi.org/10.1111/jocn.15951.

Altenbuchner, A., S. Haug, R. Schnell, A. Scharf und K. Weber. 2021. Impfbereitschaft von Eltern mit einem COVID-19-Vakzin: Die Rolle von Elternschaft und Geschlecht. *Pädiatrie & Pädologie* 56(5): 230–234. https://doi.org/10.1007/s00608-021-00925-2.

Anderson, E., A. Brigden, A. Davies, E. Shepherd und J. Ingram. 2021. Maternal vaccines during the Covid-19 pandemic: A qualitative interview study with UK pregnant women. *Midwifery* 100: Artikel 103062. https://doi.org/10.1016/j.midw.2021.103062.

Barello, S., T. Nania, F. Dellafiore, G. Graffigna und R. Caruso. 2020. 'Vaccine hesitancy' among university students in Italy during the COVID-19 pandemic. *European Journal of Epidemiology* 35(8): 781–783. https://doi.org/10.1007/s10654-020-00670-z.

Bell, S., R. Clarke, S. Mounier-Jack, J. L. Walker und P. Paterson. 2020. Parents' and guardians' views on the acceptability of a future COVID-19 vaccine: A multi-methods study in England. *Vaccine* 38(49): 7789–7798. https://doi.org/10.1016/j.vaccine.2020.10.027.

Bortz, J., und N. Döring. 2016. *Forschungsmethoden und Evaluation für Human- und Sozialwissenschaftler*. Heidelberg: Springer.

Boykoff, M. T., und J. M. Boykoff. 2004. Balance as bias: global warming and the US prestige press. *Global Environmental Change* 14(2): 125–136. https://doi.org/10.1016/j.gloenvcha.2003.10.001.

Cook, John. 2017. Understanding and countering climate science denial. *Journal & Proceedings of the Royal Society of New South Wales* 150(2): 207–219.

Cook, John. 2020. A history of FLICC: the 5 techniques of science denial. Skeptical Science, 31. März 2020a. https://skepticalscience.com/history-FLICC-5-techniques-science-denial.html. Zugegriffen: 15. Oktober 2021.

Cook, John. 2020b. Deconstructing climate science denial. In *Research Handbook on Communicating Climate Change*, Hrsg. D. Holmes und L. Richardson, 62–78. Cheltenham: Edward Elgar Publishing.

Dingermann, Theo. 2021. Desinformation: Die Tools der Leugner. *Pharmazeutische Zeitung* online, 6. April 2021. https://www.pharmazeutische-zeitung.de/die-tools-der-leugner-124830/. Zugegriffen: 5. Januar 2022.

Fadda, M., L. S. Suggs und E. Albanese. 2021. Willingness to vaccinate against Covid-19: A qualitative study involving older adults from Southern Switzerland. *Vaccine: X* 8: Artikel 100108. https://doi.org/10.1016/j.jvacx.2021.100108.

Grüner, S., und F. Krüger. 2020. The intention to be vaccinated against COVID-19: stated preferences before vaccines were available. *Applied Economics Letters* 28(21):1847–1851. https://doi.org/10.1080/13504851.2020.1854445.

Harapan, H., A. L. Wagner, A. Yufika, W. Winardi, S. Anwar, A. K. Gan, A. M. Setiawan et. al. 2020. Acceptance of a COVID-19 Vaccine in Southeast Asia: A Cross-Sectional Study in Indonesia. *Frontiers in Public Health* 8: Artikel 381. https://doi.org/10.3389/fpubh.2020.00381.

Haug, S., R. Schnell, A. Scharf, A. Altenbuchner und K. Weber. 2021a. Bereitschaft zur Impfung mit einem COVID-19-Vakzin – Risikoeinschätzung, Impferfahrungen und Einstellung zu Behandlungsverfahren. *Prävention und Gesundheitsförderung*. https://doi.org/10.1007/s11553-021-00908-y.

Haug, S., R. Schnell und K. Weber. 2021b. Impfbereitschaft mit einem COVID-19-Vakzin und Einflussfaktoren. Ergebnisse einer telefonischen Bevölkerungsbefragung. *Gesundheitswesen* 83(10): 789–796. https://doi.org/10.1055/a-1538-6069.

Head, K. J., M. L. Kasting, L. A. Sturm, J. A. Hartsock und G. D. Zimet. 2020. A National Survey Assessing SARS-CoV-2 Vaccination Intentions: Implications for Future Public

Health Communication Efforts. *Science Communication* 42(5): 698–723. https://doi. org/10.1177/1075547020960463.

Helfferich, Cornelia. 2011. *Die Qualität qualitativer Daten: Manual für die Durchführung qualitativer Interviews*, Wiesbaden: VS Verlag für Sozialwissenschaften.

Hoofnagle, Mark. 2007. Hello Scienceblogs. *denialism, Science Blogs*, 30. April 2007. https://scienceblogs.com/denialism/about. Zugegriffen: 15. Oktober 2021.

Islam, S., A.-H. M. Kamal, A. Kabir, D. L. Southern, S. H. Khan, S. M. M. Hasan, T. Sarkar et al. 2021. COVID-19 vaccine rumors and conspiracy theories: The need for cognitive inoculation against misinformation to improve vaccine adherence. *PloS one* 16(5): Artikel e0251605. https://doi.org/10.1371/journal.pone.0251605.

Jäggi, Christian J. 2021. *Die Corona-Pandemie und ihre Folgen. Ökonomische, gesellschaftliche und psychologische Auswirkungen*. Wiesbaden: Springer Fachmedien Wiesbaden GmbH.

Klärner, A., M. Gamper, S. Keim-Klärner, I. Moor, H. von der Lippe und N. Vonneilich, Hrsg. 2020. *Soziale Netzwerke und gesundheitliche Ungleichheiten: Eine neue Perspektive für die Forschung*. Wiesbaden: Springer VS.

Kourlaba, G., E. Kourkouni, S. Maistreli, C.-G. Tsopela, N.-M. Molocha, C. Triantafyllou, M. Koniordou et al. 2021. Willingness of Greek general population to get a COVID-19 vaccine. *Global Health Research and Policy* 6(1): Artikel 3. https://doi.org/10.1186/s41256-021-00188-1.

Kuckartz, Udo. 2018. *Qualitative Inhaltsanalyse. Methoden, Praxis, Computerunterstützung*, Weinheim, Basel: Beltz Juventa.

Kumari, A., P. Ranjan, S. Chopra, D. Kaur, T. Kaur, K. B. Kalanidhi, A. Goel et al. 2021. What Indians Think of the COVID-19 vaccine: A qualitative study comprising focus group discussions and thematic analysis. *Diabetes & Metabolic Syndrome* 15(3): 679–682. https://doi.org/10.1016/j.dsx.2021.03.021.

Lamberty, Pia. 2020. *Verschwörungsmythen als Radikalisierungsbeschleuniger: eine psycho-logische Betrachtung*. Berlin: Friedrich-Ebert-Stiftung Forum Berlin.

Lamberty, P., und R. Imhoff. 2018. Powerful Pharma and Its Marginalized Alternatives? Effects of Individual Differences in Conspiracy Mentality on Attitudes Toward Medical Approaches. *Social Psychology* 49(5): 255–270. https://doi.org/10.1027/1864-9335/a000347.

Lewandowsky, S., J. Cook, P. Schmid, D. L. Holford, A. Finn, J. Leask, A. Thomson et al. 2021. The COVID-19 Vaccine Communication Handbook. A practical guide for improving vaccine communication and fighting misinformation. University of Essex. http://repository.essex.ac.uk/29625/1/The%20COVID-19%20Vaccine%20Communication%20Handbook.pdf. Zugegriffen: 06. Februar 2022.

Lockyer, B., S. Islam, A. Rahman, J. Dickerson, K. Pickett, T. Sheldon, J. Wright et al. 2021. Understanding COVID-19 misinformation and vaccine hesitancy in context: Findings from a qualitative study involving citizens in Bradford, UK. *Health Expectations* 24(4): 1158–1167. https://doi.org/10.1111/hex.13240.

Loss, J., E. Boklage, S. Jordan, M. A. Jenny, H. Weishaar und C. El Bcheraoui. 2021. Risikokommunikation bei der Eindämmung der COVID-19-Pandemie: Herausforderungen und Erfolg versprechende Ansätze. *Bundesgesundheitsblatt, Gesundheitsforschung, Gesundheitsschutz* 64(3): 294–303. https://doi.org/10.1007/s00103-021-03283-3.

Messinger Cayetano, S., und L. Crandall. 2020. Paradox of success and public perspective: COVID-19 and the perennial problem of prevention. *Journal of Epidemiology and Community Health* 74(8): 679. https://doi.org/10.1136/jech-2020-214518.

Neumann-Boehme, S., und I. Sabat. 2021. Now, we have it. Will we use it? New results from ECOS on the willingness to be vaccinated against COVID-19. https://doi.org/10.5281/zenodo.4609871.

Nocun, K., und P. Lamberty, Hrsg. 2020. *Fake Facts: Wie Verschwörungstheorien unser Denken bestimmen.* Köln: Quadriga.

Peters, M., und T. Besley. 2020. Education and the New Dark Ages? Conspiracy, social media and science denial. *ACCESS: Contemporary Issues in Education* 40(1): 5–14. https://doi.org/10.46786/ac20.3082.

Piroth, L., J. Cottenet, A.-S. Mariet, P. Bonniaud, M. Blot, P. Tubert-Bitter und C. Quantin. 2021. Comparison of the characteristics, morbidity, and mortality of COVID-19 and seasonal influenza: a nationwide, population-based retrospective cohort study. *The Lancet Respiratory Medicine* 9(3): 251–259. https://doi.org/10.1016/S2213-2600(20)30527-0.

RKI. 2021. COVID-19-Trends in Deutschland. Robert Koch-Institut. https://www.rki.de/DE/Content/InfAZ/N/Neuartiges_Coronavirus/Situationsberichte/COVID-19-Trends/COVID-19-Trends.html. Zugegriffen: 20. November 2021.

RND/dpa. 2021. RKI-Chef warnt vor fünfter Corona-Welle bei zu wenig Impfungen. Redaktionsnetzwerk Deutschland, 20. November 2021. https://www.rnd.de/politik/rki-chef-warnt-vor-fuenfter-corona-welle-bei-zu-wenig-impfungen-T3RREDGSXBYU5KXTPOITJQBJUE.html. Zugegriffen: 20. November 2021.

Rubin, Rita. 2020. Difficult to Determine Herd Immunity Threshold for COVID-19. In: *JAMA* 324(8): 732. https://doi.org/10.1001/jama.2020.14778.

Scheele, B., und N. Groeben. 1988. *Dialog-Konsens-Methoden zur Rekonstruktion subjektiver Theorien: Die Heidelberger Struktur-Lege-Technik (SLT), konsensuale Ziel-Mittel-Argumentation und kommunikative Flußdiagramm-Beschreibung von Handlungen.* Tübingen: Francke.

Semle, R., und M. Raab. 2020. „Da kann doch kein Mensch gesund bleiben". Gesundheitsbezogene Verschwörungstheorien in subjektiven Theorien über Gesundheit und Krankheit – eine Untersuchung mit der Heidelberger Struktur-Lege-Technik. *Forum Qualitative Sozialforschung/Forum: Qualitative Social Research* 22(1). https://doi.org/10.17169/fqs-22.1.3534.

Soveri, A., L. C. Karlsson, J. Antfolk, M. Lindfelt und S. Lewandowsky. 2021. Unwillingness to engage in behaviors that protect against COVID-19: the role of conspiracy beliefs, trust, and endorsement of complementary and alternative medicine. *BMC Public Health* 21(1): Artikel 684. https://doi.org/10.1186/s12889-021-10643-w.

Tagesschau. 2021. Die vierte Welle nimmt Fahrt auf: Stand: 20.08.2021. *Tagesschau* online. https://www.tagesschau.de/inland/rki-vierte-welle-103.html. Zugegriffen: 20. November 2021.

Walker, K. K., K. J. Head, H. Owens und G. D. Zimet. 2021. A qualitative study exploring the relationship between mothers' vaccine hesitancy and health beliefs with COVID-19 vaccination intention and prevention during the early pandemic months. *Human Vaccines & Immunotherapeutics* 17(10): 3355–3364. https://doi.org/10.1080/21645515.2021.1942713.

WHO. 2020. Coronavirus disease (COVID-19): Herd immunity, lockdowns and COVID-19: What is 'herd immunity'? World Health Organization, 31. Dezember 2020. https://www.who.int/news-room/q-a-detail/herd-immunity-lockdowns-and-covid-19. Zugegriffen: 27. September 2021.

WHO. 2021. Forum zur Bekämpfung von Fehlinformationen zu den Themen Gesundheit und nichtübertragbare Krankheiten. Weltgesundheitsorganisation, Regionalbüro für Europa, 3. Februar 2021. https://www.euro.who.int/de/health-topics/noncommunicable-diseases/pages/news/news/2021/2/forum-for-tackling-misinformation-on-health-and-ncds. Zugegriffen: 15. Oktober 2021.

Anna Scharf, M.A. ist Sozialpädagogin und Sozialwissenschaftlerin. Sie absolvierte ihren Bachelor und Master in Sozialer Arbeit an der Ostbayerischen Technischen Hochschule Regensburg. Seit 2017 arbeitet sie zunächst als studentische Hilfskraft und anschließend als wissenschaftliche Mitarbeiterin am Institut für Sozialforschung und Technikfolgenabschätzung (IST) an der Ostbayerischen Technischen Hochschule Regensburg. Ihre Forschungsschwerpunkte umfassen soziale, insbesondere Gender betreffende Aspekte, von Technik im Bereich Digitalisierung, Gesundheitsforschung und der Schnittstelle von Familie und Reproduktionsmedizin sowie Evaluationsstudien im (Weiter-)Bildungsbereich. Über Lehrerfahrung verfügt sie in den Bereichen statistische Datenanalyse und Einführung in wissenschaftliches Arbeiten.

Nicla Kaufner, M.A. absolvierte ihren Bachelor der Soziologie an der Georg-August-Universität in Göttingen mit dem Schwerpunkt der Sozialpsychologie. Ihr Masterstudium der „Kriminologie und Gewaltforschung" schloss sie mit einer Abschlussarbeit zum Thema Verschwörungsmentalitäten ab. Während der Studienzeit forschte sie an verschiedenen Instituten in Göttingen, Hannover und Hamburg schwerpunktmäßig zu den Themen Extremismus und Radikalisierung. Zuerst als studentische Hilfskraft und später als wissenschaftliche Mitarbeiterin arbeitete sie von Juli 2020 bis Anfang 2022 am Institut für Sozialforschung und Technikfolgenabschätzung (IST) der Ostbayerischen Technischen Hochschule Regensburg. Aktuell arbeitet sie als wissenschaftliche Referentin in der Landtagsverwaltung Mecklenburg-Vorpommern.

Prof. Dr. Amelie Altenbuchner ist Erziehungswissenschaftlerin und seit 2022 Professorin für Pädagogik an der HSD Hochschule Döpfer. Von 2013 bis 2022 arbeitete sie als wissenschaftliche Mitarbeiterin in sozial- und gesundheitswissenschaftlichen Forschungsprojekten am Institut für Sozialforschung und Technikfolgenabschätzung (IST) an der Ostbayerischen Technischen Hochschule Regensburg. Sie ist erfahren in der Durchführung von Forschungsprojekten in interdisziplinären und multiprofessionellen Teams, in denen sie hauptsächlich für die Ausgestaltung der Aspekte der quantitativen Forschungsmethodik zuständig ist. Ihre aktuellen Forschungsschwerpunkte liegen in den Bereichen Gesundheit, Migration, musikalischer Expertise, Gender und Einstellungen von Studierenden zu Wissenschaft und Forschung. In der Hochschullehre ist sie in den Bereichen Forschungsmethoden, statistische Datenanalyse und pädagogischen Themen tätig.

Prof. Dr. phil. habil. Sonja Haug, Dipl. soz. ist Professorin für Empirische Sozial-forschung an der Ostbayerischen Technischen Hochschule Regensburg und Ko-Leiterin des Instituts für Sozialforschung und Technikfolgenabschätzung (IST). Nach ihrem Studium der Soziologie, Psychologie und Wissenschaftstheorie in Mannheim promovierte sie in Mannheim und habilitierte sich in Mainz. Sie war Mitarbeiterin an den Universitäten Stuttgart, Mannheim und Leipzig, am Bundesinstitut für Bevölkerungsforschung und am Bundesamt für Migration und Flüchtlinge. Ihre aktuellen Forschungsschwerpunkte umfassen Wissen und Einstellungen der Bevölkerung im Gesundheitsbereich, soziale Aspekte von Technik im Gesundheits- und Energiebereich sowie gesellschaftliche Aus-wirkungen demografischer Entwicklungen, insbesondere Migration und Alterung.

Prof. Dr. phil. habil. Karsten Weber ist Philosoph und Experte für Technikfolgenab-schätzung. Er hat Philosophie, Informatik und Soziologie an der Universität Karlsruhe (TH) studiert, danach in Karlsruhe in Philosophie promoviert und an der EUV Frankfurt (Oder) in Philosophie habilitiert. In seinen wissenschaftlichen Arbeiten beschäftigt sich Prof. Weber vor allem mit den Auswirkungen moderner Technik auf Individuen und Gesellschaften. Akademische Stationen waren die Universität Opole in Polen, wo Karsten Weber eine Universitätsprofessur für Philosophie innehatte, die TU Berlin mit einer Gast- und Vertretungsprofessur für Informatik und Gesellschaft sowie die Vertretung des Lehr-stuhls für Allgemeine Technikwissenschaften an der BTU Cottbus-Senftenberg. Aktuell ist Karsten Weber Ko-Leiter des Instituts für Sozialforschung und Technikfolgenabschätzung (IST) und einer der drei Direktor*innen des Regensburg Center of Health Sciences and Technology (RCHST) der Ostbayerischen Technischen Hochschule Regensburg. Außerdem hält er eine Honorarprofessur für Kultur und Technik an der BTU Cottbus-Senftenberg.

Der Einfluss von Wissenschaftsvertrauen, Vertrauen in Informationsquellen, kollektiver Verantwortung und Verschwörungsüberzeugungen auf die Bereitschaft zur COVID-19-Impfung

Sonja Haug, Anna Scharf, Amelie Altenbuchner, Rainer Schnell und Karsten Weber

1 Einleitung

Im Januar 2020 bestätigte die World Health Organisation (WHO) den Ausbruch eines neuartigen Coronavirus und stufte im März 2020 die daraus entstehende Krankheit COVID-19 als Pandemie ein (BMG 2021). Um die sogenannte Coronapandemie und ihre Folgen einzudämmen, gelten COVID-19-Schutzimpfungen im Sinne eines „global public good" als grundlegend (WHO 2020b, 2). Die Mitwirkung zur Herstellung des öffentlichen Guts (Kollektivguts)

S. Haug (✉) · A. Scharf · K. Weber
Institut für Sozialforschung und Technikfolgenabschätzung (IST), OTH Regensburg,
Regensburg, Deutschland
E-Mail: sonja.haug@oth-regensburg.de

A. Scharf
E-Mail: anna.scharf@oth-regensburg.de

K. Weber
E-Mail: karsten.weber@oth-regensburg.de

geschieht durch die Impfung. Daher beruht auch die im November 2020 in Deutschland beschlossene nationale Impfstrategie auf dem epidemiologischen Konzept des Herdenschutzes (BMG et al. 2020), auch Herdenimmunität genannt (Kiehl 2015, 51). Dabei wird ein krankheitsspezifisches Maß an Immunisierung in der Bevölkerung aufgrund von Impfung oder abgeklungener Infektion vorausgesetzt. Auch wenn es von verschiedenen Faktoren abhängt, wie hoch die Impfquote sein muss, um eine Herdenimmunität gegen COVID-19 zu erlangen (Rubin 2020), wird eine möglichst umfassende Durchimpfung in der Bevölkerung benötigt – die WHO nennt hier 95 % (WHO 2020a).

Voraussetzung dafür ist eine hohe Impfbereitschaft. Impfbereitschaft ist ein Konzept aus der Einstellungsforschung. Eine Einstellung wird nach Gordon W. Allport (1935) als übersituationaler mentaler und neuronaler Zustand der Bereitschaft zu einem Verhalten definiert, d. h. als eine Verhaltensdisposition.[1] Ein verbreitetes Auftreten von Einstellungen wie Impfablehnung oder Impfskepsis in der Bevölkerung gefährdet die Erreichung einer Herdenimmunität. Bereits Impfunschlüssigkeit, d. h. das Verzögern der Annahme eines Impfangebots (MacDonald und SAGE Working Group on Vaccine Hesitancy 2015, 4163) wird von der WHO als eine von „[t]en threats to global health" betrachtet (WHO 2019). „Impfunschlüssigkeit ist komplex und kontextspezifisch und variiert je nach Zeit, Ort und Impfstoff. Sie wird durch Faktoren wie wahrgenommene Risiken und Barrieren sowie Vertrauen beeinflusst" (MacDonald und SAGE Working Group on Vaccine Hesitancy 2015, 4163; Übers. AS). Vor Beginn der Coronapandemie wurde der Anteil Impfablehnender in Deutschland auf etwa 3–5 % geschätzt (Meyer und Reiter 2004), wobei Impfgegnerschaft und Impfskepsis durch Möglichkeiten der Informationsgesellschaft großen Einfluss auf die Impfakzeptanz der Bevölkerung ausüben können.

---

[1] „An attitude is a mental and neural state of readiness, organized through experience, exerting a directive or dynamic influence upon the individual's response to all objects and situations with which it is related" (Allport 1935, 810).

A. Altenbuchner
HSD Hochschule Döpfer GmbH, Fachbereich Gesundheit und Soziales, Standort Regensburg, Deutschland
E-Mail: a.altenbuchner@hs-doepfer.de

R. Schnell
Universität Duisburg-Essen, Duisburg, Deutschland
E-Mail: Sekretariat.Schnell@uni-due.de

Das Vertrauen in Impfungen und in das Impfungen ermöglichende Gesundheitssystem ist bei Personen höher, die auch Medizin, Forschung, Pharmaindustrie, Politik und Medien vertrauen (Betsch et al. 2018, 4 f., 18 und 24). Misstrauen gegenüber Wissenschaft im Allgemeinen ist dagegen verknüpft mit Verschwörungsüberzeugungen (Imhoff und Lamberty 2020). Techniken der Wissenschaftsleugnung werden basierend auf Mark Hoofnagle (2007) und John Cook (2017) mit dem Begriff FLICC („Fake Experts, Logical Fallacies, Impossible Expectations, Cherry Picking, Conspiracy Theories") bezeichnet. Der Rückgriff auf Pseudoexpertise, Logikfehler bzw. logische Trugschlüsse, unerfüllbare Erwartungen, Rosinenpickerei sowie Verschwörungstheorien werden im Deutschen auch unter dem Akronym PLURV zusammengefasst (Dingermann 2021; Scharf et al. in diesem Band). Der Begriff Verschwörungstheorie wird inzwischen als weniger passend betrachtet, da gerade keine wissenschaftliche Theorie zugrunde liegt; treffend sind eher Terminologien wie Verschwörungsmythen, Verschwörungserzählungen, Affinitäten zum Verschwörungsglauben oder zur Verschwörungsmentalität bzw. Verschwörungsideologie (Nocun und Lamberty 2020, 21): „Eine Verschwörungserzählung ist eine Annahme darüber, dass als mächtig wahrgenommene Einzelpersonen oder eine Gruppe von Menschen wichtige Ereignisse in der Welt beeinflussen und damit der Bevölkerung gezielt schaden, während sie diese über ihre Ziele im Dunkeln lassen" (Nocun und Lamberty 2020, 18). Eine Anti-Impfüberzeugung ist ein Aspekt einer psychologischen Neigung, an Verschwörungen zu glauben (Goldberg und Richey 2020, 107). Ein Zusammenhang zwischen Persönlichkeitsfaktoren und Verschwörungsüberzeugungen lässt sich jedoch nicht finden (Goreis und Voracek 2019). Karen M. Douglas et al. (2017) nennen in einer Übersicht unterschiedliche Motive für Verschwörungsglaube, darunter epistemische (Suche nach Verständnis), existenzielle (Suche nach Sicherheit und Kontrolle) und soziale (positives Image für das Selbst und die Bezugsgrupe). Anna Soveri et al. (2021) zeigen, dass Maßnahmen zur Eindämmung der Coronapandemie und Handlungsempfehlungen von Verschwörungsgläubigen nicht akzeptiert werden. Zudem zeigt sich seit Beginn der COVID-19-Pandemie eine Zunahme der Nutzung sozialer Medien und eine Abnahme der Informationsgewinnung durch traditionelle Medienquellen (Peters und Besley 2020), was die Verbreitung von Verschwörungsmythen vereinfachte (Lamberty 2020, 6). Der Wandel in den genutzten Medien zur Informationsgewinnung im Kontext der COVID-19-Pandemie zeigt sich auch in der qualitativen Teilstudie (siehe Scharf et al. in diesem Band).

In diesem Beitrag soll dargestellt werden, inwieweit Impfskepsis und Impfablehnung im Fall von COVID-19 in Deutschland mit Wissenschaftsvertrauen, Vertrauen in Informationsquellen, darunter insbesondere Medienvertrauen und Mediennutzung, sowie Verschwörungsüberzeugungen zusammenhängen.

2   Stand der Forschung und Ableitung von Hypothesen

Die Befunde zur Impfbereitschaft variieren je nach Erhebungszeitraum, Stichprobe und Erhebungsmodus, wobei Telefonbefragungen stets eine höhere Impfbereitschaft als Online-Umfragen feststellen (Haug et al. 2021a). Dass Ältere eine höhere Impfbereitschaft mit einem COVID-19-Vakzin aufweisen, zeigen nationale und internationale Befunde (Neumann-Böhme et al. 2020; Robinson et al. 2021). Bereits während der Influenzapandemie 2009/2010 wurde in Deutschland eine mit höherem Alter zunehmende Impfbereitschaft festgestellt (Böhmer et al. 2012). Nach Definition des Robert Koch-Instituts (RKI) zählen Personen ab einem Alter von 50 bis 60 Jahren als Risikogruppe (RKI 2020). Frauen, Personen mit geringerem Einkommen oder geringerem Bildungsniveau oder Angehörige von ethnischen Minderheiten sind weniger impfbereit (Robinson et al. 2021). Darüber hinaus zeigen weitere Studien, dass die Impfbereitschaft mit einem COVID-19-Vakzin höher ist bei Personen, die bereits zuvor an einer gefährlichen Krankheit gelitten haben (Graeber et al. 2020) oder generell gefährliche Folgen im Falle einer Erkrankung erwarten (Caserotti et al. 2021; Ward et al. 2020).

Eine erste Auswertung der Befragung von 2014 Personen zu Einstellungen der Bevölkerung im Kontext der Coronapandemie ergab, dass die Impfneigung mit dem Alter steigt, ebenso bei höherem Schulbildungsniveau mit Ausnahme der Personen mit Fachhochschulreife. Eine höhere Impfbereitschaft zeigt sich auch bei Zugehörigkeit zu einer Risikogruppe und bei Personen, die die Konsequenzen einer COVID-19-Erkrankung für gefährlich halten (Haug et al. 2021b). Eine erhebliche Überschätzung von ernsthaften Impfnebenwirkungen bei Influenzaimpfungen ist verbunden mit verringerter Impfbereitschaft. Vor allem bei Frauen und auch bei Eltern mit minderjährigen Kindern ist Impfskepsis oder -ablehnung und damit einhergehend eine Bevorzugung von alternativen Heilmethoden und Behandlungsverfahren festzustellen (Altenbuchner et al. 2021; Haug et al. 2021a). Vorerfahrungen mit anderen Impfungen erhöhen die Impfbereitschaft (Haug et al. 2021a).

Vertrauen gilt als eine zentrale Voraussetzung der Impfbereitschaft. Dabei ist nicht nur das Vertrauen in den jeweiligen Impfstoff selbst von Bedeutung. Ebenso braucht es Vertrauen in das System, das Impfstoffe bereitstellt und Informationen zu diesen verteilt. Hierzu zählen das Gesundheitssystem generell sowie insbesondere Wissenschaft und Politik (MacDonald und SAGE Working Group on Vaccine Hesitancy 2015, 4162). Personen, die dieses Vertrauen aufweisen, neigen zudem seltener dazu, an Verschwörungserzählungen zu glauben (Bruder et al. 2013; Betsch et al. 2019, 401).

Es gibt inzwischen Untersuchungen, die aufzeigen, dass es einen Zusammenhang zwischen Vertrauen in die Wissenschaft und Impfbereitschaft allgemein sowie bzgl. COVID-19 gibt (bspw. Constantinou et al. 2021). Oder anders ausgedrückt: Fehlt Vertrauen in die Wissenschaft, geht dies mit Impfskepsis und Impfablehnung einher (Plohl und Musil 2021). Gerade Social-Media-Plattformen scheinen Orte zu sein, die wissenschafts- und impffeindliche Inhalte massiv verbreiten (Bessi et al. 2015) – auch schon weit vor COVID-19. Es ist allerdings zu betonen, dass sich Verschwörungsüberzeugungen und Wissenschaftsskepsis bzw. fehlendes Vertrauen in die Wissenschaft nicht nur auf das Impfen beziehen, sondern die Wissenschaft als Ganzes betreffen (Landrum und Olshansky 2019). Das könnte unter anderem daran liegen, dass Verschwörungsüberzeugungen stärker als Wissenschaft Emotionen ansprechen (Zhang et al. 2021). Folgende Hypothesen lassen sich daraus ableiten, wobei das Vertrauen in das RKI aufgrund seiner Rolle als Bundesinstitut sowie seiner medialen Präsenz seit Beginn der Pandemie bspw. durch den täglichen Bericht der Neuinfektionen und der Sieben-Tages-Inzidenz gesondert betrachtet wird:

Hypothese 1: Mit dem Wissenschaftsvertrauen steigt die Impfbereitschaft.
Hypothese 2: Mit dem Vertrauen in das Robert Koch-Institut steigt die Impfbereitschaft.

Der Faktor einer kollektiven Verantwortlichkeit, d. h. dem Willen, andere zu schützen, stellt einen Faktor der Impfbereitschaft dar (Betsch et al. 2018, 20). Diese beruht auf der „prosozialen Motivation, sich auch für den Schutz anderer impfen zu lassen; also durch die eigene Impfung zur Reduzierung der Krankheitsübertragung beizutragen und damit z. B. kleine Kinder oder Kranke indirekt zu schützen" (Betsch et al. 2019, 401). Als Gegenteil einer kollektiven Verantwortlichkeit wird „Trittbrettfahren" (Betsch et al. 2019, 401) gesehen, das den indirekten Schutz durch die Herdenimmunität in Anspruch nimmt, ohne selbst durch Impfung dazu beizutragen. Hieraus wird folgende Hypothese abgeleitet:

Hypothese 3: Kollektive Verantwortung geht mit höherer Impfbereitschaft einher.

Impfablehnung im Rahmen von Verschwörungsüberzeugungen bzw. -mentalitäten äußert sich auch in Überzeugungen von stark überhöhten und wissenschaftlich nicht belegten Gefahren durch Impfungen. Bei Personen, die eine Verschwörungsmentalität aufweisen, ist die Impfbereitschaft allgemein niedriger ausgeprägt (Lamberty und Imhoff 2018). Eltern mit hohen Werten auf einer Impfverschwörungsüberzeugungsskala (Vaccine Conspiracy Beliefs Scale, VCBS) zeigen eine geringere Bereitschaft zur HPV-Impfung ihrer Söhne (Shapiro et al. 2016). Abgeleitet lässt sich formulieren:

Hypothese 4: Verschwörungsüberzeugungen sind mit geringerer Impfbereitschaft verbunden.

Bereits vor mehr als zehn Jahren bezeichnete Anna Kata (2010) das Internet in Bezug auf Impfskepsis als die „Büchse der Pandora", da sich dort unter anderem in großen Mengen Fehlinformationen und Verschwörungstheorien zum Thema Impfen fänden. Guidry et al. (2015) berichten, dass auf der Social-Media-Platt-form Pinterest impfskeptische Inhalte überwögen, die oft mit Verschwörungs-theorien verbunden seien; zu ähnlichen Ergebnissen kommen Briones et al. (2012) sowie Ekram et al. (2019) mit Bezug auf YouTube sowie Mitra et al. (2021) bzgl. Twitter (siehe auch Dredze et al. 2016). Auf Facebook sind impf-skeptische Inhalte ebenfalls oft mit Verschwörungsüberzeugungen verbunden (Smith und Graham 2019). Puri et al. (2020) bestätigen für COVID-19 die teil-weise negative Wirkung von Social Media allgemein auf die Impfbereitschaft und Jennings et al. (2021) sehen die Kombination aus Vertrauensmangel, Ver-schwörungsüberzeugungen sowie Social-Media-Nutzung als ursächlich für Impf-skepsis.

(Risiko-)Kommunikation als Baustein der Bekämpfung von Pandemien wie COVID-19 wird im wissenschaftlichen Kontext allenthalben betont. Loss et al. (2021) nennen verschiedene Kriterien, die (Risiko-)Kommunikation erfüllen müsse, damit diese erfolgreich sein könne – unter anderem Vertrauen und Glaubwürdigkeit. Stillschweigend scheinen sie dabei aber vorauszusetzen, dass die richtige Art und Weise der Kommunikation bereits ausreiche, die Zielgruppen zu erreichen. Doch dies steht infrage: Beck und Wandt (2020, 164) berichten über eine Studie, die länderübergreifend aufzeigt, dass es Menschen immer schwerer fällt, vertrauenswürdige Informationen von Falschinformationen zu unterscheiden – wobei sich dies auch auf traditionelle Massenmedien bezieht. Blöbaum et al. (2020) zeigen in einem Review empirischer Studien zum Medienvertrauen in Deutschland aber auf, dass von einem Misstrauen den Medien allgemein sowie bspw. Tageszeitungen oder dem öffentlich-rechtlichen Rundfunk gegenüber nicht gesprochen werden kann – allerdings wurden die betrachteten Studien alle vor dem Beginn der Coronapandemie durchgeführt. Sollte sich seit 2020 hier ein Vertrauensverlust entwickelt haben, wäre das problematisch, denn Badur et al. (2020) können aufzeigen, dass Vertrauen, auch in Medien, eine wesentliche Voraussetzung zur erfolgreichen Bekämpfung der COVID-19-Pandemie darstellt.

Wenn auch zögerlich, haben die großen Social-Media-Plattformen wie Facebook und Twitter begonnen, bestimmte Inhalte verstärkt auszufiltern, um bspw. der Verbreitung von politischem Extremismus oder Fehlinformationen bzgl. Impfungen im Allgemeinen und COVID-19 im Speziellen einen Riegel vorzuschieben. Dies hat laut Rogers (2020) dazu geführt, dass die Personen, die solche Inhalte verbreiten, zu alternativen Social-Media-Plattformen wie Telegram abwandern (siehe auch Walther und McCoy 2021; Urman und Katz 2020; Innes und Innes 2021). Gleichzeitig berichten Hoseini et al. (2021) in einem Preprint, dass die deutsche Sprache in QAnon-Telegram-Gruppen dominiere, was zumindest den Schluss zulässt, dass sich dort Gruppen von sogenannten querdenkenden oder zu Verschwörungsüberzeugungen tendierenden Personen mit impfgegnerischer Einstellung sammeln. Johns und Cheong (2021) vermuten, dass die spezifische Technologie und Kommunikationskultur von Telegram, aber auch WhatsApp, Signal und anderen Messenger-Diensten, besonders attraktiv für verschwörungsüberzeugte Personen(gruppen) sei. Aus dem Forschungsstand zu Medienvertrauen und Mediennutzung im Kontext der Coronapandemie lassen sich drei Hypothesen formulieren:

Hypothese 5: Mit dem Vertrauen in Tageszeitungen bzw. in öffentlich-rechtliche Medien steigt die Impfbereitschaft.
Hypothese 6: Mit Vertrauen in Informationen aus sozialen Medien ist eine geringere Impfbereitschaft verbunden.
Hypothese 7: Mit der Nutzung von Telegram ist eine geringere Impfbereitschaft verbunden.

3 Methode

Der Beitrag stützt sich auf die Befragung „Einstellungen der Bevölkerung im Kontext der Corona-Pandemie" (Haug et al. 2021b). Die Querschnittstudie basiert auf einer bundesweiten telefonischen Bevölkerungsbefragung bei einer Zufallsauswahl von Festnetz- und Mobilfunknummern (Schnell et al. 2018, 265 f.) im Zeitraum vom 12. November 2020 bis 10. Dezember 2020, also vor dem Start der COVID-19-Impfung. Das Erhebungsinstrument beinhaltet 49 Fragen (siehe ausführliche Darstellung im Anhang: Fragebogenkonstruktion). Die Auswertungen erfolgen mit IBM SPSS Statistics 27.

4 Ergebnisse

4.1 Impfbereitschaft

In der Befragung wurde eine Impfbereitschaft von 67,3 % festgestellt, wobei die größte Gruppe „ja sicher" antwortet (39,5 %) und 27,8 % „eher ja". 32,7 % sind impfskeptisch („eher nein", 18,8 %) oder impfgegnerisch („sicher nein", 13,9 %). Exakt diese ermittelte Rate wurde ein Jahr nach der Erhebung durch das Robert Koch-Institut berichtet (10.11.2021, 67,3 % vollständig Geimpfte, RKI 2021).

4.2 Vertrauen in Wissenschaft, Informationsquellen und Medien

Die Mehrheit der Befragten vertraut der Wissenschaft. Mehr als ein Drittel (37,2 %) sind jedoch der Ansicht, dass wir zu sehr der Wissenschaft und nicht genug Gefühlen und Glauben vertrauen. 19,0 % sind der Ansicht, dass die Wissenschaft alles in allem mehr schadet als nützt (Tab. 1).

Alle Items korrelieren negativ mit der Impfbereitschaft (Tab. 2), wobei die Korrelation mit Item W3 sehr schwach ist (Spearman-Korrelationskoeffizient $\rho = -0{,}051$). Item W3 wurde beim *Index Wissenschaftsvertrauen* ausgeschlossen (siehe Anhang: Fragebogenkonstruktion). Der aus Item W1, W2 und W4 zusammengesetzte *Index Wissenschaftsvertrauen* korreliert schwach negativ mit der Impfbereitschaft. Hohes Wissenschaftsvertrauen (niedrige Indexwerte) geht demnach mit hoher Impfbereitschaft einher. Hypothese 1 bestätigt sich.

Die Bekanntheit des RKI ist sehr hoch, so gut wie alle Befragten kennen dieses zum Erhebungszeitpunkt. Auch die anderen Medien sind bekannt, mit Ausnahme von 10,2 %, die YouTube-Kanäle nicht kennen (fehlende Werte werden aus der Analyse ausgeschlossen).

Das RKI genießt ein sehr hohes Vertrauen: 47,5 % schätzen dieses als sehr vertrauenswürdig ein (Tab. 3). Personen, die das RKI für sehr vertrauenswürdig einschätzen, haben mit 80,4 % eine um 66,5 % höhere Impfbereitschaft als Personen, die das RKI für gar nicht vertrauenswürdig halten (13,9 %). Es besteht ein schwacher Zusammenhang zwischen dem Vertrauen in das RKI und der Impfbereitschaft (Tab. 4). Hypothese 2 lässt sich somit bestätigen. Tageszeitungen und öffentlich-rechtlichen Medien wird etwas weniger als dem RKI vertraut. Personen, die in den sozialen Medien oder auf YouTube-Kanälen zu finden sind,

Tab. 1 Wissenschaftsvertrauen und Impfbereitschaft. (Eigene Darstellung)

Inwieweit treffen die folgenden Aussagen Ihrer Meinung nach zu?	Antwortkategorien	(%)	Impfbereitschaft (ja sicher/eher ja) (%)
W1: Wir vertrauen zu sehr der Wissenschaft und nicht genug unseren Gefühlen und dem Glauben	Stimmt überhaupt nicht	26,1	75,9
	Stimmt eher nicht	36,6	68,3
	Stimmt eher	23,6	64,2
	Stimmt völlig	13,7	55,1
W2: Alles in allem schadet die moderne Wissenschaft mehr als sie nützt	Stimmt überhaupt nicht	44,0	80,8
	Stimmt eher nicht	36,1	62,0
	Stimmt eher	13,5	51,3
	Stimmt völlig	5,5	32,0
W3: Die moderne Wissenschaft wird unsere Gesundheitsprobleme bei nur geringer Veränderung unserer Lebensweise lösen	Stimmt überhaupt nicht	15,2	59,9
	Stimmt eher nicht	38,1	66,5
	Stimmt eher	32,6	72,1
	Stimmt völlig	14,1	67,9
W4: Wir machen uns zu viele Sorgen über die Gesundheit und zu wenig um die Wirtschaft heutzutage	Stimmt überhaupt nicht	23,8	76,4
	Stimmt eher nicht	39,9	70,2
	Stimmt eher	21,8	54,6
	Stimmt völlig	14,6	60,6

Item W1 bis W4

werden von 48,3 % bzw. 46,5 % als gar nicht vertrauenswürdig eingeschätzt, und unter ein Prozent finden diese sehr vertrauenswürdig (Tab. 3). 87,7 % der Personen, die öffentlich-rechtliche Sender sehr vertrauenswürdig finden, sind impfbereit, wohingegen dies nur für 27,7 % derer gilt, die sie für gar nicht vertrauenswürdig halten (Tab. 3). Hypothese 5 bestätigt sich, Hypothese 6 jedoch nicht. Vertrauen in Mitteilungen einzelner Personen aus sozialen Medien oder YouTube-Kanälen korrelieren nur sehr schwach mit der Impfbereitschaft. Da in diesen Medien unterschiedliche Personen vertreten sind, ist der Effekt nicht so deutlich wie bei den klassischen Medien. Vertrauen in Tageszeitungen korreliert schwach und Vertrauen in öffentlich-rechtliche Sender und der Index *Vertrauen in klassische Medien* korrelieren mäßig mit der Impfbereitschaft (Tab. 4).

Tab. 2 Korrelation Wissenschaftsvertrauen und Impfbereitschaft. (Eigene Darstellung)

Inwieweit treffen die folgenden Aussagen Ihrer Meinung nach zu?	Korrelation mit Impfbereitschaft (4-stufig)
W1: Wir vertrauen zu sehr der Wissenschaft und nicht genug unseren Gefühlen und dem Glauben	$\rho = -0{,}146$, $p < 0{,}001$
W2: Alles in allem schadet die moderne Wissenschaft mehr als sie nützt	$\rho = -0{,}238$, $p < 0{,}001$
W3: Die moderne Wissenschaft wird unsere Gesundheitsprobleme bei nur geringer Veränderung unserer Lebensweise lösen. (Das Item wurde umgepolt)	$\rho = -0{,}051$, $p < 0{,}05$
W4: Wir machen uns zu viele Sorgen über die Gesundheit und zu wenig um die Wirtschaft heutzutage	$\rho = -0{,}151$, $p < 0{,}001$
Index Wissenschaftsvertrauen	$\rho = -0{,}242$, $p < 0{,}001$

Item W1 bis W4; ρ: Spearman's Korrelationskoeffizient Rho

Die Impfbereitschaft hängt nicht mit der Nutzung von WhatsApp und Instagram zusammen, wohingegen Facebook und Twitter einen signifikanten Effekt haben (Tab. 5). Vor allem Telegram-Nutzung ist mit niedriger Impfbereitschaft verknüpft (58,7 %). Hypothese 7 bestätigt sich somit.

4.3   Kollektive Verantwortlichkeit

Als Indikator für kollektives Verantwortungsgefühl wurde die Zustimmung zur Aussage *Ich lasse mich impfen, weil ich dadurch auch Menschen mit einem schwächeren Immunsystem schützen kann* gewertet. 60,9 % der Befragten stimmen voll zu; in dieser Gruppe liegt die Impfbereitschaft bei 86,6 % (Tab. 6). Hypothese 3 wird somit bestätigt. Zusammengefasst liegt eine kollektive Verantwortung bei einem Bevölkerungsanteil von 81,1 % vor. Umgekehrt sind Personen, die die Haltung vertreten, dass sie sich nicht auch noch impfen lassen müssen, wenn alle anderen geimpft sind, seltener impfbereit. Zusammengefasst ist etwa ein Viertel (24,4 %) dieser Auffassung, die in der Forschung zu kollektiven Gütern als „Trittbrettfahren" bezeichnet wird.

Tab. 3 Vertrauen in das Robert Koch-Institut bzw. Medienvertrauen und Impfbereitschaft. (Eigene Darstellung)

Für wie vertrauenswürdig halten Sie Informationen über die Coronapandemie in den folgenden Quellen alles in allem?	Antwortkategorien	(%)	Impfbereitschaft (ja sicher/eher ja) (%)
Robert Koch-Institut	Gar nicht vertrauens- würdig	5,0	13,9
	Eher nicht vertrauens- würdig	9,8	44,2
	Eher vertrauenswürdig	37,7	63,6
	Sehr vertrauenswürdig	47,5	80,4
Tageszeitungen	Gar nicht vertrauens- würdig	12,0	40,5
	Eher nicht vertrauens- würdig	19,4	49,1
	Eher vertrauenswürdig	51,7	74,3
	Sehr vertrauenswürdig	16,9	87,8
Öffentlich-rechtliches Fernsehen wie ARD und ZDF und Radio	Gar nicht vertrauens- würdig	10,3	27,7
	Eher nicht vertrauens- würdig	15,9	43,5
	Eher vertrauenswürdig	49,5	73,6
	Sehr vertrauenswürdig	24,3	87,7
Mitteilungen einzelner Personen aus sozialen Medien wie Facebook, Twitter, Instagram oder auch Messenger-Diensten wie WhatsApp oder Tele- gram	Gar nicht vertrauens- würdig	48,3	69,0
	Eher nicht vertrauens- würdig	41,0	70,9
	Eher vertrauenswürdig	9,9	50,3
	Sehr vertrauenswürdig	0,8	84,6
YouTube-Kanäle	Gar nicht vertrauens- würdig	46,5	67,0
	Eher nicht vertrauens- würdig	43,2	71,8
	Eher vertrauenswürdig	8,4	54,2
	Sehr vertrauenswürdig	1,8	29,0

Tab. 4 Korrelation Vertrauen in das Robert Koch-Institut bzw. Medienvertrauen und Impfbereitschaft. (Eigene Darstellung)

Für wie vertrauenswürdig halten Sie Informationen über die Coronapandemie in den folgenden Quellen alles in allem?	Korrelation mit Impfbereitschaft (4-stufig)
Robert Koch-Institut	$\rho = 0{,}321$, p < 0,05
Vertrauen in Tageszeitungen	$\rho = 0{,}349$, p < 0,001
Öffentlich-rechtliches Fernsehen wie ARD und ZDF und Radio	$\rho = 0{,}397$, p < 0,001
Mitteilungen einzelner Personen aus sozialen Medien wie Facebook, Twitter, Instagram oder auch Messenger-Diensten wie WhatsApp oder Telegram	$\rho = -0{,}085$, p < 0,05
YouTube-Kanäle	$\rho = -0{,}078$, p < 0,05
Index Vertrauen klassische Medien	$\rho = 0{,}407$, p < 0,001

ρ: Spearman's Korrelationskoeffizient Rho

Tab. 5 Nutzung sozialer Medien und Impfbereitschaft. (Eigene Darstellung)

Sind Sie bei den folgenden sozialen Medien angemeldet?	Antwortkategorien	(%)	Impfbereitschaft (ja sicher/ eher ja) (%)
Facebook χ^2-Test p < 0,01	Ja	41,0	63,4
	Nein	59,0	69,6
Twitter χ^2-Test p < 0,05	Ja	8,4	75,2
	Nein	91,6	66,3
WhatsApp χ^2-Test p > 0,05	Ja	78,9	67,4
	Nein	21,1	66,2
Telegram χ^2-Test p < 0,001	Ja	16,4	58,7
	Nein	83,6	69,1
Instagram χ^2-Test p > 0,05	Ja	25,8	66,3
	Nein	83,6	67,3

Kollektive Verantwortung hängt mit dem Einstellungsmuster Impfbereitschaft
zusammen (Abb. 1).

Tab. 6 Kollektive Verantwortung und Impfbereitschaft. (Eigene Darstellung)

Ich lese Ihnen nun weitere Aussagen vor. Inwieweit stimmen Sie diesen zu?	Antwortkategorien	(%)	Impfbereitschaft (ja sicher/eher ja) (%)
Wenn alle geimpft sind, muss ich mich nicht auch impfen lassen	Stimme überhaupt nicht zu	48,1	78,9
	Stimme eher nicht zu	26,6	68,0
	Stimme eher zu	11,9	47,9
	Stimme voll zu	13,5	46,7
Ich lasse mich impfen, weil ich dadurch auch Menschen mit einem schwächeren Immunsystem schützen kann	Stimme überhaupt nicht zu	9,0	13,8
	Stimme eher nicht zu	10,0	22,1
	Stimme eher zu	20,2	56,3
	Stimme voll zu	60,9	86,6

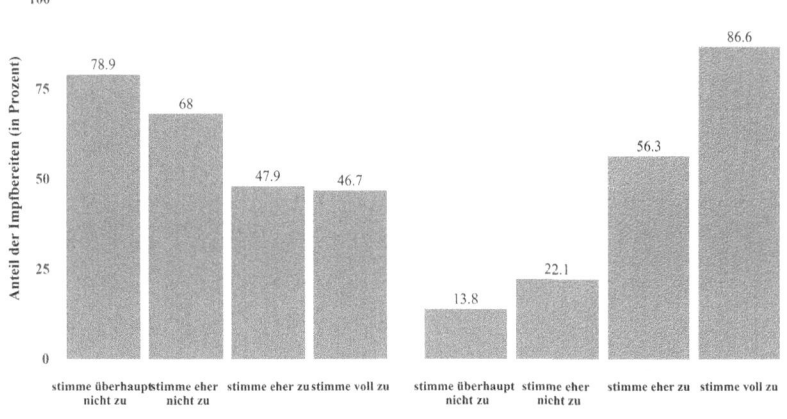

Abb. 1 Kollektive Verantwortung und Impfbereitschaft. (Eigene Darstellung)

4.4   (Impf-)Verschwörungsüberzeugungen

Die Zustimmung zu den Verschwörungsaussagen variiert, wobei dem Großteil der Verschwörungserzählungen (eher) nicht zugestimmt wird (Tab. 7). Während Zustimmung und Ablehnung zu Aussagen bspw. V1 und V3 sich die Waage halten, werden Aussagen wie V4 und V7 mehrheitlich abgelehnt. Personen,

Tab. 7 Verschwörungsüberzeugungen und Impfbereitschaft. (Eigene Darstellung)

Bei der nächsten Frage geht es noch einmal um Ihre allgemeine Meinung. Inwieweit treffen die folgenden Aussagen Ihrer Meinung nach zu?	Antwortkategorien	(%)	Impfbereitschaft (ja sicher/eher ja) (%)
V1: Es gibt geheime Organisationen, die großen Einfluss auf politische Entscheidungen haben	Stimmt überhaupt nicht	25,2	80,3
	Stimmt eher nicht	31,3	75,0
	Stimmt eher	26,7	57,1
	Stimmt völlig	16,8	51,4
V2: Politiker und andere Führungspersönlichkeiten sind nur Marionetten der dahinterstehenden Mächte	Stimmt überhaupt nicht	28,2	83,1
	Stimmt eher nicht	34,0	73,5
	Stimmt eher	23,3	53,5
	Stimmt völlig	14,5	43,4
V3: Ich vertraue meinen Gefühlen mehr als sogenannten Experten	Stimmt überhaupt nicht	15,4	78,7
	Stimmt eher nicht	33,6	73,2
	Stimmt eher	27,8	61,8
	Stimmt völlig	23,2	58,6
V4: Studien zur Coronapandemie sind meist gefälscht	Stimmt überhaupt nicht	40,2	81,2
	Stimmt eher nicht	42,7	68,7
	Stimmt eher	11,3	32,4
	Stimmt völlig	5,8	32,0
V5: Die Regierung will die Rechte und Freiheiten der Bürger unter dem Vorwand der Bekämpfung der Pandemie einschränken	Stimmt überhaupt nicht	47,8	80,2
	Stimmt eher nicht	28,3	70,9
	Stimmt eher	12,7	37,7
	Stimmt völlig	11,2	38,3

(Fortsetzung)

Tab. 7 (Fortsetzung)

Bei der nächsten Frage geht es noch einmal um Ihre allgemeine Meinung. Inwieweit treffen die folgenden Aussagen Ihrer Meinung nach zu?	Antwortkategorien	(%)	Impfbereitschaft (ja sicher/eher ja) (%)
V6: Die deutschen Behörden übertreiben das tatsächliche Ausmaß der Opfer von Coronaviren	Stimmt überhaupt nicht	42,6	83,4
	Stimmt eher nicht	30,9	72,4
	Stimmt eher	15,5	44,6
	Stimmt völlig	11,0	21,7
V7: Das Coronvirus wird absichtlich als gefährlich dargestellt, um die Öffentlichkeit in die Irre zu führen	Stimmt überhaupt nicht	57,0	82,4
	Stimmt eher nicht	25,4	60,6
	Stimmt eher	10,1	31,6
	Stimmt völlig	7,5	28,1
V8: Die Medien und die Politik stecken unter einer Decke	Stimmt überhaupt nicht	38,4	81,3
	Stimmt eher nicht	29,7	73,7
	Stimmt eher	17,6	45,8
	Stimmt völlig	14,2	44,2
V9: Die verschiedenen im Internet zirkulierenden Verschwörungstheorien zu Corona halte ich für ausgemachten Blödsinn	Stimmt überhaupt nicht	6,6	61,3
	Stimmt eher nicht	16,1	64,0
	Stimmt eher	17,0	40,1
	Stimmt völlig	60,3	78,9
V10: Es gibt keinen vernünftigen Grund, der Berichterstattung im öffentlich-rechtlichen Rundfunk und Fernsehen zu misstrauen	Stimmt überhaupt nicht	11,4	47,4
	Stimmt eher nicht	31,5	58,5
	Stimmt eher	27,1	70,0
	Stimmt völlig	30,0	84,4

Item V1 bis V10

die an die einzelnen Verschworungsaussagen glauben, weisen durchgängig eine niedrigere Impfbereitschaft auf als Personen, die diesen keinen Glauben schenken. Werden die Aussagen komplett abgelehnt (stimmt überhaupt nicht bzw. bei V9 und V10 stimmt völlig) liegt jeweils eine Impfbereitschaft von ca. 80 % vor. Hypothese 4 wird durch die Daten bestätigt.

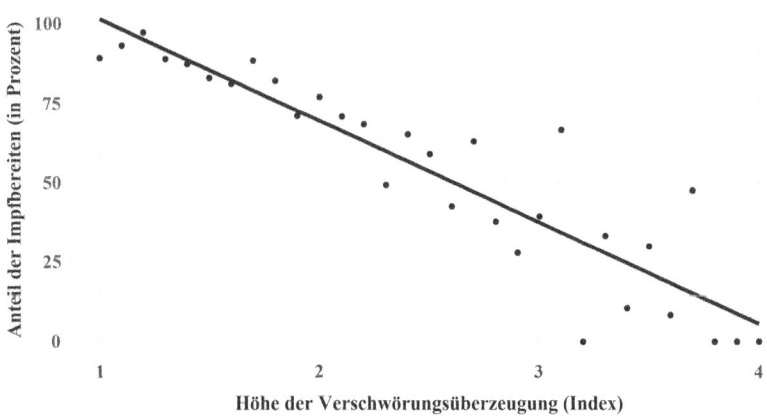

Abb. 2 Index Verschwörungsüberzeugung und Impfbereitschaft. (Eigene Darstellung)

Es bestehen signifikante Zusammenhänge zwischen der Zustimmung zu Verschwörungsaussagen V1 bis V10 und der Impfbereitschaft. Je stärker die Zustimmung zur jeweiligen Verschwörungserzählung, desto niedriger ist die Impfbereitschaft. Der Index *Verschwörungsüberzeugung* korreliert mäßig negativ mit der Impfbereitschaft (Abb. 2).

Die Zustimmung zu den Impfverschwörungsaussagen (V11 bis V14) ist stärker ausgeprägt als die allgemeine Verschwörungsüberzeugung (Tab. 8). Während die Falschaussage (V14) über einen vermeintlichen Zusammenhang von Impfung und Autismus mehrheitlich als solche erkannt und bewertet wird, wird den anderen Impfverschwörungsaussagen nicht selten zugestimmt. Werden die Aussagen komplett abgelehnt (stimme überhaupt nicht zu), liegt die Impfbereitschaft um die 80 %. Bei Personen, die den Aussagen voll oder eher zustimmen, ist durchgängig eine sehr niedrige Impfbereitschaft festzustellen.

Auch zwischen der Zustimmung zu Impfverschwörungsaussagen (V11 bis V14) und der Impfbereitschaft besteht ein schwacher bis mäßiger Zusammenhang. Der Index *Impfverschwörungsüberzeugung* korreliert mäßig negativ mit Impfbereitschaft (Abb. 3).

Tab. 8 Impfverschwörungsüberzeugung und Impfbereitschaft. (Eigene Darstellung)

Ich lese Ihnen nun weitere Aussagen vor. Inwieweit stimmen Sie diesen zu?	Antwortkategorien	(%)	Impfbereitschaft (ja sicher/eher ja) (%)
V11: Pharmaunternehmen spielen die Gefahren von Impfstoffen herunter	Stimme überhaupt nicht zu	13,4	85,3
	Stimme eher nicht zu	35,3	83,9
	Stimme eher zu	33,0	60,8
	Stimme voll zu	18,4	33,3
V12: Nebenwirkungen von Impfungen werden häufig verschwiegen	Stimme überhaupt nicht zu	18,3	85,7
	Stimme eher nicht zu	34,6	80,8
	Stimme eher zu	26,3	63,0
	Stimme voll zu	20,8	34,5
V13: Die Wirksamkeit von Impfstoffen wird häufig übertrieben	Stimme überhaupt nicht zu	20,9	80,7
	Stimme eher nicht zu	43,1	74,7
	Stimme eher zu	23,1	54,7
	Stimme voll zu	13,0	38,6
V14: Es wird versucht, den Zusammenhang zwischen Impfstoffen und Autismus zu vertuschen	Stimme überhaupt nicht zu	33,0	78,5
	Stimme eher nicht zu	24,3	70,8
	Stimme eher zu	7,2	52,1
	Stimme voll zu	5,8	21,8

Item V11 bis V14

4.5 Determinanten der Impfbereitschaft

Bei bivariater Analyse bestätigen sich die Hypothesen 1 bis 5 und 7, während ein impfhinderlicher Effekt der sozialen Medien sich nicht nachweisen lässt (Hypothese 6). Eine hierarchische logistische Regressionsanalyse wurde berechnet, um zu prüfen, inwieweit die Faktoren Vertrauen in das RKI, Wissenschaftsvertrauen, Vertrauen in klassische Medien, kollektives Verantwortungsgefühl, Verschwörungs- und Impfverschwörungsüberzeugungen unter Kontrolle von

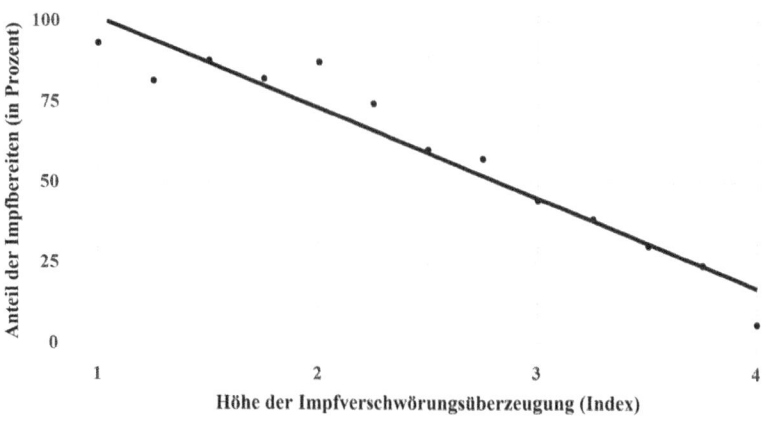

Abb. 3 Impfverschwörungsüberzeugung und Impfbereitschaft. (Eigene Darstellung)

Geschlecht,[2] Lebensalter, Schulabschluss, Elternschaft und Zugehörigkeit zu einer Risikogruppe zur Impfbereitschaft beitragen (Tab. 9).

Von den elf Variablen, die in das Modell aufgenommen wurden, waren neun signifikant für die Vorhersagekraft des Modells: Geschlecht ($p < 0{,}01$), Schulabschluss ($p < 0{,}05$), Elternschaft ($p < 0{,}01$), Teil der Risikogruppe ($p < 0{,}001$), Wissenschaftsvertrauen ($p < 0{,}001$), Kollektive Verantwortung ($p < 0{,}001$), Impfverschwörungsüberzeugungen ($p < 0{,}01$) und Verschwörungsüberzeugungen ($p < 0{,}001$). Auch Alter stellt einen signifikanten Prädiktor dar ($p < 0{,}05$), jedoch bei einem Wert, der fast einem Odds von 1 entspricht. Die Vertrauenswürdigkeit des RKI ($p = 0{,}462$) sowie das Vertrauen in klassische Medien ($p = 0{,}194$) tragen in dem Modell nicht signifikant zur prädiktiven Leistung bei. Hypothese 2 und 5 lassen sich im multivariaten Modell nicht bestätigen. Die Hypothesen 1, 3 und 4 bestätigen sich. Hohes Vertrauen in die Wissenschaft erhöht die Impfbereitschaft, wohingegen es bei Personen, die hohe Verschwörungs- und Impfverschwörungsüberzeugungen aufweisen, unwahrscheinlicher ist, dass sie zu den Impfbereiten zu gehören. Hohes kollektives Verantwortungsgefühl erhöht die Wahrscheinlichkeit, zu den Impfbereiten zu gehören, um das 17-fache. Unabhängig von Einstellungen

---

[2] Die Analysen beziehen sich auf weibliche und männliche Befragte. Aufgrund der geringen Fallzahl wurden zwei Fälle mit der Geschlechtszuordnung „divers" bei der Analyse ausgeschlossen.

Tab. 9 Multivariate logistische Regression, abhängige Variable Impfbereitschaft (dichotom) versus Impfskepsis/Impfablehnung. (Eigene Darstellung)

	Regressions-koeffizient B	Sig	Exp(B)	95 % Konfidenzintervall für EXP(B)	
				Unterer Wert	Oberer Wert
Geschlecht (Ref.: weiblich)	0,513	0,007	1,669	1,149	2,426
Alter in Jahren	−0,014	0,017	0,986	0,975	0,998
Schulabschluss (Ref.: Haupt-schulabschluss)		0,003			
Abitur	0,542	0,059	1,719	0,979	3,018
Fachhochschul-reife	−0,394	0,245	0,674	0,347	1,310
Mittlere Reife	−0,328	0,174	0,720	0,449	1,156
Elternschaft (Ja, Kind/er unter 18 Jahren im Haushalt)	0,587	0,007	1,799	1,175	2,756
Teil der Risiko-gruppe (Selbstein-schätzung – Ref.: nein)	0,833	0,000	2,301	1,549	3,420
Vertrauens-würdigkeit RKI (Ref.: gar nicht vertrauenswürdig)		0,462			
eher nicht ver-trauenswürdig	0,065	0,902	1,067	0,377	3,023
eher vertrauens-würdig	0,533	0,281	1,705	0,646	4,495
sehr vertrauens-würdig	0,612	0,250	1,844	0,650	5,232
Index Wissen-schaftsvertrauen	0,536	0,001	1,708	1,233	2,366
Index Vertrauen in klassische Medien	0,196	0,235	1,216	0,880	1,681

(Fortsetzung)

Tab. 9 (Fortsetzung)

	Regressions-koeffizient B	Sig	Exp(B)	95 % Konfidenzintervall für EXP(B)	
				Unterer Wert	Oberer Wert
Kollektive Ver-antwortung: Ich lasse mich impfen, weil ich Menschen … schützen kann (Ref.: Stimme überhaupt nicht zu)		0,000			
Stimme eher nicht zu	0,633	0,150	1,883	0,796	4,455
Stimme eher zu	1,431	0,000	4,184	2,000	8,756
Stimme voll zu	2,838	0,000	17,077	8,206	35,540
Index Ver-schwörungsüber-zeugung	−1,020	0,000	0,361	0,230	0,567
Index Impfver-schwörungsüber-zeugung	−0,518	0,002	0,596	0,426	0,833
Konstante	−0,202	0,844	0,817		

$n = 1086$; $\chi^2(17) = 502{,}557$, $p<0{,}001$; Nagelkerke's $R^2 = 0{,}531$; Ref.: Referenzkategorie

sind soziodemografische Faktoren entscheidend: Männer sind der Datenlage nach impfbereiter als Frauen, Befragte ohne minderjährige Kinder sowie Personen, die sich zur Risikogruppe zählen, sind ebenfalls eher impfbereit. Im Vergleich zu einem Hauptschulabschluss ist es für Personen mit Abitur 1,7-fach wahrscheinlicher, zu den Impfbereiten zu gehören. Die anderen Schulabschlüsse unterscheiden sich im Hinblick auf Imfpbereitschaft nicht vom Hauptschulabschluss.

5   Diskussion

Die am 8. Dezember 2021 vom Impfmonitoring des RKI berichtete Impfrate von 69,2 % wurde durch unsere Studie ein Jahr vorher nahezu exakt (67,3 %) ermittelt. Wie schon damals erwartet, erscheint das Ziel der Herdenimmunität unerreichbar, solange beinahe ein Drittel der Bevölkerung ungeimpft ist, denn dieser Wert liegt in jedem Fall unterhalb der als Minimum angenommenen Impfquote für eine Herdenimmunität (Rubin 2020). Die Ergebnisse belegen Zusammenhänge zwischen Wissenschafts- und Medienvertrauen, kollektiver Verantwortung, Verschwörungsüberzeugungen und der Impfbereitschaft.

Seit der Erhebung könnten bei diesen Determinanten Veränderungen eingetreten sein. Eine Trendstudie zur Erhebung des Vertrauens in Wissenschaft und Forschung stellte im Erhebungszeitraum der vorliegenden Studie (November 2020) mit einer fünfstufigen Skala 60 % Vertrauen (voll und ganz/eher) fest, 2021 61 %. Gestiegen ist in diesem Zeitraum der Anteil der Unentschiedenen (32 %) bei 6 % Misstrauenden (Wissenschaft im Dialog gGmbH 2021, 11).

„Nach wie vor ist das Vertrauen in Wissenschaftler und ihre Aussagen im Kontext der anhaltenden Corona-Pandemie hoch [73 %] und wird lediglich vom Vertrauen in Ärzte und medizinisches Personal übertroffen [79 %]. Ein deutlicher Rückgang ist hingegen beim Vertrauen in die Aussagen von Politikern und Vertretern von Ämtern und Behörden zu Corona zu verzeichnen." (Wissenschaft im Dialog gGmbh 2021, 24; Prozentwerte ergänzt durch AS aus Wissenschaft im Dialog gGmbh 2021, 23).

Im Verlauf der Pandemie wurde dahingegen ein sinkendes Vertrauen in Institutionen wie das RKI und die Bundeszentrale für gesundheitliche Aufklärung festgestellt (Eitze et al. 2021).

Eine zögerliche Einstellung zur Impfung mit einem COVID-19-Vakzin wurde auch in Irland und im Vereinigten Königreich mit geringerer Nutzung traditioneller Informationsquellen und höherem Misstrauen gegenüber diesen Quellen in Verbindung gebracht (Murphy et al. 2021).

Vertiefende qualitative Studien sind erforderlich, um den Themenkomplex der Impfskepsis und Impfverweigerungen sowie damit verbundener Haltungen zu untersuchen (siehe dazu Scharf et al. in diesem Band).

Weiterer Forschungsbedarf besteht im Hinblick auf Zusammenhänge zwischen Mediennutzung, Verschwörungsüberzeugung und Parteineigung. Eine erste Entscheidungsbaumanalyse (CHAID-Methode) zeigt, dass neben der Einwohnerzahl des Wohnorts, dem Bundesland, dem Geschlecht und dem Vorliegen eines Hochschulabschlusses die Nutzung des Messenger-Dienstes Telegram mit ausgeprägter Impfverschwörungsüberzeugung gekoppelt ist. Eine Verschwörungsmentalität wird auch als allgemeines politisches Einstellungsmuster gesehen (Imhoff und Bruder 2014). Wird die Parteipräferenz in die Analyse einbezogen, stellt diese sich als entscheidender Faktor heraus, insbesondere bei Personen, die angeben, dass sie die Partei Alternative für Deutschland (AfD) wählen würden; andere Faktoren oder soziodemografische Merkmale spielen dann keine Rolle mehr. Mit einer Wahlpräferenz für die AfD ist auch mit Abstand die niedrigste Impfbereitschaft (24,7 %) verbunden. Weitere Analysen zu dieser und anderen Determinanten der Impfbereitschaft sind Gegenstand laufender Bemühungen.

Anhang: Fragebogenkonstruktion

Die Impfbereitschaft wurde mit einer vierstufigen Antwortskala erhoben (ja sicher, eher ja, eher nein, sicher nein), die für einige Auswertungen dichotomisiert wurde (Impfbereitschaft versus Impfskepsis/Impfablehnung). Die Fragen zur subjektiven Zugehörigkeit zu einer Risikogruppe wurde nach der Definition des RKI formuliert.

Die Skala zum Wissenschaftsvertrauen wurde aus ALLBUS 2010 (Forschungsdatenzentrum ALLBUS 2011) adaptiert übernommen. Die Antwortskala wurde von fünfstufig (stimme voll und ganz zu, stimme zu, weder noch, stimme nicht zu, stimme überhaupt nicht zu) auf vierstufig verkürzt und Umweltprobleme bzw. Zukunft der Umwelt durch Gesundheitsprobleme bzw. Gesundheit ersetzt (Tab. 1). Item W3 *„Die moderne Wissenschaft wird unsere Gesundheitsprobleme bei nur geringer Veränderung unserer Lebensweise lösen"* wurde umgepolt. W3 konnte bei der Bildung eines additiven *Index Wissenschaftsvertrauen* nicht berücksichtigt werden, da eine Reliabilitätsanalyse der vier Items ein Cronbachs α von 0,35 ergab, ohne dieses Item wurde ein Cronbachs α von 0,61 erreicht.

Die Frage nach der Vertrauenswürdigkeit sozialer Medien wurde mit vierstufigen Ratingskalen abgefragt (Murphy et al. 2021). Hierbei wurde zwischen Tageszeitungen und öffentlich-rechtlichen Medien einerseits und Mitteilungen einzelner Personen in sozialen Medien und YouTube-Kanälen andererseits unterschieden (Tab. 3). Bei der Indexbildung ergab die Reliabilitätsanalyse für die vier Medienitems ein Cronbachs α von 0,62. Die interne Konsistenz des *Index Vertrauen klassische Medien* konnte durch den Ausschluss von „soziale Medien" und „YouTube-Kanäle" auf Cronbachs α = 0,84 verbessert werden. Dies ist dadurch erklärbar, dass öffentliche oder wissenschaftliche Institutionen, Tageszeitungen oder öffentlich-rechtliche Fernsehsender ebenfalls soziale Medien oder YouTube-Kanäle als Kommunikationskanal nutzen. Auch die Vertrauenswürdigkeit des RKI wurde vierstufig erhoben.

Zur Messung von Verschwörungsüberzeugungen wurden zwei Skalen verwendet. Zur Messung der allgemeinen Verschwörungsüberzeugung (Tab. 7) wurden zehn Items verwendet. Die Aussagen A, B, C und H wurden wörtlich aus

Rees und Lamberty (2019, 214) übernommen. Item D stammt ebenfalls aus Rees und Lamberty (2019), jedoch wurde die Formulierung adaptiert: Klimawandel wurde durch Coronapandemie ersetzt. Die dort verwendete Antwortskala (stimme überhaupt nicht zu, eher nicht zu, teils/teils, eher zu, voll und ganz zu) wurde zu einer vierstufigen Skala verkürzt. Item E wurde übersetzt und mit angepasster Formulierung aus Oleksy et al. (2021, 3) übernommen. Aussage F stammt ebenfalls aus der Studie von Oleksy et al. (2021, 3). Das Item wurde übersetzt und die Formulierung von einer Untertreibung hin zu einer Übertreibung der Opferzahl geändert. Aussage G wurde übernommen aus Imhoff und Lamberty (2020) und Betsch et al. (2020), wobei die hier siebenstufige, nicht vollständig gelabelte Skala (1 – stimme überhaupt nicht zu, 7– stimme voll und ganz zu) verkürzt wurde. Die Items I und J stammen aus Nocun und Lamberty (2020, 12 f.). Zudem sind die Aussagen A und B dort wortgleich auffindbar. Die verwendete siebenstufige Zustimmungsskala wurde ebenfalls verkürzt; für den *Index Verschwörungsüberzeugung* wurden die Anwortmöglichkeiten für beide Aussagen umgepolt. Die interne Konsistenz des gebildeten Index beträgt Cronbachs $\alpha = 0{,}88$.

Die vier Items zur Messung von Impfverschwörungsüberzeugung (Tab. 8) wurden übersetzt und leicht abgewandelt übernommen aus der Vaccine Conspiracy Beliefs Scale (VCBS) von Shapiro et al. (2016). Diese besteht ursprünglich aus sieben Items mit sieben Antwortkategorien, die für den *Index Impfverschwörungsüberzeugung* auf vier Stufen reduziert wurden, dessen interne Konsistenz Cronbachs $\alpha = 0{,}81$ beträgt.

Literatur

Allport, Gordon W. 1935. Attitudes. In *Handbook of Social Psychology*, Hrsg. Carl Murchison, 798–844. Worcester, Mass.: Clark University Press.

Altenbuchner, A., S. Haug, R. Schnell, A. Scharf und K. Weber. 2021. Impfbereitschaft von Eltern mit einem COVID-19-Vakzin: Die Rolle von Elternschaft und Geschlecht. *Pädiatrie & Pädologie. Österreichische Zeitschrift für Kinder- & Jugendheilkunde* 56(5): 230–234. https://doi.org/10.1007/s00608-021-00925-2.

Badur, S., M. Ota, S. Öztürk, R. Adegbola und A. Dutta. 2020. Vaccine confidence: the keys to restoring trust. *Human Vaccines & Immunotherapeutics* 16(5): 1007–1017. https://doi.org/10.1080/21645515.2020.1740559.

Beck, C., und J. Wandt. 2020. Zwischen Theorie und Praxis. In *Wissenschaft und Gesellschaft: Ein vertrauensvoller Dialog*, Hrsg. J. Schnurr und A. Mäder, 163–174. Berlin, Heidelberg: Springer.

Bessi, A., M. Coletto, G. A. Davidescu, A. Scala, G. Caldarelli und W. Quattrociocchi. 2015. Science vs conspiracy: collective narratives in the age of misinformation. *PloS one* 10(2): Artikel e0118093. https://doi.org/10.1371/journal.pone.0118093.

Betsch, C., L. Korn, L. Felgendreff, S. Eitze, P. Schmid, P. Sprengholz, L. Wieler et al. 2020. German COVID-19 Snapshot Monitoring (COSMO) – Welle 16 (07.07.2020). PsychArchives. https://doi.org/10.23668/PSYCHARCHIVES.3155.

Betsch, C., P. Schmid, D. Heinemeier, L. Korn, C. Holtmann und R. Böhm. 2018. Beyond confidence: Development of a measure assessing the 5C psychological antecedents of vaccination. *PloS one* 13(12): Artikel e0208601. https://doi.org/10.1371/journal.pone.0208601.

Betsch, C., P. Schmid, L. Korn, L. Steinmeyer, D. Heinemeier, S. Eitze, N. K. Küpke und R. Böhm. 2019. Impfverhalten psychologisch erklären, messen und verändern. *Bundesgesundheitsblatt, Gesundheitsforschung, Gesundheitsschutz* 62(4): 400–409. https://doi.org/10.1007/s00103-019-02900-6.

Blöbaum, B., M. Krieter, C. Martin und N. Staege. 2020. Medienskeptikerinnen und Medienskeptiker im Spiegel quantitativer Studien. In *Medienskepsis in Deutschland*, Hrsg. B. Blöbaum, T. Hanitzsch und L. Badura, 43–61. Wiesbaden: Springer Fachmedien.

BMG. 2021. Coronavirus kurz erklärt. Zusammen gegen Corona. Bundesministerium für Gesundheit. https://www.zusammengegencorona.de/informieren/basiswissen-zum-coronavirus/coronavirus-kurz-erklaert/. Zugegriffen: 27. September 2021.

BMG, RKI, PEI, BZgA. 2020. Nationale Impfstrategie COVID-19. Strategie zur Einführung und Evaluierung einer Impfung gegen Sars-CoV-2 in Deutschland. Bundesministerium für Gesundheit, Robert Koch-Institut, Paul-Ehrlich-Institut, Bundeszentrale für gesundheitliche Aufklärung. https://www.rki.de/DE/Content/Infekt/Impfen/ImpfungenAZ/COVID-19/Impfstrategie_Covid19.pdf?__blob=publicationFile. Zugegriffen: 27. September 2021.

Böhmer, M. M., D. Walter, G. Falkenhorst, S. Müters, G. Krause und O. Wichmann. 2012. Barriers to pandemic influenza vaccination and uptake of seasonal influenza vaccine in the post-pandemic season in Germany. *BMC public health* 12: Artikel 938. https://doi.org/10.1186/1471-2458-12-938.

Briones, R., X. Nan, K. Madden und L. Waks. 2012. When vaccines go viral: an analysis of HPV vaccine coverage on YouTube. *Health Communication* 27(5): 478–485. https://doi.org/10.1080/10410236.2011.610258.

Bruder, M., P. Haffke, N. Neave, N. Nouripanah und R. Imhoff. 2013. Measuring individual differences in generic beliefs in conspiracy theories across cultures: conspiracy mentality questionnaire. *Frontiers in Psychology* 4: Artikel 225. https://doi.org/10.3389/fpsyg.2013.00225.

Caserotti, M., P. Girardi, E. Rubaltelli, A. Tasso, L. Lotto und T. Gavaruzzi. 2021. Associations of COVID-19 risk perception with vaccine hesitancy over time for Italian residents. *Social science & medicine (1982)* 272: Artikel 113688. https://doi.org/10.1016/j.socscimed.2021.113688.

Constantinou, M., A. Kagialis und M. Karekla. 2021. COVID-19 Scientific Facts vs. Conspiracy Theories: Is Science Failing to Pass Its Message? *International Journal of environmental Research and Public Health* 18(12): Artikel 6343. https://doi.org/10.3390/ijerph18126343.

Cook, John. 2017. Understanding and countering climate science denial. *Journal & Proceedings of the Royal Society of New South Wales* 150(2): 207–219.

Dingermann, Theo. 2021. Die Tools der Leugner. *Pharmazeutische Zeitung online.* https://www.pharmazeutische-zeitung.de/die-tools-der-leugner-124830/. Zugegriffen: 14. Februar 2022.

Douglas, K. M., R. M. Sutton und A. Cichocka. 2017. The Psychology of Conspiracy Theories. *Current Directions in Psychological Science* 26(6): 538–542. https://doi.org/10.1177/0963721417718261.

Dredze, M., D. A. Broniatowski und K. M. Hilyard. 2016. Zika vaccine misconceptions: A social media analysis. *Vaccine* 34(30): 3441–3442. https://doi.org/10.1016/j.vaccine.2016.05.008.

Eitze, S., L. Felgendreff, L. Korn, P. Sprengholz, J. Allen, M. A. Jenny, L. H. Wieler et al. 2021. Vertrauen der Bevölkerung in staatliche Institutionen im ersten Halbjahr der Coronapandemie: Erkenntnisse aus dem Projekt COVID-19 Snapshot Monitoring (COSMO). *Bundesgesundheitsblatt, Gesundheitsforschung, Gesundheitsschutz* 64(3): 268–276. https://doi.org/10.1007/s00103-021-03279-z.

Ekram, S., K. E. Debiec, M. A. Pumper und M. A. Moreno. 2019. Content and Commentary: HPV Vaccine and YouTube. *Journal of Pediatric and Adolescent Gynecology* 32(2): 153–157. https://doi.org/10.1016/j.jpag.2018.11.001.

Forschungsdatenzentrum ALLBUS. 2011. ALLBUS 2010 Fragebogendokumentation. GESIS – Leibniz-Institut für Sozialwissenschaften. https://www.gesis.org/allbus/inhalte-suche/studienprofile-1980-bis-2018/2010. Zugegriffen: 20. Dezember 2021.

Goldberg, Z. J., und S. Richey. 2020. Anti-Vaccination Beliefs and Unrelated Conspiracy Theories. *World Affairs* 183(2): 105–124. https://doi.org/10.1177/0043820020920554.

Goreis, A., und M. Voracek. 2019. A Systematic Review and Meta-Analysis of Psychological Research on Conspiracy Beliefs: Field Characteristics, Measurement Instruments, and Associations With Personality Traits. *Frontiers in Psychology* 10: Artikel 205. https://doi.org/10.3389/fpsyg.2019.00205

Graeber, D., C. Schmidt-Petri und C. Schröder. 2020. Hohe Impfbereitschaft gegen Covid-19 in Deutschland. Impfpflicht bleibt kontrovers. *SOEPpapers* 1103. Deutsches Institut für Wirtschaftsforschung. https://www.diw.de/de/diw_01.c.799483.de/publikationen/soeppapers/2020_1103/hohe_impfbereitschaft_gegen_covid-19_in_deutschland__impfpflicht_bleibt_kontrovers.html. Zugegriffen: 14. Oktober 2021.

Guidry, J. P. D., K. Carlyle, M. Messner und Y. Jin. 2015. On pins and needles: how vaccines are portrayed on Pinterest. *Vaccine* 33(39): 5051–5056. https://doi.org/10.1016/j.vaccine.2015.08.064.

Haug, S., R. Schnell, A. Scharf, A. Altenbuchner und K. Weber. 2021a. Bereitschaft zur Impfung mit einem COVID-19-Vakzin – Risikoeinschätzung, Impferfahrungen und Einstellung zu Behandlungsverfahren. *Prävention und Gesundheitsförderung.* https://doi.org/10.1007/s11553-021-00908-y.

Haug, S., R. Schnell und K. Weber. 2021b. Impfbereitschaft mit einem COVID-19-Vakzin und Einflussfaktoren. Ergebnisse einer telefonischen Bevölkerungsbefragung. *Gesundheitswesen* 83(10): 789–796. https://doi.org/10.1055/a-1538-6069.

Hoofnagle, Mark. 2007. Hello Scienceblogs. Denialism Blog. https://scienceblogs.com/denialism/about. Zugegriffen: 15. Oktober 2021.

Hoseini, M., P. Melo, F. Benevenuto, A. Feldmann und S. Zannettou. 2021. On the Globalization of the QAnon Conspiracy Theory Through Telegram. arXiv. http://arxiv.org/pdf/2105.13020v1. Zugegriffen: 20. Dezember 2021.

Imhoff, R., und M. Bruder. 2014. Speaking (Un-)Truth to Power: Conspiracy Mentality as a Generalised Political Attitude. *European Journal of Personality* 28(1): 25–43. https://doi.org/10.1002/per.1930.

Imhoff, R., und P. Lamberty. 2020. A Bioweapon or a Hoax? The Link Between Distinct Conspiracy Beliefs About the Coronavirus Disease (COVID-19) Outbreak and Pandemic Behavior. *Social Psychological and Personality Science* 11(8): 1110–1118. https://doi.org/10.1177/1948550620934692.

Innes, H., und M. Innes. 2021. De-platforming disinformation: conspiracy theories and their control. *Information, Communication & Society*: 1–19. https://doi.org/10.1080/1369118X.2021.1994631.

Jennings, W., G. Stoker, H. Bunting, V. O. Valgarðsson, J. Gaskell, D. Devine, L. McKay, und M. C. Mills. 2021. Lack of Trust, Conspiracy Beliefs, and Social Media Use Predict COVID-19 Vaccine Hesitancy. *Vaccines* 9(6): Artikel 593. https://doi.org/10.3390/vaccines9060593.

Johns, A., und N. Cheong. 2021. The affective pressures of WhatsApp: from safe spaces to conspiratorial publics. *Continuum* 35(5): 732–746. https://doi.org/10.1080/10304312.2021.1983256.

Kata, Anna. 2010. A postmodern Pandora's box: anti-vaccination misinformation on the Internet. *Vaccine* 28(7): 1709–1716. https://doi.org/10.1016/j.vaccine.2009.12.022.

Kiehl, Wolfgang. 2015. Infektionsschutz und Infektionsepidemiologie. Fachwörter – Definitionen – Interpretationen. Robert Koch-Institut. https://www.rki.de/DE/Content/Service/Publikationen/Fachwoerterbuch_Infektionsschutz.pdf. Zugegriffen: 14. Februar 2022.

Lamberty, Pia. 2020. Verschwörungsmythen als Radikalisierungsbeschleuniger: eine psycho-logische Betrachtung. Aktualisierte Fassung: April 2020. Friedrich-Ebert-Stiftung, Forum Berlin. https://library.fes.de/pdf-files/dialog/16197-20200529.pdf. Zugegriffen: 20. April 2022.

Lamberty, P., und R. Imhoff. 2018. Powerful Pharma and Its Marginalized Alternatives? *Social Psychology* 49(5): 255–270. https://doi.org/10.1027/1864-9335/a000347.

Landrum, A. R., und A. Olshansky. 2019. The role of conspiracy mentality in denial of science and susceptibility to viral deception about science. *Politics and the life sciences: the journal of the Association for Politics and the Life Sciences* 38(2): 193–209. https://doi.org/10.1017/pls.2019.9.

Loss, J., E. Boklage, S. Jordan, M. A. Jenny, H. Weishaar und C. El Bcheraoui. 2021. Risikokommunikation bei der Eindämmung der COVID-19-Pandemie: Herausforderungen und Erfolg versprechende Ansätze. *Bundesgesundheitsblatt, Gesundheitsforschung, Gesundheitsschutz* 64(3): 294–303. https://doi.org/10.1007/s00103-021-03283-3.

MacDonald, N. E., und SAGE Working Group on Vaccine Hesitancy. 2015. Vaccine hesitancy: Definition, scope and determinants. *Vaccine* 33(34): 4161–4164. https://doi.org/10.1016/j.vaccine.2015.04.036.

Meyer, C., und S. Reiter. 2004. Impfgegner und Impfskeptiker. Geschichte, Hintergründe, Thesen, Umgang. *Bundesgesundheitsblatt, Gesundheitsforschung, Gesundheitsschutz* 47(12): 1182–1188. https://doi.org/10.1007/s00103-004-0953-x.

Mitra, T., S. Counts und J. W. Pennebaker. 2021. Understanding Anti-Vaccination Attitudes in Social Media. *Proceedings of the International AAAI Conference on Web and Social Media* 10(1): 269–278.

Murphy, J., F. Vallières, R. P. Bentall, M. Shevlin, O. McBride, T. K. Hartman, R. McKay et al. 2021. Psychological characteristics associated with COVID-19 vaccine hesitancy and resistance in Ireland and the United Kingdom. *Nature Communications* 12(1): Artikel 29. https://doi.org/10.1038/s41467-020-20226-9.

Neumann-Böhme, S., N. E. Varghese, I. Sabat, P. P. Barros, W. Brouwer, J. van Exel, J. Schreyvögg und T. Stargardt. 2020. Once we have it, will we use it? A European survey on willingness to be vaccinated against COVID-19. *The European Journal of Health Economics* 21(7): 977–982. https://doi.org/10.1007/s10198-020-01208-6.

Nocun, K., und P. Lamberty. 2020. *Fake Facts. Wie Verschwörungstheorien unser Denken bestimmen*. Köln: Quadriga.

Oleksy, T., A. Wnuk, D. Maison und A. Łyś. 2021. Content matters. Different predictors and social consequences of general and government-related conspiracy theories on COVID-19. *Personality and Individual Differences* 168: Artikel 110289. https://doi.org/10.1016/j.paid.2020.110289.

Peters, M. A., und T. Besley. 2020. Education and the New Dark Ages? Conspiracy, social media and science denial. *ACCESS: Contemporary Issues in Education* 40(1): 5–14. https://doi.org/10.46786/ac20.3082.

Plohl, N., und B. Musil 2021. Modeling compliance with COVID-19 prevention guidelines: the critical role of trust in science. *Psychology, Health & Medicine* 26(1): 1–12. https://doi.org/10.1080/13548506.2020.1772988.

Puri, N., E. A. Coomes, H. Haghbayan und K. Gunaratne. 2020. Social media and vaccine hesitancy: new updates for the era of COVID-19 and globalized infectious diseases. *Human Vaccines & Immunotherapeutics* 16(11): 2586–2593. https://doi.org/10.1080/21645515.2020.1780846.

Rees, J., und P. Lamberty. 2019. Mitreißende Wahrheiten: Verschwörungsmythen als Gefahr für den gesellschaftlichen Zusammenhalt. In *Verlorene Mitte – Feindselige Zustände. Rechtsextreme Einstellungen in Deutschland 2018/19*, Hrsg. A. Zick, B. Küpper und W. Berghan, 203–222. Bonn: Dietz.

RKI. 2020. Informationen und Hilfestellungen für Personen mit einem höheren Risiko für einen schweren COVID-19-Krankheitsverlauf. Robert Koch-Institut. https://www.rki.de/DE/Content/InfAZ/N/Neuartiges_Coronavirus/Risikogruppen.html. Zugegriffen: 16. Februar 2021.

RKI. 2021. COVID-19-Trends in Deutschland. Robert Koch-Institut. https://www.rki.de/DE/Content/InfAZ/N/Neuartiges_Coronavirus/Situationsberichte/COVID-19-Trends/COVID-19-Trends.html. Zugegriffen: 20. November 2021.

Robinson, E., A. Jones, I. Lesser und M. Daly. 2021. International estimates of intended uptake and refusal of COVID-19 vaccines: A rapid systematic review and meta-analysis of large nationally representative samples. *Vaccine* 39(15): 2024–2034. https://doi.org/10.1016/j.vaccine.2021.02.005.

Rogers, R. 2020. Deplatforming: Following extreme Internet celebrities to Telegram and alternative social media. *European Journal of Communication* 35(3): 213–229. https:// doi.org/10.1177/0267323120922066.

Rubin, R. 2020. Difficult to Determine Herd Immunity Threshold for COVID-19. In: *JAMA* 324(8): Artikel 732. https://doi.org/10.1001/jama.2020.14778.

Schnell, R., P. B. Hill und E. Esser. 2018. *Methoden der empirischen Sozialforschung.* Berlin, Boston: De Gruyter Oldenbourg.

Shapiro, G. K., A. Holding, S. Perez, R. Amsel und Z. Rosberger. 2016. Validation of the vaccine conspiracy beliefs scale. In: *Papillomavirus Research* 2: 167–172. https://doi. org/10.1016/j.pvr.2016.09.001.

Smith, N., und T. Graham. 2019. Mapping the anti-vaccination movement on Facebook. *Information, Communication & Society* 22(9): 1310–1327. https://doi.org/10.1080/136 9118X.2017.1418406.

Soveri, A., L. C. Karlsson, J. Antfolk, M. Lindfelt und S. Lewandowsky. 2021. Unwillingness to engage in behaviors that protect against COVID-19: the role of conspiracy beliefs, trust, and endorsement of complementary and alternative medicine. *BMC Public Health* 21(1): Artikel 684. https://doi.org/10.1186/s12889-021-10643-w.

Urman, A., und S. Katz. 2020. What they do in the shadows: examining the far-right networks on Telegram. *Information, Communication & Society*: 1–20. https://doi.org/10.10 80/1369118X.2020.1803946.

Walther, S., und A. McCoy. 2021. US Extremism on Telegram. Fueling Disinformation, Conspiracy Theories, and Accelerationism. *Perspectives on Terrorism* 15(2): 100–124.

Ward, J. K., C. Alleaume und P. Peretti-Watel. 2020. The French public's attitudes to a future COVID-19 vaccine: The politicization of a public health issue. *Social Science & Medicine (1982)* 265: Artikel 113414. https://doi.org/10.1016/j.socscimed.2020.113414.

Wissenschaft im Dialog gGmbH. 2021. Wissenschaftsbarometer 2021. Berlin. Wissenschaft im Dialog. https://www.wissenschaft-im-dialog.de/fileadmin/user_upload/ Projekte/Wissenschaftsbarometer/Dokumente_21/WiD-Wissenschaftsbarometer2021_ Broschuere_web.pdf. Zugegriffen: 20. Dezember 2021.

WHO. 2019. Ten threats to global health in 2019. World Health Organization. https://www. who.int/news-room/spotlight/ten-threats-to-global-health-in-2019. Zugegriffen: 27. September 2021.

WHO. 2020a. Coronavirus disease (COVID-19): Herd immunity, lockdowns and COVID-19. What is ‚herd immunity'? World Health Organization. https://www.who.int/news-room/q-a-detail/herd-immunity-lockdowns-and-covid-19. Zugegriffen: 27. September 2021.

WHO. 2020b. WHO SAGE values framework for the allocation and prioritization of COVID-19 vaccination.World Health Organization. https://apps.who.int/iris/rest/ bitstreams/1303105/retrieve. Zugegriffen: 27. September 2021.

Zhang, Y., L. Wang, J. J. H. Zhu und X. Wang. 2021. Conspiracy vs science: A large-scale analysis of online discussion cascades. *World wide web* 24(2): 585–606. https://doi. org/10.1007/s11280-021-00862-x.

Prof. Dr. phil. habil. Sonja Haug, Dipl. soz. ist Professorin für Empirische Sozialforschung an der Ostbayerischen Technischen Hochschule Regensburg und Ko-Leiterin des Instituts für Sozialforschung und Technikfolgenabschätzung (IST). Nach ihrem Studium der Soziologie, Psychologie und Wissenschaftstheorie in Mannheim promovierte sie in Mannheim und habilitierte sich in Mainz. Sie war Mitarbeiterin an den Universitäten Stuttgart, Mannheim und Leipzig, am Bundesinstitut für Bevölkerungsforschung und am Bundesamt für Migration und Flüchtlinge. Ihre aktuellen Forschungsschwerpunkte umfassen Wissen und Einstellungen der Bevölkerung im Gesundheitsbereich, soziale Aspekte von Technik im Gesundheits- und Energiebereich sowie gesellschaftliche Auswirkungen demografischer Entwicklungen, insbesondere Migration und Alterung.

Anna Scharf, M.A. ist Sozialpädagogin und Sozialwissenschaftlerin. Sie absolvierte ihren Bachelor und Master in Sozialer Arbeit an der Ostbayerischen Technischen Hochschule Regensburg. Seit 2017 arbeitet sie zunächst als studentische Hilfskraft und anschließend als wissenschaftliche Mitarbeiterin am Institut für Sozialforschung und Technikfolgenabschätzung (IST) an der Ostbayerischen Technischen Hochschule Regensburg. Ihre Forschungsschwerpunkte umfassen soziale, insbesondere Gender betreffende Aspekte, von Technik im Bereich Digitalisierung, Gesundheitsforschung und der Schnittstelle von Familie und Reproduktionsmedizin sowie Evaluationsstudien im (Weiter-)Bildungsbereich. Über Lehrerfahrung verfügt sie in den Bereichen statistische Datenanalyse und Einführung in wissenschaftliches Arbeiten.

Prof. Dr. Amelie Altenbuchner ist Erziehungswissenschaftlerin an der HSD Hochschule Döpfer. Von 2013 bis 2022 arbeitete sie als wissenschaftliche Mitarbeiterin in sozial- und gesundheitswissenschaftlichen Forschungsprojekten am Institut für Sozialforschung und Technikfolgenabschätzung (IST) an der Ostbayerischen Technischen Hochschule Regensburg. Sie ist erfahren in der Durchführung von Forschungsprojekten in interdisziplinären und multiprofessionellen Teams, in denen sie hauptsächlich für die Ausgestaltung der Aspekte der quantitativen Forschungsmethodik zuständig ist. Ihre aktuellen Forschungsschwerpunkte liegen in den Bereichen, Gesundheit, Migration, musikalischer Expertise, Gender und Einstellungen von Studierenden zu Wissenschaft und Forschung. In der Hochschullehre ist sie in den Bereichen Forschungsmethoden, statistische Datenanalyse und pädagogischen Themen tätig.

Prof. Dr. Rainer Schnell ist seit 2009 Inhaber des Lehrstuhls für empirische Sozialforschung an der Universität Duisburg-Essen. Nach einer Dissertation über Missing Data Verfahren an der Ruhr-Universität Bochum 1986 wurde er 1996 mit einer Arbeit über Nonresponse an der Universität Mannheim habilitiert. Von 1997 bis 2009 war er Professor für Methoden der empirischen Politik- und Verwaltungsforschung an der Universität Konstanz und von 2015 bis 2017 Direktor des Centre for Comparative Social Surveys an der City University London. Seine Forschungsschwerpunkte liegen vor allem im Bereich des Entwurfs komplexer Stichproben, Analysen zu den Ursachen, der Vermeidung und Korrektur von Nonresponse sowie der technischen Entwicklung neuer Record-Linkage-Verfahren.

Prof. Dr. phil. habil. Karsten Weber ist Philosoph und Experte für Technikfolgenabschätzung. Er hat Philosophie, Informatik und Soziologie an der Universität Karlsruhe (TH) studiert, danach in Karlsruhe in Philosophie promoviert und an der EUV Frankfurt (Oder) in Philosophie habilitiert. In seinen wissenschaftlichen Arbeiten beschäftigt sich Prof. Weber vor allem mit den Auswirkungen moderner Technik auf Individuen und Gesellschaften. Akademische Stationen waren die Universität Opole in Polen, wo Karsten Weber eine Universitätsprofessur für Philosophie innehatte, die TU Berlin mit einer Gast- und Vertretungsprofessur für Informatik und Gesellschaft sowie die Vertretung des Lehrstuhls für Allgemeine Technikwissenschaften an der BTU Cottbus-Senftenberg. Aktuell ist Karsten Weber Ko-Leiter des Instituts für Sozialforschung und Technikfolgenabschätzung (IST) und einer der drei Direktor*innen des Regensburg Center of Health Sciences and Technology (RCHST) der Ostbayerischen Technischen Hochschule Regensburg. Außerdem hält er eine Honorarprofessur für Kultur und Technik an der BTU Cottbus-Senftenberg.

Wissen, Medialisierung und Öffentlichkeit

In die Normalität ‚zurückimpfen'? Das (Nicht-)Wissensregime der deutschen Coronapolitik

Peter Wehling

1   Einleitung: Wissen und Nichtwissen in der Pandemie

Als im Frühjahr 2020 die durch ein neuartiges Coronavirus ausgelöste globale Pandemie ausbrach, war eine Vielzahl von Fragen ungeklärt und zunächst nicht beantwortbar (und einige davon sind bis heute nicht überzeugend beantwortet): Wie ist das als SARS-CoV-2 bezeichnete Virus überhaupt entstanden? Wie ansteckend ist es, welches sind die häufigsten Übertragungswege, mit welchen Krankheitsverläufen und möglichen Langzeitfolgen ist zu rechnen? Welche Menschen und gesellschaftlichen Gruppen sind besonders gefährdet (vulnerabel), sich zu infizieren und/oder schwer zu erkranken? Welche Maßnahmen erscheinen als besonders geeignet und vordringlich, um die Verbreitung des Virus einzudämmen oder gar zur „Normalität" zurückzukehren?[1] Solche Ungewissheiten und Wissenslücken waren zu Beginn der Pandemie angesichts der Neuartigkeit

---

[1] Der Titel des vorliegenden Beitrags greift eine Formulierung des damaligen Bundesgesundheitsministers Jens Spahn aus dem Spätsommer 2021 auf. Bei einer gemeinsamen Pressekonferenz mit dem Präsidenten des Robert Koch-Instituts (RKI) im September 2021 sagte Spahn laut einem Bericht der ARD-Tagesschau: „Wir haben das Mittel in der Hand, uns in die Freiheit und Normalität zurückzuimpfen." (Tagesschau 2021a)

P. Wehling (✉)
Institut für Soziologie, Goethe-Universität Frankfurt am Main, Frankfurt am Main, Deutschland
E-Mail: wehling@em.uni-frankfurt.de

© Der/die Autor(en), exklusiv lizenziert an Springer Fachmedien Wiesbaden   235
GmbH, ein Teil von Springer Nature 2023
D. Frommeld et al. (Hrsg.), *Gesellschaften in der Krise*,
https://doi.org/10.1007/978-3-658-39129-4_9

des Virus nicht überraschend und kaum zu vermeiden. Doch genau deshalb ist es von umso größerem sozialwissenschaftlichem wie politischem Interesse, zu analysieren, mit welchen Prioritätensetzungen und Strategien des Wissensgewinns versucht wurde und wird, dieses „pandemische Nichtwissen" (Khoo 2021) zu überwinden. Was gilt als besonders dringlich zu wissen – und was nicht? Welche Daten zum pandemischen Geschehen wurden erhoben und genutzt, und welche wurden entweder gar nicht erst gewonnen oder nicht verwendet? Wer wird als wichtige*r Expert*in oder wissenschaftliche*r Berater*in herangezogen, wessen Wissen und welche Arten von Wissen werden also als besonders relevant erachtet? Und schließlich: Wie und nach welchen Kriterien werden die implizit oder explizit zugrunde liegenden Unterscheidungen zwischen notwendigem und irrelevantem Wissen, zwischen unbedingt zu schließenden und vernachlässigbaren Wissenslücken getroffen?

Mit solchen Fragen kommt das wissenssoziologische und wissenshistorische Konzept der Wissensregime (Wehling 2007a) ins Spiel. Es lenkt die Aufmerksamkeit darauf, dass derartige Abstufungen und Bewertungen von Wissen (und Nichtwissen) sich nicht einfach zwangsläufig aus der Natur der Sache ergeben, aus dem pandemischen Geschehen selbst, sondern immer auch gesellschaftlich erzeugt und geprägt sind. Dass Virolog*innen in der Pandemie zu den gefragtesten Expert*innen geworden sind, und zwar oft auch da, wo es um soziale oder politische Problemstellungen geht, ist nicht einfach eine objektive Notwendigkeit, sondern auch die Folge eines Wissensregimes, das medizinischen Erkenntnissen, und hier besonders virologischen und epidemiologischen, die höchste Relevanz bei der Bewältigung der Pandemie zuschreibt. Doch wenn die gesellschaftliche Wirksamkeit von Impfungen zu klären ist, geht es nicht allein um die medizinische Frage, in welchem Umfang und für welchen Zeitraum die Impfung vor einer Ansteckung oder Erkrankung schützt. Mindestens ebenso wichtig ist es, abschätzen zu können, wie hoch der Anteil derer sein wird, die sich tatsächlich impfen lassen, aus welchen Gründen bestimmte Teile der Gesellschaft eine Impfung ablehnen und wie sie möglicherweise dennoch dafür gewonnen werden könnten, aber auch, inwieweit die Tatsache des Geimpftseins das alltägliche Verhalten der Menschen ändern und beispielsweise zum Verzicht auf andere Schutzmaßnahmen führen kann. Dass die offizielle Politik in Deutschland lange Zeit die Impfbereitschaft und damit zugleich den Beitrag der Impfung zur erhofften Beendigung der Pandemie stark überschätzt hat, ist auch die Folge eines medizinisch dominierten und sozialwissenschaftlich nur schwach verankerten Wissensregimes.

Welches Wissensregime sich herausbildet, hat offensichtlich erheblichen Einfluss auf den politischen und gesellschaftlichen Umgang mit der Pandemie. Ganz allgemein bezeichnet der Begriff Wissensregime das gesellschaftlich mehr oder weniger eingespielte Zusammenwirken von Normen, Regeln und Routinen des Umgangs mit Wissen (und Nichtwissen) sowie der Bewertung von Wissen und unterschiedlichen Wissensformen wie wissenschaftliches Wissen, lokales oder professionelles Erfahrungswissen, Wissen von Betroffenen etc. (vgl. Wehling 2007a, 704; Schützeichel 2010, 180 f.). Wissensregime sind in der Regel bezogen auf einen konkreten Handlungs- und Problembereich, so auch im Fall der Coronapandemie. Sie sind selektiv, das heißt, sie ermöglichen und fördern die Produktion und Nutzung von bestimmtem Wissen, und *nur* von bestimmtem, beispielsweise medizinischem oder ökonomischem Wissen. Wissensregime bringen deshalb gleichzeitig Leerstellen und blinde Flecken hervor, weil und indem sie, sei es implizit, sei es explizit, Annahmen darüber enthalten, was man nicht unbedingt zu wissen braucht und auf welches Wissen man verzichten kann (beziehungsweise glaubt, verzichten zu können). Zwar beziehen sich Wissensregime häufig auf neuartige Problemfelder, aber sie entstehen in der jeweiligen historischen Situation nicht völlig neu. Sie bauen vielmehr auf bereits bestehenden Regimen zu ähnlich erscheinenden Problembereichen auf und werden zudem geprägt durch übergreifende gesellschaftliche Wissensordnungen. So ist vermutlich die starke Ausrichtung der Coronapolitik der westlichen Länder auf die Impfung zum einen durch den Umstand beeinflusst, dass nach 1945 mit den Pocken und der Poliomyelitis (Polio, bekannt als Kinderlähmung) zwei verbreitete und gefährliche Viruserkrankungen durch Impfungen nahezu vollständig ,ausgerottet' werden konnten.[2] Zum anderen dürfte auch die allgemeine Tendenz westlich-moderner Gesellschaften eine Rolle spielen, auftretende Probleme primär durch technische Mittel (wozu auch eine Impfung gehört) lösen zu wollen und sie durch effektive technische Kontroll- und Korrekturmaßnahmen *(technological fixes)* möglichst zum Verschwinden zu bringen (vgl. Huesemann und Huesemann 2011).

Im Folgenden möchte ich zunächst das Konzept des Wissensregimes detaillierter erläutern und von Begriffen wie Wissensordnung und Wissenspolitik abgrenzen. Daran anschließend werde ich in aller Kürze und Vorläufigkeit die Konturen des Wissensregimes nachzeichnen, das sich in Deutschland während der Coronapandemie herausgebildet hat. Wie sich zeigen lässt, gehört zu dessen wesentlichen Charakteristika erstens eine starke Fixierung auf die Impfung als

---

[2]Ausgeblendet bleibt dabei, dass bisher gegen andere hochgefährliche Virusinfektionen (etwa AIDS oder Ebola) keine Impfung existiert, wie auch, dass nicht wenige Impfungen, etwa die alljährlich zu wiederholende Grippeimpfung, nur eine begrenzte Wirksamkeit haben (vgl. Delanty 2021, 8 ff.).

Schlüssel zur Bekämpfung und möglichst Beendigung der Pandemie;[3] zweitens
eine auffällige Vernachlässigung sozial bedingter Vulnerabilitäten (beispielsweise
aufgrund ungünstiger Arbeits- oder Wohnverhältnisse) zugunsten biologisch-
medizinisch, durch Alter oder Vorerkrankungen begründeter erhöhter Anfälligkeit für eine Ansteckung oder einen schweren Krankheitsverlauf; drittens die
weitgehende Ausblendung der globalen Infektionsdynamik und ihrer möglichen
Rückwirkungen auf die Länder des globalen Nordens; viertens schließlich ein
bemerkenswert geringes Interesse an der Entstehung von SARS-CoV-2 sowie an
Strategien zu Vermeidung künftiger Pandemien. In einem abschließenden Fazit
fasse ich die wesentlichen Aspekte der Argumentation zusammen und illustriere
beispielhaft, wie sich das medizinisch-biowissenschaftlich dominierte Wissensregime der deutschen Corona-Politik institutionell verfestigt.

2   Was sind Wissensregime?

Der Begriff Wissensregime, gelegentlich auch epistemisches Regime genannt,
ist in der Wissensforschung und Wissenssoziologie gegen Ende des vergangenen Jahrhunderts in Gebrauch gekommen (vgl. z. B. Spinner 1997, Weber
et al. 2002 sowie für einen ersten systematischen Überblick Wehling 2007a).[4]
Theoretische Bezüge bestehen zu verwandten Konzepten wie Politikregime in
der Politikwissenschaft oder Innovationsregime in der Innovationsforschung

---

[3] Um einem erwartbaren Missverständnis bereits an dieser Stelle zuvorzukommen:
Von einer Fixierung auf die Impfung zu sprechen, bedeutet weder, zu sagen, die
Coronaimpfungen seien wirkungslos, noch gar, irgendwelchen Verschwörungsmythen
das Wort zu reden. Aber wie der bisherige Verlauf zeigt, reichen Impfungen (zumindest
mit den aktuell verfügbaren Impfstoffen) nicht aus, um die Pandemie zu beenden oder
sie zumindest so weit einzudämmen, dass sie ‚kontrollierbar‘ wäre. Notwendig sind deshalb auch andere medizinische und nichtmedizinische Maßnahmen, die jedoch durch die
dominante Ausrichtung auf das Impfen marginalisiert zu werden drohen. Vgl. dazu ausführlicher unten Abschn. 3.1.

[4] Das Konzept ist seither vor allem in der Soziologie, besonders in der Professionssoziologie (Schützeichel 2010; 2018) und der Wissens-, Wissenschafts- und Techniksoziologie
(Böschen 2016; Frommeld 2019) sowie in der Geschichtswissenschaft (Kehrt 2014; Römer
2020; Bennemann 2021) genutzt worden, um die Herausbildung strukturierter Prozesse der
Produktion, Bewertung und Nutzung von Wissen analysieren zu können. Bezogen auf den
Umgang mit Wissen und Nichtwissen in der Coronapandemie liegen erste Überlegungen
von Offe (2021) sowie indirekt von Römer (2021) (in Anlehnung an Römer 2020) vor.

(vgl. Wehling 2007a, 705 f.) sowie zu Michel Foucaults Analysen von Macht-Wissen-Komplexen und „Wahrheitsregimen" (Nigro 2015). Das Aufkommen des Begriffs ist auch als eine Reaktion auf die gesellschaftlichen Konflikte um Wissenschaft und Technik (Atomenergie, Gentechnik etc.) in den 1970er- und 1980er-Jahren wie auf die Analysen der *Science and Technology Studies* (STS) zu verstehen, die die Kontingenz und Partikularität auch des wissenschaftlichen Wissens sichtbar gemacht haben. Überdies hat besonders die Debatte um ein *Recht auf Nichtwissen* in der genetischen Medizin seit den 1990er-Jahren sogar die scheinbar unumstößliche Annahme fraglich werden lassen, Wissen sei in jedem Fall ‚besser' als Nichtwissen. Diese Ereignisse und Entwicklungen erschütterten nachhaltig die Vorstellung, es gebe eine eindeutige, objektiv begründete und allgemein anerkannte Rangfolge der Wissensformen, an deren Spitze gleichsam von Natur aus die (Natur-)Wissenschaften stehen. Stattdessen vollzieht sich, so Roberto Nigro (2015, 10) in seiner Studie zu Foucaults Konzept der Wahrheitsregime, „um die Produktion des Wissens und die Aufteilung der Erkenntnisse [...] ein Machtkampf", genauer gesagt: eine Vielzahl von teils offenen, teils eher latent und unterschwellig bleibenden Macht- und Positionskämpfen um die Legitimität, Autorität und Relevanz der unterschiedlichen Wissensarten und -formen sowie um ihre Förderung oder Ausgrenzung.[5] Als Effekt solcher Auseinandersetzungen können sich, bezogen auf bestimmte Handlungs- und Problembereiche, mehr oder weniger stabile Wissensregime herausbilden, die gelegentlich umkämpft und umstritten bleiben, nicht selten aber den Anschein des Selbstverständlichen und sachlich Alternativlosen gewinnen.

Demgegenüber kann die kritische Analyse von Wissensregimen dazu beitragen, „die Kontingenz und Historizität etablierter, scheinbar selbstverständlicher Regeln und Kriterien der Wissenserzeugung, -verwendung und -bewertung sichtbar und damit der gesellschaftlichen Reflexion und Gestaltung zugänglich zu machen" (Wehling 2007a, 704). Von Kontingenz zu sprechen, heißt nicht, zu behaupten, beliebiges Wissen ohne jede sachliche Plausibilität und ohne jeglichen Bezug auf die jeweilige Problematik könne zum zentralen Bestandteil eines Wissensregimes werden. Kontingenz bedeutet jedoch, dass die themenbezogene Relevanz oder Plausibilität von Erkenntnissen und Wissensformen

---

[5]Allerdings müssen Wissensregime nicht per se hierarchisch strukturiert sein, mit einem bestimmten Wissen und Wissenstyp an der Spitze, der anderen Wissensformen lediglich eine untergeordnete Rolle und (Hilfs-)Funktion zuweist; sie können vielmehr auch auf die Kooperation als prinzipiell gleichberechtigt und gleichwertig anerkannter Wissensformen ausgerichtet sein.

allein nicht ausreichen, um ihre Position und Rolle in einem Wissensregime zu begründen und zu erklären. Stattdessen sind die Bedingungen und Kriterien, die ein Wissensanspruch erfüllen muss, um überhaupt als relevant oder wahr (beziehungsweise wahrheitsfähig) gelten zu können (statistische Repräsentativität, ,Evidenzbasierung' etc.), selbst schon Gegenstand der Auseinandersetzungen in Wissensregimen (vgl. Foucault 1991, 22 ff.). Zudem kommen weitere, teilweise nicht-epistemische Faktoren und Kriterien ins Spiel, etwa die gesellschaftliche Anerkennung bestimmter Wissensformen, das soziale Prestige und die mediale Präsenz der (institutionellen und/oder personalen) Träger*innen des entsprechenden Wissens sowie nicht zuletzt ihre Vernetzung mit politischen und wirtschaftlichen Akteur*innen und deren jeweiligen Interessen. Infolgedessen muss nicht notwendigerweise das sachlich angemessenste und begründetste Wissen auch die größte Bedeutung in einem Wissensregime besitzen.

Auch sind Wissensregime, wie eingangs bereits angedeutet, nicht per se darauf ausgelegt, so viel Wissen wie nur möglich hervorzubringen. Sie sind Instanzen nicht nur der Förderung von Wissen, sondern auch seiner selektiven Bewertung: Sie wählen aus, was gewusst werden soll, welches Wissen relevant ist und welches nicht. Wissensregime sind deshalb gleichzeitig immer auch „Nichtwissensregime" oder *regimes of ignorance* (Dilley und Kirsch 2015), sie geben vor, was man bezogen auf den jeweiligen Handlungsbereich nicht zu wissen braucht, was man nicht wissen soll oder nicht wissen darf und was man (vermutlich) nicht wissen kann, sodass sich weitere Forschung gar nicht lohnen würde. (Nicht-)Wissensregime bringen somit in zweifacher Weise Nichtwissen hervor: Zum einen geschieht dies eher nichtintentional durch ihre Präferenz für ein bestimmtes Wissen: Da man aus zeitlichen oder finanziellen Gründen nicht alles erforschen kann und Prioritäten setzen muss, wird in Kauf genommen, dass manche Fragen ungeklärt bleiben. Zum anderen wird Nichtwissen häufig auch bewusst und mit voller Absicht erzeugt oder aufrechterhalten, etwa um sich oder andere vor belastendem, schädlichem Wissen zu schützen oder weil es der Verfolgung der eigenen Ziele hinderlich wäre, bestimmte Dinge zu wissen (sogenanntes strategisches Nichtwissen).[6]

Methodologisch sind Wissensregime deshalb im Hinblick auf Wissen und Nichtwissen unter einer *symmetrischen* Perspektive zu betrachten (Wehling 2023; Paul und Haddad 2019): Das Ergebnis wie das Ziel von Wissensregimen

[6]Vgl. zu interessegeleitetem strategischem Nichtwissen McGoey (2019), zu normativen Begründungen für den Verzicht auf Wissen Wehling (2015) sowie zu psychologischen Motiven für absichtliches Nichtwissen Hertwig und Engel (2016).

kann sowohl Wissen als auch Nichtwissen sein, und die Präferenz eines Regimes für Wissen oder für Nichtwissen ist jeweils aus der *gleichen* Art von Gründen zu erklären, z. B. Bewahrung individueller Autonomie, rationale Interessenverfolgung oder Sicherung von Machtpositionen. In seinen explorativen Überlegungen zum epistemischen Regime der Coronapolitik verdeutlicht Claus Offe, dass Tests auf das Virus je nach Testhäufigkeit nicht nur Wissen, sondern auch Nichtwissen hervorbringen und gelegentlich auch hervorbringen *sollen*. Eine niedrige Testquote erzeugt erhebliche Unkenntnis über das tatsächliche Infektionsgeschehen; es kann aber, wie Offe erläutert, aus der Sicht von Regierungen durchaus Gründe geben, die Testmöglichkeiten zu verknappen und die Zahl der Tests zu begrenzen. Entsprechende Teststrategien der verantwortlichen Institutionen können beispielsweise motiviert sein „by the intention to save the direct costs of testing or to avoid a country suffering damages (e. g. losing foreign tourists) as a consequence of rigorous testing and the publication of its results, or to avoid ‚frightening the public' and ‚causing panic' (as the American president has put it)" (Offe 2021, 26). Ein epistemisches Regime oder Wissensregime kann also – offensichtlich auch in der als wissensintensiv geltenden Coronapolitik – mit „limitations on the ‚desire to know'" einhergehen (Offe 2021, 26).

Wie diese Überlegungen unterstreichen, ist Wissensregime kein normatives, sondern ein analytisches Konzept der Wissenssoziologie und Wissensforschung. Analytisch gesehen, sind Wissensregime nicht einfach durch die Suche nach umfassendem Wissen und der Wahrheit geprägt, sondern auch durch strategische Interessen und Ziele sowie spezifische Selektivitäten. Umso überraschender, dass Offe im gleichen Beitrag die weitreichende These formuliert, ein gut funktionierendes („well-functioning") epistemisches Regime wäre in der Lage, „to screen out from the stock of beliefs lies, fabrications, cases of wishful thinking, misinformation, putative shortcuts to a solution, magical thinking and all kinds of unfounded conspiracy theories" (Offe 2021, 32). Ein funktionierendes Wissensregime würde, so Offe, außerdem in einer reflexiven Perspektive die bestehenden Einschränkungen des Wissens sowie das relevante Nichtwissen bewusst machen und die Notwendigkeit weiterer Forschung und Entwicklung verdeutlichen (Offe 2021, 32). Hier schreibt Offe in einer latent normativen Sichtweise einem „gut funktionierenden" Wissensregime nicht nur die keineswegs triviale Fähigkeit zu, wahres Wissen von Irrtümern und Lügen trennen zu können, sondern auch den Willen, sich an Wissen und Wahrheit zu orientieren, was in deutlichem Kontrast zu den oben zitierten Aussagen zu Teststrategien und Testquoten steht. Plausibler ist es demgegenüber, eine konsequent analytische Perspektive einzunehmen und unter einem funktionierenden Wissensregime ein

Regime zu verstehen, das mehr oder weniger reibungslos die Produktion und Verwendung von spezifischem Wissen regelt und dabei gesellschaftlich mehr oder weniger akzeptiert wird, das zugleich aber mit den Interessen und Wahrnehmungsweisen der das Regime prägenden Institutionen und Akteursgruppen im Einklang steht. Ein auf diese Weise funktionierendes Wissensregime kann selbstverständlich an der Idee und dem Ziel der Wahrheit orientiert sein, es kann aber ebenso gut auf die Erzeugung und Aufrechterhaltung von strategischem Nichtwissen ausgerichtet sein.

Wichtig für das Verständnis von Wissensregimen ist es in diesem Zusammenhang, das Konzept von ähnlichen Begriffen wie Wissensordnung und Wissenspolitik abzugrenzen. *Wissensordnungen* stellen übergreifende, kulturell und institutionell verankerte Schemata der Bewertung und Nutzung von Wissen dar, die charakteristisch für bestimmte Gesellschaftsformationen sind (vgl. Huber 2007). Die Wissensordnung westlich-moderner, kapitalistischer Gesellschaften ist ohne Zweifel stark hierarchisch geprägt, mit dem wissenschaftlichen Wissen an der Spitze, wobei das sogenannte harte, also mathematisch formulierbare, naturwissenschaftlich-technische (Kausal-)Wissen nochmals höher bewertet wird als vermeintlich weiches, interpretatives sozial- und kulturwissenschaftliches Wissen. Demgegenüber gelten alle Formen von nichtwissenschaftlichem Erfahrungswissen, ob professionell, lokal oder durch individuelle Betroffenheit (etwa als Patient*in) begründet, ebenso als nachrangig wie religiöses oder moralisches Wissen. Gleichzeitig basiert die westlich-moderne Wissensordnung auf einer generellen Präferenz von Wissen gegenüber Nichtwissen sowie von neuem gegenüber tradiertem Wissen, sodass der Erwerb von (neuem) Wissen als in sich selbst begründeter Wert wahrgenommen wird.

Gegenstandsbezogene Wissensregime sind mehr oder weniger stark von dieser Wissensordnung geprägt, können aber auch davon abweichen, etwa indem sozial- und kulturwissenschaftliches Wissen oder professionelles Erfahrungswissen von Praktiker*innen themen- und fallspezifisch eine größere Bedeutung gewinnen. Mit *Wissenspolitik* (vgl. Wehling 2007b), verstanden als Feld von im weitesten Sinne politischen Auseinandersetzungen um die Relevanz, Legitimität und Bewertung bestimmter Wissensformen, etwa um die Anerkennung oder Ausgrenzung alternativer medizinischen Wissens (Homöopathie, Akupunktur, Naturheilkunde etc.), stehen Wissensregime in vielfältigen Wechselbeziehungen. Wissensregime stellen sowohl den Rahmen und Schauplatz als auch das mehr oder weniger stabilisierte, gleichsam erkaltete Resultat wissenspolitischer Kämpfe und Konflikte dar (Wehling 2007a, S. 707).

3   Das (Nicht-)Wissensregime der deutschen Coronapolitik

Die staatliche Politik während der Coronakrise weist in Deutschland (wie in vielen anderen Ländern) erhebliche Inkonsistenzen und Brüche auf. Dazu gehört beispielsweise die Abschaffung der für alle Bürger*innen kostenlosen Antigen-Schnelltests im Oktober 2021 mit dem Argument, geimpfte Personen würden die Tests nicht mehr benötigen und für Ungeimpfte stelle die Kostenpflichtig-keit einen zusätzlichen Anreiz dar, sich impfen zu lassen. Angesichts steigender Infektionszahlen wurden die sogenannten kostenlosen Bürgertests jedoch nur einen Monat später wieder eingeführt (Tagesschau 2021b). Solche abrupten Kurskorrekturen sind zum Teil zweifellos der Neuartigkeit der Situation und der begrenzten Vorhersehbarkeit des Infektionsgeschehens geschuldet, zum Teil sind sie aber auch die Folge eines selektiven, vereinseitigten (Nicht-)Wissensregimes und einer entsprechend verengten Pandemiepolitik. Im Folgenden möchte ich das Corona-Wissensregime, das sich seit dem Frühjahr 2020 in Deutschland herausgebildet hat, vorläufig und thesenartig anhand der oben bereits erwähnten vier Charakteristika umreißen: erstens die Festlegung auf die Impfung als ent-scheidendes Mittel zur Bekämpfung oder sogar Beendigung der Pandemie; zweitens die Vernachlässigung der aus sozialen Bedingungen resultierenden Vulnerabilitäten für eine Ansteckung und/oder schwere Erkrankung; drittens die mangelnde Aufmerksamkeit für die globale Infektionsdynamik; viertens ein nur schwach ausgeprägtes Interesse an der Entstehung des Virus und damit auch an Möglichkeiten zur Vermeidung künftiger Pandemien.[7] Diese vier Charakteristika, die ich im Folgenden nur in groben Zügen skizzieren kann, sind meines Erachtens von zentraler Bedeutung für das Wissens- und Nichtwissensregime der Coronapolitik in Deutschland; eine detaillierte Beschreibung des Regimes müsste selbstverständlich noch zahlreiche weitere Aspekte berücksichtigen, was im Rahmen dieses Beitrags jedoch nicht möglich ist.

---

[7] Die meisten dieser Charakteristika prägen sicherlich auch die Coronapolitiken und Wissensregime anderer Staaten des globalen Nordens. Lediglich der zweite Aspekt, erhöhte Ansteckungs- und/oder Erkrankungsrisiken infolge ungünstiger, prekärer Lebensver-hältnisse, findet in einigen Ländern, wie den USA oder Großbritannien, stärkere Berück-sichtigung als in Deutschland, zumindest auf der Ebene der Wissensproduktion, wenn auch nicht unbedingt in den konkreten Politikstrategien (vgl. Khoo 2021, 9; Römer 2021).

3.1   Die Fixierung auf die Impfung

In einer Fernsehansprache an die deutsche Bevölkerung im März 2020 hat die damalige Bundeskanzlerin Angela Merkel es als „Richtschnur" der Regierungspolitik bezeichnet, die Ausbreitung des Virus zu verlangsamen („flatten the curve"), sie „über die Monate zu strecken und so Zeit zu gewinnen. Zeit, damit die Forschung ein Medikament und einen Impfstoff entwickeln kann" (Merkel 2020a, 2). Merkel nannte hier die Entwicklung von Medikamenten und Impfstoffen zwar noch als gleichberechtigte Zielsetzungen, doch in der Folgezeit wurde die Arbeit an Impfstoffen nicht nur in der Forschungsförderung, sondern auch in der politischen Rhetorik zum vorrangig angestrebten Ziel, während die Forschung an Therapien untergeordnet blieb – obwohl wirksame therapeutische Medikamente einen erheblichen Beitrag zur Vermeidung von schweren Krankheitsverläufen und Todesfällen leisten könnten. Allerdings scheint zumindest auf den ersten Blick eine Reihe guter Gründe für die Bevorzugung des Impfens zu sprechen: Anders als medikamentöse Therapien können Impfungen nicht erst *nach* einer Infektion vor Symptomen und schweren Erkrankungen schützen, sondern (zumindest potenziell) bereits die Ansteckung und damit auch die weitere Verbreitung des Virus verhindern. Sie versprechen dadurch mittel- oder langfristig, die Pandemie beenden und das Virus letztlich sogar eliminieren zu können. Impfungen kommen damit nicht nur dem westlich-modernen Ideal der ‚Problemlösung' durch *technological fixes* sehr nahe,[8] sie sind für eine um Wähler*innenstimmen besorgte und zum Populismus neigende Politik offenbar auch deshalb so attraktiv, weil sie die Möglichkeit einer „Rückkehr zur Normalität" der vorpandemischen Zeit zu eröffnen scheinen. Allerdings können die mit dem Impfen verknüpften weitreichenden Erwartungen nur unter zwei höchst anspruchsvollen Bedingungen realisiert werden: erstens einer starken und zeitlich anhaltenden Immunisierungswirkung der Impfstoffe und zweitens einer relativ hohen Impfbereitschaft in der Bevölkerung. Die deutsche Coronapolitik hat beide Faktoren deutlich zu positiv bewertet („in die Freiheit und Normalität zurückimpfen") und bestehende Ungewissheiten etwa hinsichtlich der zeitlichen Wirkungsdauer der Impfstoffe und ihrer Effektivität bei zukünftigen, möglicherweise ansteckenderen und/oder gefährlicheren Virusvarianten heruntergespielt

---

[8] Dies korrespondierte zumindest in den Anfängen der Pandemie mit einer Abwehrhaltung gegenüber der Vorstellung, dauerhaft „mit dem Virus leben" zu müssen, wie die entsprechende Formel lautete, sowie mit Desinteresse an den einschlägigen Erfahrungen der Länder des globalen Südens im Umgang mit gefährlichen Virusausbrüchen wie Ebola etc. (Khoo 2021, S. 11 f.).

und ausgeblendet. Tatsächlich jedoch ist die ohnehin von Beginn an nicht vollständige Schutzwirkung der Impfstoffe gegen eine Infektion selbst mit einer Auf-
frischimpfung („Booster") mehr oder weniger stark reduziert, spätestens seitdem
ab Anfang 2022 die Omikronvariante des Virus das Geschehen dominierte. Die
Frankfurter Virologin Sandra Ciesek hat in dieser Situation in einem Zeitungs-
interview eine recht ernüchternde Schlussfolgerung gezogen: „Die Maske
schützt vor einer Ansteckung, die Impfung vor einem schweren Verlauf." (Becker
2022, 2) In der Tat schützen die verfügbaren Impfstoffe auch unter Omikron
vor schweren Erkrankungen und Todesfällen (vgl. RKI 2022, 23 ff.), wenngleich selbst in dieser Hinsicht kein annähernd vollständiger Schutz besteht, insbesondere nicht für ältere Menschen.[9]

Impfungen sind und bleiben dennoch ein wichtiges Element bei der
Bewältigung der Pandemie; sehr deutlich geworden ist allerdings auch, dass sie
(zumindest bisher) nicht der erhoffte *game changer* im Kampf gegen SARS-
CoV-2 sind und die immer wieder angekündigte Rückkehr zur Normalität nicht
ermöglicht haben. Besonders problematisch wird dies, wenn an der Fixierung auf
die Impfungen trotz aller Hinweise auf ihre Grenzen festgehalten und gleichzeitig
andere medizinische wie nichtmedizinische Schutzmaßnahmen vernachlässigt
werden, sodass ihr Potenzial nur unzureichend genutzt wird. Dies gilt vor allem
für die Schutzmasken, der Virologin Ciesek zufolge eines der wirksamsten, wenn
nicht *das* wirksamste Mittel gegen eine Ansteckung mit dem Virus (Becker 2022).
Kaum etwas macht die Abwertung der Masken gegenüber dem überschätzten
Impfen schärfer sichtbar als die von der Bundesregierung – trotz Rekordzahlen
bei den Neuinfektionen und einer nicht geringen Covidsterblichkeit – zum 20.
März 2022 beschlossene Abschaffung der Maskenpflicht in Geschäften und
anderen öffentlich genutzten Innenräumen. Gleichzeitig wird, auch nach dem

---

[9] Nach Angaben des RKI war im Zeitraum vom 14. Februar 2022 bis 13. März 2022 bei
5003 Neuaufnahmen mit COVID-19 auf deutschen Intensivstationen der Impfstatus
bekannt; das entspricht etwa 78 % aller COVID-Neuaufnahmen in diesem Zeitraum.
Von diesen 5003 Fällen waren zwar 28,7 % (1438 Fälle) ungeimpft, und 9,4 % (468
Fälle) wiesen nur einen unvollständigen Immunschutz auf (genesen ohne Impfung oder
nur Teilimmunisierung), doch 61,9 % (3097 Fälle) besaßen einen vollständigen Impfschutz (Grundimmunisierung oder Booster), wobei der Anteil mit Boosterimpfung bei
39,5 % (1974 Fälle) lag. Für insgesamt 2281 der *vollständig geimpften* Erstaufnahmen
lagen zudem Informationen zum Alter vor. 80,5 % davon waren 60 Jahre alt oder älter
(RKI 2022, 19). Zu ergänzen ist, dass in Deutschland im genannten Zeitraum 76 % der
Menschen vollständig geimpft (und 58 % zusätzlich geboostert) waren, also gut dreimal so
viele wie ungeimpft oder unvollständig geimpft waren (RKI 2022, 4).

kläglichen Scheitern der entsprechenden Gesetzesvorschläge im Deutschen Bundestag im April 2022, in einer allgemeinen Impfpflicht vielfach weiterhin das wichtigste Mittel zur Verhinderung oder zumindest Abschwächung zukünftiger Infektionswellen gesehen.[10] Untermalt wird diese inkonsistente Politik von einer pathetischen Rhetorik der Freiheit, so als stelle die Vorschrift, beim Einkauf im Supermarkt eine Maske zu benutzen, um sich selbst und andere zu schützen, einen völlig unverhältnismäßigen Eingriff in individuelle Freiheitsrechte dar. Zu dieser Sichtweise passt, dass inzwischen weder die Infektionszahlen noch die Zahl der Todesfälle als Bewertungsmaßstab für die Schwere der pandemischen Situation dienen, sondern allein die (drohende) Überlastung des Gesundheitssystems und hier insbesondere der Intensivstationen. Auch die Gefahr von Langzeitfolgen (Post Covid oder Long Covid), die selbst nach einer milden oder sogar symptomfreien Erkrankung nicht ausgeschlossen werden können, spielt kaum eine Rolle.

Überraschend ist auch das nur geringe Interesse der staatlichen Coronapolitik an verlässlichen und gut zugänglichen Schnell- und Selbsttests, die den Bürger*innen ein halbwegs sicheres und selbstbestimmtes „Leben mit dem Virus" ermöglichen und erleichtern könnten. Zwar spielen (oder spielten) diese Tests auch im offiziellen Pandemiemanagement eine nicht unerhebliche Rolle, etwa beim Zugang zu Einrichtungen der Alten- oder Krankenpflege. Aber regelmäßig wurde von Virolog*innen und anderen Expert*innen die Unzuverlässigkeit der Antigentests beklagt und kritisiert, falsch negative Testresultate könnten die Menschen zu riskanten privaten Treffen verleiten. Der Verzicht auf Schnell- oder Selbsttests vor solchen Treffen, von denen viele vermutlich auch ohne Testmöglichkeit stattfinden würden, wäre jedoch noch erheblich riskanter. Vor allem aber ist es vor diesem Hintergrund umso erstaunlicher, dass keinerlei Initiativen vonseiten der staatlichen Politik bekannt geworden sind, die Qualität der Tests zu verbessern, sei es in öffentlich finanzierten Forschungseinrichtungen, sei es in Kooperation mit ausgewählten privatwirtschaftlichen Herstellern. Es

---

[10] Mit dem Ruf nach einer Impfpflicht wird auch suggeriert, die Pandemie werde überwiegend oder sogar ausschließlich von ungeimpften Personen verlängert. Jens Spahn hatte in der oben (Fußnote 1) erwähnten Pressekonferenz von einer „Pandemie der Ungeimpften" gesprochen, und ähnlich hatte sich im Oktober 2021 auch der spätere Gesundheitsminister Karl Lauterbach in einem Interview geäußert (Emmrich und Gaugele 2021). Die hohe Zahl von Impfdurchbrüchen bei vollständig geimpften und häufig auch geboosterten Menschen (vgl. RKI 2022, S. 26 sowie die vorhergehende Fußnote) steht solchen Aussagen eindeutig entgegen.

ist bisher noch nicht einmal gelungen, eine transparente, überschaubare und für medizinische Lai*innen verständliche Liste der zuverlässigsten unter den laut den Listen des Bundesinstituts für Arzneimittel und Medizinprodukte (BfArM) mehr als 600 in Deutschland auf dem Markt befindlichen Schnell-und Selbsttests zu erstellen, geschweige denn die relativ verlässlichen Tests dauerhaft kostenlos oder verbilligt verfügbar zu machen. Weder die vom Paul-Ehrlich-Institut noch die vom BfArM geführten Listen erfüllen bisher die Kriterien der Übersichtlichkeit und Verständlichkeit (vgl. PEI 2022; BfArM 2022a, b) – und es ist auch nicht erkennbar, dass die darin als völlig wertlos eingestuften Tests (die teilweise keine einzige infizierte Probe korrekt erkennen konnten) von den Aufsichtsbehörden vom Markt genommen würden.

3.2   Die Vernachlässigung sozial bedingter Vulnerabilität

Der Schutz sogenannter vulnerabler Gruppen, das heißt von Menschen, die aus bestimmten Gründen ein besonders hohes Risiko für eine Coronainfektion und/ oder eine schwere Coviderkrankung aufweisen, galt von Anfang an als vorrangiges Ziel der deutschen Coronapolitik. Auffällig und charakteristisch für das Wissensregime der Pandemiebekämpfung in Deutschland war und ist, dass solche vulnerablen Gruppen fast ausschließlich nach vermeintlich biologischen Kriterien, vor allem Alter und bestimmte Vorerkrankungen, festgelegt wurden.[11] Es ist skandalös, dass es vor allem im ersten Jahr der Pandemie dennoch kaum gelungen ist, ältere Menschen, nicht zuletzt in Alten- und Pflegeeinrichtungen, wirkungsvoll vor einer Ansteckung, einem schweren Krankheitsverlauf oder sogar dem Tod zu schützen (vgl. Deutscher Ethikrat 2022, 70 sowie für Frankreich Fassin 2021, 159 f.). Der Grund für die vielen Todesfälle unter Bewohner*innen von Pflegeeinrichtungen ist nicht allein in der höheren Anfälligkeit zu suchen, sondern – neben der ohnehin bestehenden personellen Unterausstattung von Alten- und Pflegeeinrichtungen – auch in

---

[11] „Vermeintlich biologisch", weil Vorerkrankungen häufig die Folge prekärer Lebensbedingungen und deshalb kein rein biologisches Faktum sind. Die Definition altersbezogener Risikogruppen hatte zur Folge, dass „die Älteren" oder „die Alten", von denen viele noch kurz zuvor als einkommensstarke „Silverager" und potenziell ehrenamtlich Tätige umworben wurden, jetzt als homogene, mehr oder weniger gebrechliche und deshalb – angeblich zu Lasten der Jüngeren – besonders schutzbedürftige Risikogruppe wahrgenommen wurde (Graefe et al. 2020).

unzureichenden Schutzkonzepten sowie dem Mangel an Schutzkleidung, Masken, Schnelltests und Menschen, die die Schnelltests, soweit vorhanden, durchführen können. Insgesamt entfielen von den seit Pandemiebeginn bis zum 30. März 2022 registrierten 128.887 Todesfällen in Deutschland im Zusammenhang mit einer Coronainfektion 121.738 auf Menschen über 60 Jahre, und hiervon wiederum mehr als zwei Drittel (82.424) auf über 80-Jährige. Die bisher mit Abstand höchsten Sterbezahlen wiesen der Dezember 2020 und der Januar 2021 mit jeweils fast 22.000 Fällen auf, aber selbst im Februar 2022 sind bei hohen Infektionszahlen immer noch etwas mehr als 5000 Menschen an oder mit einer Infektion mit der als harmloser geltenden Omikronvariante gestorben (Knupp 2022).

Kaum weniger skandalös aber ist, dass weitere besonders gefährdete Bevölkerungsgruppen im Wissensregime der deutschen Coronapolitik bisher kaum wahrgenommen werden, nämlich Menschen, die wegen ihren sozialen Lage (schlechte Arbeitsbedingungen, prekäre Wohnverhältnisse, Armut etc.) ein erhöhtes Risiko für eine Ansteckung oder Erkrankung aufweisen – und die in Deutschland wie auch in vielen anderen Ländern tatsächlich deutlich gravierender von der Pandemie betroffen waren und sind als sozial besser gestellte Bevölkerungsgruppen. So zeigte eine der wenigen deutschen Studien zum Zusammenhang von sozialer Ungleichheit und Gefährdung durch das Virus, dass schon ab April 2020 sozial benachteiligte Bevölkerungsgruppen stärker betroffen waren, nachdem im Februar 2020 zunächst Winterurlauber*innen aus überwiegend wohlhabenden Regionen SARS-CoV-2 nach Deutschland gebracht hatten (Wachtler et al. 2020; vgl. auch Dragano et al. 2021; Wahrendorf et al. 2021; Müller 2022). Genaue Daten über das Ausmaß der sozialen Ungleichverteilung von Pandemierisiken liegen für Deutschland bisher aber kaum vor (vgl. Römer 2021).

Zu den Faktoren, die mutmaßlich zu verstärkter Ausbreitung des Virus wie auch zu schwereren Krankheitsverläufen in sogenannten schwächeren, sozial benachteiligten Milieus beitragen, gehören beengte Wohnverhältnisse (die die ,Isolierung' infizierter Haushaltsmitglieder erschweren); berufliche Tätigkeiten (Einzelhandel, Industrie, Bau, Transportgewerbe, Pflegeberufe etc.), die die Präsenz am Arbeitsplatz erfordern; Nutzung des öffentlichen Personenverkehrs statt der Fahrt im eigenen Auto; häufig ein durch körperliche Arbeit, Wohnsituation, Ernährung mitbedingter schlechterer Gesundheitszustand sowie ein eingeschränkter Zugang zu medizinischen Dienstleistungen (vgl. für die USA z. B. Rothwell und Smith 2021). Besonders stark erhöht ist die Anfälligkeit für eine Infektion und/oder schwere Erkrankung bei Mitgliedern nichtweißer, ethnischer Minderheiten, wozu für Großbritannien und die USA etliche Studien und teilweise auch offizielle Daten vorliegen, für Deutschland aber kaum.[12] Die gerade in Deutschland gerne als Erklärung herangezogene Vermutung, Mitglieder der sogenannten unteren sozialen Schichten oder migrantischer Milieus würden sich weniger als andere Gruppen an Coronavorschriften wie Maskenpflicht und Abstandsregeln halten, hat sich in US-amerikanischen Studien nicht bestätigt und dürfte auch für Deutschland nicht zutreffen. Im Gegenteil, Rothwell und Smith (2021, S. 13) berichten für die USA, „that Black and Hispanic adults are more likely to comply with public health recommendations on social distancing and mask usage than white Americans".

Größere Corona-Ausbrüche etwa in Schlachthöfen oder Unterkünften von Geflüchteten haben in Deutschland zwar immer wieder kurzfristig die Aufmerksamkeit auf die Thematik gelenkt, führten aber weder in der Politik noch in den Medien zu einer systematischen Beschäftigung mit den Gründen für die stärkere Betroffenheit sozial benachteiligter Schichten oder der Suche nach Gegenmaßnahmen. Der Historiker Felix Römer vermutet einen der wesentlichen Gründe für die „deutsche Ignoranz" (Römer 2021) hinsichtlich der Zusammenhänge zwischen sozialer Ungleichheit und unterschiedlicher gesundheitlicher Gefährdung in der Wirkmächtigkeit des von dem Soziologen Helmut Schelsky 1953 propagierten (Selbst-)Bildes der „nivellierten Mittelstandsgesellschaft", worin vertikale soziale Unterschiede ihre Bedeutung weitgehend verloren hätten (ein Gesellschaftsbild, dessen Wurzeln bis zur nationalsozialistischen Fiktion einer pseudo-egalitären „Volksgemeinschaft" zurückreichen).

Die „Ignoranz" gegenüber der Ungleichverteilung von Pandemierisiken findet sich in Deutschland nicht nur auf der Ebene der Wissensproduktion, sondern auch auf derjenigen der politischen Maßnahmen. Von einer der prominentesten Maßnahmen des Pandemiemanagements, der Arbeit von zu Hause aus (Homeoffice), profitieren Menschen mit den oben genannten Tätigkeiten im Gegensatz zu Angehörigen der Mittel- und Oberschicht fast gar nicht

---

[12] Immerhin konnte für Deutschland und die Schweiz durch Auswertungen der Sterblichkeitsstatistiken gezeigt werden, dass bei Menschen, die in diesen Ländern leben, aber eine ausländische Staatsangehörigkeit besitzen und vermutlich zu einem erheblichen Teil Arbeitsmigrant*innen sind, der Anstieg der Sterblichkeit im ersten Pandemiejahr 2020 deutlich höher war als bei der Bevölkerung mit deutschem bzw. Schweizer Pass (Plümecke et al. 2021; Plümecke und Supik 2022): In beiden Ländern war die prozentuale Zunahme der Todesfälle von 2019 auf 2020 unter Menschen mit ausländischem Pass ungefähr doppelt hoch wie bei den Bevölkerungsgruppen mit inländischem Pass (in Deutschland beispielsweise 10,0 % gegenüber 4,7 %), wobei die Diskrepanz bei einzelnen Altersgruppen noch deutlicher stärker ausfiel.

(vgl. bezogen auf Frankreich Fassin 2021, 165). Besondere Maßnahmen, die das Infektions- und Erkrankungsrisiko auch der Menschen, die nicht in der eigenen Wohnung arbeiten können, zudem in beengten räumlichen Verhältnissen leben und häufig öffentliche Verkehrsmittel nutzen, reduzieren könnten (z. B. Schutzmaßnahmen am Arbeitsplatz, verbesserter Zugang zu Schutzmasken und Testmöglichkeiten oder auch finanzielle Unterstützung für Bezieher*innen von Transferleistungen oder niedrigen Einkommen) wurden in Deutschland kaum ergriffen. Letztlich wurde die Problematik sozial ungleicher Vulnerabilitäten nicht wirklich zur Kenntnis genommen, offizielle Untersuchungen darüber, wo besondere Ansteckungsschwerpunkte liegen (Arbeitsplatz, ÖPNV, Wohnumfeld, Freizeit), sind entweder nicht durchgeführt oder zumindest nicht öffentlich bekannt gemacht worden. Nicht zuletzt fehlen dafür wichtige Daten, wenn in Deutschland bei den gemeldeten Infizierten noch nicht einmal der Beruf bekannt ist (Brinks und Kurth 2022, 39).

3.3   Die fehlende globale Perspektive

Sowohl in Deutschland als auch in den meisten anderen Staaten des Nordens ist die globale Dimension der Pandemie, insbesondere die Situation in den Ländern des Südens, völlig unzureichend wahrgenommen und in die eigenen Politikstrategien einbezogen worden. Dies ist insofern überraschend, als es dabei nicht allein um Fragen der globalen Gerechtigkeit geht, die bekanntlich kaum Beachtung finden, sondern auch ein Eigeninteresse an der Beendigung oder zumindest der effektiven Eindämmung der Pandemie besteht. Denn solange diese in anderen Ländern nicht konsequent und wirksam bekämpft werden kann, muss angesichts der weltweiten Vernetzung und Mobilität von Menschen jederzeit mit neu auftretenden Infektionen infolge grenzüberschreitender sozialer Kontakte gerechnet werden. Vermutlich gravierender ist jedoch, dass die Wahrscheinlichkeit für noch ansteckendere und/oder noch gefährlichere Mutanten des Virus steigt, je mehr Menschen weltweit infiziert sind. Die bisher folgenreichsten Mutationen, die Delta- und Omikronvariante von SARS-CoV-2, haben nachdrücklich unter Beweis gestellt, dass die globale Ausbreitung infektiöserer Varianten durch Politiken der Abschottung, der Grenzkontrollen und Einreisebeschränkungen bestenfalls verlangsamt, aber offensichtlich nicht verhindert werden kann. Selbst ein autoritär regiertes, mit rigiden Quarantäneregeln und Lockdowns operierendes Land wie die Volksrepublik China hat im Frühjahr 2022 erheblich mit der Omikronvariante zu kämpfen (Tagesschau 2022).

Die Vorstellung, die Pandemie könne allein im jeweils eigenen Land oder nur innerhalb der Europäischen Union bekämpft werden, ist ebenso illusionär wie verantwortungslos gegenüber den Ländern, die nicht über die Mittel verfügen, die Ausbreitung des Virus einzudämmen. Auch wenn die bisherigen Impfungen sich vor allem gegenüber einer Ansteckung als nicht so wirksam herausgestellt haben wie erhofft, ist es aus Gründen der Gerechtigkeit wie des effektiven Gesundheitsschutzes unabdingbar, die Länder des Südens mit ausreichendem Impfstoff auszustatten und sie auch in anderer Hinsicht, etwa bei der Beschaffung von Schutzmasken und Schutzkleidung, zu unterstützen. Deutschland ist diesbezüglich besonders negativ aufgefallen, weil es zu denjenigen Ländern gehörte, die eine zumindest temporäre Aussetzung des Patentschutzes für Covidimpfstoffe abgelehnt haben, was eine eigene Produktion in asiatischen und afrikanischen Ländern ermöglicht hätte. Schließlich war auch der oben erwähnte Erfolg der Impfungen gegen Polio und die Pocken nur aufgrund einer koordinierten, jahrelangen und weltweiten Anstrengung möglich.

3.4   Desinteresse am Ursprung des Coronavirus

Woher das Coronavirus komme, fragte im März 2020 die US-amerikanische Wissenschaftsjournalistin Sonia Shah, Autorin des 2017 erschienenen Buches *Pandemic: Tracking Contagions, from Cholera to Coronaviruses and Beyond,* und gab eine der beiden möglichen Antworten: Es handelt sich um eine sogenannte Zoonose, das heißt, das Virus ist von einem Wildtier, für das es nicht schädlich ist, mutmaßlich einer Fledermaus, auf den Menschen übergesprungen, wobei vermutlich ein weiteres Tier als Zwischenwirt fungierte. Vieles spricht für diese Annahme, denn das gehäufte Auftreten von Zoonosen in den letzten Jahren (Vogelgrippe, SARS 1, Ebola u. a.) ist nicht einfach nur ein Zufall oder eine „Naturkatastrophe",[13] sondern die Folge der immer rascheren Zerstörung der Lebensräume von Wildtieren, sodass diese in immer engere Kontakte mit Menschen und ihren Siedlungen kommen. Doch „nicht nur der Verlust von Lebensräumen vergrößert das Risiko von Krankheitsausbrüchen, sondern auch, wie wir mit Tieren umgehen, die für den menschlichen Verzehr vorgesehen sind. Manche von ihnen gelangen in den illegalen Handel oder werden auf sogenannten

---

[13] So die damalige Bundeskanzlerin Angela Merkel bei einer Pressekonferenz im November 2020 (Merkel 2020b).

wet markets verkauft – Märkten, auf denen lebendige (oder frisch geschlachtete) Tiere gehandelt werden." (Shah 2020) Auf diesen Umstand stützt sich die Vermutung, dass das Virus auf einem Wildtiermarkt in Wuhan, der chinesischen Stadt, in der nach bisherigem Wissensstand im Dezember 2019 die ersten Covidfälle aufgetreten sind, auf Menschen übergesprungen ist. Diese Hypothese über den Ursprung von SARS-CoV-2 gilt in Wissenschaft, Politik und Medien als die plausibelste, wenngleich bisher nicht geklärt ist, welches Tier als Zwischenwirt für das Virus gedient hat, da ein direkter Kontakt zwischen Menschen und Fledermäusen als wenig wahrscheinlich gilt.

Wesentlich stärker umstritten (und teilweise als Verschwörungsmythos stigmatisiert) ist eine zweite Hypothese, die sich darauf stützt, dass in Wuhan ein virologisches Institut existiert, in dem umfangreiche Forschung zu Coronaviren betrieben wird, die aus Fledermäusen stammen. Möglicherweise wurde in dem Labor auch sogenannte *Gain-of-Function*-Forschung durchgeführt, die darauf ausgerichtet ist, in Tieren vorkommende Viren so zu bearbeiten, dass sie neue Funktionen hinzugewinnen, darunter etwa die Fähigkeit einer besseren Übertragbarkeit von Mensch zu Mensch (Wain-Hobson 2021, S. N2). Die sogenannte Laborhypothese zum Ursprung der Coronapandemie beruht vor diesem Hintergrund auf der Vermutung, aufgrund eines Unfalls oder einer Sicherheitslücke könnte ein derartiges, gleichsam verschärftes Virus aus dem Labor in Wuhan entkommen sein und Menschen außerhalb des Labors infiziert haben.

Beide Hypothesen sind gleichermaßen beunruhigend, und keine von ihnen kann nach Ansicht der Weltgesundheitsorganisation WHO bisher vollständig ausgeschlossen werden (Spiegel 2021; vgl. auch Drosten 2022). Die Frage, welche von ihnen zutrifft, ist zweifellos von enormer Bedeutung – noch wichtiger aber ist es, *beide* als möglich anzuerkennen und auf beide politisch zu reagieren. Dies würde zum einen beinhalten, sich für ein Verbot von *Gain-of-Function*-Forschung oder zumindest ein Moratorium (das vor einigen Jahren schon einmal bestanden hatte) einzusetzen, zumal der vorgebliche Nutzen dieser Forschung, die Möglichkeit zur Vorhersage von und Vorbereitung auf künftige Pandemien, extrem fraglich ist und die enormen Risiken derartiger Experimente kaum aufwiegen kann (Wain-Hobson 2014, 2021). Zum anderen müsste die Coronapandemie in die kritische Reflexion und Transformation eines Wirtschafts- und Konsummodells münden, das die Zerstörung natürlicher Lebensräume von Wildtieren, die Abholzung von Wäldern, Massentierhaltung auf engstem Raum und hohen Fleischkonsum massiv fördert (Shah 2020; Jochum 2021). Hier müssten Strategien zur Verringerung des Risikos weiterer Zoonosen und gefährlicher Pandemien ansetzen (die im Übrigen auch der Bekämpfung des Klimawandels zugutekämen). Stattdessen wird (nicht nur) in der deutschen Coronapolitik diese Dimension der Pandemie fast vollständig ausgeblendet und ignoriert. Das Auftreten und die globale Verbreitung von Sars-CoV-2 wird als von außen kommendes Ereignis begriffen, als vermeintliche Naturkatastrophe, die mit vorwiegend technischen Mitteln unter Kontrolle zu bringen ist – wodurch die Rückkehr zu genau jener Normalität in Aussicht gestellt werden soll, die wesentlich dazu beiträgt, dass die Gefahr von Zoonosen und weiteren Pandemien zunimmt.

4 Fazit

Zugutezuhalten ist der Coronapolitik in Deutschland (und anderswo) zweifellos, dass es sich bei dem Management der Pandemie um einen Suchprozess in ‚Echtzeit' und unter Bedingungen hoher Ungewissheit handelt. Fehler, Widersprüche und abrupte Richtungswechsel sind deshalb nicht überraschend und bis zu einem gewissen Grad vermutlich unvermeidbar. Andererseits ist in den vorangegangenen Überlegungen deutlich geworden, dass die deutsche Coronapolitik und ihr Wissensregime, welches die Politik ebenso prägt wie es von ihr geprägt wird, mit einseitigen Fixierungen ebenso wie mit problematischen Leerstellen und blinden Flecken einhergehen. Im Einklang mit der Neigung westlich-moderner Gesellschaften zu technischen Lösungen für auftretende Probleme, und vermutlich begünstigt durch die in der Tat sehr frühe Verfügbarkeit von Impfstoffen, hat sie sich weitgehend festgelegt auf die Impfung als vermeintlichen Ausweg aus der Pandemie und als Mittel, zur „Freiheit und Normalität" zurückzukehren. Selbst seit spätestens in der Omikronwelle die Grenzen der bisher verfügbaren Impfstoffe (nachlassende Immunisierung, kein vollständiger Schutz gegen schwere Krankheitsverläufe) deutlich sichtbar geworden sind, hält die deutsche Coronapolitik gleichsam wider besseres Wissen an ihrer einseitigen Ausrichtung auf die Impfung fest. Gut möglich ist sogar, dass die relative rasche Herstellung von Impfstoffen in den westlichen Gesellschaften auch in Zukunft die „Illusion der Kontrolle" (Delanty 2021, S. 13) und technischen Beherrschbarkeit von gefährlichen Virusinfektionen am Leben erhält und erneut zur Vernachlässigung von Vorsorgemaßnahmen führt (Vorratshaltung von Masken und Schutzkleidung, gute finanzielle und personelle Ausstattung des Gesundheitssystems sowie von Pflegeeinrichtungen), wie es trotz aller einschlägigen Warnungen und beängstigend realitätsnahen Szenarien auch vor der aktuellen Pandemie der Fall war (Mezes und Opitz 2020).

Gestützt wird diese Pandemiepolitik von einem Wissensregime, in dem medizinisches, vor allem virologisches und epidemiologisches Wissen eine dominierende Stellung einnimmt – was jedoch keineswegs bedeutet, dass die staatliche Coronapolitik stets allen Vorschlägen und Einwänden der medizinischen Expert*innen folgen würde. Grundlegend für die politische Problemwahrnehmung ist dennoch die (Vor-)Annahme, bei der Pandemie, ihrer Entstehung und Verbreitung handele es sich in erster Linie um ein medizinisch-biologisches Phänomen – und nicht (auch) um ein globales soziales und sozial-ökologisches Geschehen. Diese verengte Prämisse spiegelt sich sehr prägnant in der Zusammensetzung des Corona-Experten*innenrates wider, der von der im Dezember 2021 ins Amt gekommenen Bundesregierung eingesetzt worden ist (Bundesregierung 2022). Diesem Gremium gehören fast ausschließlich medizinisch-naturwissenschaftliche Expert*innen an; unter den 19 Mitgliedern finden sich lediglich ein Psychologe, ein Landrat sowie der Leiter eines städtischen Gesundheitsamtes – aber keine Sozialwissenschaftler*innen, keine Vertreter*innen der Pflegeberufe, der Altenpflege, der Sozialarbeit, der Schulen und Kindertagesstätten oder der Gewerkschaften und erst recht keine ‚normalen‘ Bürger*innen in ihrer Rolle als Expert*innen des schwierigen Alltags in der Pandemie. Die oben beschriebenen Einseitigkeiten und blinden Flecken der deutschen Coronapolitik und ihres (Nicht-)Wissensregimes sind offensichtlich kein Zufall – und die Zusammensetzung des Beratungsgremiums scheint ein Indiz dafür zu sein, dass sich daran in nächster Zukunft wenig ändern wird.

Literatur

Becker, Kim Björn. 2022. „Normalität gibt es noch nicht" (Interview mit Sandra Ciesek). *Frankfurter Allgemeine Zeitung,* Nr. 67, 21. März 2022, 2.

Bennemann, Nils. 2021. *Rheinwissen. Die Zentralkommission für die Rheinschifffahrt als Wissensregime, 1817–1880.* Göttingen: Vandenhoeck und Ruprecht.

BfArM. 2022a. Antigen-Tests auf SARS-CoV-2 zur professionellen Anwendung. Stand: 20. April 2022. Bundesinstitut für Arzneimittel und Medizinprodukte. https://antigen-test.bfarm.de/ords/antigen/r/antigentest/liste-der-antigentests. Zugegriffen: 20. April 2022.

BfArM. 2022b. Antigen-Tests auf SARS-CoV-2 zur Eigenanwendung. Stand: 20. April 2022. Bundesinstitut für Arzneimittel und Medizinprodukte https://antigentest.bfarm.de/ords/antigen/r/antigentest/tests-zur-eigenanwendung-durch-laien. Zugegriffen: 20. April 2022.

Böschen, Stefan. 2016. *Hybride Wissensregime. Skizze einer soziologischen Feldtheorie.* Baden-Baden: Nomos.

Brinks, R., und T. Kurth. 2022. Zwei Jahre Corona-Pandemie. Kritische Aspekte zur Modellierung von Erkranktenzahlen und zur notwendigen Datenerhebung. *Soziologie* 51(1): 32–42.

Bundesregierung. 2022. Der ExpertInnenrat der Bundesregierung. Die Bundesregierung. https://www.bundesregierung.de/breg-de/bundesregierung/bundeskanzleramt/corona-expertinnenrat-der-bundesregierung. Zugegriffen: 6. April 2022.

Delanty, Gerard. 2021. Introduction: The Pandemic in Historical and Global Context. In *Pandemics, Politics, and Society. Critical Perspectives on the Covid-19 Crisis,* Hrsg. Gerard Delanty, 1–21. Berlin, Boston: de Gruyter.

Deutscher Ethikrat. 2022. Vulnerabilität und Resilienz in der Krise – Ethische Kriterien für Entscheidungen in einer Pandemie. Vorabfassung (4. April 2022). Deutscher Ethikrat. https://www.ethikrat.org/fileadmin/Publikationen/Stellungnahmen/deutsch/stellungnahme-vulnerabilitaet-und-resilienz-in-der-krise.pdf. Zugegriffen: 10. April 2022.

Dilley, R., und T. Kirsch, Hrsg, 2015. *Regimes of Ignorance. Anthropological Perspectives on the Production and Reproduction of Non-Knowledge.* New York: Berghahn.

Dragano, N, J. Hoebel, B.Wachtler, M. Diercke, T. Lunau und M. Wahrendorf. 2021. Soziale Ungleichheit in der regionalen Ausbreitung von SARS-CoV-2. *Bundesgesundheitsblatt, Gesundheitsforschung, Gesundheitsschutz* 64(9): 1116–1124. https://doi.org/10.1007/s00103-021-03387-w.

Drosten, Christian. 2022. Eine Mutation genügt. *Süddeutsche Zeitung,* 8.2.2022, https://www.sueddeutsche.de/gesundheit/drosten-coronavirus-ursprung-labor-1.5524513. Zugegriffen: 23. Mai 2022.

Emmrich, J., und J. Gaugele. 2021. Lauterbach: „Pandemie wird im späten Frühjahr vorbei sein" (Interview mit Karl Lauterbach). *Westdeutsche Allgemeine Zeitung* online, 9. Oktober 2021. https://www.waz.de/politik/corona-pandemie-lauterbach-bundestagswahl-spd-fdp-gruene-id233533429.htm. Zugegriffen: 20. April 2022.

Fassin, Didier. 2021. The Moral Economy of Life in the Pandemic. In *Pandemic Exposures: Economy and Society in the Time of Coronavirus,* Hrsg. D. Fassin und M. Fourcade, 155–175. Chicago: University of Chicago Press.

Foucault, Michel. 1991. *Die Ordnung des Diskurses.* Frankfurt a. M.: Fischer.

Frommeld, Debora. 2019. *Die Personenwaage. Ein Beitrag zur Geschichte und Soziologie der Selbstvermessung.* Bielefeld: Transcript.

Graefe, S., T. Haubner und S. van Dyk. 2020. „Was schulden uns die Alten?" Isolierung, Responsibilisierung und (De-)Aktivierung in der Corona-Krise. *Leviathan* 48(3): 407–432.

Hertwig, R., und C. Engel. 2016. Homo Ignorans. Deliberately Choosing Not to Know. *Perspectives in Psychological Science* 11(3): 359–372. https://doi.org/10.1177/1745691616635594.

Huber, Martin. 2007. Einleitung: Wissensordnung. In *Handbuch Wissenssoziologie und Wissensforschung,* Hrsg. Rainer Schützeichel, 797–800. Konstanz: UVK.

Huesemann, M., und J. Huesemann. 2011. *Techno-Fix: Why Technology Won't Save Us Or the Environment.* Gabriola (Canada): New Society Publishers.

Jochum, Georg. 2021. Am Ende der Expansionsgesellschaft? Die Coronakrise als Menetekel für Grenzen der kolonialen Landnahme des Netzes des Lebens. *Soziologie und Nachhaltigkeit. Beiträge zur sozial-ökologischen Transformationsforschung* Sonderband 2: 23–34. https://doi.org/10.17879/sun-2020-2938.

Kehrt, Christian. 2014. „Dem Krill auf der Spur". Antarktisches Wissensregime und globale Ressourcenkonflikte in den 1970er Jahren. *Geschichte und Gesellschaft* 40(3): 403–436.

Khoo, Su-ming. 2021. COVID-19 Pandemic Ignorance and the 'Worlds' of Development. In: *COVID-19 in the Global South. Impacts and Responses*, Hrsg. P. Carmody, G. McCann, C. Colleran und C. O'Halloran, 7–16. Bristol: Bristol University Press.

Knupp, Adriana. 2022. Todesfälle mit dem Coronavirus nach Geschlecht, Altersgruppe und Monat. Wirtschaftswoche online, 8. April 2022 (wird laufend aktualisiert). https://www.wiwo.de/politik/deutschland/aktuelle-zahl-der-corona-toten-corona-todesfaelle-in-deutschland-nach-geschlecht-altersgruppe-und-monat/27585446.html. Zugegriffen: 20. April 2022.

McGoey, Linsey. 2019. *The Unknowers. How Strategic Ignorance Rules the World*. London: Zed Books.

Merkel, Angela. 2020a. Fernsehansprache von Bundeskanzlerin Angela Merkel, 18. März 2020 (Pressemitteilung 100). Die Bundesregierung. https://www.bundesregierung.de/resource/blob/975232/1732182/d4af29ba76f62f61f1320c32d39a7383/fernsehansprache-von-bundeskanzlerin-angela-merkel-data.pdf. Zugegriffen: 19. April 2022.

Merkel, Angela. 2020b. Pressekonferenz von Bundeskanzlerin Merkel zur Corona-Pandemie in Berlin, 2. November 2020. Mitschrift. Die Bundesregierung. https://www.bundesregierung.de/breg-de/suche/pressekonferenz-von-bundeskanzlerin-merkel-zur-corona-pandemie-1807048. Zugegriffen: 20. April 2022.

Mezes, C., und S. Opitz. 2020. Die (un)vorbereitete Pandemie und die Grenzen der *Preparedness*. Zur Biopolitik um COVID-19. *Leviathan* 48(3): 381–406.

Müller, Katharina. 2022. *Vulnerabilität und Ungleichheit in der COVID-19-Pandemie. Perspektiven auf Alter, Geschlecht, sozialen Status und Ethnizität*. Weinheim: Beltz Juventa.

Nigro, Roberto. 2015. *Wahrheitsregime*. Zürich: Diaphanes.

Offe, Claus. 2021. Corona Pandemic Policy: Exploratory notes on its „epistemic regime". In *Pandemics, Politics, and Society. Critical Perspectives on the Covid-19 Crisis*, Hrsg. Gerard Delanty, 25–41. Berlin, Boston: De Gruyter.

Paul, K. T., und C. Haddad. 2019. Beyond evidence versus truthiness: toward a symmetrical approach to knowledge and ignorance in policy studies. *Policy Sciences* 52: 299–314. https://doi.org/10.1007/s11077-019-09352-4.

PEI. 2022. Vergleichende Evaluierung der Sensitivität von SARS-CoV-2 Antigenschnelltests. Stand: 14. April 2022. Paul-Ehrlich-Institut. https://www.pei.de/SharedDocs/Downloads/DE/newsroom/dossiers/evaluierung-sensitivitaet-sars-cov-2-antigentests.pdf?__blob=publicationFile&v=80. Zugegriffen: 20. April 2022.

Plümecke, T., L. Supik und A.-K. Will. 2021. Rassismus der Pandemie. Unterschiedliche Sterberaten im Zusammenhang mit COVID-19. Berlin: *Mediendienst Integration*. https://mediendienstintegration.de/fileadmin/Dateien/Expertise_Rassismus_Uebersterblichkeit_Covid_19_Will_Supik_Pluemecke_FINAL.pdf. Zugegriffen: 20. Mai 2022.

Plümecke, T. und L. Supik. 2022. Wer sterben gelassen wird. Strukturelle Differenzierungen in der Pandemie. Institut Neue Schweiz (INES-Blog), 25. Februar 2022. https://institutneueschweiz.ch/De/Blog/295/Strukturelle_Differenzierung_in_der_Pandemie. Zugegriffen: 19. April 2022.

RKI. 2022. Wöchentlicher Lagebericht des RKI zur Coronavirus-Krankheit-2019 (COVID-19), 17. März 2022 – Aktualisierter Stand für Deutschland. Robert Koch-Institut. https://www.rki.de/DE/Content/InfAZ/N/Neuartiges_Coronavirus/Situationsberichte/Wochenbericht/Wochenbericht_2022-03-17.pdf?__blob=publicationFile. Zugegriffen: 6. April 2022.

Römer, Felix. 2020. Evolving Knowledge Regimes: Economic Inequality and the Politics of Statistics in the United Kingdom since the Postwar Era. *KNOW: A Journal on the Formation of Knowledge* 4(2): 325–352.

Römer, Felix. 2021. Soziale Ungleichheit in der Pandemie. Warum Deutsche weniger darüber wissen als Briten. *Geschichte der Gegenwart*, 3. März 2021. https://geschichtedergegenwart.ch/soziale-ungleichheit-in-der-pandemie-armutsstatistiken-in-deutschland-und-grossbritannien/. Zugegriffen: 6. April 2022.

Rothwell, J., und E. Smith. 2021. Socioeconomic Status as a Risk Factor in Economic and Physical Harm from COVID-19: Evidence from the United States. *The ANNALS of the American Academy of Political and Social Science (AAPSS)* 698(1): 12–38. https://doi.org/10.1177/00027162211062137.

Schützeichel, Rainer. 2010. Wissen, Handeln, Können. Über Kompetenzen, Expertise und epistemische Regime. In *Soziologie der Kompetenz,* Hrsg. T. Kurtz und M. Pfadenhauer, 173–189. Wiesbaden: VS Verlag für Sozialwissenschaften.

Schützeichel, Rainer. 2018. Die Vermessung der Kindheit. Eine soziologische Untersuchung zu Praktiken des Vergleichens in Professionen, insbesondere der Elementarpädagogik. In *Vergleich und Leistung in der funktional differenzierten Gesellschaft,* Hrsg. C. Dorn und V. Tacke, 17–39. Wiesbaden: Springer VS.

Shah, Sonia. 2020. Woher kommt das Coronavirus? *Le Monde diplomatique* online, 12. März 2020. https://monde-diplomatique.de/artikel/!5668094. Zugegriffen: 19. April 2022.

Spiegel. 2021. WHO-Chef Tedros fordert weitere Prüfung von Laborunfall-These. *Der Spiegel* online, 30. März 2021. https://www.spiegel.de/ausland/coronavirus-who-chef-tedros-adhanom-ghebreyesus-fordert-weitere-pruefung-von-laborunfall-these-in-wuhan-a-c0e0b52c-2137-4455-8976-00630b425e43. Zugegriffen: 20. April 2022.

Spinner, Helmut F. 1997. Wissensregime der Informationsgesellschaft. In *Jahrbuch Telekommunikation und Gesellschaft* 5, 65–79. Heidelberg: von Decker.

Tagesschau. 2021a. o. V. „Können uns in die Normalität zurückimpfen". *Tagesschau* online, 8. September 2021. https://www.tagesschau.de/inland/innenpolitik/coronavirus-impfkampagne-105.html. Zugegriffen: 6. April 2022

Tagesschau. 2021b. o. V. Zurück zu kostenlosen Tests? *Tagesschau* online, 7. November 2021. https://www.tagesschau.de/inland/corona-tests-kostenlos-rki-101.html. Zugegriffen: 5. April 2022.

Tagesschau. 2022. o. V. Corona-Ausbruch in Shanghai. Lockdown jetzt auf unbestimmte Zeit. *Tagesschau* online, 5. April 2022. https://www.tagesschau.de/ausland/asien/corona-lockdown-shanghai-105.html. Zugegriffen: 20. April 2022.

Wachtler, B., N. Michalski, E. Nowossadeck, M. Diercke, M. Wahrendorf, C. Santos-Hövener, T. Lampert und J. Hoebel. 2020. Socioeconomic inequalities in the risk of SARS-CoV-2 infection – First results from an analysis of surveillance data from Germany. *Journal of Health Monitoring* 5(S7):18–29. https://doi.org/10.25646/7057.

Wahrendorf, M., C. J. Rupprecht, O. Dortmann M. Scheider und N. Dragano. 2021. Erhöhtes Risiko eines COVID-19-bedingten Krankenhausaufenthaltes für Arbeitslose: Eine Analyse von Krankenkassendaten von 1,28 Mio. Versicherten in Deutschland. *Bundesgesundheitsblatt, Gesundheitsforschung, Gesundheitsschutz* 64(3): 314–321. https://doi.org/10.1007/s00103-021-03280-6.

Wain-Hobson, Simon. 2014. The irrationality of GOF avian influenza virus research. *Frontiers in Public Health* 2, Artikel 77: 1–4. https://doi.org/10.3389/fpubh.2014.00077.

Wain-Hobson, Simon. 2021. Außer Kontrolle. Kein Nutzen, nur Risiken: Warum die Züchtung hochgefährlicher Viren in ihre Schranken zu weisen ist. *Frankfurter Allgemeine Zeitung*, Nr. 244, 20. Oktober 2021, N 2.

Weber, K., M. Nagenborg und H. F. Spinner, Hrsg. 2002. *Wissensarten, Wissensordnungen, Wissensregime. Beiträge zum Karlsruher Ansatz der integrierten Wissensforschung*. Opladen: Leske und Budrich.

Wehling, Peter. 2007a. Wissensregime. In *Handbuch Wissenssoziologie und Wissensforschung*, Hrsg. Rainer Schützeichel, 704–712. Konstanz: UVK.

Wehling, Peter. 2007b. Wissenspolitik. In *Handbuch Wissenssoziologie und Wissensforschung*, Hrsg. Rainer Schützeichel, 694–703. Konstanz: UVK.

Wehling, Peter. 2015. Vom Nutzen des Nichtwissens, vom Nachteil des Wissens. Zur Einleitung. In *Vom Nutzen des Nichtwissens. Sozial- und kulturwissenschaftliche Perspektiven*, Hrsg. Peter Wehling, 9–50. Bielefeld: Transcript.

Wehling, Peter. 2023. The right not to know and the dynamics of biomedical knowledge production: Fighting a losing battle? *In Routledge International Handbook of Ignorance Studies*, Hrsg. M. Gross und L. McGoey, 234–243. Second Edition, New York/London: Routledge.

PD Dr. Peter Wehling studierte Philosophie, Politikwissenschaft und Geschichte an den Universitäten München, Marburg und Frankfurt am Main. Er promovierte mit einer Arbeit zur Kritik sozialwissenschaftlicher Theorien der Modernisierung und habilitierte sich in der Universität München in Soziologie. Seine Forschungsschwerpunkte sind Science and Technology Studies (STS), Soziologie der Biopolitik und Biomedizin, Soziologie des Wissens und Nichtwissens, Soziologie gesellschaftlicher Naturverhältnisse sowie kritische Gesellschaftstheorie. Nach Forschungs- und Lehrtätigkeiten an der Goethe-Universität, Frankfurt, am Institut für sozial-ökologische Forschung (ISOE), Frankfurt, sowie an den Universitäten München, Augsburg, Bielefeld und Konstanz ist er gegenwärtig Privatdozent am Institut für Soziologie der Goethe-Universität.

Nachdenken über Ärger und Wut während der Pandemie: Corona-Ärger als Symptom von potenzierter Überforderung?

Henriette Krug

1 Einleitung: Nachdenken über Ärger und Wut während der Covid-19-Pandemie

Ärger begegnet uns in vielen Bereichen (zwischen)menschlichen Erlebens, in der Psychologie zählt er zu den sogenannten Basisemotionen des Menschen (vgl. z. B. Weber 2015). Während der Covid-19-Pandemie hat dieses Gefühl laut zahlreichen Berichten bei vielen Individuen der westlichen Gesellschaften im Alltag stark zugenommen und ist deshalb auch in den Fokus der Medien gerückt (vgl. z. B. Zeit 2021; Handelsblatt 2021; Lobo 2020). Die inzwischen selbstverständliche Verwendung der Begriffe Coronawut oder Corona-Ärger[1] in den populären Medien (vgl. z. B. Lobo 2020; Fischer De Santi 2021; RTL News 2021) verweist auf einen offenbar vielen Individuen während der Pandemie geläufigen Gemütszustand. Bereits auf die generelle Frage nach Entstehung, Funktion und Sinn von Ärger und Wut fallen die Theorien in Psychologie und anderen Fachdisziplinen vielgestaltig aus (Weber 2015). Auffällig hohe Übereinstimmung besteht hingegen in der gesellschaftlich vorherrschenden negativen Bewertung

---

[1] Die Begriffe werden in diesem Beitrag synonym verwendet.

H. Krug (✉)
MSH Medical School Hamburg, Hamburg, Deutschland
E-Mail: henriette.krug@medicalschool-hamburg.de

von Ärger in seiner Ausprägungsform als Wut: „Wut ist geächtet, wer wütet, hinterlässt vielleicht einen Schaden, aber mit Sicherheit einen schlechten Eindruck. Die fehlende gesellschaftliche Akzeptanz schlägt sich unter anderem auch in einer umfangreichen Ratgeberliteratur nieder: 99,9 % aller verfügbaren Buchtitel zum Thema Wut befassen sich mit deren Nicht-Ausleben." (Kastner 2014, 10) Ärger und Wut, die auf Corona bezogen sind, provozieren nun eigene Fragen zu ihrer Entstehung, Einordnung und Beurteilung, ebenso stellt sich die Aufgabe eines angemessenen Umgangs mit dieser Gefühlslage: Wie ist es zu verstehen und zu bewerten, dass die Individuen unter den Bedingungen der Pandemie verstärkt Ärger bzw. Wut entwickeln, und wie ist darauf in einer Gesellschaft zu reagieren? Die Fragen nach Bewertung und dem richtigen Umgang mit Corona-Ärger lassen moralische Implikationen erkennen: In der Moral werden gemeinschaftliche, wertebezogene Antworten auf bedeutsame Bedürfnisse und Anliegen der Menschen formuliert, sie gibt Orientierung bei der Bewertung und Entscheidung im Umgang mit Handlungsoptionen. Somit kommt angesichts der um sich greifenden Coronawut, insbesondere vor dem Hintergrund von mangelndem Verständnis gegenüber Wut in der Gesellschaft, den Fragen nach ihrer Bewertung und nach adäquaten Umgangsformen auch eine moralische Bedeutung zu: Lässt sich im Sinne einer Funktion des von vielen empfundenen Corona-Ärgers ein übergreifend-substanzielles Bedürfnis erkennen, das hier Ausdruck und ggf. moralische Berechtigung findet? Damit erscheint es vordringlich, der Frage nach einem besseren Verständnis dieses Geschehens nachzugehen: Warum werden Individuen unter den Bedingungen der Pandemie vermehrt ärgerlich und wütend? Aus dieser Perspektive einer *verstehenden Einordnung* wird im vorliegenden Beitrag überlegt, welche Anlässe sich für den unter den Bedingungen der Pandemie zunehmenden Ärger finden lassen und ob sich ein damit verbundenes grundlegendes Ansinnen ermitteln lässt. Auf der Basis eines besseren Verständnisses des Phänomens Corona-Ärger können dann Vermutungen zu dessen Aussagegehalt und Funktion erfolgen.

Um die genannten Fragen zu beantworten, werden in Abschn. 2 zunächst anhand emotionstheoretischer Erkenntnisse aus psychologischen wie kultur- und literaturgeschichtlichen Untersuchungen die Entstehungsgründe sowie Funktion und Sinn von Ärger im Allgemeinen nachvollzogen.[2] Vor diesem Hintergrund

---

[2] In diesem Beitrag wird nicht der Anspruch verfolgt, die Thematik wissenschaftlich umfänglich und repräsentativ zu berücksichtigen. Die folgenden Überlegungen basieren in multidisziplinärer Absicht im Wesentlichen auf gegenwärtigen relevanten emotionstheoretischen Erkenntnissen in der Psychologie, wie sie bei Weber (2015) diskutiert

werden in Abschn. 3 mögliche Anlässe für ein vermehrtes Aufkommen von Ärger und Wut unter den Bedingungen der Pandemie erfasst, die abschließend auf ihren inneren Kern, d. h. auf ein zugrunde liegendes substanzielles Anliegen befragt werden. In der beschriebenen Intention einer verstehenden Einordnung der Coronawut schließt sich die Frage an, ob sich eine Vermutung über das Ziel bzw. den Sinn des Corona-Ärgers herleiten lässt: Die Antwort erfolgt im abschließenden Abschn. 4, in dem der Corona-Ärger hypothetisch als ein *Symptom von potenzierter Überforderung* interpretiert wird.

2 Die Emotion Ärger

Emotionen sind komplex konstituierte Reaktionsmuster, in denen kognitive, expressive, subjektiv-erlebnisbezogene, physiologische und motorisch-motivationale Komponenten zum Ausdruck kommen (Scherer 1990; Weber 2015). Ärger zählt neben Trauer, Furcht und Freude zu den Grundemotionen (Weber 2015) und ist dabei grundsätzlich aversiv ausgerichtet. Die Denkansätze zur Entstehung und Funktion von Ärger unterliegen fachbezogenen wie (kultur-) historisch nachvollziehbaren Unterschieden und Veränderungen, sodass man vergeblich nach der einen, übergreifenden „Wuttheorie" (Lehmann 2012, 483) sucht. Dementsprechend bleiben begriffliche Differenzierungen zwischen Ärger, Wut und Zorn uneinheitlich. In der Frage nach der Abgrenzung von Ärger und Wut kann Letztere als in seiner affektiven Intensität gesteigerter Ärger, d. h. als dessen Extrempol verstanden werden (Kast 2010). Auf körperlich-physiologischer Ebene gehen Ärger bzw. Wut einher mit einer Aktivierung des sympathischen Nervensystems, beispielsweise erhöhten Spiegeln von Kortisol oder Adrenalin, steigendem Blutdruck und Blutzuckerspiegel, Pulsanstieg, erhöhter Durchblutung (Kast 2010). Subjektiv werden u. a. Anspannung und Erregung wahrgenommen, die zusammen mit expressiven Reaktionen wie angespannter Körperhaltung, Mimik und Stimmlage im Falle eines energetischen Wutausbruches allesamt Ausdruck eines erhöhten Energielevels sind. Literarisch werden Ärger und Wut seit Jahrhunderten mittels Metaphern von Hitze, Glut oder Feuer beschrieben und mit Schilderungen von Hyperaktivität und ggf. Kontrollverlust ausgedrückt (Lehmann 2012, 486).

---

werden, in Verbindung mit dem Ansatz von Kast (2010) und den Ergebnissen der kultur- und literaturgeschichtlichen Studie von Lehmann (2012).

2.1   Weshalb werden Menschen wütend?

Mit Verena Kast (2010, 17 ff.) lässt sich im Anschluss an Philipp Lersch die Ent-
stehung von Wut anhand der Einordnung von Ärger als Gegenteil von Vergnügen
verstehen. Demnach entsteht Ärger jeweils dort, wo Menschen in einem auf Ich-
Aktivität und Gestaltung der Welt ausgerichteten, reibungslosen Ablauf ihrer
Lebensvollzüge gehemmt oder gehindert werden. Die Menschen seien in ihrem
Grundanliegen auf Selbstentfaltung und selbstbestimmte, aktive Gestaltung ihrer
Umwelt ausgerichtet und erlebten hierin *Selbstwertgefühl,* und so entstehe Miss-
vergnügen – Ärger –, wenn ihnen hierin Widerstand, Reibung oder Hinderung
begegneten. „Werden wir in dieser möglicherweise wenn auch nicht notwendigerweise lustvollen Ich-Aktivität gebremst, werden wir ärgerlich." (Kast 2010, 17)
    Diese Art von Hemmnis unserer Aktivität könne durch äußere wie innere
Bremsen bewirkt werden, z. B. durch externe Gedanken oder Vorgänge genauso
wie durch interne komplexhafte Hemmungen oder vorauseilende Infrage-
stellungen der eigenen Ideen und Verhaltensweisen. In beiden Fällen werde eine
Störung, Respektlosigkeit oder ggf. sogar ein Angriff gegenüber den Ansprüchen
des eigenen Ichs als eine Verhinderung in der Selbstaktivität empfunden. Kast
(2010) stellt daher den Zusammenhang zwischen Selbstwertgefühl und Ärger
heraus. Menschen berichteten, dann ärgerlich zu werden, wenn sich jemand
ihnen gegenüber nicht respektvoll verhalte, wenn sie sich nicht wahrgenommen
fühlten oder eine körperliche oder seelische Grenze verletzt sähen (Kast 2010,
19). Hannelore Weber fasst in ihrer Analyse zum Zusammenhang von Ärger und
Aggression die gängige Auffassung von der kognitiven konstitutiven Komponente
des Ärgers mit der Einschätzung zusammen, „daß in schuldhafter Weise Schaden
zugefügt wird, indem die schadenzufügende Person entweder fahrlässig handelt
oder bewußt gegen soziale Regeln verstößt" (Weber 2015, 3). Sie entnimmt den
Untersuchungen zu Ärger auslösenden Schadensfällen, dass die Befragten vornehmlich Schädigungen auf psychischer Ebene angaben: Angriffe auf die persönliche Würde, das Selbstbild oder die Autonomie sowie Zielvereitelungen oder
Regelverletzungen. Auf physischer Ebene wurden konkrete Angriffe auf Personen
oder Objekte benannt. Es besteht somit in sozialen Interaktionen ein weites
Spektrum von Auslösern von Ärger bzw. Wut, die sich unter dem bei Kast hervor-
gehobenen Zusammenhang von Ärger und Beeinträchtigung des Selbstwert-
gefühls wie folgt subsumieren lassen: „Man kann also sagen, was Selbsterhaltung
und Selbstentfaltung stört oder beeinträchtigt, und zwar körperlich, psychisch und
sozial, das löst Ärger oder Wut aus." (Kast 2010, 21)

Johannes R. Lehmann bietet mit seiner kultur- und literaturgeschichtlichen Analyse eine etwas anders akzentuierte Sicht auf Ärger und Wut: Seine Theorie zur Erklärung von Wut ist an die Beobachtung geknüpft, dass literarische Beschreibungen von (sozial- wie objektbezogener) Wut regelhaft durch ein begleitendes „energetisches Maximum" charakterisiert seien (Lehmann 2012, 484). Dabei formuliert er die These, dass dieses Energiemaximum allerdings nicht aus einem Zuviel an aufgestauter Energie bestehe. Vielmehr sei der Auslöser in „einem erlebten energetischen Minimum oder Minus" (Lehmann 2012, 486) zu sehen, das aufgrund von situativ vergeblich aufgewandter Energie (Lehmann 2012, 489) entstanden sei. In Narrativen werde Wut „artikuliert […] als Geschichte […] eines energetischen Ungleichgewichts. Wutreden sprechen von dem Einsatz der eigenen Energie, die nicht den erwarteten Ertrag erbracht hat, und werfen das dem Gegenüber als Regel- oder Vertragsbruch vor. Das Narrativ der Wut folge meist der Form: „Ich habe Energie aufgewendet, während Du dies nicht getan hast." (Lehmann 2012, 487) Dieses wutauslösende energetische Minus werde im Wutausbruch „gewissermaßen performativ kompensiert" (Lehmann 2012, 486), indem für den Moment ein hohes Maß an Energie demonstriert werde. Im Hinblick auf die bereits angeführten emotionstheoretischen Erklärungen von Ärger und Wut wird somit auch in dieser Theorie eine Verbindung zu Ich-Erleben und Selbstwirksamkeit sichtbar: Wut als Empörung angesichts der subjektiven Erfahrung von mangelnder Suffizienz, Wahrnehmung und Wertschätzung eingesetzter Energien in den Anstrengungen auf ein Ziel hin, das im Umgang mit Personen oder Objekten verfolgt wird.

2.2   Funktion und Sinn von Ärger

In der Diskussion um Funktion und Sinn von Ärger sind Studien zum Umgang mit dieser Emotion und ihrer Wirkung aufschlussreich, die konstruktive wie destruktive Deutungen implizieren (vgl. zum Überblick Weber 2015): Was bereits in den eingangs beschriebenen expressiven, subjektiv-erlebnisbezogenen und physiologischen Komponenten der Emotion Ärger beschrieben wurde, lässt sich zusammenfassen mit der Formel: „Ärger energetisiert" (Kast 2010, 21). Das hohe Energielevel, das mit dem Erleben von Ärger verbunden ist, motiviert zu aktivem, respondierendem Handeln. In der gesellschaftlichen wie wissenschaftlichen Wahrnehmung von Ärger und Wut begegnet hier vielfach das in der Psychologie inzwischen kritisch hinterfragte „Stereotyp einer quasi automatischen Verbindung zwischen Ärger und Aggression" (Weber 2015, 7). Bei Ärger, insbesondere Wut, wird ein hohes Maß an Energie wahrgenommen, das sich in mehr oder weniger kontrollierten aggressiven Verhaltensmustern gegenüber den Wut auslösenden Momenten oder Personen entladen kann und so oft als ein situativer Verlust von Selbstkontrolle angesehen wird. Begleitende Ärgerfantasien können irrationale Wünsche und Stimmungen befördern. Aufgrund ihrer Unberechenbarkeit, Irrationalität und ihres destruktiven Potenzials wird Wut in der Gesellschaft gegenüber verbreiteten Idealen von Selbstbeherrschung und Rationalität eher negativ bewertet.

Auch wenn nach Weber innerhalb der Psychologie die Annahme umstritten ist, wonach bestimmte Emotionen notwendig spezifische funktionale Verhaltensweisen und -ziele hervorrufen sollen, so hielten sich dennoch bis dato Emotionstheorien zum Ärger, die diesem mit seinem verhaltensrelevanten physiologischen Aktivierungszustand vornehmlich Handlungsmotivationen in Richtung Kampf und Gegenwehr, in milderen Konstrukten im Sinne von „aktiver Widerständigkeit" (Weber 2015, 6) zuschrieben. Weber macht im Rückgriff auf ein Spektrum aktueller Emotionstheorien demgegenüber deutlich, dass Ärger und Aggression nicht als notwendig aneinandergekoppelte Konstrukte zu verstehen sind: „Ärger ist im allgemeinen [sic] mit einer erhöhten physiologischen Aktivierung verbunden, die zwar das Verhalten beeinflussen kann, jedoch nicht zwangsläufig zu aggressivem Verhalten führt." (Weber 2015, 6) Vielmehr seien alle eine Emotion konstituierenden Komponenten von bewussten wie unbewussten Lernprozessen geprägt und damit Kontrolle und Veränderung zugänglich. Für die Entwicklung des individuellen Verhaltensmusters im Umgang mit Ärger spielten u. a. Faktoren wie das Selbstwertgefühl, Fähigkeiten zur Selbstkontrolle, soziale Akzeptanz, erwartbare Konsequenzen von aggressivem Verhalten oder die Kenntnis von nicht aggressiven Handlungsalternativen eine Rolle. Dementsprechend sei in der Gesellschaft eine große Vielfalt an durch Ärger motivierten aggressiven wie nicht aggressiven Handlungsmustern und Regulationsmechanismen festzustellen. Weber verweist auf Averill (1982), der als Vertreter einer sozial-konstruktivistischen Perspektive die Funktion von Ärger darin sieht, die Verletzung von bestehenden Normen und Wertvorstellungen in Beziehungen anzuzeigen und zu ahnden – und damit für deren Erhalt zu sorgen. Für den Umgang mit aversiven Reizen spielten Prozesse der Bewusstmachung und Regulation der durch Ärger aufgerufenen Verhaltensweisen eine entscheidende Rolle, wobei aggressive wie nicht aggressive Formen mit potenziell konstruktivem Gehalt vereinbar seien.

Diese Möglichkeit von konstruktivem Umgang mit Ärger und Wut wird exemplarisch in dem Ansatz von Kast (2010) ausgeführt: Er beschreibt auf der Grundlage des Zusammenhanges von Ärger und beeinträchtigtem Selbstwertgefühl Ärger als Emotion in Reaktion auf empfundenes Unrecht bzw. einen

Zustand, der subjektiv als grenzverletzend wahrgenommen wird. Die Funktion dieser Emotion sei dementsprechend, diese Grenzverletzung anzuzeigen und auf Veränderung der auslösenden Situation hinzuwirken.[3] Damit greift auch hier die Kopplung von Ärger mit widerständigen Verhaltensmustern, allerdings in betont konstruktiver Intention: Im Hinblick auf das Selbstwertgefühl komme Ärger die Funktion zu, Respekt gegenüber den individuellen Selbstansprüchen einzufordern und möglichst reibungslose Selbstentfaltung (wieder)herzustellen. Damit wird als Sinn und Ziel letztlich die Veränderung der Ärger auslösenden Faktoren angeführt. „Der Sinn des Ärgers ist es, [nach Bewusstwerdung und Reflexion der auslösenden Faktoren; HK] Situationen so zu verändern, dass Selbsterhaltung und Selbstentfaltung immer wieder neu ermöglicht werden können, so gut das eben geht, im Dialog mit einem Du, das genau dasselbe anstrebt. Im Ärger steckt auch die Energie, diese Veränderungen anzugehen." (Kast 2010, 32) In dieser konstruktiven Sicht bedeuten Ärger bzw. Wut somit auch einen Ausdruck des Glaubens an die Möglichkeit und den Willen zur Veränderung.

3 Vermehrter Ärger im Verlauf der Pandemie mit Covid-19

Seit inzwischen mehr als zwei Jahren lebt die Welt unter dem Eindruck der Erkrankung Covid-19, ausgelöst durch das Virus SARS-CoV-2: Weltweit erleben die Menschen eine Situation beständiger Gefährdung durch ein den bloßen Augen verborgenes, nur mikroskopisch erkennbares Virus, dessen Infektiosität und Ausbreitung bei wechselnden Mutationen schwer zu kontrollieren ist. Seit Bekanntwerden der neuartigen Erkrankung Covid-19 liefern wissenschaftliche wie populäre Medien täglich neue Erkenntnisse, Zahlen und Fakten zu Morbidität und Letalität im wechselhaften Verlauf des Pandemiegeschehens.[4] In einer Atmosphäre von Angst und Verwirrung sollen solche Informationen Orientierung geben, zugleich aber schärfen sie das Bewusstsein der gesundheit-

---

[3] Auch Lehmann sieht im Rahmen seiner Theorie eine Art Wächterfunktion der Wut: „Versteht man die Wut nicht als den Ausbruch aufgespeicherter, nicht abreagierter aggressiver Energie, sondern als das Erleben eines spezifischen Energiemangels, dann kommt Wut als eine Art Alarmsystem in den Blick, das die eigene Energiebilanz bewacht." (Lehmann 2012, 486 f.)

[4] Vgl. z. B. Meyer und Haas (2020). Hier unterrichten Infografiken zu Fallzahlen, Ausbreitungsgeschwindigkeiten und Letalitätsraten in Kombination mit Fotografien und Zitaten aus besonders stark betroffenen Zentren über die Entwicklungen der Pandemie.

lichen Gefährdung und Verunsicherung. Die Menschen erleben, wie sowohl durch die Verbreitung des Virus selbst als auch durch die Maßnahmen zu dessen Eingrenzung grundsätzliche Gewissheiten und Routinen der global vernetzten Welt in kurzer Zeit ausgehebelt wurden. Zahlreiche vertraute Alltagsabläufe in der zwischenmenschlichen Kommunikation und Interaktion sind hiervon betroffen und haben sich inzwischen nachhaltig verändert. Parallel zu dieser Entwicklung finden sich in den Medien Berichte, die den Eindruck eines erhöhten Niveaus an Reizbarkeit und vermehrter Wut in der Gesellschaft wiedergeben. Beispielhaft seien hierzu einige Zitate aus populären Medien im deutschsprachigen Raum aufgeführt: „Gefährlicher Gemütszustand. Schützt euch vor der Corona-Wut!" (Lobo 2020), „Bürgerbeauftragter konstatiert mehr Wut in Corona-Debatten" (Zeit 2021), „Geladene Gesellschaft: Wenn die Corona-Wut überkocht" (Patsalidis 2021), „Corona-Proteste: In Europa tobt eine Pandemie der Wut" (Handelsblatt 2021).

3.1 Fünf mögliche Anlässe für Ärger im Verlauf der Pandemie

Eingangs wurden Angriffe auf die persönliche Würde, das Selbstbild oder die Autonomie sowie Zielvereitelungen, vergeblich vergeudete Energien oder Regelverletzungen, ebenso physische Angriffe auf Personen oder Objekte als Ärger auslösende Situationen beschrieben. Aus der Perspektive Kasts (2010) ließen sich diese Aspekte in den übergeordneten Zusammenhang einer Beeinträchtigung von Selbstentfaltung und Selbstwert einordnen. Um einen angemessenen Umgang mit dem medial berichteten erhöhten Aufkommen von Ärger und Wut zu finden, ist es notwendig, diese in ihren Ursachen und ihrer Bedeutung besser zu verstehen. Daher soll nun im Rahmen der vorgestellten Emotionstheorien zunächst der Frage nachgegangen werden, inwiefern sich den durch die Pandemie geprägten Lebensbedingungen und Alltagsvollzügen Faktoren entnehmen lassen, die diesen Befund erklären können: Wie ist es mithilfe von Theorien aus Psychologie und Kulturwissenschaft zu verstehen, dass Individuen der westlichen Gesellschaften in der Pandemiesituation verstärkt Anlass für Ärger bzw. Wut empfinden?

3.1.1 Wahrnehmung des Coronavirus als Grenzüberschreitung

„Wenn heute von einem Virus gesprochen wird, meinen wir vor allem stets das eine: einen Eindringling, der von einem Organismus, einem Körper Besitz ergreift" (Heimerl 2020, 1). Das Virus als mikrobiologischer Eindringling überwindet auf zellulärer Ebene die physische Grenze des menschlichen Körpers und verursacht dort ggf. lebensbedrohliche Symptome. Darüber hinaus hat es sich mit seiner hohen Infektiosität in rasanter Geschwindigkeit entlang der Verkehrswege der global vernetzten Welt Länder- wie Kontinentgrenzen überschreitend ausbreiten können, sodass es als ein „eindringendes Element in die Zelle, den Einzelkörper und den kollektiven Körper verstanden" (Heimerl 2020, 2) werden kann: Wenn nach Kast (2010) die Wahrnehmung von Grenzverletzungen als ein klassischer Auslösefaktor von Wut gilt, dann wird hier ein Anlass erkennbar, aufgrund dessen Individuen angesichts der Gefährdung durch das schwer kontrollierbare, sich pandemisch ausbreitende Coronavirus (neben Angst) Ärger entwickeln: Covid-19 erscheint als Grenzüberschreitung, die sowohl im individuell-körperlichen als auch kollektiv-globalen Sinne die Integrität verletzt.

3.1.2 Wahrnehmung des Coronavirus als Auslöser einer individuellen wie globalen Bremse

Folgt man dem beschriebenen Modell, demzufolge Ärger und Wut durch das Erleben von Reibung und Hemmnis im selbstbestimmten Ablauf unserer Lebensvollzüge ausgelöst werden, so lassen sich die zahlreichen Maßnahmen und Regulierungen zur Eindämmung der Pandemie als Auslöser anführen. Beginnend mit eigenen Gedanken und Handlungshemmungen im Blick auf Ansteckungsrisiken, über AHA-Regelung oder temporäre Kontakt- und Reisebeschränkungen, bis hin zur Eingrenzung von grundlegenden Freiheitsrechten: In all diesen Maßnahmen erfahren die Individuen Formen von bisher nicht gekannter interner wie vor allem externer Regulierung, die als Irritationen – Bremsen – in der selbstbestimmten Lebensführung aufgefasst werden können. Ebenso sind die weltweit vorgenommenen Eindämmungsmaßnahmen in ihren Auswirkungen auf das globale Verkehrs- und Handelsnetz zu nennen: Auch hier liegt der Eindruck eines Ausgebremstseins nahe. Im Vergleich zu der Zeit vor der Pandemie kommt konfliktverschärfend hinzu, dass die genannten Maßnahmen nahezu alle Bereiche des beruflichen wie privaten Lebens betreffen, und damit auch Aktionsräume, innerhalb derer individuelle Selbstentfaltung bis dahin mit weniger Einschränkungen möglich erschien.

Das lässt sich beispielsweise an temporären Schließungen oder Zutrittsregulierungen für Kindergärten und Schulen, Geschäfte, Kulturbetriebe oder Restaurants illustrieren: Hatte bisher jede*r voraussetzungslos Zutritt bzw. die Möglichkeit, sich ein Eintrittsticket zu organisieren, so wurde der Zutritt während der Pandemie temporär durch Lockdown oder im Rahmen von 2G- oder 3G-Regulierungen verhindert bzw. an bestimmte Vorgehensweisen geknüpft, was als Bremse oder Hindernis wahrgenommen werden konnte. Eine besondere, weil kontraintuitive, Herausforderung angesichts den menschlichen Grundanliegen von Nähe und Kontakt bilden die Formen von sozialer Distanz und Isolation: „Im aktuellen Lockout-Modus handelt der Mensch wider seine Natur als soziales und bedürftiges Wesen. Wir sind von Geburt an auf soziale und körperliche Zuwendung angewiesen. […] Die gewohnte Nähe-Distanz-Relation ist durch die Corona-Krise plötzlich in einen Schleudergang gestürzt und wird gegenwärtig vor unseren Augen in ihre Elementarteilchen zerlegt." (Beck 2020, 55 f.) So löst Covid-19 mittelbar eine Fülle von Bremsen in den alltäglichen Lebensvollzügen der Selbstentfaltung aus und gibt infolgedessen Anlässe, mit Ärger und Wut zu reagieren.

3.1.3 Wahrnehmung von Corona als Anlass für Grenzkonflikte

Im Hinblick auf das je subjektive Erleben der zahlreichen Vorgehensweisen zur Eingrenzung der Pandemie werden weitere Faktoren erkennbar, die – im Sinne von Grenzkonflikten – Ärger auslösen können: Die Auseinandersetzung mit moralischen Fragen um Gleichbehandlung und Gerechtigkeit bei der Prävention und den Therapien rund um die Erkrankung Covid-19 birgt mannigfaltiges Potenzial für Kontroversen auf rational-kognitiver wie emotionaler Ebene, die auch den politisch-medialen Diskurs[5] mitbestimmen. So enthalten z. B. die Verordnungen zur Eindämmung der Pandemie Konfliktstoff im Hinblick auf ihre individuell spürbaren Sekundäreffekte: Maßnahmen wie temporärer Lockdown oder Kontaktbeschränkungen mögen den Einzelnen im Hinblick auf ihre Wirksamkeit und unter dem Gesichtspunkt notwendiger Solidarität auf der Ebene rationaler Nutzen-Risiko-Kalkulationen nachvollziehbar und sinnvoll erscheinen. Ist aber der Zusammenhang von sozialer Isolation und einem erhöhten Auftreten von Ärger und Aggression per se bereits durch verschiedene Studien belegt (vgl. zum Überblick Steffgen und de Boer 2020), so wird hier zusätzlich bedeutsam, dass die psychosozialen Auswirkungen von Lockdown und Kontaktbeschränkungen subjektiv sehr unterschiedlich ausfallen. Das kann im interindividuellen Vergleich mit anderen, wenn Übervorteilung bzw. Unrecht

---

[5] Es ist jenseits von Absicht und Rahmen dieses Beitrags, den politisch-medialen Diskurs zu den Kontroversen während der Coronapandemie umfassend abzubilden oder analytisch aufzuarbeiten. Im Folgenden werden nur rein exemplarisch im Rückgriff auf Artikel in öffentlichen Leitmedien Aspekte dieses Diskurses aufgeführt, in denen Fragen von Gerechtigkeit und Gleichbehandlung in den Maßnahmen zur Pandemiebekämpfung thematisiert werden und die damit als Grenzkonflikte interpretierbar sind.

empfunden werden, als Grenzkonflikt wahrgenommen werden: Ein Beispiel hierfür stellen Ausmaß und Qualität der individuell empfundenen Belastungen dar, die bei den Maßnahmen zur Isolation in unterschiedlichen Bevölkerungsgruppen – Familien, Singles oder Hochaltrigen – wahrgenommen wurden. Bestanden für die einen im Spagat zwischen Homeoffice und Homeschooling die Herausforderungen häufig im Zuviel an Nähe und im Fehlen von räumlichen Abgrenzungsmöglichkeiten, so litten andere vor allem unter Einsamkeit und dem Ausbleiben von Möglichkeiten, Nähe erfahren zu können (vgl. z. B. Schoener 2021; Mersmann et al. 2021; AOK 2021; Zucker et al. 2021). Hier wird deutlich, wie die Regeln zur Kontaktbeschränkung im sozialen Abgleich als Erfahrung von Ungleichbehandlung und damit auf emotionaler Ebene als Ärger bedeutsam werden konnten und den Individuen zusätzliche Selbstdisziplin abforderten.

Ein weiteres Beispiel für Grenzkonflikte bietet die Debatte um die Zugangsgerechtigkeit, die mit der Entwicklung des ersten wirksamen Impfstoffes begann. Wer sich in den Kriterien der Priorisierung nicht ausreichend wahrgenommen und damit als ungerecht behandelt empfand, konnte das als Auslöser von Ärger bzw. Wut erleben. Darüber hinaus bietet das Impfthema in zweifacher Weise Anlass, Ärger aufgrund von Grenzverletzungen durch Regelverstöße anzustoßen: So erlebte die Gesellschaft mit den Vorgehensweisen sogenannter Impfdrängler, die eigennützig die in ihrer Grundintention auf Solidarität ausgerichteten Kategorien der Priorisierung missachteten, ungerechtes Verhalten (vgl. z. B. SWR Aktuell 2021). Zum anderen bietet die Impfgegnerschaft ein wutrelevantes Konfliktthema, insofern hier einzelne Individuen und Gruppen generell gültige Empfehlungen zur Pandemieeindämmung ablehnen, die von den meisten befolgt werden, wobei die Folgen der Ablehnung sich belastend auf die ganze Gemeinschaft auswirken (vgl. z. B. Burkhardt 2021).[6] Auch dieser ungleiche Umgang mit Regeln wird als Ungerechtigkeit und damit als Grenzkonflikt empfunden. Für diesen Konflikt spielt zudem eine Rolle, dass der in der Pandemie individuell wie gemeinschaftlich besonders stark vertretene Wert der Solidarität unterschiedlich respektiert wird (vgl. z. B. Holl 2021). Ärger infolge von Respektlosigkeit

---

[6]Auch wenn sich an dieser Stelle die vertiefende Thematisierung von radikal-aggressiver Impfgegnerschaft, Querdenkertum, Verschwörungstheorien etc. und ihren speziellen Formen von Wutentstehung und -reaktionen anbietet, sei ausdrücklich darauf verwiesen, dass der Beitrag auf die eher grundlegende Frage nach Strukturen und Anlässen für Ärger und Wut im Rahmen der Pandemie begrenzt ist. Die Frage, aus welchen Gründen Individuen hierauf mit extremeren Formen von Irrationalität und/oder Aggression reagieren, würde diesen Rahmen sprengen.

konstituiert sich dadurch, „dass jemand einen Wert verletzt, der uns wichtig ist" (Kast 2010, 20). Respektlosigkeit beeinträchtigt das Selbstwertgefühl. So gesehen werden ebenso wie Respektlosigkeit und Regelwidrigkeit auch andere, vom Impfthema unabhängige Verstöße gegen pandemiebedingte Regelungen als Ärger auslösend nachvollziehbar, wie z. B. das Missachten der AHA-Formel (vgl. z. B. Dudley 2021). „Regelverletzungen lösen Ärger aus, besonders dann, wenn sich andere Menschen nicht an Regeln halten, an die wir uns mühsam halten." (Kast 2010, 20) Auch hier wird ein Grenzkonflikt empfunden, der eine Beeinträchtigung von Selbstwert und Selbstentfaltung anzeigt.

3.1.4 Wahrnehmung der Auswirkungen des Coronavirus als Kränkung der Lebensauffassung

Die Pandemie mit Covid-19 trifft in den Industrienationen auf Personen, deren Weltverhältnis laut Hartmut Rosa (2020) durch das Grundanliegen gekennzeichnet ist, sich die Welt verfügbar machen zu wollen. Rosa beschreibt die Gesellschaften der Industrienationen in einem Prozess beständiger Erweiterung und Steigerung, von Wachstum und Beschleunigung, mit dem sie sich seit dem vergangenen Jahrhundert immer weitere Anteile der Welt räumlich wie zeitlich aneignen. Nach Rosa (2020, 21 ff.) umfasst dieser Prozess zur Erweiterung der Weltreichweite vier Aspekte: Erkennen (sichtbar machen, was da ist), Erreichen (zugänglich machen), Beherrschen (unter Kontrolle bringen) und Nutzbarmachen (zum Instrument unserer Zwecke machen). Dabei seien die Personen im Modus dynamischer Stabilisierung dem permanenten Druck zu Beschleunigung und Optimierung ausgesetzt. Die Lebenshaltung der Verfügbarkeit bedingt ein hohes Kontrollbewusstsein: Was von Menschen erkannt werde, sei verfügbar zu machen, d. h. zu instrumentalisieren, zu kontrollieren. Das Rechnen mit Zufällen oder Schicksalhaftem als Ausdruck eines Einlassens auf Unbekanntes und ggf. Unerreichbares sei in diesem Streben in den Hintergrund geraten, ebenso die Fähigkeit ggf. damit umgehen zu können.

Diese Weltauffassung lässt sich auch im Hinblick auf den menschlichen Umgang mit Gesundheit und Krankheit zeigen: Durch den seit der naturwissenschaftlichen Wende anhaltenden immensen Erkenntnisfortschritt erscheint die Medizin in den westlichen Gesellschaften als wirkmächtige Disziplin mit kontinuierlich wachsendem Potenzial, Krankheiten zu erkennen, in ihrem Auftreten zu kontrollieren und zu verhindern. Der seit Jahren messbare Anstieg von Gesundheitsstandards und Lebenserwartung illustriert diese Erfolgsgeschichte eindrücklich. Ebenso bestätigend wirkt die Beherrschung oder sogar Ausrottung vormals hochgefährlicher Infektionskrankheiten durch die erfolgreiche Entwicklung effektiver antimikrobieller Pharmaka. Die Perspektive auf Krankheit

und Gesundheit ist somit geprägt von Steigerungs-, Kontroll- und Verfügbarkeits-
denken, in dem Gesundheit zunehmend als herstellbares Produkt eigener Leistung
angesehen wird. Dementsprechend gering sind die Bereitschaft bzw. das Vermögen, mit dem Auftreten von ggf. unkontrollierbarer Krankheit zu rechnen oder
eine potenziell letale Diagnose als schicksalhaft anzunehmen (vgl. auch Maio
2014a).

Vor dem Hintergrund dieser Lebensauffassung erscheint nun das Virus SARS-
CoV-2 als ein unerwarteter, bisher nicht da gewesener, hochinfektiöser Erreger,
der nicht nur grenzüberschreitend Gesundheit gefährdet und die praktischen
Lebensvollzüge ausbremst, sondern auch auf mentaler Ebene für erhebliche
Irritation sorgt: Die vom Verfügbarkeitsgedanken geprägten Gesellschaften
werden mit einem Virus konfrontiert, das primär unbekannt und unkontrollier-
bar – d. h. unverfügbar – ist. Dadurch wird der Eindruck von der Macht der
modernen Medizin und ihrer Kontrollkraft erheblich gestört. SARS-CoV-2
führt die dominierende Form der Weltwahrnehmung und das darin beschriebene
Selbstverständnis im Umgang mit Gesundheit und Krankheit als fehlerhaft vor.
Diese Irritation bedeutet eine Kränkung und kann somit nicht nur als Angriff auf
die physische Integrität, sondern auch auf die mentale Verfasstheit in Selbstbild
und Selbstwertgefühl wahrgenommen werden – und gibt damit Anlass für Ärger
und Wut. Bilden Widerstand oder Gegenwehr nicht notwendige, aber mögliche
Formen, auf Ärger zu reagieren, so lässt sich das im Falle des so verstandenen
Angriffs durch das Coronavirus deutlich nachzeichnen: Insbesondere zu Beginn
der Pandemie waren die populären Medien voll von Kriegs- und Kampfes-
metaphorik, verbunden mit Empörung und Aufrufen zur Gegenwehr (Krug
2021). Als Beispiel sei zitiert: „Der Kampf hat begonnen. Wie gut Deutschlands
Kliniken für den Corona-Ansturm gerüstet sind." (Spiegel 2020)

3.1.5 Verunsicherung und Hilflosigkeit durch das Coronavirus

Bereits das hohe Gefährdungspotenzial des Virus ruft in vielen Individuen Verunsicherung und Angst vor einer Infektion mit Covid-19 hervor und weckt den
Wunsch nach Schutz, d. h. Kontrolle durch effektive Präventions- und Therapie-
verfahren. Dabei bedeutet das Virus als das zu kontrollierende Objekt allerdings
für die meisten in ihrer Eigenschaft als medizinische Laien eine mentale Herausforderung, insofern es selbst mit dem bloßen Auge nicht wahrnehmbar, in seinen
immensen Auswirkungen auf die Alltagsabläufe aber unübersehbar ist. Ein
unsichtbares Objekt, von dem Gefahr für das eigene Leben ausgeht, ruft per se
Verunsicherung hervor. „Wir sind in der Gewalt einer mikroskopisch kleinen
Macht, die die Arroganz besitzt, für uns zu entscheiden." (Giordano 2020, 75)
Diese Verunsicherung wird zusätzlich durch das Faktum gesteigert, dass das Ver-

stehen dieses medizinisch komplexen Geschehens die Wissensvermittlung durch die zuständigen medizinisch-epidemiologischen Fachdisziplinen erfordert, was eine Form von Abhängigkeit bedeutet. Zusätzlich irritierend wirkt die Erfahrung, dass die Medizin als Wissens- und Kontrollinstanz sich mit dem neuen Virus zunächst selbst nicht auskannte.

Wenn Personen Verunsicherung erleben, kommt dem Vertrauen eine tragende Rolle zu: Budnik (2021) führt aus, wie diejenigen, die in der Gefährdungssituation der aktuellen Pandemie darauf vertrauen möchten, dass die richtigen Maßnahmen sowohl zu ihrem persönlichen als auch zum gemeinschaftlichen Schutz veranlasst werden, in besonderer Weise herausgefordert sind. Sie müssten erstens darauf vertrauen, dass die Entscheidungen der politischen Akteure richtig und angemessen sind, zweitens, dass die Mitbürger*innen hinreichend an deren Umsetzung mitwirken, sowie drittens, dass die Expert*innen in der Wissenschaft die Situation richtig erkennen und beurteilen, dass also ihre Empfehlungen geeignet sind, die Pandemie effektiv zu kontrollieren.[7] Bezüglich der ersten beiden Punkte kommt erschwerend hinzu, dass der Vertrauenserhalt durch wiederholt konflikthafte Kommunikation von Wissenschaftler*innen; Politiker*innen und Medien besonders strapaziert wurde (Reichardt 2021).

Zudem fordert das Virus mit seinen rasch wechselnden Mutationen und fortgesetzten Wellen der Pandemie die Gemeinschaft hinsichtlich Geduld, Motivation und Zutrauen in die Effizienz der umgesetzten Maßnahmen heraus. In all den genannten Bereichen erleben die Individuen in ihrem Wunsch nach gesundheitlicher Absicherung in hohem Maße die Angewiesenheit auf andere, was als subjektive Hilflosigkeit, Ausgeliefertsein und Ohnmacht empfunden werden kann. Die Erfahrung, nicht aus eigener Kraft im Sinne der eigenen Interessen agieren zu können, hemmt das Erleben von Selbstwirksamkeit. Urmenschliche Themen wie die konstitutionelle Angewiesenheit und Endlichkeit rücken derzeit verstärkt ins Blickfeld – und fordern eine Auseinandersetzung im Umgang mit Unverfügbarkeit. Auch für diejenigen, denen diese Grundkondition menschlichen Lebens generell klar vor Augen steht, bedeutet die Pandemie eine besondere Verschärfung dieses Bewusstseins. In dieser Perspektive bedingen die Wahrnehmung von Angewiesenheit und Ohnmacht den Eindruck von Fremdbestimmung und fehlender Selbstwirksamkeit, d. h. Anlässe, um ärgerlich zu werden.

---

[7] Budnik (2021) schlägt aus diesem Grund für den sozialpolitischen Kontext ein Umdenken von der tendenziell eher passiven und normativen Haltung des Vertrauens hin zu der kritischeren und flexibleren Haltung des Sich-Verlassens vor, wodurch die pathologischen Auswirkungen von in Misstrauen umschlagendem Vertrauen eher zu vermeiden seien.

3.2 Zwischenfazit: der innere Kern des Corona-Ärgers

In der Zusammenfassung: Covid-19 wirkt in vielerlei Bezügen grenzüberschreitend, bremst das gesellschaftliche Leben, löst Grenzkonflikte aus, stellt die Lebensauffassung infrage und verursacht darin Verunsicherung, Hilflosigkeit und Ohnmacht. Wie anhand der theoriegeleiteten Untersuchung von pandemiebedingten Auslösern deutlich geworden ist, bieten das Virus SARS-Cov-2 und seine Auswirkungen ein breites Spektrum an Ärger-relevanten Erfahrungen, die das medial berichtete, erhöhte Aufkommen von Ärger und Wut nachvollziehbar machen. Vorschnelle Analogien zwischen bestimmten soziokulturellen Bedingungen oder Veränderungen und individuellen psychischen Reaktionsweisen verbieten sich (King et al. 2021, 227 f.), zudem lassen sich keine direkten Handlungsempfehlungen zum richtigen Umgang mit Corona-Ärger ableiten. Dennoch erscheint es nicht nur im Hinblick auf die geringe gesellschaftliche Akzeptanz von Ärger, insbesondere in Gestalt von Wut, sondern auch mit Blick auf dessen Funktion als Emotion der Grenzwahrung mit seinem impliziten destruktiven Potenzial sowohl psychoedukativ als auch moralisch geboten, diesen ernst zu nehmen und sich um das Verstehen der Gründe und Zielrichtung zu bemühen. Daher stellt sich nun abschließend die Frage, worauf der Corona-Ärger in seinem Kern hinweist und welche Vermutung zu dessen Sinngehalt sich damit verbinden lässt.

Aus den vorangehenden Abschnitten lässt sich der gemeinsame Nenner des Corona-Ärgers dahin gehend zusammenfassen, dass die von SARS-CoV-2 ausgelöste Pandemie mit dem zu ihrer Eindämmung veranlassten Maßnahmenkatalog als facettenreicher Grenzkonflikt gegenüber dem Grundanliegen einer autonomen, unversehrten Selbstentfaltung und Lebensführung aufgenommen werden. Dabei bedeutet es zusätzlich einen Angriff auf das Selbstwertgefühl, dass SARS-CoV-2 in seiner rasanten, pandemischen Ausbreitung die in der westlichen Welt vorherrschende Lebenseinstellung vom Menschen als Subjekt beständiger Verfügbarmachung und Kontrolle der Welt zuwiderläuft. In Berücksichtigung der Wächterfunktion von Ärger und Wut und deren Ausrichtung auf „Grenzbereinigung" (Kast 2010, 31) ist nun abschließend die Frage zu stellen, ob sich anhand dieser Kerninhalte eine Vermutung zum Ziel bzw. Sinn des Corona-Ärgers herleiten lässt: Die Antwort erfolgt abschließend in der Interpretation des Corona-Ärgers als ein *Symptom von potenzierter Überforderung*.

4   Ärger und Wut in der Pandemie als Symptome von potenzierter Überforderung

„Ob nun die Anforderungen das Individuum eher von außen, von innen oder aus beiden Richtungen bedrängen – für die Überforderung ist kennzeichnend, dass es sich diesen Ansprüchen gegenüber nicht mehr als autonomes selbstbestimmtes Subjekt, sondern vielmehr als unterworfenes ‚subiectum' erfährt. […] Selbst internalisierte Anforderungen, mit denen sich das Individuum bislang identifizieren konnte, treten ihm nun als ein Fremdes gegenüber." (Fuchs et al. 2021, 9)

Wie voranstehend dargestellt, leben die Individuen der Industrienationen in der Dynamik beständiger „Weltreichweitenvergrößerung" (Rosa 2020, 16) unter den kontinuierlichen Anforderungen von Optimierungsdruck und Effizienzsteigerung. Dieser Anspruch wirkt sich auch auf die je individuelle Lebenspraxis aus und macht dort fortlaufend Aneignungs- und Adaptationsprozesse notwendig. Jeglicher Bereich der privaten wie beruflichen Lebensführung scheint inzwischen geprägt von Beschleunigungs- und Steigerungsanspruch (vgl. z. B. Alkemeyer 2007; Gugutzer 2007; Frommeld 2020; King et al. 2021). An diesem Punkt setzt der sozialwissenschaftliche Diskurs zum ermüdeten bzw. erschöpften und überforderten Selbst an, der seinerseits die Konzepte von Diagnosen wie Depression, Belastungsreaktionen und Burn-out prägt (vgl. z. B. Fuchs et al. 2021). King et al. (2021)[8] zeigen anhand ihrer Untersuchungsergebnisse zu Umgangspraktiken und deren Auswirkungen in Reaktion auf Effizienz- und Optimierungsdruck individuell unterschiedliche Umgangsweisen, die jeweils als Resultat eines komplexen Zusammenspiels von äußeren Bedingungen, Diskursinhalten und interindividuell unterschiedlichen psychisch veranlagten Verarbeitungsformen analysiert wurden. Hierbei stellen die Autor*innen heraus, dass auch primär konstruktive, internalisierende Adaptationsformen mittelbar zu destruktiven und damit schädigenden (z. B. vermindert fürsorglichen) Verhaltensweisen sich selbst gegenüber und gegenüber anderen führen könnten. Im Blick auf den Umgang mit Überforderung beschreiben sie Verschiebungstendenzen in Richtung

---

[8] Die Autor*innen weisen in ihren Erwägungen zu der Zeiterscheinung von Überforderung als neuer Normalität darauf hin, dass sich der Zusammenhang zwischen sozialen Bedingungen und ggf. individuell entstehender psychischer Pathologie in mehrfacher Hinsicht komplex konstituiere. Daher fokussieren sie in ihrer Untersuchung auf die Internalisierungs- und Normalisierungsprozesse sowie auf Motivationen und Auswirkungen, die bei Individuen in ihrer Auseinandersetzung mit den Anforderungen zu Optimierung und Leistungssteigerung als „Leitlinien der Lebensgestaltung" (King et al. 2021, 229) festzustellen sind.

Normalisierung: Überforderung werde in affirmativen Bewältigungsstrategien nicht mehr obligat im Rahmen pathologischer Erlebensformen registriert, sondern als normal. Überforderung als „normalisierte Praxis" (King et al. 2021, 229) habe zur Konsequenz, diese nicht mehr als Leid wahrzunehmen und zu kommunizieren, sondern deren destruktive Implikationen zu „negieren, zu übergehen oder zu verschleiern" (King et al. 2021, 229).

Passend hierzu zeigen die Autor*innen u. a. anhand ihrer Analyse von populärmedial verbreiteten Ratschlägen und Strategien für eine individuell gelingende Lebensweise im Umgang mit Überforderungserleben, dass sich darin der kollektive Leitgedanke der Verbesserung in Gestalt des Appells zur Selbstverwirklichung in selbstbestimmter Lebensführung wiederfinde. Die konkreten Ratschläge (z. B. Verhaltensanpassung oder Flexibilisierung) führten also exakt die Denkweise fort, die den Anlass der Überforderung bilden. „Im Kern empfiehlt der dominante mediale Lebensführungsdiskurs den Subjekten die selbstbestimmte Optimierung ihres Umgangs mit als unvermeidbar dargestellten Optimierungsdilemmata." (King et al. 2021, 235) Damit werde das Verhältnis sowohl den Umweltbedingungen als auch sich selbst gegenüber als ein Spektrum von Anforderungen aufgestellt, die jeweils dem Diktat der Optimierung unterworfen seien. Durch den Selbstanspruch zur Autonomie ergebe sich nun allerdings eine Spannung innerhalb des Selbstverhältnisses, wenn einerseits Verbesserungsansprüchen gegenüber dem eigenen Handeln und andererseits dem Auftrag zur Orientierung an subjektiven Bedürfnissen nachzukommen sei. G. Maio resümiert diesen Daueranspruch von Optimierung und Gelingen, der die gesellschaftliche Leitvorstellung vom Menschen als autonomem Subjekt seiner Lebensführung unterminiert, in dem Imperativ: „Sei erfolgreich in der Führung deines eigenen Lebens!" (Maio 2014b, 82)

Zusammengefasst erscheint das Erleben von Überforderung als unausweichliche Konsequenz der die Lebensweise bestimmenden Dynamik von Verfügbarmachung und ihrem inhärenten Optimierungsdruck. Die beschriebene Tendenz zur affirmativen Umwertung von Überforderungserleben zur neuen Normalität zeigt, wie weit und zunehmend unhinterfragt diese als quasi ubiquitär begegnende und entsprechend vertraute Grundwahrnehmung in den Köpfen der Individuen angekommen ist.

Waren die gesellschaftlichen Alltagsvollzüge bereits vor der Pandemie geprägt von überfordernder Beschleunigung und Effizienzdruck, so folgen auch die in der Pandemie vermittelten Ansprüche an die Einzelperson ganz der Logik der zugrunde liegenden Lebenshaltung mit ihren Ansprüchen an Kontrolle und Leistungssteigerung: Bundeskanzler Scholz wird zitiert: „Wir müssen schneller sein als das Virus!" (Meier 2021); das Bundesministerium des Innern und für Heimat überschreibt ein Szenarienpapier mit dem Titel „Wie wir COVID-19 unter

Kontrolle bekommen" (BMI 2020); Bundesgesundheitsminister Karl Lauterbach warnt „Wir müssen bei Corona auf alles vorbereitet sein" (Stern 2022).

Das Individuum sieht sich seit Beginn der Pandemie, die länger anhält als erwartet, einer Fülle von Vorgängen und Regulierungen gegenüber, die die Haltung von Verfügbarmachung und Kontrolle spiegeln und dabei ein hohes Maß an Bereitschaft zu Verhaltensänderung, Flexibilität und Selbstzurücknahme erfordern. Dadurch wird das schon zuvor überfordernde Anforderungstableau um ein Vielfaches erweitert und gesteigert. Hierbei ist als zusätzliche Herausforderung die mentale Binnenspannung auszuhalten, dass diese Anforderungen auf moralischer Ebene im Namen solidarischer Verantwortung als gemeinschaftliche Aufgabe nominiert werden, in ihrer praktischen Konsequenz aber auf Separation, Isolation und eigenverantwortliches Handeln hinauslaufen: Aufgrund der hohen Infektiosität von SARS-CoV-2 ist Eigen- wie Fremdschutz nur in der Kooperation von Abstand und Vereinzelung zu erreichen. Dabei entsteht eine neue Quelle von Misstrauen im sozialen Umgang: „Der Andere verbirgt eine potenzielle Ansteckung; Nähe und Berührung sind gefährliche Gelegenheiten, auf die man verzichten muss. Von daher hat sich inzwischen eine neue ‚Gesellschaft des Verdachtes' etabliert, in welcher jeder bedrohlich und niemand unschuldig ist" (Guanzini 2020, 260).

Neben Untersuchungsergebnissen von annähernd vergleichbaren Situationen in Epidemien existiert inzwischen ein breites Spektrum an Untersuchungen über die psychischen Auswirkungen der Kontaktbeschränkungen sowie über weitere ggf. pathologische Sekundäreffekte der Eindämmungsmaßnahmen, etwa dass die Individuen bei der Einhaltung der Regeln zugleich die schädlichen oder pathologischen Begleiterscheinungen vor Augen haben (vgl. Benoy 2020). Das Erleben der essenziellen, weil gesundheits- und ggf. lebensrelevanten Angewiesenheit auf das Entscheiden und Verhalten anderer führt dabei möglicherweise ernüchternd vor Augen, dass im Fall der Pandemie eigene Anstrengungen allein zum Schutz der Gesundheit nicht ausreichen. Im Falle der Pandemie handelt es sich zudem um kollektive Angewiesenheit und Ausgeliefertsein. Mit der Begrifflichkeit aus der Wuttheorie von Lehmann (2012) findet ein Individuum hier angesichts des Ausmaßes und der Dauer der zusätzlichen Beanspruchung sowie im Falle fehlender Kooperation der anderen ein erhebliches energetisches Minus durch primär nicht ausreichende, ineffizient und vergeblich eingesetzte Energien, d. h. ein neu hinzukommendes hohes Maß an Überforderung.

„Unsere Zivilisation kann sich alles erlauben, nur nicht, langsamer zu werden. Aber der Gedanke, was nachher [im weiteren Verlauf der Pandemie; HK] geschehen wird, ist zu komplex für mich, ich kann ihn nicht fassen, ich gebe auf. Ich werde die Neuigkeiten hinnehmen, wie sie kommen, eine nach der anderen." (Giordano 2020, 76)

5   Fazit

Die voranstehend beschriebenen Zusammenhänge lassen sich in Hinsicht auf Überforderung in fünf Schritten aufsummieren: Erstens hat jedes Individuum gegenwärtig ein deutlich erhöhtes Anforderungsvolumen zu erfüllen, das die Dynamik von flexibler Leistungssteigerung und Beschleunigung weiter antreibt und zusätzlich belastend wirkt. Zweitens muss es dabei von Vornherein akzeptieren, dass die Anstrengungen aus eigener Kraft in keinem Fall genügen können, sondern gemeinschaftlich umgesetzt werden müssen. Drittens zehrt die Erfüllung dieser Ansprüche mit ihrem hohen Niveau von kontraintuitiver Selbst-disziplinierung an relevanten Ressourcen (bzw. kann die Ressource des Auslebens sozialer Kontakte und menschlicher Nähe nicht stabilisierend genutzt werden). Viertens wirken die Bestimmungen in vielen Aspekten ihrer Begleiteffekte einer selbstbestimmten Lebensführung diametral entgegen, was zu Entfremdungserleben führt und Adaptationsprozesse erschwert. Fünftens katalysieren die voranstehenden vier Aspekte das Erleben von Insuffizienz, Ausgeliefertsein und Ohnmacht. Damit sind die zu Beginn des Kapitels zitierten Charakteristika von Überforderung nicht nur erfüllt, sondern überboten. Die Auseinandersetzung mit den Auslösern des Corona-Ärgers und den ihnen zugrunde liegenden Vorstellungen und Bedürfnissen lässt somit die gegenwärtig vermehrt aufkommende Wut in der Gesellschaft als Ausdruck – Symptom – der unter den Bedingungen der Pandemie *potenzierten Überforderung* verstehen. *Das bereits überforderte Subjekt wird zusätzlich über-fordert.* In dieser Interpretation drücken Corona-Ärger und -wut ein Zuviel an Überforderung aus. Wurde vor der Pandemie der affirmative Umgang mit Über-forderung als normalisierte Praxis kritisch diskutiert (vgl. z. B. King et al. 2021), so rücken die derzeitigen Wutreaktionen deren selbstschädigende Implikationen noch stärker ins Blickfeld. Anstatt Unbehagen und Leiden an der Überforderung zu verschweigen, wird diese zumindest mittelbar als Ärger bzw. Wut zum Ausdruck gebracht. Hiermit ist der Corona-Ärger im Sinne eines Symptoms beschrieben. So wie ein Symptom nicht sogleich eindeutige Schlüsse auf die zugrunde liegende Diagnose, geschweige denn die passende Therapie zulässt, aber die Richtung für weitere Fragen und Untersuchungen vorgibt, so stößt die Interpretation des Corona-Ärgers als Symptom weitere Fragen zu dessen Funktion und Folgen an.

„Wer Ärger zulässt, glaubt daran, dass man das Leben noch verändern kann. Wer den Ärger nicht mehr zulässt, glaubt nicht mehr daran." (Kast 2010, 31) Dem folgend ist u. a. danach zu fragen, wie und ob die Individuen angesichts dieses Unbehagens oder Leidens die in der Wut empfundene Energetisierung für sich konstruktiv umlenken können und wollen und welche Inhalte dabei als konstruktiv zu benennen sind. In diesem Zusammenhang wird auch darüber nachzudenken sein, welche Bedeutung der zugrunde liegenden Lebenshaltung

beigemessen wird bzw. welche Haltungen und Werte in den Fragen um die
gelingende Selbstentfaltung und in der durch die Pandemie forcierten Auseinandersetzung mit den Momenten der Unverfügbarkeit Orientierung geben. Die
weitere multidisziplinäre Begleitung und Untersuchung dieser Zusammenhänge
kann zur Beantwortung der Frage beitragen, mit welchen Bewältigungsformen
und damit verbundenen Haltungen die Gesellschaft in der Krise Stabilisierung
und Vitalität (zurück)erlangt.

Literatur

Alkemeyer, Thomas. 2007. Aufrecht und biegsam. Eine Geschichte des Körperkults. *Politik
und Zeitgeschichte* (18): 6–18.
AOK. 2021. Single in Corona-Zeiten: Das hilft gegen Einsamkeit. AOK Gesundheits-
magazin, 14. Januar 2021. https://www.aok.de/pk/magazin/wohlbefinden/selbstbewusst-
sein/single-in-corona-zeiten-das-hilft-gegen-einsamkeit/. Zugegriffen: 17. Februar
2022.
Averill, James R. 1982. *Anger and aggression: An essay on emotion.* New York: Springer.
Beck, Volker. 2020. Die ungewollte soziale Distanz in Zeiten der Corona-Pandemie: Eine
Analyse der psychischen Auswirkungen. In *Die Psyche in Zeiten der Corona-Krise.
Herausforderungen und Lösungsansätze für Psychotherapeuten und soziale Helfer,*
Hrsg. R. Bering und C. Eichenberg, 54–65. Stuttgart: Klett-Cotta.
Benoy, Charles. 2020. Psychologische Auswirkungen der COVID-19-Pandemie und der
einhergehenden Maßnahmen – ein Überblick. In *COVID-19. Ein Virus nimmt Einfluss
auf unsere Psyche. Einschätzungen und Maßnahmen aus psychologischer Perspektive,*
Hrsg. C. Benoy, 23–34. Stuttgart: Kohlhammer.
BMI. 2020. Wie wir COVID-19 unter Kontrolle bekommen. Bundesministerium des
Innern und für Heimat. https://www.bmi.bund.de/SharedDocs/downloads/DE/
veroeffentlichungen/2020/corona/szenarienpapier-covid19.html. Zugegriffen: 16.
Januar 2022.
Budnik, Christian. 2021. Vertrauen als politische Kategorie in Zeiten von Corona. In *Nach-
denken über Corona. Philosophische Essays über die Pandemie und ihre Folgen,* Hrsg.
G. Keil und R. Jaster, 19–31. Ditzingen: Philipp Reclam jun.
Burkhardt, Marcel. 2021. Streitthema Impfen – Ein Piks mit „gewaltigem Spreng-
potenzial". *ZDFheute* online, 20. September 2021. https://www.zdf.de/nachrichten/
panorama/corona-impfung-gesellschaft-spaltung-100.html. Zugegriffen: 17. Februar
2021.
Dudley, Michaela. 2021. Mit Maskenmuffeln in der Straßenbahn: „Hallo! Hören Sie
mich?" *Taz* online, 7. Dezember 2021. https://taz.de/Mit-Maskenmuffeln-in-der-
Strassenbahn/!5820535/. Zugegriffen: 23. Februar 2022.
Fischer De Santi, Katja. 2021. Schreien wir uns die Coronawut von der Seele und aus dem
Leib. *Tagblatt* online, 6. Dezember 2021. https://www.tagblatt.ch/leben/kolumnen/
salzkorn-ld.2224362. Zugegriffen: 16. Februar 2022.

Fuchs, T., L. Iwer und S. Micali, Hrsg. 2021. *Das überforderte Subjekt. Zeitdiagnosen einer beschleunigten Gesellschaft.* Berlin: Suhrkamp.

Giordano, Paolo. 2020. *In Zeiten der Ansteckung. Wie die Corona-Pandemie unser Leben verändert.* Hamburg: Rowohlt.

Guanzini, Isabella. 2020. Die Zärtlichkeit am Ende? Apokalyptische Gefühle in der Zeit der Unberührbarkeit. In *Die Corona-Pandemie. Ethische, gesellschaftliche und theologische Reflexionen einer Krise,* Hrsg. W. Kröll, J. Platzer, H.-W. Ruckenbauer und W. Schaupp, 257–270. Baden-Baden: Nomos.

Frommeld, Debora. 2020. „Die riskante Quantifizierung des Selbst: Vermessung, Optimierung und Ermächtigung im Zeitalter der (digitalen) Personenwaage." *Soziale Welt, Sonderband 24: Soziologische Phantasie und kosmopolitisches Gemeinwesen: Perspektiven einer Weiterführung der Soziologie Ulrich Becks*, Hrsg. M. Holzinger, O. Römer und C. Boehncke, 366–405.

Gugutzer, Robert. 2007. Körperkult und Schönheitswahn – Wider den Zeitgeist. *Politik und Zeitgeschichte* (18): 3–6.

Handelsblatt. 2021. tor, wer, gw, jbl, efi. Corona-Proteste: „Das hat nichts mehr mit Freiheit zu tun." – In Europa tobt eine Pandemie der Wut. *Handelsblatt* online, 24. November 2021. https://www.handelsblatt.com/politik/international/corona-proteste-das-hat-nichts-mehr-mit-freiheit-zu-tun-in-europa-tobt-eine-pandemie-der-wut-/27826664.html?ticket=ST-127844-FJT79Y2wrQflG1q0kPuR-ap4. Zugegriffen: 20. Dezember 2021.

Heimerl, Bernd. 2020. Das Coronavirus. Überlegungen zu einem bedrohlichen Fremdkörper. *Forum der Psychoanalyse* 36(3), 319–331. https://doi.org/10.1007/s00451-020-00400-x.

Holl, Thomas. 2021. Solidarität der Geimpften. *Frankfurter Allgemeine Zeitung* online, 3. Dezember 2021. https://www.faz.net/aktuell/politik/inland/kommentar-zu-harten-corona-massnahmen-solidaritaet-der-geimpften-17663615.html. Zugegriffen: 25. Februar 2022.

Kast, Verena. 2010. *Vom Sinn des Ärgers. Anreiz zur Selbstbehauptung und Selbstentfaltung.* Freiburg i. Br.: Herder.

Kastner, Heidi. 2014. *Wut. Plädoyer für ein verpöntes Gefühl.* Wien: Kremayr und Scheriau.

King, V., B. Gerisch, H. Rosa, J. Schreiber und B. Salfeld. 2021. Überforderung als neue Normalität. Widersprüche optimierender Lebensführung und ihre Folgen. In *Das überforderte Subjekt. Zeitdiagnosen einer beschleunigten Gesellschaft,* Hrsg. T. Fuchs, L. Iwer und S. Micali, 227–257. Berlin: Suhrkamp.

Krug, Henriette. 2021. Mit den Augen Susan Sontags: Metaphern im Umgang mit COVID-19. *Zeitschrift für Ethik und Moralphilosophie (Journal for Ethics and Moral Philosophy)* 4(1): 213–229. https://doi.org/10.1007/s42048-021-00098-4.

Lehmann, Johannes F. 2012. *Im Abgrund der Wut: Zur Kultur- und Literaturgeschichte des Zorns.* Freiburg i. Br.: Rombach.

Lobo, Sascha. 2020. Gefährlicher Gemütszustand. Schützt euch vor der Corona-Wut! *Der Spiegel* online, 25. März 2020. https://www.spiegel.de/netzwelt/netzpolitik/corona-schuetzt-euch-vor-der-corona-wut-kolumne-a-2b8e5337-8354-4eca-ab95-7f86a497fd35. Zugegriffen: 20. Dezember 2021.

Maio, Giovanni. 2014a. Gefangen im Übermaß an Ansprüchen und Verheißungen. Zur Bedeutung des Schicksals für das Denken der modernen Medizin. In *Abschaffung des Schicksals? Menschsein zwischen Gegebenheiten des Lebens und medizin-technischer Gestaltbarkeit*, Hrsg. G. Maio, 10–48. Freiburg i. Br.: Herder.

Maio, Giovanni. 2014b. *Medizin ohne Maß? Vom Diktat des Machbaren zu einer Ethik der Besonnenheit*. Stuttgart: Trias.

Meier, Albrecht. 2021. „Wir müssen schneller sein als das Virus." *Der Tagesspiegel* online, 31. Dezember 2021. https://www.tagesspiegel.de/politik/erste-neujahrsansprache-von-kanzler-scholz-wir-muessen-schneller-sein-als-das-virus/27937174.html. Zugegriffen: 6. Januar 2022.

Mersmann, S., S. Bernert und H. Maier-Borst. 2021. Familienleben in der Corona-Krise. Wie Mütter und Väter zwei unterschiedliche Pandemien erlebten. *rbb24* online, 8. September 2021. https://www.rbb24.de/politik/thema/corona/beitraege/2021/09/lockdown-auswirkungen-gender-care-gap-muetter-vaeter-familie.html. Zugegriffen: 21. Februar 2022.

Meyer, R., und S. Haas. 2020. Die Welt ist krank. Ein Überblick zum Coronavirus in Grafiken. ZDFheute-Stories. https://zdfheute-stories-scroll.zdf.de/Corona/Zahlen/Covid-19/Aktuell/index.html. Zugegriffen: 14. Februar 2022.

Patsalidis, Marlene. 2021. Geladene Gesellschaft: Wenn die Corona-Wut überkocht. *Kurier* online, 23. September 2021. https://kurier.at/wissen/gesundheit/geladene-gesellschaft-wenn-die-corona-wut-ueberkocht/401744652. Zugegriffen: 20. Dezember 2021.

Reichardt, Alina. 2021. Wissenschaft und Medien: Eine schwierige Beziehung. *Deutsches Ärzteblatt* 118(42): A 1920–1922.

Rosa, Hartmut. 2020. Unverfügbarkeit. Salzburg: Residenz.

RTL News. 2021. Wilde Wochen. Corona-Ärger holt die Bayern ein. *RTL News* online, 25. November 2021. https://www.rtl.de/cms/wilde-wochen-beim-fc-bayern-muenchen-corona-aerger-holt-den-fcb-ein-4872292.html. Zugegriffen: 19. März 2022.

Scherer, Klaus R. 1990. Theorien und aktuelle Probleme der Emotionspsychologie. In *Psychologie der Emotion*, Hrsg. K. R. Scherer, 1–38. Göttingen, Toronto, Zürich: Verlag für Psychologie Dr. C. J. Hogrefe.

Schoener, Johanna. 2021. Familien in der Pandemie: Unverzichtbar, aber unsichtbar. *Zeit Online*, 20. Januar 2021. https://www.zeit.de/2021/04/familien-pandemie-corona-lockdown-care-arbeit-frauen-kita. Zugegriffen: 17. Februar 2022.

Spiegel. 2020. Der Kampf hat begonnen. Wie gut Deutschlands Kliniken für den Corona-Ansturm gerüstet sind. Spiegel-Titel 13/2020. *Der Spiegel* online. https://www.spiegel.de/spiegel/print/index-2020-13.html. Zugegriffen: 15. Februar 2022.

Steffgen, G., und C. de Boer. 2020. Umgang mit Ärger und Aggressionen bei sozialer Isolation in Pandemiezeiten. In *COVID-19. Ein Virus nimmt Einfluss auf unsere Psyche. Einschätzungen und Maßnahmen aus psychologischer Perspektive*. Hrsg. C. Benoy, 83–92. Stuttgart: Kohlhammer.

Stern. 2022. AFP. Lauterbach: Wir müssen bei Corona „auf alles vorbereitet sein". *Stern* online, 27. Januar 2022. https://www.stern.de/news/lauterbach--wir-muessen-bei-corona--auf-alles-vorbereitet-sein--31576224.html. Zugegriffen: 28. Januar 2022.

SWR Aktuell. 2021. Minister Lucha nennt Corona-Impfdrängler „schäbig". *SWR* online, 11. Mai 2021. https://www.swr.de/swraktuell/baden-wuerttemberg/impfdraengler-in-baden-wuerttemberg-100.html. Zugegriffen: 17. Februar 2022.

Weber, Hannelore. 2015. Ärger und Aggression. *Zeitschrift für Sozialpsychologie*. https://doi.org/10.1024/0044-3514.30.2.139 [zuerst in: *Zeitschrift für Sozialpsychologie* 30(2/3): 139–150].

Zeit. 2021. Bürgerbeauftragter konstatiert mehr Wut in Corona-Debatten. Zeit Online, 9. Dezember 2021. https://www.zeit.de/news/2021-12/09/buergerbeauftragter-konstatiert-mehr-wut-in-corona-debatten. Zugegriffen: 16 November 2022

Zucker, L., L. Duhm und M. Mosheim. 2021. Alte in der Pandemie „Können wir ein bisschen klönen? Ich habe gerade so ein Tief". *Der Spiegel* online, 27. März 2021. https://www.spiegel.de/panorama/gesellschaft/corona-wie-senioren-unter-der-pandemie-leiden-a-00a0470c-32aa-4c88-9019-6b18364ffe34. Zugegriffen: 17. Februar 2022.

Prof. Dr. Henriette Krug ist an der Fakultät Gesundheitswissenschaften (Fachhochschule) der Medical School Hamburg als Professorin für Ethik in Gesundheit und Medizin tätig. Nach dem Studium der evangelischen Theologie und Humanmedizin arbeitete sie als Ärztin und wissenschaftliche Mitarbeiterin in der Klinik für Neurologie an der Charité Universitätsmedizin Berlin, promovierte am dortigen Institut für Klinische Pharmakologie und Toxikologie und wechselte nach Abschluss der Weiterbildung zur Fachärztin für Neurologie und anschließender Tätigkeit im Bereich Neuropsychiatrie 2018 als Dozentin an die Medical School Hamburg. Im wissenschaftlichen Bereich interessiert sie besonders die interdisziplinäre Kommunikation zwischen Theologie/Philosophie und Medizin. Inhaltliche Schwerpunkte bilden die Interaktion von Ärzt*innen und Patient*innen, der Umgang mit und die Kommunikation von Gesundheit und Krankheit sowie die ethischen Implikationen von Neurotechnologien.

„Aber in diesem schwierigen Abwägungsprozess bewegen wir uns sehr weit auf der Seite des Schutzes von Gesundheit und Menschenleben": Zur medialen Diskursivität von Freiheit während der Coronakrise

Helene Gerhards und Uta Bittner

1   Einleitung

John Stuart Mill, Philosoph und Theoretiker des Utilitarismus, brachte das Prinzip der Freiheit in einer Gesellschaft, die nicht der Tyrannei verfallen will, auf folgende Formel:

> „That principle [of liberty; HG/UB] is, that the sole end for which mankind are warranted, individually or collectively, in interfering with the liberty of action of any of their number, is self-protection. That the only purpose for which power can be rightfully exercised over any member of a civilized community, against his will, is to prevent harm to others." (Mill 2003, 80)

H. Gerhards (✉)
Institut für Sozialforschung und Technikfolgenabschätzung (IST), OTH Regensburg, Regensburg, Deutschland
E-Mail: helene.gerhards@extern.oth-regensburg.de

U. Bittner
Heinrich-Heine-Universität Düsseldorf, Düsseldorf, Deutschland
E-Mail: bittneut@hhu.de

283

Zwang und Kontrolle auszuüben, entweder durch Bestrafung, exekutive Maßnahmen oder Sanktionierung durch die öffentlichen Meinung, ist demnach nur legitim und nützlich, wenn sie dem Schutz von Individuen und Gemeinschaften dienen oder Schaden von ihnen abwenden. Sind diese Bedingungen erfüllt, so ist es Mill zufolge Individuen möglich, ihr Leben zu leben und ihre Qualitäten zu entdecken, Gesellschaften und Gemeinwesen wird in Aussicht gestellt, sich selbst zu erhalten und Gutes weiterzuentwickeln (Pesch 2006, 162). Was als einfaches Prinzip moralische Intuitionen, rechtsstaatliche Arrangements und Gewaltenteilung orientiert, ist in der Praxis deutlich schwieriger zu beurteilen, insbesondere in Situationen der Unkenntnis und Krise. Die Coronapandemie, die seit Beginn des Jahres 2020 Gesellschaften weltweit beschäftigt (zur Übersicht vgl. z. B. Volkmer und Werner 2020; Lupton und Willis 2021), hat derartige Grundverabredungen liberaler Rechtsstaaten und des spätmodernen menschlichen Selbstverständnisses erneut ins Rampenlicht gerückt. Unbestritten und für jede*n spürbar sollte sein, dass die Coronapandemie Freiheits- und Selbstbestimmungsmöglichkeiten eingeschränkt hat; sie hat entweder selbst auferlegte Begrenzungen evoziert, aus Furcht, sich und andere mit dem neuen Coronavirus zu infizieren, oder aber durch Regierungen verordnete und durch Parlamente beschlossene Maßnahmen zur Folge gehabt, die zu fast keinem Zeitpunkt unkommentiert geblieben sind. Auch wenn also feststeht, dass eine Neubestimmung und Kritik von Freiheit und ihrer Begrenzung in der Coronakrise stattgefunden hat, ist weit weniger klar, *wie* über Freiheit unter Bedingungen der Coronapandemie gesprochen wurde und welche Überzeugungen und Bezugnahmen relevant für die gesellschaftlichen Bemühungen waren, sich mit der neuen Situation auseinanderzusetzen. Ziel dieses Beitrags ist es, dem Diskurs über Freiheit und Selbstbestimmung in der Coronakrise auf die Spur zu kommen.

2   Der medialisierte Freiheitsdiskurs im Rahmen der Coronapandemie

2.1   Das diskursanalytische Untersuchungsprogramm

Als Untersuchungsprogramm wurde die sozialwissenschaftliche Diskursanalyse mit einem wissenssoziologischen Erkenntnisinteresse (Keller 2001) gewählt, das an den diskurstheoretischen Arbeiten Michel Foucaults (vgl. Foucault 1981, 1993) orientiert ist. Ähnlich wie andere sozial- und sprachwissenschaftliche Diskursanalysen versteht diese Diskurse als materiell nachweisbare Formen gesellschaftlicher

Rede (vgl. Parr 2014, 235), die wiederum für die gesellschaftliche Konstruktion von Wirklichkeit verantwortlich sind (Keller 2004, 198). Diskurse sind meist nach Praxisbereichen organisiert, umschließen also einen mehr oder weniger eindeutigen Gegenstand einer vermittelten thematischen Auseinandersetzung (vgl. Parr 2014, 235). Die Art und Weise, wie über diese Gegenstände verhandelt wird, kann über die Entschlüsselung diskursrelevanter Deutungsmuster erfolgen. Deutungsmuster gerinnen zu einer „Typisierung [von Aussagen; HG/UB] auf höherer Aggregatebene" und liefern „grundlegende bedeutungsgenerierende Schemata, die durch Diskurse verbreitet werden" (Keller 2014, 156). Deutungsmuster sind für Diskurse und die sie lokalisierende Gesellschaft und Politik so wichtig, weil sie individuelle und kollektive Erfahrungen organisieren und zum Handeln anleiten (Keller 2001, 131). Wenn also die Logiken der Diskursivierung bestimmter Thematiken bekannt sind, ist es einfacher, gesellschaftliche Haltungen zu entschlüsseln und unter Umständen politische Entscheidungen, gerade in Krisenzeiten, nachzuvollziehen. Diskurse zu analysieren bedeutet nicht nur, thematische Kondensierungen und Strukturen des Sagbaren aufzuspüren, sondern impliziert außerdem eine gewisse Mitkonstruktion des eigenen Gegenstands (Keller et al. 2001, 15). Dies sollte dafür sensibel machen, dass identifizierte Deutungsmuster nicht alle diskursrelevanten Motive und Inhalte erfassen können und manche blinde Flecken in der Beschreibung von Diskursen bleiben. Mechanismen der Aufteilung und Ausschließung (vgl. Foucault 1993, 38) sowie Grenzziehungen sind für die Stabilisierung von Diskursen nach innen deshalb ebenso interessant; ihre Beschreibung kann die Analyse der Deutungsmuster also sinnvoll flankieren und die Ausrichtung des Diskurses genauer charakterisieren.

Diese methodologischen Vorüberlegungen münden in folgende Vorentscheidungen für eine Diskursanalyse: Als zentraler Praxisbereich sind die Auswirkungen der Coronakrise auf gesellschaftliche Ordnungsroutinen gesetzt, wobei sich das Analyseinteresse insbesondere auf gesellschaftlich perzipierte Freiheitsbedingungen und -praktiken während der Pandemie konzentriert. Das übergeordnete Analyseinteresse und die möglichen Diskursinhalte werden strategisch auf Deutschland und auf die sogenannte frühe Phase der Coronapandemie fokussiert (s. u.). Nachweisbar gemacht werden soll der Diskurs um Freiheit, Selbstbestimmung und Corona durch die Bestimmung wesentlicher Aussagen eines Mediendiskurses, der anhand von Textdokumenten deutscher Printmedien untersucht wird. Um das Programm und den Zugang der Diskursanalyse methodisch strukturiert und nachvollziehbar umzusetzen, werden die Textdokumente qualitativ analysiert (vgl. Mayring 2015), wobei erste induktive Materialschauen durch Zusammenfassung, Explikation und Strukturierung in deduktive Kategorieanwendungen überführt werden. Die Kategorieanwendungen nehmen die Erkenntnisse der Diskursformation über spezifische Deutungsmuster in sich auf, wobei die Darstellung nach übergeordneten Deutungsmustern und querliegenden Diskursinhalten angelegt wird. Im Folgenden werden zunächst das spezifische methodische Vorgehen bei der Materialauswahl sowie die Zusammenstellung des Datenkorpus beschrieben. Daran schließt sich eine ausführliche qualitative Analyse der erhobenen Printmediendokumente an, die sich eng am deduktiv entwickelten Kategoriensystem orientiert und durch reichhaltige Belege aus dem Material unterfüttert ist. Relevante Deutungsmuster und Diskursformationen werden in diesem Zuge dargestellt. Den Schluss bildet ein Fazit.

2.2 Vorgehen bei der Materialauswahl und Beschreibung des Datenkorpus

Es wurde zunächst eine Analyse angestrebt, die die mediale Repräsentanz des Themas *Corona und Freiheit* im Jahr 2020 betreffen sollte. Bei der Auswahl der Datenquellen wurde entschieden, sich auf Printmedienartikel zu konzentrieren. Die Auswahl der Printmedien wiederum wurde anhand dreier Kriterien orientiert: i) Diskursstärke des Mediums, gemessen an der Auflagenstärke; ii) Repräsentanz gesellschaftspolitisch relevanter und unterschiedlicher Meinungspositionen bzw. redaktioneller Ausrichtungen, iii) forschungsstrategische Pragmatik, vor allem die Zugänglichkeit zu den Medienartikeln. Auf Basis dieser Kriterien wurde die Analyse von Medientexten aus drei Zeitungen, nämlich *Frankfurter Allgemeine Zeitung* (FAZ), *Süddeutsche Zeitung* (SZ) und *Bild* (BILD), vorbereitet. Diese stellen seit Jahren die auflagenstärksten überregionalen Tageszeitungen in Deutschland dar (Schröder 2020; Statista 2022) und bilden das Spektrum von liberal-konservativen, linksliberalen bis (rechts-)konservativen Deutungen überzeugend ab. Als Auswahlzeitraum wurden zunächst Artikel ab 30. Januar 2020 bis einschließlich 31. Dezember 2020 erfasst, da am 27. Januar 2020 der erste Coronafall in Deutschland nachgewiesen wurde (Merlot 2020) und die Weltgesundheitsorganisation am 30. Januar 2020 die gesundheitliche Notlage von internationaler Tragweite erklärte (WHO 2022).

Die Erstellung und spätere Reduktion des Datenkorpus erfolgte in einem mehrschrittigen Verfahren: In einer ersten Datensichtung wurde eruiert, welche Suchbegriffe zu welchen Ergebnissen führen und durch welche Suchstrategien sich auf den ersten Blick gehaltvolle und empirisch handhabbare Artikelmengen herausstellten. Die ersten Eingaben umfassten unter anderem die Begriffe Autonomie und Selbstbestimmung, da ein spezifischer Mediendiskurs rund um diese politischen und philosophischen Konzepte in Coronazeiten vermutet wurde (vgl.

Gerhards et al. in diesem Band). Diese erwiesen sich als Suchbegriffe allerdings als nicht sehr ergiebig, da nicht viele Treffer erzielt wurden. Deswegen wurde der zwar nicht streng synonyme (zur Abgrenzung siehe Hildt 2006, 56 und weiter unten), aber konzeptuell breitere, alltagssprachlich verbreitetere sowie möglicherweise diskursanschlussfähigere Begriff Freiheit herangezogen, um das Datenmaterial zusammenzustellen. Da auf die drei Zeitungen über jeweils andere digitale Archive zugegriffen werden musste (Zugriff: Januar und Februar 2021), wurden die Suchstrategien datenbankspezifisch angepasst, um möglichst gleichwertige Suchergebnisse zu reproduzieren (vgl. Tab. 1).

Es wurden folglich insgesamt n = 940 Artikel im Zeitraum ab 30. Januar 2020 bis einschließlich 31. Dezember 2020 erfasst. Die Artikel wiesen unterschiedlichste Genreeigenschaften auf, es fanden sich Berichte, Kommentare, Reportagen, Hintergrundberichte, Aufmacher, Interviews, Standpunkte sowie Leser*innenbriefe unter den Ergebnissen. Aufgrund des Größen-Auswahlkriteriums – aus der FAZ und SZ wurden nur Texte mit mehr als 1.000 Wörtern in das Korpus einbezogen (vgl. Tab. 1) – ergab sich zudem, dass reine Kurznachrichten nicht mit aufgenommen wurden. Eine erste grobe Häufigkeitsbetrachtung dieser rein technisch erhobenen und zunächst nicht weiter qualitativ-inhaltlich geprüften Artikel ergab, dass die meisten Medienartikel in den Monaten April (n = 123 Artikel), Mai (n = 126 Artikel) und Juni (n = 104 Artikel) veröffentlicht wurden (n = 353). Da aus forschungspragmatischen Gründen nicht alle 940 Artikel des Gesamtzeitraums bzw. 353 Artikel der trefferstärksten Monate weiter betrachtet und ausgewertet werden konnten, wurde diese relativ hohe Dichte an Treffern bzw. Aussagen über Freiheit und Corona zum Hinweis genommen, sich weiterhin auf die Analyse der Medienberichterstattung in einem engeren Zeitraum während des Frühjahrs und Frühsommers 2020 zu konzentrieren. Mitte März bis Anfang Mai wurden außerdem die ersten landes- und bundesweiten Maßnahmen zur Eindämmung der Virusinfektionen getroffen, die als der erste deutschlandweite Lockdown während der Coronapandemie bekannt wurden. Diese Maßnahmen wurden in der Öffentlichkeit als Zäsur wahrgenommen und breit medialisiert, weswegen die Zeitspanne ihrer Geltung als noch relevanter für das Forschungsinteresse bewertet werden konnte.

In den ersten Lockdown fiel gleichfalls das Osterfest, das in Deutschland als religiöses Fest, an dem die Menschen zusammenkommen, durchaus verankert ist, weshalb das Thema *Freiheit während einer Pandemie* hier diskursiv besonders salient werden konnte. Außerdem lagen die Osterferien im Zeitraum des Lockdowns, womit abermals eine Sondersituation entstand, da Ferienzeit immer auch Reisezeit bedeutet, in der die Menschen im In- und Ausland Urlaub machen wollen. Es erfolgte daher eine weitere Eingrenzung des Datenkorpus, indem als

Tab. 1 Erhebung Artikel über Datenbanken. (Eigene Darstellung)

Print-medium/ Überregionale Tageszeitung (Kürzel)	Archiv	Zeitraum	Suchbegriffe und Operatoren	Spezifika der Datenbankausgabe	Auswahl Artikel nach Wörteranzahl	Treffer Artikel
Frankfurter Allgemeine Zeitung (FAZ)	F.A.Z.-Bibliotheksportal	30.01.2020–31.12.2020	*Corona AND Freiheit*, Suche über alle Felder und Ressorts	Die Datenbank erfasst mit dem Suchbegriff *Freiheit* auch Komposita, also z. B. *Freiheit, Freiheitsbeschränkung, freiheitlich, Meinungsfreiheit*	>1000	419
Süddeutsche Zeitung (SZ)	SZ-LibraryNet	30.01.2020–31.12.2020	*Corona AND *freiheit**, Suche über alle Felder und Ressorts	Da die Datenbank mit *Freiheit* keine Komposita erfasst, aber ein vergleichbarer Zugriff erfolgen sollte, wurde mit Platzhalter * gearbeitet, also: **freiheit**, wodurch auch Komposita auffindbar wurden	>1000 (in Datenbank als „große Artikel", Wortanzahl manuell kontrolliert)	414
Bild (BILD)	Nexis Uni (Bild Bund)	30.01.2020–31.12.2020	*Corona AND Freiheit!*, Suche über alle Felder und Ressorts	Für größtmögliche Vergleichbarkeit zu FAZ/SZ wurde *Freiheit!* gewählt, um auch Begriffskomposita zu erfassen. Ohne das nachgeordnete *!* erfasst Nexis mit *Freiheit* keine Komposita. Komposita wie *Freiheitsbeschränkung* wurden erfasst, aber nicht Komposita mit vorangestellter Ergänzung wie zum Beispiel *Meinungsfreiheit*	>0 (Artikellänge BILD *per se* kurz)	107
						Σ 940

Untersuchungszeitraum die Phase des ersten bundesweiten Lockdowns (vgl. o. V. 2022; Bundesregierung 2020a, b) in der Coronapandemie gewählt wurde, der vom 16. März 2020 bis zum 6. Mai 2020 andauerte. In den Zeitraum 16. März 2020 bis einschließlich 4. Mai 2020[1] fielen n = 203 Medienartikel (SZ: n = 80 Artikel[2], FAZ: n = 90 Artikel, BILD: n = 33 Artikel), die für eine ausführliche qualitative Textanalyse herangezogen wurden. Diese 203 Medientexte stellten letztlich das Korpus für die qualitative Analyse dar.

2.3 Entwicklung und Beschreibung des Kategoriensystems

Die Entwicklung und Erstellung sowie die Codierung der Artikel wurde computergestützt mit dem Programm MAXQDA 2020 (VERBI Software 2019) vorgenommen. Die qualitative Inhaltsanalyse nach Mayring (2015) erlaubt die deduktive Kategorieanwendung und induktive Kategorienentwicklung gleichermaßen und optimiert durch zirkuläre Verfahren der Anwendung, Paraphrasierung, Zusammenfassung und Anpassung der Codiergänge die Ergebnisse. Die übergeordnete Kategorie *Freiheit/Selbstbestimmung* wurde deduktiv gebildet, um die Bedeutung von Freiheit im Coronapandemie-Diskurs auszuleuchten.[3] Diese Kategorie wurde zentral gesetzt und, anders als bei der initialen Suchstrategie, um den Begriff *Selbstbestimmung* erweitert, um alle möglichen Nuancen im Bedeutungsumfang dieser diskursprägenden Konzepte erfassen

---

[1] Die Telefonkonferenz der Kanzlerin mit den Ministerpräsident*innen zu den Lockerungen der Maßnahmen fand erst am 6. Mai 2020 statt, zwei Tage zuvor allerdings öffneten bereits erste Schulen und Friseursalons (o. V. 2020a, b).

[2] SZ-Library-Net gab zwei Artikel fälschlicherweise als zwei Dateien aus, weswegen tatsächlich 78 SZ-Artikel vorlagen. Aus datenorganisations- und technischen Gründen und da die journalistische Bezeichnung *Artikel* für Textsammlungen wie Leser*innenbriefe ohnehin nicht ganz zutreffend ist, wurde daraufhin der Begriff *Dokumente* verwendet. Es wurde die Anzahl dieser Dokumente gezählt.

[3] Zwar wurden auch in den ersten Sichtungsrunden des Materials weitere induktive Kategorien, bspw. *Maßnahmen/Beschränkungen* und *Belastungen,* angelegt und Codings zugeordnet, um den Diskurs über die materiellen politischen Instrumente und die psychosozialen Effekte der Pandemie zu charakterisieren; diese Kategorien wurden allerdings im Verlauf der probeweisen und diskutierten Codierungen nicht weiter befüllt, um die Komplexität der diskursiven Deutungszugänge zum Themenkomplex Freiheit und Corona nicht über Gebühr zu erhöhen.

zu können: So sollten mit dieser deduktiven Kategorie nicht nur Wünsche und Präferenzen von Individuen und Kollektiven im Hinblick auf konkrete Situationen erfasst werden – also ob Menschen und die Gesellschaft tun können, was sie möchte(n) – (vgl. Hildt 2006, 56), es sollten auch Bewertungshorizonte und -ergebnisse von Selbstbestimmungsmöglichkeiten in einer Pandemie abgebildet werden.

Bei den ersten stichprobenmäßigen, paraphrasierenden und nach weiteren thematischen Clustern strukturierten Durchsichten der Medienartikel sowie den ersten probeweisen induktiven Codierungen unter *Freiheit/Selbstbestimmung* stellte sich heraus: Freiheit und Selbstbestimmung wurden in der betrachteten frühen Phase der Coronapandemie unter den diskursanalytisch relevanten Deutungsmustern einer Grundrechtsdiskussion verhandelt (vgl. z. B. auch Papier 2020; Kersten und Rixen 2020, 45 ff.). Um ein genaueres Bild davon zu erhalten, wie verfassungsmäßige individuelle Freiheitsrechte und Selbstbestimmungs-desiderate angesichts von Zielkonflikten möglicherweise in Konkurrenz stehen und darüber hinaus angesichts der Auswirkungen auf die gesamtgesellschaft-liche Ebene diskursiviert werden, wurden der deduktiven Kategorie *Freiheit/ Selbstbestimmung* weitere Subkategorien angefügt, die sich an den Grund- bzw. Freiheitsrechten des Grundgesetzes orientieren (vgl. Epping 2019). Dabei wurde davon ausgegangen, dass diese sich auf internationale und globale Diskurs-kontexte, die durch die Suchstrategien ebenfalls zu emergieren schienen, über-tragen lassen, also auch in Debatten in und über Regionen, in denen das deutsche Grundgesetz nicht gilt, in Anschlag gebracht werden können.[4] Ob die Rechte und die Selbstbestimmung von Bürger*innen angesichts der Coronapandemie-Politik innerhalb und außerhalb Deutschlands durch deutsche Medien als respektiert angesehen wurden bzw. wie unterschiedliche Prioritätensetzungen oder Strategiemaßnahmen bewertet wurden, lässt sich offenbar entsprechend der einzelnen im Grundgesetz verankerten Freiheitsrechte (zumeist im Sinne von Abwehrrechten gegenüber dem Staat oder kollektiv verbindlich verfolgten

---

[4] In gewisser Weise wurden so Berichts- und Deutungsschemata deutscher Medien und das Grundrechtsverständnis des deutschen Verfassungsstaates in *verkürzender* Weise auf Ver-hältnisse und Rechtsverständnisse anderer nationaler und globaler Kontexte angewendet und somit möglicherweise nationalzentristische Diskurslogiken reproduziert (vgl. zur grund-legenden Problematik kolonialisierender [Auslands-]Berichterstattung Dießelmann und Hetzer 2018); allerdings stellte die Strategie, ein auf Grundlage deutscher Grundrechts- und Freiheitsverständnisse verfasstes Kategoriensystem zu nutzen, ein begründetes Verfahren dar, da die Auslandsberichterstattung zu dem Thema *Corona und Freiheit* nie ganz ohne latente Bezugnahmen und Bewertungshorizonte zu der Situation in der Bundesrepublik auskam.

Interessen, *status negativus*) thematisieren. Das Kategoriensystem (siehe Tab. 2) wurde in Anlehnung an die im Grundgesetz genannten Freiheitsrechte und die in der Rechtssprechungspraxis sowie in rechtspolitischen Diskursen konstituierten Ausprägungen der Freiheitsrechte weiterentwickelt. Codiert wurden zudem auch Segmente, die keine explizite Nennung der konkreten Grund- und Freiheits-rechte aufwiesen, sondern auf jene bzw. deren Schutzbereiche implizit referierten. Diese Codierweise wurde hermeneutisch vorgenommen und ihre Geltung durch mehrmalige Intercoder-Abstimmung validiert. Segmente durften demnach auch mehrfach, also mit unterschiedlichen Kategorien codiert werden. Mit dem abgebildeten Kategoriensystem in Tab. 2 ist außerdem die Verteilung der ins-gesamt n = 581 codierten Segmente auf die Kategorien und die einzelnen Sub-kategorien verzeichnet; über diesen quantifizierenden Zugriff lassen sich erste vergleichende Relevanzen der Kategorien erfassen. Sie reichen von sehr starken Thematisierungen (z. B. Freiheit/Selbstbestimmung; Allgemeine Handlungsfrei-heit/Freiheit der Person; Bewegungsfreiheit; Meinungsfreiheit; Informations-freiheit; Pressefreiheit) bis sehr geringen bzw. (Nicht-)Thematisierungen (Wissenschafts-/Forschungs-/Lehrfreiheit; Unverletzlichkeit der Wohnung; Vereinigungs- und Koalitionsfreiheit). Insgesamt wurden mit dem in der Tab. 2 dargestellten Kategoriensystem n = 160 Dokumente (SZ: n = 54, FAZ: n = 77, BILD: n = 29) im Untersuchungszeitraum codiert, die restlichen 43 Dokumente bzw. Artikel des Gesamtkorpus (n = 203) enthielten zwar durch die rein technische Erhebung je die Begrifflichkeiten *Corona* und *Freiheit,* konnten jedoch nicht mit der finalisierten Heuristik eindeutig erfasst werden oder formierten keine direkten bzw. nur sehr peripher relevante Sinneinheiten und wurden ent-sprechend nicht durch das vorliegende Kategoriensystem berücksichtigt.

Im Folgenden werden die Ergebnisse der qualitativen Textanalyse dargestellt, indem die wesentlichen Inhalte der Kategorie beschrieben und als Deutungs-muster des betrachteten Diskurses interpretiert werden.

2.4 Qualitative Inhaltsanalyse der Printmedienartikel

2.4.1 Freiheit und Selbstbestimmung

Mithilfe der übergeordneten Kategorie *Freiheit/Selbstbestimmung* lässt sich ein medialisiertes diskursives Panorama zum generellen Stellenwert von Frei-heit und Selbstbestimmung in der frühen Phase der Coronapandemie entwerfen. Mit dieser Kategorie stehen noch nicht primär diskursive Bezugnahmen auf einzelne Grund- und Freiheitsrechte und die mit ihnen verknüpften sozialen

Tab. 2 Übersicht Kategoriensystem mit Angabe der Anzahl codierter Segmente (je [Sub-]Kategorie). (Eigene Darstellung)

Kategorien			Codings
Freiheit/Selbstbestimmung			
Allgemeine Handlungsfreiheit/Freiheit der Person			206
	Recht auf informationelle Selbstbestimmung		68
			35
	Bewegungsfreiheit		47
Recht auf Leben und körperliche Unversehrtheit			53
Wissenschafts-, Forschungs- und Lehrfreiheit			1
Religionsfreiheit/Glaubens- und Gewissensfreiheit			23
Berufsfreiheit/Gewerbefreiheit			18
Versammlungsfreiheit			33
Eigentumsfreiheit			9
Unverletzlichkeit der Wohnung			0
Freizügigkeit			14
	Reisefreiheit		26
Meinungsfreiheit, Informationsfreiheit, Pressefreiheit			47
Vereinigungs- und Koalitionsfreiheit			1
			Σ 581

Realitäten und Schutzbereiche im Vordergrund, diese werden weiter unten einer systematischen Analyse unterzogen. Die übergeordnete Kategorie ermöglicht es zunächst, Eindrücke von den diversen Herausforderungen zu gewinnen, mit denen sich Menschen im Verhältnis zu sich selbst, zu anderen Personen und zum (staatlichen) Gemeinwesen konfrontiert sehen, und zwar Eindrücke derjenigen Herausforderungen, die die deutsche Medienöffentlichkeit im Zuge der Coronamaßnahmen und der soziopolitischen Vermittlungs- und Entscheidungsprozesse im Zeitraum des ersten Lockdowns identifizierte.

Bevor die Coronakrise nicht nur als medizinische, sondern als (rechts-) politische und gesamtgesellschaftliche Krise rezipiert und diskursiviert werden konnte, musste ihre Relevanz als systemübergreifende „Grenzsituation" (FAZ_0418_Mitscherlich-Schönherr) zunächst überhaupt auch diskursiv markiert werden. In einem Artikel zu den erschwerten Bedingungen für den Profifußball findet sich eine Proposition, bei der deutlich wird, dass es sich um Probleme für das große Ganze handelt: „Aber viele Maßnahmen, die gerade in der Seuchenabwehr durchgepaukt werden, sind in normalen Zeiten mit unserem westlichen Freiheitsverständnis nur mühsam vereinbar" (SZ_0316_Röckenhaus). Damit ist der Ton der diskursiven Verhandlungen gesetzt: Es gibt Grundrechte, ein spezifisches Freiheitsverständnis und eine Rechtsrealität, die in ‚normalen Zeiten' harmonisiert scheinen. Die Coronapandemie begründe eine zuvor nicht für möglich gehaltene Situation (SZ_0425_Charisius et al.) fernab eines Normalzustands (SZ_0323_Wernicke), begründe eine weltweite Schicksalsgemeinschaft (FAZ_0406_Teutsch) und die verfügten Maßnahmen zur Pandemiebekämpfung, die erforderlich sind oder scheinen, konstituierten nun einen politisch-kulturellen, vielleicht sogar einen zivilisatorischen Bruch. Die Berichterstattung über die politische Kommunikation in Österreich steht paradigmatisch für diese Einschätzung: „‚Außergewöhnliche Situationen mögen außergewöhnliche Maßnahmen benötigen, aber diese Maßnahmen dürfen nur in rechtsstaatlich einwandfreier Form getroffen werden', hieß es seitens der SPÖ." (FAZ_0319_ Grunert et al.) Die Perspektivierung darauf, was als ursächlich von der Gesellschaft für die neue Situation begriffen werde, kommt als Orientierungsversuch zum Vorschein: Ist es das Virus an sich oder der Staat, der gesellschaftliche Freiheit bzw. Grundrechte zur Disposition stellt (SZ_0423_oV)? Schon früh versucht ein Leser*innenbrief zu betonen, dass Kritiken der Einschränkung von Grundrechten entgegnet werden müsse, dass die Regierungen Maßnahmen ergriffen hätten, die mit dem zu dieser Zeit gültigen Wissensstand und einer hohen Akzeptanz zu rechtfertigen seien (SZ_0423_oV).

Wie auch immer diese Frage nach der grundsätzlichen Natur der Krise – Krise durch den Gesundheitsnotstand oder Krise einer Demokratie- bzw. Rechts-

staatskrise – beantwortet wird, scheint der Aspekt der Deutungs- und Ent-
scheidungsgewalt in dieser Situation wichtig zu sein; Wissenschaft liefere zwar
Informationen und erarbeite das Wissen, auf dessen Grundlage gehandelt werden
könne, Entscheidungen dürften allerdings nur im politischen Rahmen getroffen
werden. Während die einen fordern, dem Staat Vertrauen entgegenzubringen
und damit ein gewisses Maß an (exekutiver) Handlungsfreiheit zu ermöglichen
(FAZ_0409_Thüsing et al.), machen die anderen das Argument stark, dass
kollektiv verbindliche Entscheidungen in einem demokratischen Rechtsstaat die
gewählten Repräsentant*innen zu treffen hätten (FAZ_0403_Grundmann). Der
gesellschaftlichen Diskussion wird allerdings auch im deutlich populistischeren
Ton eine Entpolitisierung und Entdemokratisierung vorgeworfen, die durch
„Fügsamkeit […] [und] Enthusiasmus, mit denen wir auf Geheiß von Experten
unsere fundamentalsten Grundrechte preisgegeben" hätten (Bild_0504_von
Schönburg), herbeigeführt worden seien – die Feind*innen der offenen Gesellschaft sähen mit Corona ihre Stunde gekommen (Bild_0328_Hager), was durch
gute Entscheidungen verhütet werden müsse. Die Auswirkungen der Infektions-
schutz-Entscheidungen im Vorhinein zu beurteilen, stelle indes eine besondere
Herausforderung dar: Zum Beispiel müsse beachtet werden, dass gesundheitliche Schäden sich nicht nur durch das Virus, sondern auch aus den freiheits-
begrenzenden Maßnahmen zum Zwecke der Pandemiebekämpfung ergeben
könnten, sodass der Kontrast Freiheit vs. Gesundheit infrage gestellt bzw. auf-
geweicht werden könnte (FAZ_0330_Deutscher Ethikrat).

Vor allem prozessorientierte Fragen, also nicht nur die Folgenabschätzungen
für die Güter Freiheit und Sicherheit an sich, werden diskutiert. So wird beispielsweise die Frage nach der Dauer der Freiheitsbeschränkungen thematisiert,
ebenso, ob und wann der vollumfängliche Genuss der Freiheitsrechte wieder-
hergestellt werden könnte (SZ_0320_oV; SZ_0423_oV; FAZ_0320_Wißmann).
Zudem wird in der Situation großer Unsicherheit („Gefahrensituation",
FAZ_0423_Schwarz) auf die Schwierigkeit hingewiesen, adäquate Maßnahmen
zu treffen, da sich Wissensbestände und Prognosen während der Pandemie täglich veränderten (FAZ_0423_Schwarz). Es findet sich also im Anschluss an
die Etablierung der Maßnahmen schon früh auch ein Diskursstrang über die
Lockerung der getroffenen Maßnahmen, die mit Begriffen und Wendungen wie
„Exit-Strategie" (FAZ_0331_Burger et al.), „Öffnungsperspektive" (FAZ_0330_
Deutscher Ethikrat) und „schrittweise zu lockern" (FAZ_0403_Ritschl)
formuliert werden. Hier finden sich überdies Befürchtungen, dass durch den
„Bann dieses gemeinschaftlichen Solidaritätsverständnisses", womit die anfäng-
liche Bereitschaft der Bevölkerung gemeint ist, sich an die Maßnahmen zu halten
und deren Anforderungen sogar praktisch noch zu übertreffen, ein „Exit" nur

schwer zu finden sei (FAZ_0418_Mitscherlich-Schönherr). Mit der öfter zitierten Äußerung der Bundeskanzlerin Angela Merkel über geführte „Lockerungsdiskussionsorgien" (z. B. FAZ_0424_Lohse) bzw. „Öffnungsdiskussionsorgien" (Bild_0421_Ess et al.) erfuhr die Debatte um die Aufrechterhaltung bzw. Aufhebung der Maßnahmen eine vorläufige diskursive und politische Zuspitzung. Im selben Zuge wird das Ende der politischen Einmütigkeit von politischen Akteur*innen an- und ausgesprochen (FAZ_0424_Lohse; Bild_0424_Lindner). Außerdem wird in dieser prozessorientierten Lesart der Wert von Freiheit und Selbstbestimmung in der Coronapandemie deutlich, dass, je länger die Freiheitseinschränkungen dauerten, eine immer genauere Prüfung der Grundrechtseingriffe erfolgen müsse (FAZ_0425_Lepsius).

Die Forderung nach Prüfung der Grundrechtseingriffe, ein (wie auch weiter unten zu sehen sein wird) medialisiertes rechtspolitisches und juristisches Argument, findet ihren Widerhall als gesellschaftspolitische Forderung: Das Verständnis der Bürger*innen für die Maßnahmen sei groß, es drohe jedoch im Verlaufe der Pandemiesituation immer mehr abzunehmen (Bild_0409_von Bayern). Der „Tag der Freiheit" (Bild_0415_Piatov et al.) wird in einem Text bereits Mitte April 2020 erwartet. Deutlich wird, dass die Akzeptanz der staatlichen Eingriffe in die Grundrechte der Menschen von den Medien als durch die Ausnahmesituation herbeigeführt verstanden wird, die Eingriffe jedoch als Drahtseilakt beurteilt werden. Die Deutung der Geschehnisse ist kompliziert und die Verantwortung der schwierigen Lage der freiheitlichen Gesellschaft Deutschlands diffus. Die Bezugnahme (z. B. Bild_0427_Reichelt; Bild_0427_Schuler) auf das *Tagesspiegel*-Interview mit dem Bundestagspräsidenten Wolfgang Schäuble (Birnbaum und Ismar 2020), der die Ansicht, dem Lebensschutz sei auch in einer Pandemie nicht alles unterzuordnen, merklich sagbar machte, zeigt zudem, dass ein Richtungswechsel diskursiv schon früh zu registrieren ist: von einer radikal anmutenden Bekämpfung des Virus und breiten Akzeptanz der Maßnahmen hin zu einem Klima, in dem andere Werte und Güter wieder als gleichrangig verstanden werden sollten und Einsicht einkehren müsse, dass jede*r dereinst sterben wird (vgl. auch weiter unten).

Der Ausnahmezustand der Pandemie zeigt durch die Medien vermittelte unterschiedliche Auswirkungen auf die betroffenen Subjekte und ihre gelebten Rollen, Routinen, Gefühle sowie körperliche Aktivitäten. Sobald der mediale Blick mehr auf die Mikro- und Mesoebene fällt, wird deutlich, dass Erfahrungswelten divers sind: Die Pandemie, so heißt es, decke beispielsweise das auf, was zuvor bereits im Argen lag oder sich als ohnehin sensibler Kontext präsentiere; sie wird als Katalysator für das traditionelle Familienbild (SZ_0404_Fromme) bewertet, *Homeoffice* und häusliche Kinderbetreuung seien aus Sicht der Familienministerin Franziska

Giffey neue Anforderungen, die auch unter dem Aspekt der kindlichen Entwicklung schwierig miteinander zu vereinbaren seien (SZ_0430_Heidtmann und Rossbach). Der behördlich vorgeschriebene Ausstieg aus dem Hamsterrad des normalen Alltags gebe aber auch Gelegenheit, sich individuell und gesellschaftlich zu besinnen (SZ_0404_Fromme; vgl. zu diesem Motiv auch Gerhards et al. in diesem Band). Auch vor der Pandemie sei der Freiheitsrahmen schon durch fundamentale Abhängigkeiten des Individuums von gesellschaftlichen Bedingungen begrenzt gewesen (FAZ_0423_Jahn und Schmitt-Leonardy), die Pandemie stelle allerdings eine Chance dar, zu reflektieren und „innere Freiheit, für sich selbst einzustehen", zu gewinnen (FAZ_0411_Kals). Andere Texte wiederum deuten die Situation nicht als Fortführung oder Verschärfung von Lebenslagen oder als Chance, sondern als grundlegend irritierenden Zustand: „Die Freiheit, der moderne Wert, der alle anderen aussticht, ist vorübergehend außer Kraft gesetzt, nicht durch einen Tyrannen, sondern aus Angst, dem Gefühl, das alle anderen Gefühle überlagert." (SZ_0324_Illouz) Angst wird in weiteren Texten (SZ_0404_Heidtmann; FAZ_0424_Petersen; Bild_0504_von Schönburg) als Freiheitsbegrenzung angeführt – Angst wird politisch:

> „Wird uns dereinst die Frage gestellt, ob uns die Angst derartig im Griff hatte, dass wir ohne Bedenken bereit gewesen sind, Kunst und Literatur, Theater und Film über die Klinge springen zu lassen? Wird also von dieser Zeit dergestalt die Rede sein, dass man sich erzählt, wie alle zuerst gefürchtet haben, das Klopapier werde aus der Welt verschwinden, aber in Wahrheit lief das Betriebssystem der demokratischen Gesellschaft mit atemberaubender Geschwindigkeit aus?" (SZ_0328_Klute)

Weitere dominierende Gefühle, die auch die Autonomie und freie Lebensführung betreffen, sind laut Mediendiskurs verlorene Lebenslust und Planungsunsicherheit (SZ_0331_oV; SZ_0328_Klute). Man gibt sich diesen persönlichen und sozial wie politisch ubiquitären Gefühlslagen jedoch nicht einfach geschlagen: Im vorhandenen Freiheitsrahmen möchten Personen noch Entscheidungen treffen können, auch wenn ihr Spielraum klein ist. So wird etwa von den Wünschen und Überlegungen berichtet, Schüler*innen individuell entscheiden zu lassen, ob sie ein Durchschnittsabitur erlangen oder in eine Abiturprüfung gehen wollen (SZ_0331_oV). Hierin zeigt sich, dass trotz eines eingeschränkten Korridors zur Ausübung selbstbestimmten Lebens die Räume zu Entscheidungen genutzt werden möchten und eingefordert werden, insbesondere in Fällen, in denen es um die eigene Zukunftsgestaltung geht. Die personale Selbstbestimmung lässt sich aber auch unmittelbarer am Thema der körperlichen Aktivität (vgl. auch weiter unten zur Bewegungsfreiheit) ablesen: Es zeigt sich, dass Jogging als neue Freiheit verhandelt wird, als eine Aktivität, die man noch selbst wählen und bestimmen kann (SZ_0430_Brems). Diese Effekte auf intrapersoneller, interpersoneller und systemischer Ebene zeigen die Vielfältigkeit der Autonomie- und Verantwortungsbezüge, die durch die Coronapandemie auf die Probe gestellt sind. Allerdings werden nicht nur unterschiedliche Effekte auf begrenzte Selbstbestimmungsmöglichkeiten und diffuse Verantwortungsstrukturen aufgezeigt – auch wird die Ordnung der Autonomie in der Coronagesellschaft neu verhandelt. So wird beispielsweise darüber reflektiert, wer Autonomie wie beanspruchen könnte: Sollten Genesene nicht wieder unbekümmert am sozialen Leben teilnehmen können (FAZ_0328_Ross et al.)? Sollte Systemrelevanz darüber entscheiden, welchen Beschäftigten Freiheitsgrade gewährt werden sollten bzw. müssten (FAZ_0425_Lepsius)? Könnte, und wenn ja, wie, eine Teststrategie als Freiheitsmöglichkeitsbedingung gewertet werden (FAZ_0502_Anderl und Becker)?

Der Gegensatz Wirtschaft und Freiheitsliebe vs. Epidemiologie und Maßnahmen (SZ_0404_Braun und Henzler) kristallisiert sich als weiteres stark thematisiertes übergeordnetes (Sach-)Problem heraus. Dadurch wird deutlich, welche Wertigkeit einer funktionierenden und gedeihenden Wirtschaft zugeschrieben ist, wenn etwa gezeigt wird, was für selbstständige Künstler*innen mit Einnahmeinbußen auf dem Spiel steht (siehe bspw. SZ_0417_Mayer und Salavati). Wirtschaftsorientierte Politiker*innen wie der FDP-Bundesvorsitzende Christian Lindner verteidigen zwar die Maßnahmen, verweisen dennoch auf die Freiheit, den sozialen Frieden und die Wirtschaft, die gleichermaßen als bedroht angesehen werden könnten (FAZ_0326_Carstens), zumal die Wirtschaft in der Krise als primärer *enabler* von „Wohlstand, Freiheit und nicht zuletzt ein[es] starke[n] Gesundheitssystem[s]" (Bild_0403_Bockenheimer) anerkannt werden müsse. In anderen Meinungsstücken finden sich ebenfalls Gegenüberstellungen der Güter Freiheit, Menschenleben und Wirtschaft wieder (FAZ_0407_Soldt). Dabei wird darauf gesetzt, dass sich gesellschaftliche, aber vor allem ökonomische Zustände bald wieder normalisieren sollten (FAZ_0414_Baumann), und es gilt als irrig, eine „Alternative zwischen einem solidarischen Verzicht auf eine Vielzahl von Freiheitsrechten und einer egoistischen Orientierung an den ökonomischen Eigeninteressen" aufzumachen (FAZ_0418_Mitscherlich-Schönherr). Schweden mit seinem Sonderweg wird in dieser Phase des Diskurses *pars pro toto* als „Insel der Freiheit" (SZ_0421_Strittmatter) positioniert und die schwedische Politik mit dem Vorgehen anderer Staaten verglichen (Bild_0427_Raasch). Hier formiert sich der Eindruck, dass unterschiedliche politische Systeme der Freiheit (Freiheit hier nun nicht verstanden als Ergebnis der Abwehr staatlicher Eingriffe in die Autonomie der Menschen, sondern vor allem als Bedingung für den freien Fluss von materiellen und Rechtsgütern) nicht im gleichem Maße Wichtigkeit zugeschrieben hätten. Das „asiatische Vorgehen" (FAZ_0403_Ritschl) wiederum wird davon noch einmal differenziert und mit dem deutschen bzw. europäischen Vorgehen kontrastiert (vgl. weiter unten).

Folgerungen für das Deutungsmuster: In der übergeordneten Kategorie *Freiheit/Selbstbestimmung* werden unterschiedliche systematische Bezugsebenen von Freiheit und Autonomie eröffnet (Person, soziale Beziehungen, Gefühle, systemische oder organisatorische Kontexte, gesamtgesellschaftliche Verhandlungen), der staatliche Handlungsrahmen definiert sowie Effekte auf und (Neu-)Ordnungsweisen von Selbstbestimmung konkretisiert. Dies scheint diskursiv notwendig, weil es sich offenbar um einen Ausnahmezustand und eine krisenhafte Grenzsituation handelt. Mit weiterem Blick auf die Subkategorien lassen sich die Objekte der rechtlichen und gesellschaftlichen Abwägung von Gütern, einzelnen Freiheitsrechten, Autonomiepraktiken und Schutzbereichen genauer ausleuchten.

2.4.2 Allgemeine Handlungsfreiheit/Freiheit der Person

Zunächst zieht sich eine vermeintlich aporetische Schematisierung (individuelle Handlungs-)Freiheit vs. Prävention der „Ausbreitung der Infektion" (SZ_0321_Janisch; siehe auch BILD_0420_Bockenheimer) bzw. Schutz vor Krankheit und Tod (SZ_0317_Gertz) bzw. Gesundheit (FAZ_0424_Lohse) durch die Kommentierung der Maßnahmen hindurch: „Jedem Politiker – ob auf Bundes-, Länder- oder kommunaler Ebene – dürfte dieser Tage das Dilemma schmerzlich bewusst ein: Welche Einschnitte in die persönlichen Freiheiten und die Freiheiten einer Gesellschaft sind noch vertretbar, bei dem Versuch, durch Herunterfahren des öffentlichen Lebens Menschen vor dem Tod zu bewahren?" (FAZ_0323_Burger et al.)

Der Umgang mit Kontaktverboten im öffentlichen Raum Hamburgs und welche Abwägungen – etwa Schutz versus persönliche Freiheit – dabei getroffen werden, ist ein illustres Beispiel für diese dilemmatische Situation, derer sich politische Verantwortungsträger*innen gegenübersehen – in diesem konkreten Fall der Hamburger Oberbürgermeister und Labormediziner Peter Tschentscher:

> „[Frage:] Ist es nicht auch eine Abwägung zwischen gesundheitlichen Risiken auf der einen Seite und dem sozioökonomischen Totalschaden auf der anderen Seite? [Antwort Peter Tschentscher]: Man muss diese Dinge gleichzeitig im Auge haben. Natürlich wissen wir, dass die Einschränkungen sehr weitreichend sind für unser Rechtssystem und unseren Anspruch an persönliche Freiheit. In einer lebendigen, offenen und vielfältigen Metropole wie Hamburg ist diese psychologische Wirkung besonders stark. Deshalb vermeiden wir unnötige Beschränkungen. Die Bewegung

an der frischen Luft ist zum Beispiel für Familien und häusliche Gemeinschaften erlaubt. Aber in diesem schwierigen Abwägungsprozess bewegen wir uns sehr weit auf der Seite des Schutzes von Gesundheit und Menschenleben." (SZ_0328_ Burghardt)

Beschrieben wird immer wieder die Tatsache, dass Grundrechte und vor allem die allgemeine wie persönliche Handlungsfreiheit prinzipiell beschränkbar sind (SZ_0321_Janisch), sie durch unterschiedliche Maßnahmen wie z. B. Quarantäne für Urlaubsrückkehrer (SZ_0326_Fischer et al.), Besuchsverbote in Altenheimen (BILD_0316_Marco H.) und die noch erwartete Mund-Nasen-Schutz-Pflicht im öffentlichen Raum (BILD_0401_oV) faktisch beschränkt werden und dies, wenn nötig, außerdem politisch gerechtfertigt werden kann und muss: „MERKEL BETONT: Die Einschnitte in die Freiheit der Bürger fallen ihr nicht leicht, aber sie hält sie für notwendig." (BILD_0319_Vehlewald et al., Herv. i. O.)

Während die pandemiebedingte Einschränkung von Grundrechten zum Zwecke des Schutzes von Leben und Gesundheit selbst also relativ *unisono* festgestellt wird, unterscheiden sich allerdings die Bewertungen dieses Zustands: Neben der bereits erwähnten Gefährdung freien Wirtschaftens spielte auch das Bedürfnis von Menschen, angesichts von Bedrohungen ihrer persönlichen Freiheit nachzugehen, eine wichtige Rolle in der Beurteilung der Maßnahmen:

„Doch wie viel Vorsicht ist gesund? Selbst eine ehemalige Verfassungsrichterin wie Gertrude Lübbe-Wolff mahnte kürzlich in dieser Zeitung an, dass die wirtschaftliche Leistungskraft nicht verkümmern dürfe. Zudem zeigt sich dieser Tage, dass es auch viele ältere Menschen weiter in Baumärkte und Parks zieht, dass selbst sie den Schutz der Gesundheit nicht über alles stellen, ihnen ihre persönliche Freiheit wichtiger ist." (FAZ_0326_Löhr)

Außerdem wird die Selbstverständlichkeit, mit der viele Bürger*innen ihre Freiheiten quasi im vorauseilenden Gehorsam einschränken oder aufgeben, kritisiert:

„Für etwaige künftige Regierungen bildet das derzeitige Reaktionsmuster der Bevölkerung einen Präzedenzfall und eine Versuchung: Theoretisch muss man eine tatsächliche oder auch nur angenommene Gefahr nur stark genug ausmalen: eine drohende Klimakatastrophe, eine riesige Einwanderungswelle, gewaltige soziale Verwerfungen – scheint die Bedrohung groß genug, sind viele bereit, ihre Grundrechte zurückzustellen. Es wird nicht zu den geringsten Aufgaben der öffentlichen Diskussion nach dem Ende der Epidemie gehören, herauszuarbeiten, dass Bürgerrechte auch in schweren Zeiten grundsätzlich nicht verhandelbar sind, auch wenn sie kurzfristig keinen unmittelbaren Nutzen versprechen oder gar der effektiven Bekämpfung einer großen Gefahr im Wege zu stehen scheinen." (FAZ_0424_ Petersen)

„Es ist zum Verzweifeln, wie viele Menschen zur Aufgabe ihrer Grundrechte regelrecht aufrufen. Die allgemeine Panik, geschürt durch die täglich veröffentlichten neuen Todeszahlen, scheint eine objektive Analyse der aktuell massiven Umwälzungen zu verhindern." (SZ_0320_oV)

Nicht nur würde angeblich die Unfreiheit selbst in Kauf genommen, ein beinahes Sehnen nach Strafe bei Nichtbeachten der Coronamaßnahmen wird diagnostiziert: „Auch die Bürger scheinen im Augenblick ja ein regelrechtes Bedürfnis nach legaler Unfreiheit zu verspüren: Das Verhalten aus freier Einsicht in die Notwendigkeit zu ändern fällt schwerer als unter Androhung von Strafe." (FAZ_0320_Meinel und Möllers) Neben der Kritik, dass Menschen sich freiwillig den neuen Gegebenheiten anpassten, ohne die Maßnahmen und ihre Wirkung zu hinterfragen, wird eine andere Form der Kritik an der Grundrechtsbeschränkung der persönlichen und Handlungsfreiheit geübt, die wiederum zwei Ausprägungen hat, nämlich die der vorhandenen und die der fehlenden Gruppendifferenzierung. Die Kritik der vorhandenen Gruppendifferenzierung sieht die Einschränkung von Freiheit zum Schutze bestimmter Gruppen, nämlich der als Ältere und Risikopersonen Gelesenen, als eine (positiv gemeinte) Form der Entwürdigung:

„[Frage:] Müssen sich Ältere zu ihrem eigenen Schutz besonders starke Freiheitsbeschränkungen gefallen lassen? [Antwort Andreas Kruse:] Keinesfalls. Würde man allein aus der Zugehörigkeit zur Gruppe der älteren Menschen Freiheitsbeschränkungen ableiten, dann wäre dies nichts anderes als ein Altersstereotyp, verbunden mit der Tendenz zur Diskriminierung." (FAZ_0411_Schwenn)

„Deswegen ist die Kraft der Unterscheidung auch für den inzwischen weitverbreiteten Gedanken notwendig, dass bestimmte Risikogruppen länger und weitgehenderen Beschränkungen unterworfen werden könnten. [...] Die sehr starke Abwehrreaktion auf diese Vorschläge beruht darauf, dass die betroffenen Grundrechte der persönlichen Freiheit und der Freizügigkeit tatsächlich eine der großen Grundverabredungen moderner Staaten bilden. Ähnlich wie das gleiche Wahlrecht überdecken sie all die Unterschiede, die unser Leben ansonsten prägen. In Bildung, Gesundheit, Vermögen, Geschmack mögen wir verschieden sein – aber wann und wohin wir gehen, bestimmen wir jeder selbst. Gleichheitseinschränkungen unterliegen daher zu Recht hohen Anforderungen. Sie ließen sich aber jedenfalls besser rechtfertigen, wenn das Ziel solcher Unterscheidungen nicht der Ausschluss einer Gruppe wäre, sondern vor allem die Regelung von Verkehrsströmen: Wäre es nicht naheliegend, dass der öffentliche Raum zeitlich aufgeteilt wird, und einstweilen der Vormittag Rentner-Zeit ist?" (FAZ_0406_Wißmann)

Die Kritik der fehlenden Gruppendifferenzierung wiederum betrifft nicht zuvorderst soziostrukturelle Merkmale wie die des Alters, sondern zielt auf eine illegitime Gleichbehandlung von (noch oder vermeintlich) Gesunden und Kranken unter Bedingungen von Unsicherheit ab. Dieses Paradox wird sprachlich auf sehr unterschiedliche Weise dargestellt:

> „Der 48 Jahre alte Mann in Militärweste sagt, es sei verfassungswidrig, gesunde Leute unter Quarantäne zu stellen. Das sei Freiheitsentzug." (FAZ_0420_Sattar)

> „Während vor diesem Hintergrund bei Erkrankten Gewissheit über die Aufnahme von Krankheitserregern und damit über das Vorliegen einer Gefahr – nämlich das der Möglichkeit der unkontrollierten Weiterverbreitung – besteht, liegt bei Krankheitsverdächtigen und bei Ansteckungsverdächtigen nur eine bloße Gefahrenverdachtslage vor [...]. Unbeschadet dieser im Gesetz angelegten Differenzierung gestattet das Infektionsschutzgesetz dann [also auch bei bloßen sogenannten Verdächtigen; HG/UB] aber Schutzmaßnahmen in einem weitreichenden Umfang und von erheblicher Eingriffsintensität" (FAZ_0423_Schwarz).

Die diskursiv problematisierten Aufteilungseffekte der vorhandenen Gruppendifferenzierung, die die sogenannten Risikogruppen betrifft, und fehlende Gruppendifferenzierung, die *gesund* und *krank* verwischt, durchziehen das Deutungsmuster der Handlungsfreiheit und Freiheit der Person im besonderen Maße. Weiteres Gewicht erhält die Freiheit der Person, die nun durch die Krise berührt wird, in Kontrastierung zu Situationen, in denen dieselbe aus anderen Gründen eingeschränkt worden ist: Berichte aus Justizvollzugsanstalten stellen Verbindungen her zu Institutionen und Milieus, mit denen die Normalgesellschaft ansonsten kaum etwas gemeinsam hat: „Stay home – für Häftlinge ist das Gefängnis sowieso das Zuhause, sie haben keine Wahl." (FAZ_0327_Bubrowski und Wehner).

Folgerungen für das Deutungsmuster: Insgesamt werden unter der Kategorie *Allgemeine Handlungsfreiheit/Freiheit der Person* komplexe Probleme dargestellt und verhandelt: Zum Ersten, dass in die Freiheit von Individuen zum Schutze konkurrierender Werte und Güter durch den Staat eingegriffen werden kann, der *status negativus* besonders in einer Krise, die das Wohl der Gesellschaft betrifft, verhandelbar wird; zum Zweiten, dass dies politisch in der ersten Phase der Coronapandemie gerechtfertigt werden konnte; zum Dritten, dass die Menschen ihre Freiheit einerseits suchen und andererseits nicht zu schätzen wissen und dass die Begrenzung von Freiheit der Person in einer pandemischen Situation in beiden Fällen eine Herausforderung darstellt, nämlich, wenn die Freiheitsbegrenzung alle unterschiedslos und ebenso, wenn sie nur einige betrifft. Neue Bezugnahmen (z. B. auf die Situation von Menschen in Gefängnissen) und Aufteilungen (die Alten und die Nichtalten, die Gesunden und die potenziell Kranken) unterstreichen die Besonderheit, in der sich die Gesellschaft zu Anfang der Coronakrise im ersten bundesweiten Lockdown 2020 wiederfindet.

2.4.3 Bewegungsfreiheit

Die (körperliche) Bewegungsfreiheit natürlicher Personen, wie sie über die Freiheit der Person als Schutzbereich manifestiert ist (Epping 2019, 371 ff.), ist ebenfalls Gegenstand des Mediendiskurses. Gefangene liefern eine Blaupause für die neue Realität auch der „Normalgesellschaft" (FAZ_0327_Bubrowski und Wehner), was sich an der Wiederholung des Begriffs „einsperren" (SZ_0321_ Janisch; SZ_0418_Koopmann) und der Wendung des sich Eingesperrt-Fühlens (FAZ_0401_Jaeger) zeigt. Man macht ganz neue Erfahrungen mit der Beschneidung der Bewegungsfreiheit, ob in Deutschland oder im Ausland:

> „So etwas gab es in der bundesdeutschen Geschichte noch nie: In Bayern und anderswo sind die Menschen weitgehend in ihre eigenen vier Wände verbannt. Mit dem Grundgesetz ist das durchaus vereinbar[.] Als erstes Bundesland hat Bayern sehr weitreichende Beschränkungen der Bewegungsfreiheit verkündet. Andere Länder folgten kurz darauf. Ist das erst der Anfang? Haben die Behörden jetzt freie Hand?" (SZ_0321_Janisch)

> „Neben der stark eingeschränkten Bewegungsfreiheit müssen die Urlauber mit der Unsicherheit darüber leben, wann sich die Lage wieder normalisiert." (FAZ_0416_ Fähnders)

Als eine Art Strohhalm für die Bewegungsfreiheit wird der Sport thematisiert – juristische Begründungen und humoristische Beobachtungen zeugen von dieser exzeptionellen Stellung der körperlichen Aktivität während der frühen Phase der Coronapandemie, das Privileg des Sports stellt gar Verhältnisse auf den Kopf:

> „Aber eigentlich sollten Sie besser drin bleiben. Außer, um sich zu bewegen." (SZ_0430_Bartens)

> „Die sportliche Ertüchtigung wird den Bürgern nicht vorgeschrieben, vielmehr begründet sie in allen Verordnungen und Allgemeinverfügungen den Schutzraum einer Freiheit, in die auch im gegenwärtigen Notstand nicht eingegriffen wird, weil man sich auch ohne Körperkontakt fit halten kann." (FAZ_0414_Geyer und Bahners)

„Manches ist im Gefängnis derzeit sogar freier als draußen: In der Jugendhaftanstalt Berlin hat man darauf verzichtet, den Sport für die Gefangenen zu verbieten." (FAZ_0327_Bubrowski und Wehner)

Klar und deutlich wird, dass die Beschneidung der Bewegungsfreiheit als großes Opfer der Bevölkerung gewertet wird. Dies wird insbesondere durch einen zentralen Satz aus einer Fernsehansprache Angela Merkels vom 18. März 2020 (BPA 2020) deutlich, der mehrmals im Wortlaut abgedruckt wird und in dem die Kanzlerin versichert, dass sie nicht leichtfertig um dieses Opfer bittet: „„Für jemanden wie mich, für die Reise- und Bewegungsfreiheit ein schwer erkämpftes Recht waren, sind solche Einschränkungen nur in der absoluten Notwendigkeit zu rechtfertigen." (SZ_0320_Fried; SZ_0425_Charisius et al. [Fortsetzung]; FAZ_0323_Burger et al.; mit Anteilen indirekter Rede auch bei BILD_0319_ Vehlewald et al.)

So unangenehm und politisch herausfordernd diese Situation der crossmedialisierten Schlüsselszene zufolge zu sein scheint und so viel Anlass zur Klage Alten und Kindern zugestanden werden müsste (SZ_0430_ Heidtmann und Rossbach; FAZ_0401_Jaeger), so sehr wird auch zur Mäßigung und Geduld im Ausdruck dieses Unbehagens gemahnt:

„Kann das sein: Die allgemeine Bewegungsfreiheit ist gerade erst eingeschränkt – und keineswegs suspendiert –, aber es herrscht schon Lagerkoller? Was sagt das über eine Gesellschaft aus?" (FAZ_0330_Reents)

„Manche beginnen nun damit, die Pandemie zu bagatellisieren oder anzuzweifeln. Die Zahlen gehen zurück, die Krankenhäuser stehen leer, und das Eingesperrtsein nervt. Ist das womöglich alles übertrieben?" (FAZ_0502_Yogeshwar)

Bewegungsfreiheit wird darüber hinaus vor allem szenisch in die Richtung eines Luxusguts gerückt, dessen Wert durch das Begehren reicher und mächtiger Menschen nur noch gesteigert wird:

„ARNOLD SCHWARZENEGGER (72) gönnt sich eine Nase voll virusfreie Freiheit. Auf seinem Lieblingsmotorrad, einer Indian Chief (Baujahr 2009, 85 PS, ab ca. 15 000 €), reitet er in bester ‚Easy Rider'-Manier durch die Straßen von Los Angeles" (BILD_0331_oV, Herv. i. O.)

„Corona stürzt den Thai in die Krise und macht ihn zum König der Lüfte[.] Während Millionen Menschen in Deutschland unter den Ausgangsbeschränkungen leiden, genießt der thailändische König Maha Vajiralongkorn (67), genannt Rama X., die Freiheit über den bayerischen Wolken." (BILD_0403_Kk et al.)

Folgerungen für das Deutungsmuster: Die Härten, die mit den Einschränkungen der Bewegungsfreiheit einhergehen – ob sie nun den Sport, Urlaub oder einfaches Vor-die-Tür-Gehen betreffen –, sind laut Mediendiskurs unter Angehörigen unterschiedlicher Zugehörigkeiten unterschiedlich belastend (Adelige, Reiche, Prominente haben es einfacher; Alte und Junge sind schwerer betroffen; Gefängnisinsass*innen haben den sogenannten normalen Bürger*innen eine Erfahrung voraus). Der frühe freiheitsbezogene mediale Coronadiskurs weist damit durchaus Nuancierung im Hinblick auf die Betroffenenlagen und Freiheitssituierungen aus, die mit "'We are not all in the same boat. We are all in the same storm'" (Noonan 2020) umschrieben werden könnte.

2.4.4 Freizügigkeit und Reisefreiheit

Im frühen medialisierten Coronadiskurs werden Bewegungsfreiheit, Freizügigkeit und Reisefreiheit nicht immer trennscharf behandelt. Auf das Grundrecht der Freizügigkeit wird folgendermaßen sehr prinzipiell verwiesen:

> „[D]ie betroffenen Grundrechte der persönlichen Freiheit und der Freizügigkeit [bilden; HG/UB] tatsächlich eine der großen Grundverabredungen moderner Staaten" (FAZ_0406_Wißmann)

> „[Ministerpräsident Winfried Kretschmann; HG/UB:] Wir arbeiten auf der Grundlage des Grundgesetzes, wenn wir in dieser Ausnahmesituation das Recht auf Leben und körperliche Unversehrtheit in den Vordergrund rücken und Freizügigkeit drastisch einschränken." (SZ_0404_Braun und Henzler)

Vor allem die eingeschränkte Reisefreiheit hindert Menschen daran, Ländergrenzen zu überwinden und beispielsweise Urlaub zu machen oder Wohnsitze aufzusuchen. Es geht aber auch um Grundsätzlicheres: Die Vorzüge, Europäer*in zu sein und aufgrund dessen Freizügigkeit zu genießen, scheinen in schmerzlicher Weise zur Disposition gestellt:

> „Warum sollten das [bilaterale Lösungen für Reiseausnahmen zu finden, HG/UB] nicht auch die Spanier [für Mallorca, HG/UB] versuchen? Andere klagen, es brauche eine europäische Lösung, nicht lauter Bismarck'sche Einzelverträge. Schließlich war da mal das Versprechen, man dürfe sich in Europa frei bewegen." (FAZ_0423_Witzeck)

> „An der Grenze – Im eigentlich grenzlosen Europa wird wegen der Corona-Pandemie plötzlich die Reisefreiheit eingeschränkt." (FAZ_0317_Bubrowski et al.)

Das Versprechen Europas (für seine Bürger*innen) auf Reisefreiheit wird nun enttäuscht. Das Reisen und die begrenzte Reisefreiheit stehen für mehr als nur für Erholung an einem anderen Ort und den einfachen Verzicht auf Grenzpassagen. Reisefreiheit steht wie fast kein anderes Grundrecht für die Voraussetzung zur Erfüllung einer romantischen Sehnsucht, für Erfahrungen-machen-Können und Autonomie des spätmodernen europäischen Individuums:

> „Wir wollten einfach nur unbeschwert reisen, doch das ist jetzt nicht mehr möglich. Deshalb haben wir uns entschieden, zurückzufliegen." (SZ_0326_Fischer et al.)

> „Was also können wir tun? Unsere Mobilität preisgeben, die seit jeher die kostbarste Frucht von Freiheit und Fortschritt ist, und wieder so reisen wie Joseph von Eichendorff. [...] Dann werden wir wieder so in die Ferne reisen wie vor Corona, weil das nicht nur ein Menschheitsrecht, sondern auch ein Menschheitstraum ist." (FAZ_0319_Strobel y Serra)

> „Die Aussicht auf Abgeschiedenheit und Naturerlebnisse in vertrauter und überschaubarer Runde hätten an Reiz nicht verloren – zumal in der Hoffnung auf baldige Reisefreiheit." (FAZ_0330_Marx)

Folgerungen für das Deutungsmuster: Die Verhandlungen von Freizügigkeit, ein als spezifisch europäisch codiertes Recht auf die freie Wahl des Aufenthaltsortes und das Recht, in Heimaten zurückzukehren, sowie von Reisefreiheit als Ausdruck eines rechtebasierten Lebensstils, den man nicht gerne aufgibt, konkretisieren in bildreicher Weise die Auswirkungen der Coronapandemie auf Freiheit und Selbstbestimmung.

2.4.5 Recht auf informationelle Selbstbestimmung

Ein weiteres Recht, das im Spannungsfeld der Coronamaßnahmen im frühen medialen Diskurs implizit an Relevanz gewinnt, ist das Recht auf informationelle Selbstbestimmung. Ebenso wie die Bewegungsfreiheit hat das Recht auf informationelle Selbstbestimmung eine wesentliche Bedeutung für die freie Entfaltung der Persönlichkeit (Epping 2019, 322). Das Thema der informationellen Selbstbestimmung wird vor allem im Zusammenhang mit digitalisierten Maßnahmen zur Bekämpfung der Coronakrise salient. So werden in Kommentaren von und Interviews mit Expert*innen und *public intellectuals* Eingriffe von Staaten in die Privatsphäre und die Bewegungsfreiheit thematisiert, etwa durch datensammelnde Apps, die der Infektionsnachverfolgung dienen und potenziell verpflichtend genutzt werden müssten: „Wird die zwangsweise Nutzung einer App zur Wahrung des Schutzes der Gesundheit erwogen, bedürfte dies […] einer gesetzlichen Grundlage, da der Zwang insbesondere in das Recht auf informationelle Selbstbestimmung eingreift." (FAZ_0409_Thüsing et al.; vgl. auch SZ_0402_Janisch und Richter; SZ_0404_Heidtmann; SZ_0403_Käppner).

Die Bewertung unterschiedlicher Modelle für die technische Umsetzung der Kontaktnachverfolgung variiert; gemeinsamer Tenor ist jedoch, dass die Grundrechtskonformität unbedingt zu prüfen sei, die Nutzungszwecke, Verarbeitung, Speicherung und Löschung der Daten in zentralen und dezentralen Modellen festgelegt und transparent gemacht gehörten (z. B. FAZ_0331_Burger et al.). Zwar werden auch Fallstricke wie etwa das Horrorszenario des „unbeschränkte[n] Zugriff[s] auf Telefonverbindungsdaten zur Seuchenbekämpfung" (FAZ_0320_ Meinel und Möllers) genannt und von Staatsrechtlern wie Hans Jürgen Papier vor schiefen Ebenen gewarnt:

> „Wenn ein solcher [Grundrechtseingriff durch datenbasierte Infektionsnachverfolgungs-Apps; HG/UB] zwangsweise geschieht, werden ja auf nicht absehbare Zeit nahezu alle erfasst und über sie Bewegungsprofile erstellt sowie flächendeckend Standorterhebungen ermöglicht. Was Sie da einmal angeleiert hätten, würden Sie nicht mehr los. Dann sind wir in einer total überwachten Gesellschaft." (SZ_0402_ Janisch und Richter)

Diese Fallstricke werden im Ton dennoch etwas abgemildert, da sich ferner zwei Horizonte, anhand derer das Recht auf informationelle Selbstbestimmung reflektiert wird, ergeben. Es wird zunächst eine Art *German Way* der Datenpolitik konstruiert. In einem Leser*innenbrief in Reaktion auf das Interview mit Papier (SZ_0402_ Janisch und Richter) heißt es beispielsweise: „Nicht zustimmen kann ich Papiers Aussage, dass die Gefahr besteht, Bewegungsprofile sowie flächendeckende Standorterhebungen würde man – einmal eingeführt – nach Ende der Krise nicht wieder los. Ich bin überzeugt, dass in der Bundesrepublik weder Legislative, Exekutive noch Judikative für eine Totalüberwachung zu haben sind." (SZ_0423_oV).

Und in einem anderen Medientext ist nachzulesen: „Während andere Staaten den Datenschutz gerade vernachlässigten, sehe er [Ulrich Kelber, Bundesdatenschutzbeauftragter] dafür in Deutschland keinen Grund; alle Lösungen ließen sich auch grundrechtskonform gestalten." (FAZ_0319_Grunert et al.)

Nach Kritik von Datenschützer*innen, der Opposition und Stellungnahmen der Bundesjustizministerin Christine Lambrecht sei der Gesundheitsminister Jens Spahn beispielsweise vom Plan der Standortermittlung von Personen abgerückt (FAZ_0328_Maak; FAZ_0328_Ross et al.; FAZ_0331_Burger et al.; FAZ_0401_Bubrowski et al.). Politische Aushandlungs- und demokratische

Kontrollprozesse scheinen demnach in Deutschland zu funktionieren, weswegen das Vertrauen in die Institutionen, die informationelle Selbstbestimmung nicht allzu sehr zu strapazieren, angemessen erscheint. Wirkung erhält diese Bewertung der Abwägungsentscheidungen und der Umsetzungsszenarien aber auch deshalb, weil ein *Asian Way* der deutschen Datenpolitik entgegengesetzt wird: In Südkorea stelle man Gesundheit über Datenschutz (SZ_0417_Hahn), da Behörden hier Telekommunikations- und Kreditkarteninformationen zur Kontaktvermittlung abrufen könnten (FAZ_0323_Kegel) – in einer Untertitelung des Interviews ist dementsprechend vom „gläsernen Menschen in Südkorea" (FAZ_0323_Kegel) die Rede. Ähnlich wie in Südkorea warne man auch in Taiwan mittels Bewegungsprofilabfrage von Risikopersonen vor Orten mit Ansteckungspotenzial, „die Bevölkerung [Taiwans nimmt; HG/UB] die Einschränkungen von Freiheiten hin" (FAZ_0318_Böge und Welter); auch China wird das Begehren der vollkommenen (Daten-)Überwachung im Zusammenhang mit Seuchenschutz attestiert (FAZ_0328_Maak). Sogar europäische Länder erfahren eine Form der datenpolitischen Distanzierung, indem indirekt von performativen Selbstwidersprüchen zu umfangreichen Rechtseingriffen berichtet wird:

> „„Niemand kontrolliert euch nach Art des ‚Big Brother'", versichert Gallera [Gesundheitsminister der norditalienischen Region Lombardei, HG/UB]. In Italien verfügen die Behörden über umfangreiche Befugnisse zum Überwachen von Mobilfunkdaten und auch zum direkten Abhören von Telefongesprächen. Die einschlägigen Gesetze wurden vor allem mit Blick auf die organisierte Kriminalität verabschiedet." (FAZ_0319_Grunert et al.)

Folgerungen für das Deutungsmuster: Das Recht auf informationelle Selbstbestimmung wird stark thematisiert, schlussendlich aber als in Deutschland hochgeschätzt dargestellt. Kritik an Maßnahmen, die dieses Recht gefährden könnten, wird entsprechend respektiert. Angesichts der porträtierten Gefährdungslage informationeller Selbstbestimmung und unkritischer Akzeptanz von Maßnahmen in asiatischen Staaten schärft sich die datenethische und datenpolitische Diskussion in Deutschland umso mehr – hier treten deutliche diskursive Aufteilungs- und Grenzziehungseffekte zutage.

2.4.6 Recht auf Leben und körperliche Unversehrtheit

Ein weiteres Grund- bzw. Freiheitsrecht, wie es im Grundgesetz garantiert wird, ist das Recht auf Leben und körperliche Unversehrtheit (Epping 2019, 53). Mit diesem Recht lässt sich eine Bezugnahme zu den relevanten Schutzbereichen – wie etwa Schutz vor Ausbreitung des Virus oder einer Erkrankung, Gesundheit,

Sicherheit, Abwendung von Tod und Leid – in Form einer aktiven Schutzpflicht des Staates herstellen und legitimieren. Dabei werden mehrere Motive zutage gefördert: Was bedeutet es eigentlich, das Recht auf Leben und körperliche Unversehrtheit geltend zu machen? Zum einen zeigt sich das Recht auf Leben und körperliche Unversehrtheit als eines der höchsten Güter:

„Träger von Ausnahmebefugnissen haben die Aufgabe, Entwicklungen zu anti-zipieren und politische Zielsetzungen zu definieren. Doch über das Ziel, die Rettung von Menschenleben, lässt ich schwerlich streiten." (FAZ_0320_Meinel und Möllers)

„[Ministerpräsident Markus; HG/UB] Söder sagte, das oberste Gebot sei, die Menschen zu schützen, im Zweifel auch vor sich selbst" (FAZ_0321_Frasch und Soldt)

„Die Annahme, der Staat sei als Beschützer zentraler Rechtsgüter in die Pflicht zu nehmen, stellt nicht etwa eine Novität dar, sondern ist eine historisch gegründete Staatsaufgabe ersten Ranges; vielleicht ist das Coronavirus lediglich ein weiterer Anwendungsfall für diese Grundaufgabe von Staatlichkeit, nämlich dem Einzel-nen Schutz vor unabsehbaren Bedrohungen zu bieten. Dabei werden die Grundrechte in bisher kaum gekanntem Maß eingeschränkt; aber dieser Freiheits-verlust ist in Relation zu den Gefahren zu sehen, die es wirksam zu bekämpfen gilt." (FAZ_0423_Schwarz)

„Und wie immer, wenn es um Leben und Tod geht, haben liberale Freiheitswerte gegen Gesundheit und Sicherheit schlechte Karten" (FAZ_0328_Maak)

„KLAR IST: Für Schutz und Gesundheit der Menschen muss alles getan werden." (BILD_0328_Hager, Herv. i. O.)

Zum anderen ist aber diskutabel, welcher Schutzgrund konkret das Recht auf Leben und körperliche Unversehrtheit mit einschneidenden Maßnahmen mobilisieren sollte bzw. wie stark die Bedrohungslage eigentlich sein muss, um die Maßnahmen als verhältnismäßig zu begreifen. Für einige liegt die Hürde tief:

„[Philosophin Eva Weber-Guskar; HG/UB] [M]it Schutz der Gesundheit ist hier nicht nur der Schutz vor einem Schnupfen gemeint, sondern der Schutz vor einer Krankheit, die bei jenen, die sie stark erwischt hat, wenn überhaupt, dann nur sehr aufwendig und leidvoll behandelt werden kann. Zudem sind es, wenn die Prognosen stimmen, gar nicht so wenige und wegen einer Überlastung des Gesundheitssystems würde es auch Menschen mit medizinischem Versorgungsbedarf aus anderen Gründen treffen. Wenn dafür wirklich nur die Bewegungsfreiheit von vielen ein-geschränkt werden müsste, scheint es ziemlich klar: Um Leben von anderen zu retten, kann ich darauf verzichten, mich ohne wichtige Gründe in die Nähe von anderen Menschen zu begeben, im Park zu grillen oder in den Urlaub zu fahren. Das wäre für ein paar Wochen, Monate, sogar ein ganzes Jahr zu verkraften." (SZ_0428_Rabe)

Während den einen also im besten Fall eine milde Infektion blüht, sind die anderen mit dem Tode bedroht, letztere Bedrohung reicht aus, um die Maßnahmen zu rechtfertigen. Die Bezugnahme auf so unterschiedlich verteilte und teilweise noch unbekannte Risiken scheint die Bewertung des Schutzbedarfs von Leben und der körperlichen Unversehrtheit anzuleiten, Konsequenzen liegen aber dabei nicht immer sofort nahe bzw. können unterschiedlich ausfallen.

Drei weitere Motive führen den Diskurs um das Recht auf Leben und körperliche Unversehrtheit an: Erstens der Streit um die sogenannte Herdenimmunität, zweitens das Verbot der Abwägung Leben gegen Leben und drittens die Frage nach dem absoluten Lebensschutz. Die Frage nach der Herdenimmunität schließt sich an die Diskussion um die unbekannten und ungleich verteilten Risiken für Leib und Leben angesichts des Coronavirus und den verhältnismäßigen Maßnahmen der Freiheitseinschränkungen an. Ins Feld geführt wird die Möglichkeit der Herdenimmunität, dass sich nämlich ein wesentlicher Teil der Bevölkerung mit dem Virus infizieren müsste, um die Infektionsrate zu verringern und die Verbreitung der Krankheit letztlich zu stoppen. Vor allem Leser*innenbriefe nehmen dazu kritisch Stellung:

„Denn diese Idee [die Herdenimmunität; HG/UB] nimmt unweigerlich in Kauf, dass Alte und Kranke zwangsläufig eher sterben als Junge." (SZ_0408_oV)

„Im Übrigen entstammt die Idee der Herdenimmunität dem Utilitarismus, dem zufolge, verkürzt gesagt, nur der Fitte und Nützliche eine Lebensberechtigung besitzt. Und das soll ich richtig finden, nur, damit Fußball und Rubel wieder rollen und jeder, der seine Zeit nur mit Anregung und Ansprache von außen zu füllen in der Lage ist, wieder seinen Spaß hat und Geld unter die Leute bringt?" (SZ_0408_oV)

„[Kanzleramtsminister; HG/UB] Helge Braun ist Medizin-Informatiker, er zieht schnell seinen Schluss aus [RKI-Chef Lothar; HG/UB] Wielers Rechenmodellen: Eine ungebremste Durchseuchung darf es in Deutschland nicht geben. Der Versuch, durch die Infektion von 60 bis 70 Prozent der Bevölkerung eine Herdenimmunität herzustellen, führt zum Kollaps des Gesundheitssystems – und zu vielen Toten." (SZ_0425_Charisius et al. Fortsetzung)

Auch, wenn Herdenimmunität zuweilen lediglich als Metapher für einen undefinierten Irrtum steht („Es gibt keine Herdenimmunität dagegen, historisch katastrophal falsch zu liegen", [BILD_0427_Reichelt]), so wird doch klar, dass

Herdenimmunität das Recht auf Leben und körperliche Unversehrtheit verletzt und nur vermeintlich Freiheitsspielräume für die Mehrheit erlaubt. Begegnet wird dem Argument der Herdenimmunität mit dem verfassungsrechtlich relevanten und notstandsbezogenen Argument des Verbots der Abwägung Leben gegen Leben:

> „Während in den Vereinigten Staaten Politiker wie der Vizegouverneur des Bundesstaates Texas Älteren schon raten, sich für die Zukunft ihrer Kinder und Enkel zu opfern, halten sich deutsche Politiker in dieser Situation zurück. Eine Rolle dürfte dabei das Urteil des Bundesverfassungsgerichts aus dem Jahr 2006 spielen. Leben dürfen demnach nicht gegeneinander aufgerechnet werden – selbst dann nicht, wenn Terroristen wie am 11. September 2001 eine Passagiermaschine kapern und in Gebäude mit vielen Tausend Menschen steuern. Ein solches Flugzeug abzuschießen sei nicht mit dem Grundgesetz vereinbar." (FAZ_0326_Löhr)

> „[K]ein menschliches Leben [ist, HG/UB] mehr wert […] als ein anderes – der 85-Jährige mit Krebs im Endstadium ist nicht weniger schutzwürdig als ein properes Neugeborenes oder der Vorstandsvorsitzende eines führenden Aktienkonzerns." (SZ_0408_oV)

Dieses diskutierte Abwägungsverbot von Leben greift insbesondere in dem Diskursstrang über die Überlastung des Gesundheitssystems und den damit verbundenen ethischen Fragen der Triage. Auch hier wird vor möglichen Konsequenzen für Ärzt*innen und die Gesellschaft, die solche Entscheidungszwänge zu verarbeiten haben, gewarnt (SZ_0331_Dostert; SZ_0402_Janisch und Richter; FAZ_0330_Deutscher Ethikrat). Das Recht auf Leben und körperliche Unversehrtheit begründet, so wird in einem weiteren Motiv argumentativ formiert, keinen absoluten Schutz des Lebens: Insbesondere die Kommentare des Bundestagspräsidenten Wolfang Schäuble am 26. April 2020 im *Tagesspiegel* (Birnbaum und Ismar 2020) zu dieser Frage erzeugen hier mehrfache kritische und affirmative Referenzen (BILD_0427_Reichelt; FAZ_0504_Burger; SZ_0428_Rabe). Letztlich ist also doch nicht klar, dass und inwiefern jedes Leben vor dem Coronavirus geschützt werden muss und welchen Preis der individuellen und gesellschaftlichen Freiheit man zu zahlen bereit ist.

Folgerungen für das Deutungsmuster: Anhand des Deutungsmusters wird offensichtlich, dass sich die Gesellschaft zu dieser Zeit in einer Orientierungs- und Krisenbewältigungsphase befindet; das eigentliche Abwehrrecht gegen den Staat manifestiert sich in der Coronakrise deutlicher als sonst als eine staatliche Schutzpflicht von Leben und Unversehrtheit und von dort aus zu einer kaum vollumfänglich bewältigbaren Aufgabe, zu der andere Werte und Interessen in Konkurrenz stehen.

2.4.7 Religionsfreiheit, Glaubens- und Gewissensfreiheit

Einige Stimmen werten geschlossene Gotteshäuser und ausgesetzte oder stark begrenzte religiöse Zusammenkünfte (z. B. auf wenige Personen beschränkte Bestattungen, FAZ_0415_Diemand und Waidner) nicht nur als Maßnahme in der Coronabekämpfung, sondern auch als einen Einschnitt in die Religionsfreiheit bzw. das Recht einer freien Religionsausübung:

> „In seinem elfseitigen Schriftsatz vom 31. März argumentiert der Berliner Anwalt Nikolai Nikolov, die Gemeinde habe einen Anspruch darauf, ,dass öffentliche Gottesdienste als spezifische Äußerung religiösen Lebens stattfinden dürfen'. Dies ergebe sich aus der Freiheit der Religionsausübung, die in Artikel 4 des Grundgesetzes verankert sei. Das umfassende Veranstaltungsverbot des Berliner Senats, heißt es, ,stellt einen unverhältnismäßigen Eingriff in die Freiheit der Religionsausübung dar und ist insoweit unwirksam'. Dass der Staat Leben und körperliche Unversehrtheit schütze, könne den Eingriff allein nicht rechtfertigen." (SZ_0406_Grill et al.)

> „Ob in Kirchen oder Geschäften: In nahezu allen Bereichen des gesellschaftlichen Lebens schränkte die Politik Grundrechte ein, um die Ausbreitung des Corona-Virus zu verhindern." (BILD_0420_Bockenheimer)

> „Der Staat untersagt [...] Gottesdienste. [...] Was vor Kurzem noch undenkbar schien, ist in Corona-Deutschland Alltag: Unter Berufung auf den Schutz des Lebens haben die Regierungen von Bund und Ländern die Grundrechte massiv eingeschränkt." (BILD_0420_Piatov)

Die besondere Schutzwürdigkeit der Religionsausübung durch die Ausübungsmöglichkeit von Gottesdiensten in Präsenz wird durch Vergleiche mit der Aufrechterhaltung (systemrelevanter) Versorgungsstrukturen und Konsummöglichkeiten verglichen.

> „Propst Gerald Goesche vom ,Freundeskreis St. Philipp Neri' hält das generelle Verbot von Gottesdiensten für unverhältnismäßig. Wenn die Supermärkte offen seien, in denen es viel enger zugehe als in der Kirche, dann könne man auch Gottesdienste feiern, sagte er Süddeutscher Zeitung, NDR und WDR. ,Sie sind in unserer Kirche sicherer als in jedem Supermarkt.'" (SZ_0406_Grill et al.)

Diese Vergleiche überzeugen jedoch nicht jeden:

„Auch Kirchen werden plötzlich mit Baumärkten verglichen. Entscheidend wäre
jedoch, wie sich liturgische Bedürfnisse mit Abstandsregeln vereinbaren lassen, und
dazu haben die Kirchen selbst Ostern geschwiegen. Welche Autorität in spirituell-
ethischer Dimension kann man noch erheben, wenn man die religiösen Grund-
bedürfnisse aufgibt, während sich sonst etwa die katholische Kirche vor Gericht für
das Recht verkämpft, geschiedenen Chefärzten zu kündigen, weil dies zum Kern des
religiösen Selbstverständnisses zählen soll?" (FAZ_0425_Lepsius)

Während die nicht stattfindenden Gottesdienste vor und nach Ostern für
Christ*innen auch international entscheidende Einschnitte bedeuteten (FAZ_0411_
Rüb; FAZ_0408_Rößler; BILD_0417_von Schönburg), werfen religiöse Rituale
anderer Glaubensgemeinschaften oder auch nur deren religiöse Identitäten im Zuge
der Coronakrise differente Problematisierungen auf: Menschen laufen Gefahr, ihret-
wegen verstärkte Ressentiments zu erfahren:

„Das Coronavirus erschwert nicht nur das jüdische Gemeindeleben, es verstärkt
auch den Antisemitismus. ‚Noch schneller als das Virus verbreitet sich die Suche
nach dem Schuldigen, und das sind im Zweifelsfall wir Juden', sagt [Julian-Chaim,
HG/UB] Soussan. Persönlich sei er bislang mit solchen Theorien jedoch noch nicht
konfrontiert wurden, berichtet der Frankfurter Rabbiner." (FAZ_0408_Jansen und
Stahnke)

Nicht nur wird von dieser Gefahr berichtet, in einem Fall produziert die Presse
selbst potenzielle Ressentiments im Namen der Religionsfreiheit: „Es ist zentrale
Aufgabe des Staates, die Religionsfreiheit von Christen, Juden und Muslimen
zu schützen. Aber Kirchen nicht für Gottesdienste zu öffnen, weil Moscheen
die nötigen Sicherheitsregeln nicht durchsetzen können, wird der überragenden
Bedeutung unserer Grundrechte nicht gerecht." (BILD_0417_von Schönburg).

Folgerungen für das Deutungsmuster: Der erste Lockdown, in den auch das
Osterfest fiel, forderte den medialen Diskurs über Religionsfreiheit und das Recht
auf freie Ausübung von Religion stark heraus. Mit ihm zeigten sich wiederum
Tendenzen gruppenbezogener Aufteilung bzw. des *otherings* (vgl. zum Konzept
Jensen 2011, 65) von nichtchristlichen Religionen und Gläubigen – ein Hin-
weis darauf, dass coronabedingte Situationen andere schwelende soziopolitische
Konfliktlagen in sich aufnehmen.

2.4.8 Versammlungsfreiheit

Auch die Versammlungsfreiheit (Epping 2019, 11) kristallisiert sich als wichtiges
Deutungsmuster heraus: Festgestellt wird, dass in Deutschland und weltweit Ver-
sammlungen eingeschränkt werden. Dort, wo das Demonstrationsrecht bereits

eingeschränkt war, fanden Autoritäten mit Corona einen weiteren Anlass, Kundgebungen gegen die Regierung und andere Institutionen usw. zu verbieten, so ein Ton in der Berichterstattung. Dies gelte vor allem für Hongkong, Russland, Chile und Brasilien (SZ_0420_Baumstieger et al.). Einschränkungen in der Versammlungsfreiheit oder das generelle Verbot, Demonstrationen abzuhalten, werden von Rechtswissenschaftlern problematisiert (FAZ_0425_ Lepsius; FAZ_0320_Meinel und Möllers) oder, unter Voraussetzung der Verhältnismäßigkeit und Begrenzung der Maßnahmen, verfassungsrechtlich als tolerabel angesehen (FAZ_0414_Geyer und Bahners; SZ_0402_ Janisch und Richter). So oder so evozieren die Maßnahmen und die Begrenzung der Versammlungsfreiheit ihrerseits Proteste, die auf der Straße als Demonstration erfolgen sollen, aber keine Bewilligung erhalten (vgl. etwa BILD_0420_Piatov). Von derlei Protesten, die die Einschränkung der Versammlungsfreiheit aufgrund von Infektionsschutz nicht respektieren, wird etwa auch wie folgt berichtet:

„Dass Präsident Donald Trump (73) einerseits strenge Corona-Maßnahmen befürwortet, auf der anderen Seite gegen unliebsame Gouverneure hetzt und die Proteste in deren Staaten anfeuert, findet [US-Bürger, HG/UB] Scott nicht seltsam: ‚Der Präsident unterstützt einfach unsere Rechte, auf die Straße gehen zu dürfen.'" (BILD_0422_Bauernebel)

„Seit sechs Wochen treffen sich allerlei Gegner der ‚Corona-Diktatur' am Rosa-Luxemburg-Platz in Berlins Mitte zur sogenannten Hygiene-Demo. Erst waren es ein paar Dutzend, dann ein paar hundert, vor einer Woche rund tausend. Wobei nicht ganz klar ist, wer demonstriert und wer nur zuschaut. Klar aber ist, dass Demos dieser Größenordnung derzeit nicht erlaubt sind." (FAZ_0504_Soldt und Wehner)

Auch werden alternative Räume zur Ausübung des Demonstrationsrechts (z. B. im Internet) diskutiert, über die Adäquanz scheint allerdings keine Einigkeit zu herrschen:

„Zwar ist die Versammlungsfreiheit dem Begriff nach auf körperliches Zusammensein von Menschen angewiesen, aber [Rechtswissenschaftler Steffen, HG/UB] Augsberg hält ihre Aussetzung jedenfalls zeitweise für hinnehmbar, weil sich die wichtigen Korrekturfunktionen, die von der Demonstrationsfreiheit ausgehen, ‚mit ähnlichen Effekten' auch anders verwirklichen ließen, etwa durch Online-Petitionen." (FAZ_0414_Geyer und Bahners)

„Soziologin [Sabrina, HG/UB] Zajak ist überzeugt, dass analoge Proteste ein zentrales Element bleiben und nie ganz durch digitale Formen ersetzt werden können." (SZ_0425_Dostert)

Folgerungen für das Deutungsmuster: Der Diskurs über die Versammlungsfreiheit zeigt ähnlich wie die Fragen der Freizügigkeit und der informationellen Selbstbestimmung einen Bezugsrahmen auf, der die Verhältnisse im In- und Ausland auslotet. Eines der kritischsten Freiheitsrechte bzw. seine Ausübung bedeutet ein hohes Gesundheitsrisiko in der Pandemie, seine Suspendierung oder Aussetzung wiederum lässt den Rechtsstaat als schnell untergraben erscheinen.

2.4.9 Meinungsfreiheit/Informationsfreiheit/Pressefreiheit

Die sogenannten Kommunikationsgrundrechte Meinungsfreiheit und Pressefreiheit (Epping 2019, 107 ff.) werden im frühen Stadium der Pandemie vor allem anhand von Kritik an der Regierung und der Rolle des Staates in der Bekämpfung der Coronakrise sowie anhand funktionierender Pressearbeit verhandelt. Zunächst ergibt sich der Eindruck, dass sich vor allem im Ausland Freiheitseinschränkungen ergeben. Ähnlich wie im Falle der beschränkten Versammlungsfreiheit stehen Russland und Chile in der Kritik, Referenden auszusetzen und regierungskritische Meinungsäußerungen aus dem öffentlichen Raum zu verbannen, in Brasilien demonstriere man auf Balkonen, und die Klimabewegung Fridays for Future verlege sich ins Internet (SZ_0420_Baumstieger et al.). Ein ganzer Artikel widmet sich der neuen Pressefeindlichkeit, Journalist*innen in Algerien, Jordanien und Simbabwe seien auf Grundlage kritischer Berichterstattung oder durch andere Vorwände ins Gefängnis gekommen oder eingeschüchtert worden (SZ_0502_Blatz et al.), andere beschreiben Gängelungen von Journalist*innen in der Türkei (FAZ_0423_Mumay), Südafrika, Uganda und weiteren afrikanischen Ländern (FAZ_0415_Thielke). Journalist*innen würden gerade dann zum Ziel, wenn sie von Demütigungen und Mord an Bürger*innen berichteten oder davon, wie Regierungen den Coronanotstand für Repressionen ausnutzten (FAZ_0415_Thielke). Aber auch die Einschränkung der Pressefreiheit wegen der auch für Journalist*innen geltenden Ausgangssperren während des Gesundheitsnotstands in Frankreich wird problematisiert (FAZ_0326_Wiegel) und die These formuliert, Frankreichs Berichterstattung sei durch chinesischen Einfluss nicht objektiv (FAZ_0401_Böge et al.). Die Meinungsfreiheit sei durch chinesische Propaganda bedingt: Informationen (z. B. zur Herkunft des Virus und seiner Bekämpfung) kämen erst gar nicht zutage, objektive Meinungsbildung sei so nicht gewährleistet, China wiederum gebe an, sich um Transparenz zu bemühen und reagiere aggressiv auf die internationalen Vorwürfe (FAZ_0318_Böge et al.). Hier sieht man deutlich, wie sich bereits schwelende internationale politische Konflikte in die Kommunikation über richtige Information und Meinungs(bildungs)freiheit übersetzen. Aber auch im Inland erfahre man Angriffe auf die Meinungs- und Pressefreiheit. Wenn man als Andersdenkende keine Möglichkeit zur Kritikäußerung habe (SZ_0404_Heidtmann), die Partei Alternative für Deutschland öffentlich-rechtliche Sender als überflüssig betitele (SZ_0502_Blatz et al.), man etablierten deutschen Medien Propaganda vorwerfe (FAZ_0504_Soldt und Wehner; vgl. SZ_0502_Behbehani und Blatz) und man Journalist*innen auf offener Straße angreife und verletze (BILD_0504_oV), sei auch die Meinungs- und Pressefreiheit in Deutschland in Gefahr.

Folgerungen für das Deutungsmuster: Es zeigen sich also schon zu Beginn der Coronapandemie Debatten um Meinungs- und Pressefreiheit, in denen diese Grundrechte als stark umkämpft und mitunter gefährdet beschrieben werden. Das Ausland bietet abschreckende Beispiele, der Bezug zu inländischen Vorkommnissen bleibt allerdings noch etwas blass.

2.4.10 Eigentumsfreiheit

Auch die Eigentumsfreiheit (Epping 2019, 217 ff.) wird im Zusammenhang mit der Coronakrise diskutiert, wobei dieser Komplex eng mit der Berufs- und Gewerbefreiheit zusammenhängt. So wird in einem Interview der Staatsrechtler Hans-Jürgen Papier zum Stand dieses Grundrechts in der Coronapandemie befragt:

> „[Frage:] Welche Rolle spielen das Eigentumsrecht und Berufsfreiheit, also die Wirtschaftsgrundrechte, in dieser Situation? [Papier:] Von den Maßnahmen in den Bundesländern sind viele Unternehmen, etwa der Gastronomie, existenziell betroffen, weil sie schließen müssen. Das mag zur Gefahrenabwehr unerlässlich sein. Aber wären hier nicht Entschädigungen ein Gebot des Verfassungsrechts? Die Unternehmensinhaber sind hier ja nicht betroffen, weil sie krankheits- oder ansteckungsverdächtig sind. […] [Frage:] Weil es einer Enteignung nahekommt? [Papier:] Das sind keine Enteignungen im eigentlichen Sinne, aber es sind Eingriffe in das Eigentum oder in die Berufsfreiheit, die man als ,ausgleichspflichtige Sozialbindungen‘ bezeichnen kann." (SZ_0402_ Janisch und Richter; zur Kritik der Argumente vgl. den Leserbrief in SZ_0423_oV)

Eigentum, über das nicht mehr verfügt werden darf, und die eingeschränkte Wirtschaftsfreiheit werden auch in einem anderen Artikel als ungerecht und nicht verfassungsgemäß diskutiert:

> „Das Immobiliengeschäft auf den Balearen ist auch nicht unwesentlich. Die Unternehmer haben den Moment schon genutzt und einen zweiten, schärferen Aufruf nachgeschoben: Menschen den Zutritt zu ihrem Eigentum zu verwehren und trotzdem Steuern dafür zu verlangen sei ein ,klarer Verstoß‘ gegen die spanische Verfassung." (FAZ_0423_Witzeck)

Folgerungen für das Deutungsmuster: Anhand der Berufs- und Gewerbefreiheit konkretisieren sich die Folgen der pandemiebedingten Eingriffe in das Wirtschaftsleben jedoch konkreter (vgl. weiter unten), Einlassungen zum Eingriff in Eigentumsrechte werden, abgesehen von wenigen Gedankenspielen, eher selten gemacht. Dies lässt darauf schließen, dass die Alltagsrelevanz des Deutungsmusters *Eigentumsfreiheit* im Vergleich zu anderen Deutungsmustern eher gering ist.

2.4.11 Berufsfreiheit/Gewerbefreiheit

Weitläufiger berichtet wird über die eingeschränkten Möglichkeiten, seiner beruflichen Tätigkeit nachzugehen (FAZ_0320_Meinel und Möllers): Betroffen von Einkommenseinbußen seien Künstler*innen und Autor*innen (SZ_0417_Mayer und Salavati), ein Konzernvorsitzender kritisiert im Interview, dass kleinere Geschäfte wie Bäckereien, Gastwirtschaften, Nagelstudios, Barbiere und Blumenläden normalerweise für ein Sozialleben sorgten, nun unter den Maßnahmen zu leiden hätten und nicht langfristig geschlossen bleiben dürften (SZ_0331_Dostert). Verantwortungsübernahme z. B. im Hinblick auf Hygienemaßnahmen am Arbeitsplatz müsse walten, dann sei die unternehmerische Freiheit allerdings schnell wieder zu gewährleisten (FAZ_0414_Baumann). Das Untersagen von Fußballspielen, bei denen Infektionen fast ausgeschlossen seien, sowie der Stopp von Fußballertransfers greife empfindlich in die Berufsfreiheit von Fußballspielern der Bundesliga ein (BILD_0427_Reichelt; FAZ_0404_Fischinger). Unterschiedliche Betroffenheiten von Berufsgruppen werden also ausgeleuchtet, und es wird festgestellt, dass Quarantänen zeitweise beruflichen Tätigkeitsverboten gleichkämen (FAZ_0409_ Thüsing et al.). Noch ein anderer Aspekt der Berufsfreiheit wird in zwei Artikeln gestreift, nämlich das, wenn auch unwahrscheinliche, Potenzial zum Arbeitszwang aufgrund der pandemischen Versorgungs- und Notlage:

„Es müssten [laut Bundeslandwirtschaftsministerin Julia Klöckner, HG/UB] Erntehelfer gefunden werden. Dennoch werde die Bundesregierung sicher ‚keine Zwangsarbeiterrekrutierung' machen." (BILD_0319_Vehlewald et al.)

„Der Entwurf des Epidemie-Gesetzes in Nordrhein-Westfalen, wonach Ärzte und Pfleger zu bestimmten Arbeiten verpflichtet werden können, ist fragwürdig. Denn in Artikel 12 des Grundgesetzes steht, niemand darf zu einer bestimmten Arbeit gezwungen werden." (SZ_0402_ Janisch und Richter)

Folgerungen für das Deutungsmuster: Seinen Beruf noch (sicher) ausüben zu können, betrifft einen wesentlichen Teil menschlicher Autonomie, der zur Disposition steht. Auch die Verpflichtung zur Arbeit während der Pandemie berührt die Berufs- und Gewerbefreiheit, die man in den Medien punktuell kritisch begleitet.

2.4.12 Kaum bis gar nicht thematisierte Freiheitsbereiche: Wissenschafts-, Lehr- und Forschungsfreiheit; Unverletzlichkeit der Wohnung; Vereinigungsfreiheit und Koalitionsfreiheit

Für einen Diskurs, der sich um die Geltung, Abwägung und Einschränkung von Freiheitsrechten dreht, kann es außerdem instruktiv sein, darüber zu reflektieren, welche Rechte und welche Schutzbereiche *nicht* zum Diskursgegenstand geworden sind. Ausschließungen sind immer momenthafte Konstitutionsbedingungen für Diskurse und können sich über die Zeit wandeln. Für den hier zeitlich und räumlich lokalisierten Corona- und Freiheitsdiskurs, der über die Deutungsmuster der Grund- und Freiheitsrechte geführt wird, lässt sich folgendes feststellen: Die im Grundgesetz genannte Freiheit der Kunst und Wissenschaft, Forschung und Lehre (Art. 5, Abs. 3), die Vereinigungs- und Koalitionsfreiheit (Art. 9) und die Unverletzlichkeit der Wohnung (Art. 13) sind höchstens einmal codiert worden. Diese Freiheiten wurden entsprechend nicht, zumindest was den coronabezogenen Freiheitsdiskurs des vorliegenden Datenkorpus in den ausgewählten Tageszeitungen betrifft, als berührt angesehen. Zwar wurde zum Beispiel im öffentlichen Diskurs über Schulschließungen und sogenanntes *Homeschooling* verhandelt und gestritten, diese Maßnahmen führte jedoch nicht dazu, dass z. B. Lehrfreiheit als solche im untersuchten Zeitraum und Korpus als bedroht rezipiert wurde.

Auch gab es offensichtlich keine medialisierten Fälle von oder Befürchtungen vor Intrusion in den Wohnraum – Privatheit wurde vielmehr anhand der in der digitalisierten Welt offenbar dringlicheren Frage der informationellen Selbstbestimmung und Datensouveränität verhandelt. Dies ist durchaus bemerkenswert, da das Grundgesetz, das oft als Referenzrahmen für (die zur Disposition stehenden) Freiheitsrechte dient, das Recht auf eine unverletzliche Wohnung angesichts Bekämpfungsmaßnahmen bei Seuchengefahr explizit erwähnt (Art. 13 Abs. 7 GG). Es konnte jedoch keine diskursive Bezugnahme auf dieses Freiheitsrecht im Datenkorpus festgestellt werden. In historischen Pandemiediskursen spielte der staatliche Eingriff in die Privatsphäre der „eigenen ‚vier Wände[]‘" (Metzner 2017, 51) hingegen durchaus eine Rolle: Das 1961 beschlossene Bundesseuchengesetz verdeutlichte die Einschränkung der Unverletzlichkeit der Wohnung angesichts einer epidemiologischen Gefahr (Gesetz zur Verhütung und Bekämpfung von Infektionskrankheiten beim Menschen 1961, Art. 32 Abs. 5 BSeuchG; Fangerau und Labisch 2020, 149). Diese Beschlüsse wurden damals

im Vorfeld kritisch von der Presse diskutiert (o. V. 1960) und im Feuilleton verhandelt (Schulze Vellinghausen 1960). Auch die Anwendung der durch das
verschärfte Gesetz gestützten seuchenpolizeilichen Maßnahmen auf AIDS-„Ver-
dächtige" wie „die Möglichkeit, diverse Auflagen hinsichtlich Beruf, Wohnung
und Sexualverhalten zu erteilen und deren Nichtbefolgung zu bestrafen" (o. V.
1986, 61), erhielt im Zuge der HIV-Pandemie mediale Aufmerksamkeit. Die
Vereinigungs- und Koalitionsfreiheit, ein weiteres durch das Grundgesetz
geschütztes Freiheitsrecht, zeigt sich ebenfalls als Leerstelle im untersuchten
Material. Dies zeigt, dass die mediale Verarbeitung, aber auch der politische
Umgang mit pandemischen Lagen sowie die Konsequenzen für Freiheitsräume
von Individuen differenzierter ablaufen und nicht die gesamte Klaviatur des
Klagens über Freiheitsbeschränkungen gespielt wird.

3   Fazit

Freiheit   und   Selbstbestimmung   werden   im   frühen   coronabezogenen
medialisierten Diskurs von FAZ, SZ und BILD, so konnte die an Deutungsmustern   orientierte   Diskursanalyse   (Keller   2014)   zeigen,   folgendermaßen
gedeutet: Sie erscheinen als Grund- bzw. Freiheitsrechte, die Individuen in einem
demokratischen Rechtsstaat innehaben, sowie als Werte und Inhalte von Lebensvollzügen, die mit der Coronakrise als gefährdet eingeschätzt werden müssen.
Die Krise selbst, aber auch die Maßnahmen zu ihrer Bekämpfung, stellen den
Grund der Gefährdung dar. Ob die Maßnahmen zur Bekämpfung der Coronakrise
entsprechend ihrer Geeignetheit, Erforderlichkeit und Verhältnismäßigkeit (vgl.
Katzenmeier 2020) eher als zu- oder abträglich für die Freiheit und Selbstbestimmung von Individuen und der Gesellschaft bewertet wurden und welche
Grundrechte konkret dabei auf dem Spiel zu stehen schienen oder verteidigt
werden sollten, ließ sich mit der Analyse durch diese Kategorie aufschlüsseln:
Die Pandemie wird als eine Ausnahmesituation gesehen, die das Freiheitsverständnis und die grundrechtlich garantierte Freiheitspraxis auf die Probe
stellt. Die Rolle des Staates und der Wissenschaft werden in Bezug auf Freiheitsmöglichkeiten in der Pandemie ambivalent gesehen: Staats- und Wissen-
schaftsrepräsentant*innen entscheiden und handeln unter Bedingungen von
Unsicherheit, wählen Maßnahmen, die die Sicherheit der Gesellschaft und die
Gesundheit der Menschen schützen sollen, greifen aber dabei tief in die Freiheitspraxis der Gesellschaft und ihrer Individuen ein (vgl. zu diesen Mechanismen
und Problematiken theoretisch und weiterführend auch Beck 1986; Beck und Lau
2004; Böhle und Weihrich 2009).

Freiheit und Freiheitsbegrenzungen erhalten auf unterschiedlichen Ebenen des Sozialen ein durch Corona geprägtes Antlitz: Der Mediendiskurs leuchtet intrapersonelle, interpersonelle, systemische und gesamtgesellschaftliche Krisenbewältigungsversuche aus und hebt bestimmte Bereiche als besonders berührt hervor (z. B. die Wirtschaft). Selbstbestimmung sieht sich damit in vielfältige Neuaushandlungsordnungen und -strategien gestellt. Die Coronamaßnahmen treffen dabei in unterschiedlichem Maße die Lebenspraxis der Menschen und fordern die Robustheit der verfassungsmäßig garantierten Freiheitsrechte gegenüber dem Staat heraus. Die Medien beleuchten zentrale demokratische und rechtsstaatliche Garantien: Allgemeine Handlungsfreiheit und die Freiheit der Person und deren konkrete Ausdeutungen erfahren große Aufmerksamkeit, ebenso das Recht auf freie Meinungsäußerung und Pressefreiheit sowie Versammlungsfreiheit und das Recht, seinen Glauben frei praktizieren zu können. Freizügigkeit und Reisefreiheit wurden zeitweise stark eingeschränkt, was die Medien ausführlich darstellen und sowohl billigen als auch kritisieren. Das Recht auf informationelle Selbstbestimmung, im Grundgesetz subsumiert unter der Freiheit der Person, steht vor allem im Zusammenhang mit digitalisierten Maßnahmen der Seuchenbekämpfung unter medialer Beobachtung. Neben der verhandelten Grundrechtskonformität hiesiger digitalisierter Instrumente etabliert sich durch eine strukturell klar angelegte Gegenüberstellung deutscher und ‚asiatischer' Datenpolitik eine Figur international vergleichender und implizit konkurrierender Freiheitskulturalität, die nicht allein an der Pandemie sichtbar wird, sondern Fragen des Überwachungskapitalismus (Zuboff 2018) berührt. Es lohnte sich, diese im Mediendiskurs eingetragene Differenz der Datenpolitikräume näher zu untersuchen und mit anderen Studien in Beziehung zu setzen, die die behauptete wechselseitige Konkurrenz anderer ‚westlicher' und ‚asiatischer' digitaler Ökosysteme beleuchten (Gerhards und Bittner 2022).

Andere Grundrechte wie etwa die Wissenschaftsfreiheit, die Freiheit der Lehre, die Unverletzlichkeit der Wohnung und die Vereinigungsfreiheit wurden überraschenderweise nicht im selben Maße diskutiert; dies kann daran liegen, dass die Eingriffe tatsächlich eher gering waren oder als gering perzipiert wurden. Möglicherweise wurden aber auch die Rollen von Wissenschaft und Schule ebenso wie jene des privaten Raums als Ort des Schutzes vor dem Staat bzw. dem Virus oder des Aufkommens neuer Protestbewegungen unter anderen Stichworten, in anderen diskursiven Zusammenhängen und Deutungsschemata oder erst später als im betrachteten Zeitraum diskutiert. Insbesondere die Stellung der (politikberatenden) Wissenschaften und die Freiheit bzw. Legitimität und Form des Protests sind im zeithistorischen Verlauf der Pandemie in der bundesdeutschen Gesellschaft später weitaus intensiver diskutiert worden. Dies zeigt jedoch, dass Mediendiskursanalysen immer nur Momentaufnahmen präsentieren und die Dynamik virulenter Konfliktlagen in Gesellschaften nur partiell aufzeigen können.

Das Recht auf Leben und körperliche Unversehrtheit formiert sich im Mediendiskurs nicht so sehr als Schutzrecht der Bürger*innen gegenüber dem Staat, sondern wird als aktive Pflicht des Staates, der sich durch Unterlassen schuldig machen würde, verhandelt und positioniert. Fast im selben Zuge erfährt diese Ansicht über eine staatliche Schutzpflicht deutliche Relativierung: Die Abwägung konkurrierender Werte setzt nicht erst nach der ersten Schockphase der Krise ein, sondern ist unmittelbarer Teil ihrer Bewältigung. Die untersuchten Medien, die Redakteur*innen, Expert*innen, Bürger*innen in unterschiedlichen Formaten eine Stimme verleihen, lassen vor allem tentative Rückschlüsse auf die generellen Strukturen des Sagbaren zu: Freiheit und Selbstbestimmung, lange weniger beachtete Privilegien liberaler Gesellschaften, werden nun, angesichts der neuen Herausforderung der Pandemie, auf die Probe gestellt – nicht die schrillen Töne einer vermeintlich autoritären Grundrechtsbeschränkung dominieren, sondern ein konstruktiv-kritischer sowie auf die dezidierten Lebens- und Rechtsrealitäten bezogener Wille zur Auseinandersetzung mit den coronabedingten Maßnahmen.

Danksagung und Förderhinweis Die Autorinnen möchten zunächst Karsten Weber für seine sehr hilfreichen Hinweise zu den Eingrenzungsoptionen des möglichen Datenkorpus und die Bereitstellung zusätzlicher finanzieller Ressourcen für die Umsetzung ihres Forschungsvorhabens danken. Nicla Kaufner und Anika Borlinghaus seien gedankt für ihre umfangreichen Unterstützungsarbeiten bei der Ablage, Dokumentation, Aufbereitung und ersten Deskription des Datenkorpus. Ebenso danken die Autorinnen Linda Kokott für die Unterstützung beim technischen Zugriff auf die Analysesoftware.

Der vorliegende Aufsatz ist im Rahmen des Corona-Zusatzmoduls zum Planning-Grant-Projekt "Saving autonomy: Assessing patients' capacity to consent using artificial intelligence (SMART)" entstanden, das von der Volkswagen-Stiftung unter dem Aktenzeichen 97044–1 unterstützt wurde. Die Autorinnen bedanken sich bei der Stiftung und deren Mitarbeiter*innen für die Unterstützung und vertrauensvolle Zusammenarbeit.

Literatur

Beck, Ulrich. 1986. *Risikogesellschaft: Auf dem Weg in eine andere Moderne*. Frankfurt a. M.: Suhrkamp.

Beck, U., und C. Lau, Hrsg. 2004. *Entgrenzung und Entscheidung: Was ist neu an der Theorie reflexiver Modernisierung?* Unter Mitarbeit von Wolfgang Bonß. Frankfurt a. M.: Suhrkamp.

Birnbaum, R., und G. Ismar. 2020. Schäuble will dem Schutz des Lebens nicht alles unterordnen, *Der Tagesspiegel* online, 26. April 2020. https://www.tagesspiegel.de/politik/bundestagspraesident-zur-corona-krise-schaeuble-will-dem-schutz-des-lebens-nicht-alles-unterordnen/25770466.html. Zugegriffen: 22. Oktober 2021.

Böhle, F., und M. Weihrich, Hrsg. 2009. *Handeln unter Unsicherheit*. Wiesbaden: VS Verlag für Sozialwissenschaften.

BPA. 2020. Fernsehansprache von Bundeskanzlerin Angela Merkel, 18. März 2020, Presse- und Informationsamt der Bundesregierung, Pressemitteilung 100. Die Bundesregierung. https://www.bundesregierung.de/breg-de/aktuelles/fernsehansprache-von-bundeskanzlerin-angela-merkel-1732134. Zugegriffen: 22. Oktober 2021.

Bundesregierung. 2020a. Vereinbarung zwischen Bundesregierung und den Bundesländern Leitlinien zum Kampf gegen die Corona-Epidemie vom 16.03.2020. Die Bundesregierung. https://www.bundesregierung.de/breg-de/themen/coronavirus/leitlinien-zum-kampf-gegen-die-corona-epidemie-vom-16-03-2020a-1730942. Zugegriffen: 10. Januar 2022.

Bundesregierung. 2020b. Telefonschaltkonferenz der Bundeskanzlerin mit den Regierungschefinnen und Regierungschefs der Länder am 6. Mai 2020. Die Bundesregierung. https://www.bundesregierung.de/resource/blob/975226/1750986/fc61b6eb1fc1d398d66cfea79b565129/2020b-05-06-mpk-beschluss-data.pdf?download=1. Zugegriffen: 10. Januar 2022.

Dießelmann, A.-L., und A. Hetzer. 2018. Die Inferiorität des Anderen. Lateinamerika in der Auslandsberichterstattung deutscher Leitmedien. *Peripherie* 38(149): 79–95. https://doi.org/10.3224/peripherie.v38i1.05.

Epping, Volker. 2019. *Grundrechte*. In Zusammenarbeit mit Sebastian Lenz und Philipp Leydecker. Berlin/Heidelberg: Springer. https://doi.org/10.1007/978-3-662-58889-5.

Fangerau, H., und A. Labisch. 2020. Pest und Corona. Pandemien in Geschichte, Gegenwart und Zukunft. Freiburg i. Br.: Herder.

Foucault, Michel. 1981. *Archäologie des Wissens*. Frankfurt a. M.: Suhrkamp.

Foucault, Michel. 1993. *Die Ordnung des Diskurses*. Mit einem Essay von Ralf Konersmann. Frankfurt a. M.: Suhrkamp.

Gerhards, H., und U. Bittner. 2022. Das Ökosystem der Künstlichen Intelligenz. Diskurstheoretische Betrachtungen entstehender KI-Governance. In *Künstliche Intelligenz und Gesundheit*, Hrsg. A. Sonar und K. Weber, 13–38. Stuttgart: Franz Steiner.

Hildt, Elisabeth. 2006. Autonomie in der biomedizinischen Ethik. Genetische Diagnostik und selbstbestimmte Lebensgestaltung. Frankfurt a. M./New York: Campus.

Jensen, Sune Qvotrup. 2011. Othering, identity formation and agency. *Qualitative Studies* 2(2): 63–78. https://doi.org/10.7146/qs.v2i2.5510.

Katzenmeier, Christian. 2020. Grundrechte in Zeiten von Corona. Zugleich Anmerkung zu BVerfG, Beschl. v. 7. 4. 2020 – 1 BvR 755/20. *Medizinrecht* 38(6): 461–465. https://doi.org/10.1007/s00350-020-5561-8.

Keller, Reiner. 2001. Wissenssoziologische Diskursanalyse. In *Handbuch Sozialwissenschaftliche Diskursanalyse*. Band I: *Theorien und Methoden*, Hrsg. R. Keller, A. Hirseland, W. Schneider und W. Viehöver, 113–143. Opladen: Leske und Budrich.

Keller, Reiner. 2004. Der Müll der Gesellschaft. Eine wissenssoziologische Diskursanalyse. In *Handbuch Sozialwissenschaftliche Diskursanalyse*. Band II: *Forschungspraxis*,

Hrsg. R. Keller, A. Hirseland, W. Schneider und W. Viehöver, 197–232. Wiesbaden: VS Verlag für Sozialwissenschaften.

Keller, Reiner. 2014. Wissenssoziologische Diskursforschung und Deutungsmusteranalyse. In *Wissen – Methode – Geschlecht: Erfassen des fraglos Gegebenen*, Hrsg. C. Behnke, D. Lengersdorf und S. Scholz, 143–159. Wiesbaden: Springer Fachmedien Wiesbaden.

Keller, R., A. Hirseland, W. Schneider und W. Viehöver. 2001. Zur Aktualität sozialwissenschaftlicher Diskursanalyse – Eine Einführung. In *Handbuch Sozialwissenschaftliche Diskursanalyse*. Band I: *Theorien und Methoden*, Hrsg. dies., 7–27. Opladen: Leske und Budrich.

Kersten, J., und S. Rixen. 2020. *Der Verfassungsstaat in der Corona-Krise*. München: C. H. Beck.

Lupton, D., und K. Willis. 2021. *The COVID-19 Crisis. Social Perspectives*. London: Routledge.

Mayring, Philipp. 2015. *Qualitative Inhaltsanalyse. Grundlagen und Techniken*. Weinheim u. a.: Beltz.

Merlot, Julia. 2020. Die unglückliche Reise von Patientin null. *Der Spiegel* online, 15. Mai 2020. https://www.spiegel.de/wissenschaft/medizin/erster-corona-fall-in-deutschland-die-unglueckliche-reise-von-patientin-0-a-2096d364-dcd8-4ec8-98ca-7a8ca1d63524. Zugegriffen: 10. Januar 2022.

Metzner, Mathias. 2017. Unverletzlichkeit der Wohnung. *Informationen zur politischen Bildung* 305 *(Grundrechte)*: 51–53.

Mill, John Stuart. 2003 [1859]. On Liberty. In *John Stuart Mill – On Liberty*, Hrsg. D. Bromwich und G. Kateb, 69–175. New Haven/London: Yale University Press.

Noonan, Peggy. 2020. What Comes After the Coronavirus Storm?. We'll eventually get to a safe harbor, but we'll find we're a changed country, *Wall Street Journal* online, 23. April 2020. https://www.wsj.com/articles/what-comes-after-the-coronavirus-storm-11587684752. Zugegriffen: 13. Januar 2022.

o. V. 1960. Seuchengesetz. Krank auf Verdacht. *Der Spiegel* 26, 21. Juni 1960, 15–16.

o. V. 1986. AIDS. Ungleicher Feind. *Der Spiegel* 7, 9. Februar 1986, 59–64.

o. V. 2020a. Corona-Chronologie: Mai 2020a. *Norddeutscher Rundfunk* online. https://www.ndr.de/nachrichten/info/Chronologie-zur-Corona-Krise-in-Norddeutschland,coronachronologie118.html. Zugegriffen: 10. Januar 2022.

o. V. 2020b. Schulstart in Deutschland schrittweise ab 4. Mai geplant. *Redaktionsnetzwerk Deutschland*, Newsletter 15. April 2020. https://www.rnd.de/politik/schulen-offnen-schrittweise-ab-4-mai-2020-prufungen-vorher-moglich-E5FC2OBQJ6Q6CDDH47D3WIHGNA.html. Zugegriffen: 5. November 2022.

o. V. 2022. Wie verlief der erste Lockdown in Deutschland? *Wirtschaftswoche* online, 21. Februar 2022. https://www.wiwo.de/politik/deutschland/corona-wie-verlief-der-erste-lockdown-in-deutschland/26853384.html. Zugegriffen: 10. April 2022.

Papier, Hans-Jürgen. 2020. Verfassungsrechtliche Perspektiven. *Aus Politik und Zeitgeschichte* 35–37: 4–8.

Parr, Rolf. 2014. Diskurs. In *Foucault Handbuch. Leben – Wirkung – Werk*, Hrsg. C. Kammler, R. Parr und U. J. Schneider, 233–237. Stuttgart/Weimar: Metzler.

Pesch, Volker. 2006. John Stuart Mill. In *Demokratie-Theorien. Von der Antike bis zur Gegenwart*, Hrsg. P. Massing und G. Breit, 158–164. Bonn: bpb.

Schröder, Jens. 2020. Die Auflagen-Bilanz der Tages- und Wochenzeitungen: „Bild" und „Welt" verlieren erneut mehr als 10%, „Die Zeit" legt dank massivem Digital-Plus zu. *Meedia*, 17. Januar 2020. https://meedia.de/2020/01/17/die-auflagen-bilanz-der-tages-und-wochenzeitungen-bild-und-welt-verlieren-erneut-mehr-als-10-die-zeit-legt-dank-massivem-digital-plus-zu/. Zugegriffen: 10. Januar 2022.

Schulze Vellinghausen, Albert. 1960. „Belagerungszustand" als „Bettleroper". Camus-Inszenierung der Frankfurter Bühnen für die Ruhrfestspiele. *Frankfurter Allgemeine Zeitung*, 29. Juni 1960, 16.

Statista. 2022. Ranking der auflagenstärksten überregionalen Tageszeitungen in Deutschland im 3. Quartal 2021. Statista. https://de.statista.com/statistik/daten/studie/73448/umfrage/auflage-der-ueberregionalen-tageszeitungen/. Zugegriffen: 17. Januar 2022.

VERBI Software. (2019). MAXQDA 2020 [computer software]. Berlin, Germany: VERBI Software. Available from maxqda.com

Volkmer, M., und K. Werner. 2020. *Die Corona-Gesellschaft. Analysen zur Lage und Perspektiven für die Zukunft*. Bielefeld: Transcript.

WHO. 2022. Pandemie der Coronavirus-Krankheit (COVID-19). Weltgesundheitsorganisation Regionalbüro Europa. https://www.euro.who.int/de/health-topics/health-emergencies/coronavirus-covid-19/novel-coronavirus-2019-ncov. Zugegriffen: 10. Januar 2022.

Zuboff, Shoshana. 2018. *Das Zeitalter des Überwachungskapitalismus*. Frankfurt a. M./New York: Campus.

Artikel aus dem Dokumentenkorpus

BILD

BILD_0316_Marco H.: Marco H. 2020. Das Tagebuch eines Corona-Kranken. *Bild*, 16. März 2020, Ausg. 64, 1.

BILD_0319_Vehlewald et al.: H.-J. Vehlewald, Flk, Fer, R. Schuler, A. Lier und M. Kiewel. 2020. Merkels dramatische Rede an die Nation; Die größte Herausforderung seit dem Zweiten Weltkrieg; Merkels historische Rede zur Virus-Krise; ,Die Epidemie zeigt, wie verwundbar wir alle sind'. *Bild*, 19. März 2020, Ausg. 67, 1.

BILD_0328_Hager: D. Hager. 2020. Mittelständler appelliert an Politik; Unsere Freiheit ist gefährdet! *Bild*, 28. März 2020, Ausg. 75, 2.

BILD_0331_oV: o. V. 2020. KOLLEKTIVER CORONA-KOLLER; PROMIS WAS MACHT IHR JETZT SO? *Bild*, 31. März 2020, Ausg. 77, 12.

BILD_0401_oV: o. V. 2020. DAS MEINT BILD; Schluss mit dem Masken-Chaos! *Bild*, 1. April 2020, Ausg. 78, 2.

BILD_0403_Bockenheimer: J. C. Bockenheimer 2020. KOMMENTAR; Keine Staatswirtschatt! *Bild*, 3. April 2020, Ausg. 80, 2.

BILD_0403_Kk et al.: Kk, M. Boeddeker und M. Quandt. 2020. JET-AUSFLÜGE DURCH GANZ DEUTSCHLAND; Thai-König fliegt aus der Quarantäne. *Bild*, 3. April 2020, Ausg. 80, 12.

BILD_0409_von Bayern: A. von Bayern. 2020. KOMMENTAR; Wir brauchen Einigkeit! *Bild*, 9. April 2020, Ausg. 85, 2.

BILD_0415_Piatov et al.: F. Piatov, Harb, H.-J. Vehlewald und Jcb. 2020. Heute Tag der Entscheidung; Riesen-Krach um Corona-Lockerungen; Bayern gegen NRW; Es droht das Länder-Chaos; Die geheimen Diskussionen und Pläne; „Kontaktsperre" bis 3. Mai; DER TAG DER ENTSCHEIDUNG. *Bild*, 15. April 2020, Ausg. 88, 1.

BILD_0417_von Schönburg: A. von Schönburg. 2020. KOMMENTAR; Es geht um unsere Grundrechte. *Bild*, 17. April 2020, Ausg. 90, 2.

BILD_0420_Bockenheimer: J. C. Bockenheimer. 2020. KOMMENTAR; Wir sind mündige Bürger! *Bild*, 20. April 2020, Ausg. 92, 2.

BILD_0420_Piatov: F. Piatov. 2020. Verfassungsgericht entscheidet; Corona-Verbote verletzen unsere Grundrechte; Entscheidung aus Karlsruhe; Diese Corona-Regeln verstoßen gegen unser Grundgesetz. Bild, 20. April 2020, Ausg. 92, 1.

BILD_0421_Ess et al. Ess, F. Piatov, J. C. Bockenheimer, Km und R. Schuler. 2020. Erste Läden endlich wieder auf – und Merkel schimpft; ‚Öffnungsdiskussionsorgien'; ... ABER MERKEL SCHIMPFT AUF ‚ÖFFNUNGSDISKUSSIONSORGIEN'; UND WARNT VOR NEUEN MASSNAHMEN. *Bild*, 21. April 2020, Ausg. 93, 1.

BILD_0422_Bauernebel: H. Bauernebel. 2020. Wütende Proteste gegen Ausgangssperren in Michigan; Mit dem Sturmgewehr zur Corona-Demo. *Bild*, 22. April 2020, Ausg. 94, 5.

BILD_0424_Lindner: C. Lindner. 2020. GAST-KOMMENTAR; Diese Politik ist nicht alternativlos. *Bild*, 24. April 2020, Ausg. 96, 2.

BILD_0427_Raasch: A. Raasch. 2020. „Es ist typisch schwedisch, das Leben weiterzu-leben"; Eine BILD-Umfrage in einem etwas anderen Land. *Bild*, 27. April 2020, Ausg. 98, 7.

BILD_0427_Reichelt: J. Reichelt. 2020. Schluss mit Starrsinn in der Corona-Politik! *Bild*, 27. April 2020, Ausg. 98, 3.

BILD_0427_Schuler: R. Schuler. 2020. Schäubles dramatischer Corona-Appell; „Wenn ich höre, alles andere habe vor dem Schutz von Leben zurückzutreten, dann muss ich sagen: Das ist in dieser Absolutheit nicht richtig"; Nicht alles „dem Schutz von Leben" unterordnen; Schäuble eröffnet die unbequemste Debatte der Corona-Krise. *Bild*, 27. April 2020, Ausg. 98, 1.

BILD_0504_oV: o. V. 2020. Nach brutalem Überfall auf ZDF-Team; Hier schlendern die Schläger in die Freiheit. *Bild*, 4. Mai 2020, Ausg. 103, 6.

BILD_0504_von Schönburg: A. von Schönburg. 2020. Warum weite Teile der Elite Hardliner lieben; Wir leiden am Stockholm-Syndrom! *Bild*, 4. Mai 2020, Ausg. 103, 2.

FAZ_0317_Bubrowski et al.: H. Bubrowski, T. Frasch, J. Leithäuser, M. Wiegel und M. Wyssuwa. 2020. An der Grenze. *Frankfurter Allgemeine Zeitung*, 17. März 2020, Nr. 65, 3.

FAZ

FAZ_0318_Böge und Welter: F. Böge und P. Welter. 2020. Big Data und eine disziplinierte Bevölkerung. *Frankfurter Allgemeine Zeitung*, 18. März 2020, Nr. 66, 2.

FAZ_0318_Böge et al.: F. Böge, S. Löwenstein, M. Martens und M. Rüb. 2020. Vom Ver-ursacher der Krise zum Retter in der Not? *Frankfurter Allgemeine Zeitung*, 18. März 2020, Nr. 66, 3.

FAZ_0319_Grunert et al.: M. Grunert, S. Löwenstein und M. Rüb. 2020. Nicht wie bei „Big Brother". *Frankfurter Allgemeine Zeitung*, 19 März 2020, Nr. 67, 2.
FAZ_0319_Strobel y Serra: J. Strobel y Serra. 2020. Wir wollen raus! *Frankfurter Allgemeine Zeitung*, 19. März 2020, Nr. 67, R1.
FAZ_0320_Meinel und Möllers: F. Meinel und C. Möllers. 2020. Das Recht des Ausnahmezustands ohne Krieg. *Frankfurter Allgemeine Zeitung*, 20. März 2020, Nr. 68, 9.
FAZ_0320_Wißmann: H. Wißmann. 2020. Alle Macht dem Virus? *Frankfurter Allgemeine Zeitung*, 20. März 2020, Nr. 68, 9.
FAZ_0321_Frasch und Soldt: T. Frasch und R. Soldt. 2020. Ein Regelwerk für Unvernünftige. *Frankfurter Allgemeine Zeitung*, 21. März 2020, Nr. 69, 2.
FAZ_0323_Burger et al.: R. Burger, T. Frasch, M. Jaeger, E. Lohse und R. Soldt. 2020. Reifeprüfung bestanden. *Frankfurter Allgemeine Zeitung*, 23. März 2020, Nr. 70, 2.
FAZ_0323_Kegel: S. Kegel. 2020. Die digitale Spur der Erkrankten (Interview mit Hannes B. Mosler). *Frankfurter Allgemeine Zeitung*, 23. März 2020, Nr. 70, 9.
FAZ_0326_Carstens: P. Carstens. 2020. Zusammenhalten auf Distanz. *Frankfurter Allgemeine Zeitung*, 26. März 2020, Nr. 73, 3.
FAZ_0326_Löhr: J. Löhr. 2020. Geld oder Leben – die Corona-Moral. *Frankfurter Allgemeine Zeitung*, 26. März 2020, Nr. 73, 15.
FAZ_0326_Wiegel: M. Wiegel. 2020. „Die europäische Solidarität rettet Leben". *Frankfurter Allgemeine Zeitung*, 26. März 2020, Nr. 73, 2.
FAZ_0327_Bubrowski und Wehner: H. Bubrowski und M. Wehner. 2020. Das Virus hinter den Mauern. *Frankfurter Allgemeine Zeitung*, 27. März 2020, Nr. 74, 3.
FAZ_0328_Maak: N. Maak. 2020. Ein Zentrum, was ist das? *Frankfurter Allgemeine Zeitung*, 28. März 2020, Nr. 75, 11.
FAZ_0328_Ross et al.: A. Ross, K. B. Becker, N. Bös, M. Jaeger, A. Mihm, J. Müller-Jung, J. Bender et al. 2020. Wege aus der Virus-Krise. *Frankfurter Allgemeine Zeitung*, 28. März 2020, Nr. 75, 6.
FAZ_0330_Deutscher Ethikrat: Deutscher Ethikrat. 2020. Solidarität und Verantwortung in der Corona-Krise. *Frankfurter Allgemeine Zeitung*, 30. März 2020, Nr. 76, 6.
FAZ_0330_Marx: U. Marx. 2020. Zizoo setzt die Segel. *Frankfurter Allgemeine Zeitung*, 30. März 2020, Nr. 76, 20.
FAZ_0330_Reents: E. Reents. 2020. Auf der einsamen Insel. *Frankfurter Allgemeine Zeitung*, 30. März 2020, Nr. 76, 13.
FAZ_0331_Burger et al.: R. Burger, J. Leithäuser und E. Lohse. 2020. Hoffen auf Ostern. *Frankfurter Allgemeine Zeitung*, 31. März 2020, Nr. 77, 2.
FAZ_0401_Böge et al: F. Böge M. Wiegel und M. Wyssuwa. 2020. Schlacht der Narrative. *Frankfurter Allgemeine Zeitung*, 1. April 2020, Nr. 78, 3.
FAZ_0401_Bubrowski et al.: H. Bubrowski, M. Freidel und M. Grunert. 2020. Anonymes Tracking. *Frankfurter Allgemeine Zeitung*, 1. April 2020, Nr. 78, 2.
FAZ_0401_Jaeger: M. Jaeger. 2020. Die Angst, den letzten Frühling zu verpassen. *Frankfurter Allgemeine Zeitung*, 1. April 2020, Nr. 78, 3.
FAZ_0403_Grundmann: T. Grundmann. 2020. Wer verdient Vertrauen? *Frankfurter Allgemeine Zeitung*, 3. April 2020, Nr. 80, 12.
FAZ_0403_Ritschl: A. Ritschl. 2020. Von Herdenimmunität und Lockdown. *Frankfurter Allgemeine Zeitung*, 3. April 2020, Nr. 80, 16.

FAZ_0404_Fischinger: P. S. Fischinger. 2020. „Spielerverträge verlängern sich automatisch". *Frankfurter Allgemeine Zeitung*, 4. April 2020, Nr. 81, 35.

FAZ_0406_Teutsch: K. Teutsch. 2020. Die Stunde der Maulhelden. *Frankfurter Allgemeine Zeitung*, 6. April 2020, Nr. 82, 13.

FAZ_0406_Wißmann: H. Wißmann. 2020. Eine Zeit der Unterschiede. *Frankfurter Allgemeine Zeitung*, 6. April 2020, Nr. 82, 11.

FAZ_0407_Soldt: R. Soldt. 2020. Wie besonnen darf's sein? *Frankfurter Allgemeine Zeitung*, 7. April 2020, Nr. 83, 4.

FAZ_0408_Jansen und Stahnke: T. Jansen und J. Stahnke. 2020. Nur im engsten Familienkreis. *Frankfurter Allgemeine Zeitung*, 8. April 2020, Nr. 84, 7.

FAZ_0408_Rößler: H. C. Rößler. 2020. Spanien ohne „Semana Santa". *Frankfurter Allgemeine Zeitung*, 8. April 2020, Nr. 84, 6.

FAZ_0409_Thüsing et al.: G. Thüsing, D. Kugelmann und R. Schwartmann. 2020. Freiwillig oder mit Zwang? *Frankfurter Allgemeine Zeitung*, 9. April 2020, Nr. 85, 7.

FAZ_0411_Kals: U. Kals. 2020. Abschied von zu hohen Ansprüchen. *Frankfurter Allgemeine Zeitung*, 11. April 2020, Nr. 86, C1.

FAZ_0411_Rüb: M. Rüb. 2020. Wer ist schuld am Massensterben? *Frankfurter Allgemeine Zeitung*, 11. April 2020, Nr. 86, 8.

FAZ_0411_Schwenn: K. Schwenn. 2020. „Alte nicht vom öffentlichen Leben ausschließen" (Interview mit Andreas Kruse). *Frankfurter Allgemeine Zeitung*, 11. April 2020, Nr. 86, 24.

FAZ_0414_Baumann: W. Baumann. 2020. Zurück zu einem Stück Normalität. *Frankfurter Allgemeine Zeitung*, 14. April 2020, Nr. 87, 24.

FAZ_0414_Geyer und Bahners: C. Geyer und P. Bahners. Kriterien für die Prävention. *Frankfurter Allgemeine Zeitung*, 14. April 2020, Nr. 87, 13.

FAZ_0415_Diemand und Waidner: S. Diemand und J. Waidner. 2020. Abschied ohne Nähe. *Frankfurter Allgemeine Zeitung*, 15. April 2020, Nr. 88, 21.

FAZ_0415_Thielke: T. Thielke. 2020. Die perfekte Ausrede. *Frankfurter Allgemeine Zeitung*, 15. April 2020, Nr. 88, 5.

FAZ_0416_Fähnders: T. Fähnders. 2020. Homeoffice im Camper. *Frankfurter Allgemeine Zeitung*, 16. April 2020, Nr. 89, 7.

FAZ_0418_Mitscherlich-Schönherr: O. Mitscherlich-Schönherr. 2020. Wie wir unser Leben noch gestalten können. *Frankfurter Allgemeine Zeitung*, 18. April 2020, Nr. 91, 11.

FAZ_0420_Sattar: M. Sattar. 2020. Angefeuert vom Präsidenten. *Frankfurter Allgemeine Zeitung*, 20. April 2020, Nr. 92, 3.

FAZ_0423_Jahn und Schmitt-Leonardy: M. Jahn und C. Schmitt-Leonardy. 2020. Solidarität durch Recht? *Frankfurter Allgemeine Zeitung*, 23. April 2020, Nr. 95, 6.

FAZ_0423_Mumay: B. Mumay. 2020. Abwechslung auf der Polizeiwache. *Frankfurter Allgemeine Zeitung*, 23. April 2020, Nr. 95, 11.

FAZ_0423_Schwarz: K. A. Schwarz. 2020. Neuland bei der Gefahrenabwehr. *Frankfurter Allgemeine Zeitung*, 23. April 2020, Nr. 95, 6.

FAZ_0423_Witzeck: E. Witzeck. 2020. Wer darf zurück auf die Insel? *Frankfurter Allgemeine Zeitung*, 23. April 2020, Nr. 95, 7.

FAZ_0424_Lohse: E. Lohse. 2020. Am Wendepunkt. *Frankfurter Allgemeine Zeitung*, 24. April 2020, Nr. 96, 2.

FAZ_0424_Petersen: T. Petersen. 2020. Gefahr für die Freiheit. *Frankfurter Allgemeine Zeitung*, 24. April 2020, Nr. 96, 8.

FAZ_0425_Lepsius: O. Lepsius. 2020. Warum lauert die Polizei Spaziergängern auf? *Frankfurter Allgemeine Zeitung*, 25. April 2020, Nr. 97, 13.

FAZ_0502_Anderl und Becker: S. Anderl und K. B. Becker. 2020. Deutsche Labore könnten doppelt so viele Menschen testen. *Frankfurter Allgemeine Zeitung*, 2. Mai 2020, Nr. 102, 2.

FAZ_0502_Yogeshwar: R. Yogeshwar. 2020. Phase zwei. *Frankfurter Allgemeine Zeitung*, 2. Mai 2020, Nr. 102, 9.

FAZ_0504_Burger: R. Burger. 2020. „Sicherheit muss uns Geld wert sein" (Interview mit Karl-Josef Laumann). *Frankfurter Allgemeine Zeitung*, 4. Mai 2020, Nr. 103, 2.

FAZ_0504_Soldt und Wehner: R. Soldt und M. Wehner. 2020. Gegnerisches Allerlei. *Frankfurter Allgemeine Zeitung*, 4. Mai 2020, Nr. 103, 3.

SZ

SZ_0316_Röckenhaus: F. Röckenhaus. 2020. Seuchenabwehr. *Süddeutsche Zeitung*, 16. März 2020, Nr. 63, 19.

SZ_0317_Gertz: H. Gertz. 2020. Macht's gut. *Süddeutsche Zeitung*, 17. März 2020, Nr. 64, 3.

SZ_0320_Fried: N. Fried. 2020. Im Ernst. *Süddeutsche Zeitung*, 20. März 2020, Nr. 67, 3.

SZ_0320_oV: o. V. 2020. Bitte maßhalten! (Leser*innenbriefe). *Süddeutsche Zeitung*, 20. März 2020, Nr. 67, 9.

SZ_0321_Janisch: W. Janisch. 2020. Im Sperrbezirk. *Süddeutsche Zeitung*, 21. März 2020, Nr. 68, 2.

SZ_0323_Wernicke: C. Wernicke. 2020. Die Krise als Kanzler-Test. *Süddeutsche Zeitung*, 23. März 2020, Nr. 69, 5.

SZ_0324_Illouz: E. Illouz. 2020. Versprechen einer Welt danach. *Süddeutsche Zeitung*, 24. März 2020, Nr. 70, 9.

SZ_0326_Fischer et al.: S. Fischer, H. Gasser und M. Maier-Albang. 2020. Die Rückkehrer. *Süddeutsche Zeitung*, 26. März 2020, Nr. 72, 35.

SZ_0328_Burghardt: P. Burghardt. 2020. „Das konnte keiner wissen" (Interview mit Peter Tschentscher). *Süddeutsche Zeitung*, 28. März 2020, Nr. 74, 6.

SZ_0328_Klute: H. Klute. 2020. Der große Stillstand. *Süddeutsche Zeitung*, 28. März 2020, Nr. 74, 49.

SZ_0331_Dostert: E. Dostert. 2020. „Die Zahl der Fälle könnte sich schlagartig erhöhen" (Interview mit Francesco De Meo). *Süddeutsche Zeitung*, 31. März 2020, Nr. 76, 16.

SZ_0331_oV: o. V. 2020. Hartes Ringen um den richtigen Weg (Leser*innenbriefe). *Süddeutsche Zeitung*, 31. März 2020, Nr. 76, 13.

SZ_0402_Janisch und Richter: W. Janisch und N. Richter. 2020. „Dann hat der liberale Rechtsstaat abgedankt (Interview mit Hans-Jürgen Papier). *Süddeutsche Zeitung*, 2. April 2020, Nr. 78, 2.

SZ_0403_Käppner: J. Käppner. 2020. „Wir müssen die besseren Partner sein" (Interview mit Daniela Schwarzer). *Süddeutsche Zeitung*, 3. April 2020, Nr. 79, 6.

SZ_0404_Braun und Henzler: S. Braun und C. Henzler. 2020. „Der Druck ist schon gewaltig" (Interview mit Winfried Kretschmann). *Süddeutsche Zeitung*, 4. April 2020, Nr. 80, 6.

SZ_0404_Fromme: C. Fromme 2020. … wie in schlechten Zeiten. *Süddeutsche Zeitung*, 4. April 2020, Nr. 80, 50.

SZ_0404_Heidtmann: J. Heidtmann. 2020. „Es gibt immer eine Alternative" (Interview mit Juli Zeh). *Süddeutsche Zeitung*, 4. April 2020, Nr. 80, 17.

SZ_0406_Grill et al.: M. Grill, G. Mascolo und N. Richter. 2020. „Sicherer als in jedem Supermarkt". *Süddeutsche Zeitung*, 6. April 2020, Nr. 81, 5.

SZ_0408_oV: o. V. 2020. Der große Balanceakt (Leser*innenbriefe). *Süddeutsche Zeitung*, 8. April 2020, Nr. 83, 13.

SZ_0417_Hahn: T. Hahn. 2020. Die Kunst der Übertreibung. *Süddeutsche Zeitung*, 17. April 2020, Nr. 89, 3.

SZ_0417_Mayer und Salavati: C. Mayer und N. Salavati. 2020. „Ich muss immer Geld bei mir haben" (Interview mit Abbas Khider). *Süddeutsche Zeitung*, 17. April 2020, Nr. 89, 20.

SZ_0418_Koopmann: C. Koopmann. 2020. Post für den Jockey. *Süddeutsche Zeitung*, 18. April 2020, Nr. 90, 49.

SZ_0420_Baumstieger et al., M. Baumstieger, L. Deuber, B. Dörries, A. Föderl-Schmid, C. Gurk, F. Nienhuysen, N. Pantel et al. 2020. Schwere Zeiten für Unzufriedene. *Süddeutsche Zeitung*, 20. April 2020, Nr. 91, 7.

SZ_0421_Strittmatter: K. Strittmatter. 2020. Wir sind so frei. *Süddeutsche Zeitung*, 21. April 2020, Nr. 92, 3.

SZ_0423_oV: o. V. 2020. Ärzten den Rücken stärken, statt sie zu verunsichern (Leser*innenbriefe). *Süddeutsche Zeitung*, 23. April 2020, Nr. 94, 14.

SZ_0425_Charisius et al.: H. Charisius., R. Deininger, L. Deuber, J. Flottau, N. Fried, T. Fromm, C. Giesen et al. 2020. Schwerer Verlauf. *Süddeutsche Zeitung*, 25./26. April 2020, Nr. 96, 11.

SZ_0425_Charisius et al. (Fortsetzung): H. Charisius, H., R. Deininger, L. Deuber, J. Flottau, N. Fried, T. Fromm, C. Giesen et al. 2020. Schwerer Verlauf (Fortsetzung von S. 13). *Süddeutsche Zeitung*, 25./26. April 2020, Nr. 96, 14.

SZ_0425_Dostert: E. Dostert. 2020. Demo-Version. *Süddeutsche Zeitung*, 25./26. April 2020, Nr. 96, 23.

SZ_0428_Rabe: J.-C. Rabe. 2020. „Es ist zu hoffen, dass es einen Mittelweg gibt" (Interview mit Eva Weber-Guskar). *Süddeutsche Zeitung*, 28. April 2020, Nr. 98, 9.

SZ_0430_Bartens: W. Bartens. 2020. Das Virus mag Kälte. Außer bei Hitze. *Süddeutsche Zeitung*, 30. April 2020, Nr. 100, 10.

SZ_0430_Brems: L. Brems. 2020. „Laufen gibt einem immer mehr zurück, als man reinsteckt" (Interview mit Kathrine Switzer). *Süddeutsche Zeitung*, 30. April 2020, Nr. 100, 31.

SZ_0430_Heidtmann und Rossbach: J. Heidtmann und H. Rossbach. 2020. „Darüber reden, was den Kindern guttut" (Interview mit Franziska Giffey). *Süddeutsche Zeitung*, 30. April 2020, Nr. 100, 2.

SZ_0502_Behbehani und Blatz: S. M. Behbehani und A. Blatz. 2020. Kritik (Interview mit Anja Reschke). *Süddeutsche Zeitung*, 2. Mai 2020, Nr. 101, 48.

SZ_0502_Blatz et al.: A. Blatz, C. Koopmann und C. Seeburg. 2020. Licht ins Dunkel. *Süddeutsche Zeitung*, 2. Mai 2020, Nr. 101, 43.

Dr. Helene Gerhards ist Sozialwissenschaftlerin. Sie wurde im Jahr 2021 an der Universität Osnabrück mit einer politikwissenschaftlichen Arbeit zur Geschichte und Theorie von Patient*innenagentivität und -kollektivität promoviert. Zuvor arbeitete sie als wissenschaftliche Mitarbeiterin an den Universitäten Göttingen und Duisburg-Essen sowie an der Ostbayerischen Technischen Hochschule Regensburg zu feministischen und Demokratietheorien, zu kritischen und intersektionalen Biopolitikstudien, zur Politik der Biomedizin (v. a. Stammzellforschung und Reproduktionsmedizin) sowie zu Digitalisierung und Künstlicher Intelligenz im Gesundheitssystem. Aktuell ist sie wissenschaftliche Mitarbeiterin am Institut für Sozialforschung und Technikfolgenabschätzung (IST) der Ostbayerischen Technischen Hochschule Regensburg.

Dipl.-Kauffrau (FH) Uta Bittner, M.A. ist wissenschaftliche Mitarbeiterin am Institut für Geschichte, Theorie und Ethik der Medizin der Heinrich-Heine-Universität Düsseldorf – aktuell in der Manchot Forschungsgruppe „Entscheidungsfindung mithilfe von Methoden der Künstlichen Intelligenz" – mit Fokus auf medizinethischen Themen und Fragestellungen. Weitere berufliche Stationen waren unter anderem die Ostbayerische Technische Hochschule Regensburg, Contagi Interim, das Institut für Geschichte, Theorie und Ethik der Medizin der Universität Ulm, die Frankfurter Allgemeine Zeitung, das Institut für Ethik und Geschichte der Medizin der Albert-Ludwigs-Universität Freiburg und Roland Berger Strategy Consultants.

Pandemie und Risiko. Genese und Transformation eines Risikodiskurses im Kontext der öffentlichen Debatte zu den Coronamaßnahmen im Frühjahr 2020

Viola Dombrowski, Marc Hannappel und Lukas Schmelzeisen

1 Einleitung

Die Unterrichtung des Büros der Weltgesundheitsorganisation (im Folgenden WHO) in Beijing über mehrere Fälle von Lungenentzündung ungeklärter Herkunft am 31. Dezember 2019 (WHO 2020a, 1) markiert den offiziellen Beginn der Ausbreitung des neuartigen Coronavirus SARS-CoV-2 und der von ihm ausgelösten Atemwegserkrankung COVID-19. Von nun an verbreitet sich das Virus nach und nach und bahnt sich den Weg in den Alltag der Weltöffentlichkeit. Auch die massenmediale Aufbereitung des Virus und seiner Folgen hat hier ihren Ursprung, denn bereits am selben Tag, an dem die Meldung erfolgte,

V. Dombrowski (✉) · M. Hannappel
Institut für Soziologie, Universität Koblenz, Koblenz, Deutschland
E-Mail: vdombrowski@uni-koblenz.de

M. Hannappel
E-Mail: marchannappel@uni-koblenz.de

L. Schmelzeisen
Institute for Parallel and Distributed Systems, Universität Stuttgart, Stuttgart, Deutschland
E-Mail: lukas.schmelzeisen@ipvs.uni-stuttgart.de

© Der/die Autor(en), exklusiv lizenziert an Springer Fachmedien Wiesbaden GmbH, ein Teil von Springer Nature 2023
D. Frommeld et al. (Hrsg.), *Gesellschaften in der Krise*,
https://doi.org/10.1007/978-3-658-39129-4_12

berichten mehrere deutsche Zeitungen über die „mysteriöse Lungenkrankheit" in China (Bild 2019; Deutsche Welle 2019; Spiegel 2019; Tagesspiegel 2020; Zeit 2019). Durch diese mediale Begleitung der Ausbreitung von COVID-19 und nicht zuletzt der teils einschneidenden Maßnahmen zur Eindämmung des Virus, die vielerorts von politischen Entscheidungsträger*innen veranlasst werden, avanciert „Corona" in kürzester Zeit zum weltweit dominierenden Thema.

Eine neue Qualität erhält diese Ereigniswelle, als die WHO den Ausbruch und die Verbreitung von COVID-19 am 11. März 2020 zur Pandemie erklärt (WHO 2020c, 1) und damit die Ausbreitung des Virus offiziell entgrenzt. Und auch Bundeskanzlerin Angela Merkel bestätigt am selben Tag: „Das Virus ist in Europa angelangt. Es ist da. Das müssen wir alle verstehen" (Herrmann 2020). Doch schon *vor* dieser Besiegelung der Ankunft des Virus und den wenig später – am 16. März 2020 – beschlossenen Maßnahmen der Bundesregierung, ist in den deutschen Medien von „Coronakrise" die Rede. Mehr noch als die „Katastrophe", die als ein die „Menschen überwältigender Einbruch eines Fremden […] in die Alltagswelt" (Geenen 2003, 8) zu verstehen ist, verweist der Krisenbegriff auf die Komplexität des Ereignisses Corona und seiner Folgen. So wird bereits früh deutlich, dass es um weit mehr geht als die Ansteckung mit dem Virus selbst. Es geht auch – und vielleicht vor allem – um die Folgen, die die Verhinderung einer solchen Ansteckung mit sich bringt: eine nahezu vollständige Außerkraftsetzung des gesellschaftlichen, wirtschaftlichen und politischen Normalzustandes und den damit einhergehenden routinierten Problemlösestrategien (Geenen 2003, 5; Steg 2020, 428). Zur Erfassung solcher kollektiven Verunsicherungsmomente hat sich in der Soziologie in den letzten Jahrzehnten der Begriff des Risikos durchgesetzt (Steg 2020, 428). Dies lässt sich damit erklären, dass der Begriff die sozialen Deutungs- und Interpretationsprozesse des Ereignisses und seiner Folgen ins Zentrum rückt. Ulrich Beck charakterisiert diese in *Risikogesellschaft* (1986) wie folgt:

> „[Risiken] setzen systematisch bedingte, oft irreversible Schädigungen frei, bleiben im Kern meist unsichtbar, basieren auf kausalen Interpretationen, stellen sich also erst und nur im (wissenschaftlichen bzw. antiwissenschaftlichen) Wissen um sie her, können im Wissen verändert, verkleinert oder vergrößert, dramatisiert oder verharmlost werden und sind insofern im besonderen Maße *offen für soziale Definitionsprozesse* [Herv. i. O.]." (Beck 1986, 29 f.)

Dies gilt insbesondere für pluralisierte und globalisierte Gesellschaften, in denen die Qualität der Bedrohung zum Gegenstand öffentlicher Verhandlungen wird und auf diese Weise eine neue Form der kollektiven Betroffenheit erzeugt (Keller 2011, 300 f.). Risiken, aber auch die dazugehörigen Krisen, lassen sich somit als grundlegend „diskursiv und gesellschaftlich konstruierte Phänomene" begreifen (Steg 2020, 424).

Die Bedeutung der Medien in der Aufbereitung der Ereignisse und der Vermittlung wissenschaftlicher Erkenntnisse sowie politischer Entscheidungen für die Deutung, den Verlauf und sogar die gesellschaftlichen Auswirkungen, benennt bereits Beck (1986, 30). Diese „ereignisinduzierten" (Keller 2011, 291) Diskurse und die spezifische Dynamik der hier ausgetragenen Deutungskämpfe nimmt in den 2000er-Jahren Reiner Keller im Rahmen seiner Wissenssoziologischen Diskursanalyse unter dem Stichwort „Risikodiskurs"[1] in den Blick und verortet diese vor allem in den Diskursarenen der Massenmedien (Keller 2003, 401 ff., 2011, 292 f. und 306 ff.).

Auch „Corona" nimmt innerhalb kürzester Zeit einen zentralen Platz in den internationalen Massenmedien ein und wird zum *umkämpften* Thema. Dies gilt nicht nur für die traditionellen Medien, sondern auch für die sozialen Medien. Diese rasante Mediatisierung veranlasste die WHO bereits am 2. Februar 2020 dazu, die Verbreitung von Falschinformationen im Kontext des neuen Coronavirus als „infodemic" (WHO 2020b, 2) zu bezeichnen. Dabei zeigt sich eine zunehmende Vielfalt und Komplexität an Themen und Akteur*innen, die im Coronadiskurs um Deutungshoheit ringen. Anhand der medialen Berichterstattung über die Maßnahmen untersuchen wir die *Deutungskonflikte* rund um das Virus und seine Eindämmung und wie sich daran der gesellschaftliche Prozess der ständigen *Neuverhandlung* von Risiken und Krisengegenständen zeigen lässt.

Um dieser Frage nachzugehen, wird folgend zunächst eine genauere Bestimmung des Ereignisses und des daraus hervorgehenden Diskurses vorgenommen. Dazu ist auch eine differenzierende Betrachtung der hier bereits erwähnten Begriffe Katastrophe, Krise und Risiko notwendig. In einem nächsten Schritt geht es dann um die Datengrundlage und das Vorgehen bei der Analyse, für die klassische Methoden der empirischen Sozialforschung (qualitativ und quantitativ) mit algorithmischen Verfahren (Topic Modeling) kombiniert wurden. Ziel ist es, einen Überblick über den Diskurs in seiner thematischen Breite zu erhalten, ohne auf ein tieferes Verständnis der Inhalte verzichten zu müssen. Abschließend werden in einem letzten Teil die Ergebnisse vorgestellt und ein Ausblick auf weitere Potenziale einer Diskursanalyse des Coronadiskurses gegeben.

---

[1] Zum Begriff des Risikodiskurses vgl. auch Christoph Lau (1989).

2   Momente kollektiver Verunsicherung

Der öffentliche Diskurs über die Eigenschaften des Virus, das Infektionsgeschehen, die Maßnahmen und die öffentlichen Reaktionen darauf, lassen
sich seit Anfang des Jahres 2020 in den Medien verfolgen. Geprägt ist dieser
öffentliche Diskurs vor allem durch die Komplexität, die durch das Zusammen-
und Aufeinandertreffen unterschiedlicher wissenschaftlicher und gesellschaftspolitischer Perspektiven auf das Phänomen Corona entsteht. Es zeigt sich dabei
früh, dass eine rein virologisch bzw. epidemiologische Betrachtung zu anderen
Schlussfolgerungen führt als etwa eine bildungssoziologische, pädagogische oder
ökonomische (Dombrowski et al. 2021, 190). Ähnlich verhält es sich, wenn man
versucht, das Phänomen Coronapandemie begrifflich zu fassen.

Eine der grundlegendsten Definitionen, die sich vornehmen lässt, ist die, dass
es sich bei SARS-CoV-2 um ein neuartiges Coronavirus handelt, das die Atemwegserkrankung COVID-19 hervorruft. Die Ausbreitung des Virus, die dieses
erst zu einem gesellschaftlich relevanten Phänomen macht, lässt sich aufgrund
ihrer Entgrenzung und ihres Ausbruchs auf allen Kontinenten als Pandemie
mit globalem Ausmaß klassifizieren (Taylor 2013, 711). Pandemien, im Sinne
ihrer Definition als grenzüberschreitende Ereignisse, treffen auf unterschiedlichste kulturelle und politische Räume, die je unterschiedlich auf das Ereignis
reagieren. Sie sind also deutungsabhängig und stellen mehr als nur gesundheitspolitische Herausforderungen dar. Vielmehr werden durch notwendige politische
Entscheidungen zur Eindämmung des Infektionsgeschehens auch andere Gesell-
schaftsbereiche, wie das Wirtschafts- und Finanzsystem, das Bildungssystem
oder das Rechtssystem, mit den Folgen der Pandemie und deren Bewältigung
konfrontiert (Taylor 2013, 711). Pandemien betreffen daher nicht nur einzelne
Teilbereiche des gesellschaftlichen Gefüges, sondern die Gesellschaft als
Ganzes. Die virologischen und epidemiologischen Betrachtungsweisen des
Phänomens sind demnach nicht ausreichend, um es in seiner Wirkungsmächtig-
keit zu erfassen – es bedarf eines Begriffes, der die gesellschaftlichen Folgen mit
einschließt.

In der soziologischen Literatur findet man hierzu eine Vielzahl von Begriffen.
Die geläufigsten sind dabei Katastrophe, Krise und Risiko. Die Begriffe sind
nicht immer eindeutig voneinander abzugrenzen, vielfach werden sie ins Verhältnis zueinander gesetzt oder ihnen werden gleiche Auslöser, Ereignisse oder
Effekte zugeschrieben. Der Gegenstand selbst scheint also nicht notwendigerweise Auskunft darüber zu geben, um welche Art von Ereignis oder Phänomen
es sich handelt. Bleiben wir etwa bei Pandemien, so finden sich unterschied-

liche Klassifizierungen: Luca Tratschin (2020, 312) beispielsweise beschreibt die Spanische Grippe (1918–1920) bzw. deren Folgen als „Katastrophe". Ken B. Taylor (2013, 709) hingegen verwendet zur Kategorisierung von Pandemien den bereits umrissenen Begriff der „Krise", während Keller (2011, 297) die mit den Pandemien verwandten Natur- und Technikkatastrophen in Anlehnung an Beck (1986) als „Risiko-Katastrophe" bzw. allgemeiner „Risikoereignisse" bezeichnet.

Trotz definitorischer und anwendungsorientierter Unterschiede sind all diesen Begriffen verschiedene Dimensionen gemein: Zunächst sind die mit diesen Begriffen beschriebenen Phänomene alle Resultat eines Ereignisses oder einer Abfolge von Ereignissen und haben (häufig weitreichende) Folgen. Ihre Deutung ist grundlegend kontextabhängig, muss also jeweils in Relation zu Ort, Zeit und kulturellem, wirtschaftlichem und sozialem Kontext erfolgen (Clausen und Jäger 1975, 23; Steg 2020, 424). Weiterhin sind alle durch den vom Ereignis erzeugten Ausnahmezustand charakterisiert und erzwingen somit eine Abweichung von einer gesellschaftlichen Normalität (Keller 2003, 401; Steg 2020, 428; Geenen 2003). In Anlehnung an Joris Stegs (2020) Krisenbegriff bietet es sich daher an, bei allen Begriffen von relationalen Kategorien zu sprechen. Diese Erschütterung gesellschaftlicher Normalität ruft folglich – und auch dies ist allen Begriffen gemein – ein kollektives Gefühl von Unbehagen, „Unklarheit, Unsicherheit und Ungewissheit" (Steg 2020, 431) oder auch schlicht Unwissenheit hervor (Keller 2003, 407; Bonß 1995, 36). Dieser Zustand muss dann von den betroffenen Gesellschaften überwunden werden.

„Für Sicherheit als gesellschaftliche Selbst-Sicherheit und der Möglichkeit der Herstellung institutioneller Sicherheitsgarantien spielt schließlich Wissen, insbesondere Expertenwissen, eine wichtige Rolle" (Evers und Nowotny 1987, 23). Traditionell zuständig für die Beseitigung von Unsicherheiten und Ungewissheiten sind also vor allem die Wissenschaften, so etwa für die Vermessung des Ereignisses, die Einschätzung der Risiken und Gefahren und die Empfehlungen für deren Beseitigung oder Handhabbarmachung (Lau 1989, 427; Japp 2003, 78; Schütz und Wiedmann 2003, 553). Gleichzeitig muss die Veränderung der Rolle der Wissenschaft in den letzten Dekaden mit betrachtet werden, darin enthalten das, was Beck (1986, 266) als „Entmonopolisierung der Erkenntnis" beschreibt. Wie alles in der Spätmoderne muss auch Wissenschaft sich der Logik der Verhandelbarkeit aussetzen. Dies löst sie einerseits aus dem Eindeutigkeitszwang nach außen, der im Inneren so oder so nicht haltbar ist, nicht aber das Problem, dass weiterhin eindeutige Antworten von ihr verlangt werden – jedoch ohne sie zu akzeptieren und als unumstößlich richtig hinzunehmen (Beck 1986, 267 f.). Beck spricht hier von einem „Verfall ihrer Macht" (Beck 1986, 268), der ihm zufolge sogenannten „konfliktvollen Egalisierungstendenzen im

Rationalitätsgefälle zwischen Experten und Laien" Vorschub leistet (Beck 1986, 268). Die Entmonopolisierung der Erkenntnis bezeichnet also keine völlige Abkehr von den Ansprüchen, die Gesellschaft oder gar Politik an Wissenschaft stellen, vielmehr verweist sie auf die Entgrenzung des wissenschaftlichen Diskurses und eine damit einhergehende (unfreiwillige) Öffnung für Lai*innen. Expert*innendiskurse müssen sich somit den öffentlichen Diskursen stellen. Während diese Entwicklung sicherlich als emanzipatorische Errungenschaft ausgelegt werden kann, muss auch bedacht werden, dass sie die Bedeutung wissenschaftlichen Wissens verschiebt, vom Sicherheitsgaranten hin zu einer weiteren „Quelle von Unsicherheit" (Lau 1989, 431).[2] Dieses „Ende der Eindeutigkeit" (Bauman 1992 nach Bonß 1995, 22 f.), das die Wissenschaften als Garanten für Gewissheit infrage stellt, führt nun zu einer Relativierung des Stellenwertes wissenschaftlicher Argumentation. In diesem Zusammenhang und um die diskursive Dynamik, die daraus entsteht, erfassen zu können, hat Keller (2003; 2011) den Begriff des Risikodiskurses geprägt.

Risikodiskurse sind „hybride Gebilde, in denen wissenschaftliches Wissen und Sachargumentation mit Dramatisierung von Problemdringlichkeiten und Moralisierungen des Handlungsbedarfes verknüpft werden" (Keller 2011, 286). In Anlehnung an Beck ließen sie sich dementsprechend auch als das diskursive Aufeinandertreffen von Expert*innen und Lai*innen beschreiben, das geprägt ist durch ein Ringen um Deutungshoheit einerseits und gegenseitige Legitimation andererseits. Gegenstand dieser Diskurse ist das, was Keller (2003, 2011) als Risikoereignisse definiert und was hier im Weiteren als Interpretationsgrundlage der Ereignisse um Corona dienen wird. Gemeint sind damit Ereignisse, die kollektive „Irritationserfahrungen" (Keller 2011, 292) auslösen, die sich dann in Risikodiskursen ausdrücken. Zentraler Akteur in solchen Risikodiskursen sind die Massenmedien. Diese agieren einerseits als Vermittler eines kollektiven Erfahrungswertes der Risikoerfahrung und andererseits als Austragungsort konkurrierender Deutungen (Keller 2011, 306 ff.).

Keller (2000, 2003, 2011) unterscheidet zwei Typen von Risikoereignissen, die zu je spezifischen Risikodiskursen führen: „Zeitlupen-" und „Zeitraffer-Ereignisse". Während beim Zeitlupenereignis, also einem langsam und eher uneindeutig eintretenden Ereignis – wie zum Beispiel dem Klimawandel – der Diskurs auf die Frage gerichtet ist, ob eine Gefahr besteht und wenn ja, in welchem

---

[2] Für eine weiterführende Betrachtung der Entwicklung des Spannungsverhältnisses zwischen Expert*innen und Lai*innen siehe auch Robert K. Merton (1938) und Jürgen Gerhards (2001).

Ausmaß, konfrontiert das Zeitrafferereignis ein Kollektiv mit seinem plötzlichen Auftreten und unausweichlichen Folgen, die bereits in relativ kurzer Distanz zum Ereignisauftritt sichtbar werden. Diese Folgen sind dabei nur schwerlich zu leugnen: So bedurfte es keiner Spekulation, ob der Tsunami im Jahr 2004 Todesopfer forderte, die Anschläge von 9/11 zwei Gebäude zum Einstürzen brachten oder durch das Tōhoku-Erdbeben und die von ihm ausgelösten Folgeereignisse mehr oder weniger ganze Orte ausgelöscht wurden.

Zeitlupenereignisse zeichnen sich durch „Interpretationskonflikte" (Keller 2011, 299) aus, die sich a) auf die Frage nach der generellen Existenz eines solchen und b) auf mögliche (langfristige) Folgen beziehen. Zeitlupenereignisse sind in besonderem Maße auf die Interpretationsleistungen von Expert*innen, meist Wissenschaftler*innen, angewiesen. Aufgrund der lebensweltlich kaum spürbaren Qualität sind sie aber auch in besonderem Maße von der Bevölkerung angezweifelt. Bei Zeitrafferereignissen rückt aufgrund ihrer Unmittelbarkeit nicht so sehr das Ereignis selbst in den Fokus der Auseinandersetzungen, sondern vielmehr der richtige Umgang damit (Keller 2011, 300).

Obwohl die Ereignisqualität unterschiedliche Diskursdynamiken erzeugt, sind beide Formen als „gesellschaftliche Definitionskonflikte über Art, Ausmaß, Betroffenheiten [und] Verantwortlichkeiten" (Keller 2011, 280) solcher Ereignisse zu verstehen. Häufig sind sie durch zwei voneinander differenzierbare Diskurskoalitionen geprägt: einen eher sachlich orientierten Kontrolldiskurs und einen herausfordernden Gefahrendiskurs, der charakterisiert ist durch Skandalisierung und die Suche nach Schuldigen. Dabei geht Keller von einer „Hegemonialität des Kontrolldiskurses" (Keller 2011, 312) aus, vor allem aber von einer Art Wechselspiel der beiden. Da Risikodiskurse immer auch öffentliche Diskurse sind, werden die damit einhergehenden Deutungskämpfe insbesondere in den Massen- und sozialen Medien beobachtbar.

3   Methode

Ziel des vorliegenden Beitrags ist es, anhand von Online-Artikeln großer deutscher Tageszeitungen eine erste Systematisierung des medialen Diskurses über die COVID-19-Pandemie einerseits und eine Analyse diskursiver Muster andererseits vorzunehmen. Dies erfolgt im Rahmen einer mehrstufigen Diskursanalyse, die sowohl eine quantitative Aufschlüsselung des Datensatzes durch Topic Modeling als auch eine qualitative Analyse zur Rekonstruktion der Verhandlungsweisen der identifizierten Topics umfasst.

Das Datenkorpus setzt sich aus der Online-Berichterstattung[3] der Tageszeitungen *Bild, Süddeutsche Zeitung* und *Frankfurter Allgemeine Zeitung* zusammen und beinhaltet alle Artikel, die dort zwischen 31. Dezember 2019 und 31. August 2020 unter dem Stichwort „Corona" veröffentlicht wurden. Der Zeitraum markiert den Beginn der Pandemie über die sogenannte erste Welle bis hin zum Beginn der zweiten Welle. Mit den Daten kann daher, retrospektiv betrachtet, der komplette Diskurs über die erste Welle nachgezeichnet werden. Ferner fallen in den meisten Bundesländern der Beginn und das Ende der Sommerferien in die Monate Juli und August, sodass auch der bildungspolitische Diskurs dieser Zeit in den Daten abgebildet ist. Die Daten wurden mit einem Web-Scraping-Algorithmus der Statistiksoftware R (Package *rvest*) erhoben. Dieser Datensatz umfasst für den festgelegten Zeitraum insgesamt 72.268 Artikel (siehe Tab. 1). Die Tabelle zeigt eine große Diskrepanz zwischen den Artikelzahlen von *sueddeutsche.de* und den beiden anderen Onlineportalen. Dieser Unterschied ist nicht auf eine Verzerrung bei der Datenerhebung zurückzuführen, sondern auf die Veröffentlichungspraktik der *Süddeutschen Zeitung,* die einzelne Artikel nochmals für die Online- und Printausgabe aufzuarbeiten scheint und somit Fast-Duplikate erzeugt, die inhaltlich nur minimal voneinander abweichen.

Um das Material einerseits nach Themen und zeitlichem Kontext systematisieren und andererseits im Detail analysieren zu können, bietet sich eine Methodenkombination im Sinne eines Mixed-Method-Designs und damit eine mehrstufige Analyse an. Zur Konzeption eines solchen Forschungsdesigns ist es zunächst notwendig festzulegen, ob und wie qualitative und quantitative Methoden in Bezug zueinander gesetzt werden sollen. Judith Schoonenboom und R. Burke Johnson (2017, 114) unterscheiden dazu zwischen konkurrierenden und sequenziellen Verfahren. Konkurrierende Verfahren bezeichnen dabei solche, die unterschiedliche Methoden auf denselben Gegenstand richten, aber mit separaten Untersuchungsplänen arbeiten, während sich sequenzielle Designs durch ein Abhängigkeitsverhältnis der Methoden auszeichnen (Schoonenboom und Johnson 2017, 13). In einer weiteren Stufe der Ausdifferenzierung wird dann entschieden, welche Rolle die quantitativen und qualitativen Methoden jeweils einnehmen sollen. Fungieren die qualitativen Methoden lediglich als

---

[3] Zwar verweisen Oke Bahnsen und Eric Linhart (2018, 300) darauf, dass die Analyse von Online-Artikeln im Vergleich, aber nicht im Unterschied zu den Printausgaben der Medienhäuser nur einen speziellen Teildiskurs abbilden können. Gleichermaßen erkennen sie an, dass derartige Ansätze durchaus einen Überblick über prägende Diskursmuster geben können.

Tab. 1 Anzahl der Online-Artikel nach Tageszeitung und Monat (2020). (Eigene Darstellung)

Online-Portal	Januar	Februar	März	April	Mai	Juni	Juli	August	Insgesamt
Sueddeutsche.de	59	283	6864	13.237	10.522	7378	6726	7167	52.236
faz.net	0	33	1969	2426	2045	547	1781	1671	10.472
bild.de	59	167	1384	2157	604	2442	1208	1539	9560
Insgesamt	118	483	10.217	17.820	13.171	10.367	9715	10.377	72.268

Vorstudie oder Mittel der Hypothesengenerierung für eine quantitative Haupt-studie, kann von einem Verallgemeinerungsmodell gesprochen werden. Soll, wie in der vorliegenden Forschung, durch das Heranziehen qualitativer Methoden eine Erweiterung oder Vertiefung quantitativer Analysen erreicht werden, spricht man von einem Vertiefungsmodell (Burzan 2016, 40). Diese Vorgehensweise ent-spricht auch dem von Schoonenboom und Johnson (2017, 117) vorgeschlagenen Verfahren des *explanatory sequential designs*. Der Ansatz bietet im Kontext des Coronadiskurses den Vorteil, zunächst die Masse der Daten mithilfe eines quantitativen Verfahrens, in diesem Fall dem Topic Modeling, zu systematisieren und die Daten in ihrer Heterogenität zu erfassen. Auf Basis dieser ersten Strukturierung lassen sich dann a) stichprobenartig qualitative Analysen einzelner Zeitungsberichte anschließen, die b) wiederum neue Anreize für eine quantitative Systematisierungsstrategie bzw. für eine gezielte Stichprobenziehung einer *aus-führlichen* qualitativen Analyse geben können.

Eine erste Systematisierung des Materials wurde mithilfe eines Topic Model vorgenommen, um auf diese Weise einen Überblick über vorhandene Themen und deren zeitliche Entwicklung zu erhalten. Topic Models sind statistische Werkzeuge zur Identifizierung abstrakter Themen in großen Datenmengen (Blei et al. 2003). Diese Technik leitet für jedes Dokument einer gegebenen Dokumentensammlung eine Verteilung über Themen ab, wobei ein Thema selbst eine Verteilung über alle Worte aus der Dokumentensammlung ist. Für die vor-liegende Analyse wurde ein Topic Model mittels Latent Dirichlet Allocation (LDA; Blei et al. 2003) berechnet[4] und mittels stochastischem Prozess insgesamt zehn verschiedene Topic Models trainiert. Ausgewählt wurde letztlich das Topic Model, bei dem die höchstwahrscheinlichen Wörter der jeweiligen Themen aus unserer Sicht die größte thematische Kohärenz aufwiesen. Ergebnis des Topic Modeling ist ein Datensatz, der alle Artikel enthält und diesen für jedes Topic einen Wahrscheinlichkeitswert zuordnet. Dieser Wahrscheinlichkeitswert ent-scheidet darüber, ob ein Artikel einem bestimmten Topic zugeordnet wird oder nicht. Dazu wurde ein Grenzwert von > 0,5 festgelegt.

Da ein Topic Model nur eine Menge von Verteilungen darstellt und selbst keine Themenbezeichnungen wie beispielsweise „Gastronomie in der Corona-Krise" liefern kann, werden die Themen typischerweise durch Auflistung der Wörter mit der höchsten Wahrscheinlichkeit charakterisiert und in Anlehnung

---

[4] Konkret nutzen wir *tomotopy 0.9*.

Tab. 2 Auszug aus der Auflistung aller Topics. (Eigene Darstellung)

Topic	Wörter mit der höchsten Wahrscheinlichkeit	Labels
[…]	[…]	[…]
3	Studie, impfstoff, forscher, virus, covid, johnson	Wissenschaft_Forschung_Virologie
[…]	[…]	[…]
9	Schüler, schulen, schule, unterricht, lehrer, kinder	Gesellschaft_Schule
[…]	[…]	[…]
13	Merkel, söder, ministerpräsident, cdu, länder, kanzlerin	Maßnahmen_Politik
[…]	[…]	[…]

daran manuell mit einem Label benannt (siehe Tab. 2 oder für eine Auflistung aller Topics Tab. A1 im Anhang).

Da allen Artikeln im Datensatz ein Veröffentlichungsdatum zugeordnet ist, kann mittels der kumulierten Wahrscheinlichkeitswerte ein Verlauf der Topics über die gesamte Zeitspanne hinweg gezeichnet werden. Durch diese Verteilungen lässt sich dann ein Eindruck gewinnen, über welche Themen in welchen Phasen der Pandemie berichtet wurde.

Für eine erste weiterführende qualitative Analyse wurden drei von insgesamt fünfzig Topics ausgewählt. Im Fokus steht dabei das Topic *Maßnahmen_Politik* (Topic 13). Außerdem wurden die Topics *Wissenschaft_Forschung_Virologie* (Topic 3) und *Gesellschaft_Schule* (Topic 9) ausgewählt, um die Analyse von Topic 13 punktuell zu verdichten. Diese Auswahl basiert auf einer parallel zum Topic Modeling kursorischen Sichtung des Materials. Dabei kristallisierte sich die Thematisierung der Maßnahmen als einer der zentralen Angelpunkte des öffentlichen Diskurses heraus. Topic 3 und Topic 9 wurden zusätzlich herangezogen, um die Deutungskonflikte zwischen Expert*innen und Lai*innen und somit einen zentralen Aspekt des Risikodiskurses besser einfangen zu können – sie dienen aber wie bereits erwähnt vor allem einer selektiven Verdichtung (Strauss und Corbin 1996, 95 und 116) der Analysen von Topic 13. Die Artikel wurden dann in Anlehnung an die Kategorienbildung der Grounded-Theory-Methodologie (Strauss und Corbin 1996) kodiert und ausgewertet und mit quantitativen Verteilungsberechnungen zusammengeführt.

4   Ein *shift of concern:* Erste empirische Ergebnisse

Für die meisten der 50 Topics lässt sich konstatieren, dass diese zum großen Teil zeitabhängig sind, d. h. in bestimmten Phasen der Pandemie wird häufiger oder weniger häufig über bestimmte Themen berichtet als über andere. Dabei kann nicht gesagt werden, dass sich die Berichterstattung per se nach den Infektionszahlen richtet, vielmehr lässt sich erkennen, dass unterschiedliche Phasen des Infektionsgeschehens unterschiedliche thematische Dichtepunkte in der Berichterstattung erzeugen. Um zu zeigen, wie sich der öffentliche Diskurs in Anlehnung an das Infektionsgeschehen und die damit einhergehenden politischen, wirtschaftlichen und gesellschaftlichen Reaktionen im Verlauf der Zeit transformieren, wie sich nicht nur die Bewertung des Risikoereignisses, sondern auch die Verlagerung der empfundenen Bedrohung dynamisch verändert und wie sich die erwähnten Dichtepunkte erklären lassen, haben wir uns auf die Topics *Maßnahmen_Politik* (Topic 13), *Wissenschaft_Forschung_Virologie* (Topic 3) und *Gesellschaft_Schule* (Topic 9) über die Dauer der ersten Welle konzentriert.

Abb. 1 zeigt die Beziehung zwischen den täglichen Infektionszahlen und der Anzahl täglicher Online-Berichte der drei Tageszeitungen. Während zu Beginn

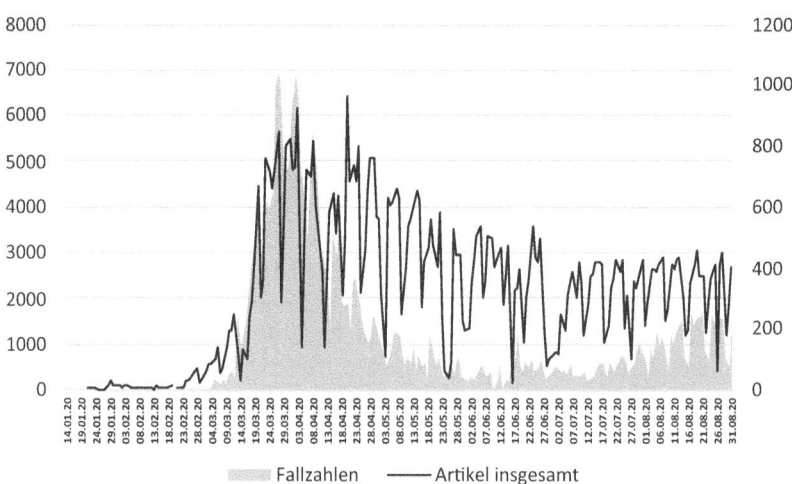

Abb. 1 Entwicklung der täglichen Infektionszahlen und Zeitungsberichte. (Quellen: Infektionszahlen: https://covid.ourworldindata.org/data/owid-covid-data.csv.   Häufigkeit der Zeitungsartikel: eigene Berechnungen. Anmerkung: Die Fallzahlen zu den Infektionen beziehen sich auf die linke y-Achse, die Fallzahlen für die Zeitungsartikel beziehen sich auf die rechte y-Achse)

der ersten Welle die tägliche Berichterstattung nahezu parallel zu den Infektionszahlen verläuft, findet im Verlauf der Pandemie eine Entkopplung statt.

Im Gegensatz zur Berichterstattung insgesamt zeigt das Topic 13
Maßnahmen_Politik eine große quantitative Variation (siehe Abb. 2). Kurz vor
und während des Lockdowns (16.3.2020: erste Schulschließungen; 22.3.: Aus-
gangs- und Kontaktbeschränkungen, 20.4.: erste Lockerungen) steigt die Zahl der
Berichte über Maßnahmen, die ihren Höhepunkt um den 20. April (erste Länder
öffnen die Schulen) und 30. April (Öffnung von Spielplätzen, Museen, Zoos,
Gotteshäusern) erreicht.

Das Bedürfnis nach wissenschaftlicher Expertise nimmt zeitlich etwas versetzt
im gleichen Zeitraum zu (siehe Abb. 3). Im Gegensatz zur Berichterstattung über
Maßnahmen bleibt die über den Wissenschaftsdiskurs, wenngleich auf deutlich
niedrigerem Niveau, bis zum Beginn der zweiten Welle relativ konstant.

Die bildungspolitischen Debatten zeichnen ein etwas anderes Bild (siehe Abb.
4). Zu Beginn der ersten Welle ist die Anzahl der täglichen Berichte noch relativ
niedrig, erst ab dem 17. April (der Freitag, bevor einige Bundesländer die Schulen

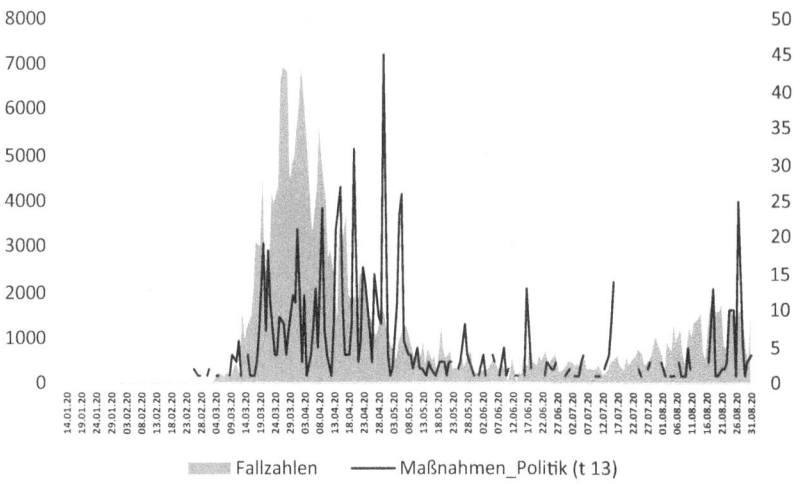

Abb. 2 Entwicklung der täglichen Infektionszahlen und Zeitungsberichte zum Topic
Maßnahmen_Politik (t13). (Quellen: Infektionszahlen: https://covid.ourworldindata.org/
data/owid-covid-data.csv. Häufigkeit für die Zeitungsartikel zum Topic Maßnahmen_
Politik: eigene Berechnungen. Anmerkung: Die Fallzahlen zu den Infektionen beziehen
sich auf die linke y-Achse, die Fallzahlen für die Zeitungsartikel beziehen sich auf die
rechte y-Achse)

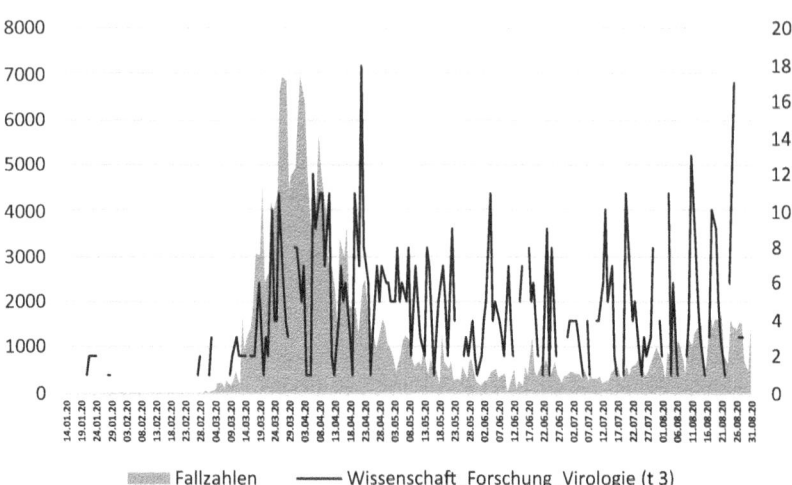

Abb. 3 Entwicklung der täglichen Infektionszahlen und Zeitungsberichte zum Topic Wissenschaft_Forschung_Virologie (t3). (Quellen: Infektionszahlen: https://covid. ourworldindata.org/data/owid-covid-data.csv. Häufigkeit für die Zeitungsartikel zum Topic Wissenschaft_Forschung_Virologie: eigene Berechnungen. Anmerkung: Die Fallzahlen zu den Infektionen beziehen sich auf die linke y-Achse, die Fallzahlen für die Zeitungsartikel beziehen sich auf die rechte y-Achse)

öffnen) nimmt die Berichterstattung deutlich zu, nimmt dann über die Sommerzeit etwas ab und steigt Anfang August, gegen Ende der Sommerferien, wieder an.

Zieht man nun die Ergebnisse der qualitativen Analyse heran, lässt sich genauer erkennen, wie diese Bewegungen zu erklären sind. Während der Zeit, in der die Berichterstattung und das Infektionsgeschehen sehr nah beieinander liegen, ist es eben dieses Infektionsgeschehen, das Thema der Berichterstattung ist. So geht es zunächst vor allem um die Ausbreitung des Virus, einzelne Krankheitsverläufe und Infektionsketten sowie individuelle Schutzmaßnahmen. Die Berichterstattung darüber entwickelt sich bis Anfang März zu einer Diskussion, die stärker auf die Frage nach bundesweiten Maßnahmen fokussiert. Während das Virus also für die Bundesbevölkerung relevanter wird und „näher kommt" (Bild 2020c), rückt es gleichzeitig aus dem Fokus der Berichterstattung. Hier deutet sich eine erste Verlagerung der Debatte an, die sich im weiteren Verlauf durch eine fortschreitende Ablösung der Berichterstattung von den Infektionszahlen zeigt.

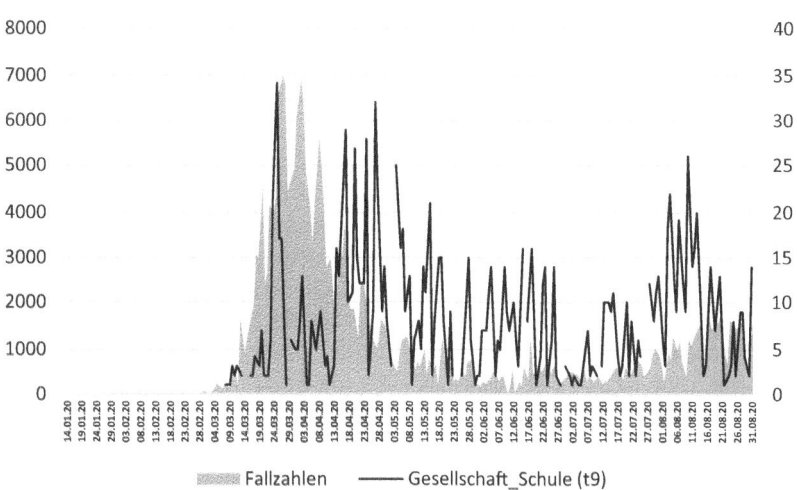

Abb. 4 Entwicklung der täglichen Infektionszahlen und Zeitungsberichte zum Topic Gesellschaft_Schule (t7). (Quellen: Infektionszahlen: https://covid.ourworldindata.org/ data/owid-covid-data.csv. Häufigkeit für die Zeitungsartikel zum Topic Gesellschaft_ Schule: eigene Berechnungen. Anmerkung: Die Fallzahlen zu den Infektionen beziehen sich auf die linke y-Achse, die Fallzahlen für die Zeitungsartikel beziehen sich auf die rechte y-Achse)

Eine weitere interessante Entwicklung schließt sich hier an. So lassen sich zunächst Anfang März Forderungen nach viruseindämmenden Maßnahmen durch die Politik identifizieren. Diese wurden jedoch erstaunlich schnell abgelöst durch eine Debatte, die sich wegbewegt von einer Eindämmung der fortgeschrittenen Infektionslage hin zu einer Fokussierung auf die Maßnahmen und deren mögliche Folgen. Diese Bedenken gehen den tatsächlichen Beschlüssen knapp zwei Wochen voraus. So warnt Markus Söder (CSU) davor, keinen „wirtschaftlichen Corona-Infarkt"(SZ 2020b) zu riskieren. Neben diesen befürchteten wirtschaftlichen Folgen äußern einige Politiker*innen zusätzlich Bedenken bezüglich möglicher Grundrechtseinschränkungen. Auch die Beschließung der Maßnahmen am 21. März (zunächst gültig für zwei Wochen) trägt weiter zum Durchsetzen dieser Tendenz und zum Wandel im Diskurs bei. Ab diesem Zeitpunkt dominiert zunächst die Frage nach den Lockerungen, die Ende des Monats März erneut durch die Debatte um potenziell ungewollte Folgen der Maßnahmen ergänzt wird und hierdurch auch an Gewicht gewinnt. Dieser Diskursstrang differenziert sich im weiteren Verlauf stärker aus und prägt das Topic zentral. Neben den bereits erwähnten Bedenken über Folgen für die Wirtschaft – welche bereits seit Januar 2020 in den Medien zirkulieren (Bild 2020b; SZ 2020a) – und der Angst vor einer möglichen Beschneidung der Grundrechte rücken im Weiteren auch immer deutlichere Bedenken hinsichtlich der Auswirkungen auf das soziale Leben, der Psyche und vor allem des Kindeswohls in den Fokus (Bubrowski und Lohse 2020; Löbker 2020; Schmoll 2020; SZ 2020h). Auch die insbesondere durch die Soziologin Jutta Allmendinger vorangetriebene Debatte zur Vereinbarkeit von Familie und Beruf tritt deutlicher hervor und ist verknüpft mit den Dimensionen der Wirtschaft. Denn auch dabei geht es um die eingeschränkte Verfügbarkeit der Arbeitskraft von Eltern sowie um das Kindeswohl, insbesondere in belasteten Familien (Haaf 2020; SZ 2020c, 2020e, 2020i). Dies führt dazu, dass eine neue Klasse von Maßnahmen Einzug in die Debatte hält. Man kann hier von Maßnahmen zweiter Ordnung sprechen, also solchen, die die Folgen der ursprünglichen Maßnahmen erster Ordnung abdämpfen sollen. Dazu gehören die Notbetreuung von Kindern, Kurzarbeitsgeld, Hilfspakete für die Wirtschaft oder die vermehrte Kommunikation über Hotlines für Gewaltbetroffene oder anderweitig gefährdete Personen, die teilweise neu eingerichtet werden. Die Ansteckung mit dem Virus wird zwar weiterhin problematisiert, insbesondere in der regelmäßig erfolgenden Evaluation der Belastung des Gesundheitssystems. Im Vergleich zu den zuvor genannten Risiken scheint sie jedoch in den Hintergrund gerückt zu sein.

Betrachten wir die Thematisierung oder auch rhetorische Einbindung des Virus ab Mitte April, erscheint diese Verlagerung einleuchtend. Mit den Beschlüssen zu schrittweisen Lockerungen ist immer häufiger davon die Rede, man müsse sich „an ein Leben mit dem Virus gewöhnen" (SZ 2020k) oder müsse „mit dem Virus […] leben zu lernen" (SZ 2020e). Auch ist die Rede von einer Integration des Virus in den Alltag (SZ-Autoren 2020) oder einer „neuen Normalität" (Stanger 2020; SZ 2020d, 2020f, 2020i). Aufgrund der einschneidenden Wirkung der Maßnahmen auf persönliche, kollektive und politische Freiheiten mutiert das Virus vom *Ausnahme*zustand zum neuen *Ausgangs*zustand. Die Maßnahmen werden so zur Irritation und Quelle des Risikos.

Zieht man das Topic zur bildungspolitischen Debatte hinzu, so lässt sich diese Transformation im Diskurs wie unter einem Vergrößerungsglas betrachten. Hier sind vor allem zu Beginn die Forderungen nach Schulschließungen äußerst dominant, nach kurzer Zeit überwiegen dann aber die Bedenken bezüglich Kindeswohl, Schulerfolg, sozialer Ungleichheit und der Vereinbarkeit von Betreuungsaufgaben und der Berufsausübung der Eltern.

Wir möchten die Beobachtung, dass das Infektionsgeschehen als dominante Größe im Diskurs durch politische Entscheidungen und Maßnahmen zur

Eindämmung desselben abgelöst wird, als *shift of concern* bezeichnen. Durch den Lockdown wird die Angst vor einem Gesundheitsrisiko durch existenzielle Risiken abgelöst: Nicht das Virus ist die Gefahr, der Lockdown ist es (SZ 2020g, 2020j).

5   Vom Ausnahmezustand zum Ausgangszustand: Corona als hybrider Risikodiskurs

Der vorliegende Beitrag hatte zum Ziel, anhand der Online-Berichterstattung dreier großer deutscher Tageszeitungen *(Bild, Frankfurter Allgemeine Zeitung, Süddeutsche Zeitung)*, über die (gesundheits-)politischen Maßnahmen zur Eindämmung der Coronapandemie die Deutungskonflikte und Neuverhandlungsprozesse im Kontext von gesellschaftlichen Risikodiskursen in den Blick zu nehmen. Ermöglicht wurde dies durch die mithilfe eines Topic Modeling generierten Daten-Subsets *Maßnahmen_Politik, Gesellschaft_Schule* und *Wissenschaft_Forschung_Virologie*. Auf diese Weise konnte die (qualitative) Hauptanalyse des Topics *Maßnahmen_Politik* angereichert werden mit den Daten der Topics *Gesellschaft_Schule* und *Wissenschaft_Forschung_Virologie*, die das Feld zwischen Lai*innen und Expert*innen aufspannen.

Betrachtet man nun die empirischen Ergebnisse vor dem Hintergrund der theoretischen Analyseperspektive, fällt auf, dass die Coronapandemie sich weiterhin einer präzisen begrifflichen Bestimmung entzieht. Vielmehr zeigt sie sich in der Art eines dynamischen hybriden Risikoereignis. Zu Beginn weist sie, folgt man der medialen Berichterstattung, klare Merkmale eines Zeitlupenereignisses auf und richtet sich somit vor allem auf Fragen der Ereignisqualität. Dies äußert sich dadurch, dass (divergierende) Expertisen aus dem Bereich der Virologie, Epidemiologie oder Infektiologie einen zentralen Raum bekommen, in einem Versuch, das Risiko für die Bevölkerung und daran gebundene potenziell notwendige Lösungsansätze auszuloten (Dombrowski et al. 2021, 195 f.). So schätzt das Robert Koch-Institut am 21. Januar 2020 die Wahrscheinlichkeit, dass das Virus Deutschland erreicht, als sehr gering ein. Christian Drosten kommt dagegen zu einer anderen Einschätzung (Bild 2020a). Insgesamt wird das Virus aber lange Zeit außerhalb von Deutschland verortet und als Risiko betrachtet, das ausschließlich bei einer Ansteckung im Ausland eingegangen werden kann. Nun schreibt Keller (2011, 299) in seiner Beschreibung der Risikoereignisse bereits, dass solche Ereignisse sich zunächst hinziehen und sich dann zu tatsächlichen Katastrophen verdichten können. Und genau das scheint zwischen Ende Februar und Mitte März in Deutschland passiert zu sein. Durch den rapiden Anstieg von

Infektionen nimmt die Epidemie an Geschwindigkeit zu und somit auch die Dringlichkeit des Ereignisses. So ist am 26. Februar in der *Bild* von einem Näherrücken des Virus (Bild 2020c) die Rede, am 11. März wird dieser von Angela Merkel, wie eingangs dargelegt, als angekommen bestätigt (Herrmann 2020) und von der WHO zur Pandemie erklärt (WHO 2020c, 1). Mit dieser Ankunft und gleichzeitigen Entgrenzung des Virus erhält Corona ein Moment des Zeitrafferereignisses, und auch die Qualität des Risikodiskurses verändert sich dementsprechend. Es müssen schnellstmöglich Maßnahmen gefunden werden, die den Effekt des ‚Aufpralls' lindern und helfen, eine gesellschaftliche Neuordnung zu initiieren. Das zieht einen andauernden Deutungskampf nach sich, der eine Art Hierarchisierung der Risiken und Abwägung von Auswirkungen zum Gegenstand hat. Dabei richtet sich die Politik vor allem auf Gesundheitsschutz, gegen den die anderen Risiken abgewogen werden müssen. Die *Neuordnungs*prozesse umfassen dann neben diesen *Abwägungs*prozessen vor allem eine Lösungsfindung, die, der bereits mehrfach erwähnten „neuen Normalität" (Stanger 2020; SZ 2020d, 2020f, 2020i) Rechnung tragend, eine Vereinigung unterschiedlicher Ziele, wie z. B. Gesundheitsschutz und seelisches Kindeswohl, erlaubt. Im Zuge dessen, was wir *shift of concern* nennen, sind es also die Folgen des Lockdowns – oder die „Nebenfolgen der Nebenfolgen" (Beck 1986, 31) –, die „ins Zentrum der medialen Berichterstattung rücken und – bei aller gesellschaftlichen Akzeptanz der Maßnahmen – selbst den Status eines Risikoereignisses erhalten" (Dombrowski et al. 2021, 197).

Über die Frage, wann und in welchem Umfang und mit welchen Konsequenzen Lockerungen möglich sind, entzündet sich eine öffentliche Kontroverse, die um mehrere Zentren kreist. Diese werden nun nicht mehr durch Virolog*innen und Epidemiolog*innen dominiert, sondern durch eine Vielzahl anderer Expert*innen. Neben Ökonom*innen und Politikwissenschaftler*innen sind das im Kontext der ausgewählten Topics (*Maßnahmen_Politik, Gesellschaft_Schule, Wissenschaft_Forschung_Virologie*) vor allem Pädagog*innen, Sozialarbeiter*innen, (Kinder-)Psycholog*innen und Soziolog*innen (Altenbockum 2020; Schmoll 2020).

Obgleich an dieser Stelle erneut starke Überschneidungen mit dem Zeitlupenereignis und -diskurs erkennbar werden, bleiben zentrale Merkmale des vom Zeitrafferereignis ausgelösten Risikodiskurses bestehen. So zeigt sich zum Beispiel der Kampf um Deutungshoheit zwischen dem sogenannten Kontrolldiskurs und dem Gefahrendiskurs im Kontext der Lockerungen relativ deutlich, insbesondere durch die starke Involviertheit der Ministerpräsident*innen und anderer Politiker*innen. Es entsteht eine (diskursive) Gemengelage, in der die Interpretationskonflikte des Zeitlupenereignisses – aufrechterhalten durch die fortlaufend notwendige Erforschung des Virus als solches – auf konkretere Handlungskonflikte treffen, die immer wieder ereignisbezogen hervorbrechen und verhandelt werden (Dombrowski et al. 2021, 196). „In der Risikogesellschaft entsteht so in kleinen und in großen Schüben [...] das politische Potential von Katastrophen" (Beck 1986, 31).

Der Coronadiskurs enthält somit Elemente beider Ereignistypen (Zeitraffer- und Zeitlupenereignis) und muss daher als *hybrider Risikodiskurs* verstanden werden. Diese Verwobenheit der beiden ihm innewohnenden Diskurstypen verweist darauf, dass es nicht lediglich darum geht, ein Hauptrisiko (hier: der Virusausbruch) auszumachen und sich an diesem auszurichten. Vielmehr werden die in das Ereignis involvierten und in den verschiedenen Diskurssträngen repräsentierten Risiken ständig gegeneinander abgewogen und deren jeweilige Bedeutung im Kontext des Gesamtgeschehens neu verhandelt. So ist es eben diese Verwobenheit und die damit einhergehenden ständigen Prozesse der Neuverhandlung, die über ihre massenmediale Vermittlung erst eine Teilhabe der Öffentlichkeit und somit eine kollektive Pandemieerfahrung ermöglichen (Keller 2003, 2011, 300 ff.).

Anhang

Tab. A1 Liste der fünf Wörter mit der höchsten Wahrscheinlichkeit für jedes Topic. (Eigene Darstellung)

Topic	Wörter mit der höchsten Wahrscheinlichkeit	Labels
1	Gäste, hotels, besucher, restaurants, gastronomie, zoo	Wirtschaft_Gastronomie
2	Lufthansa, flughafen, konzern, unternehmen, euro, tegel	Wirtschaft_Tourismus_Flugreisen
3	Studie, impfstoff, forscher, virus, covid, johnson	Wissenschaft_Forschung_Virologie
4	Wahl, putin, biden, präsident, regierung, russland	Politik_International
5	Kinder, eltern, studierende, kitas, studenten, thüringen	Gesellschaft_Kita&Uni
6	Kunden, geschäfte, händler, läden, filialen, karstadt	Wirtschaft_Einzelhandel

(Fortsetzung)

Tab. A1 (Fortsetzung)

Topic	Wörter mit der höchsten Wahrscheinlichkeit	Labels
7	Maskenpflicht, maske, sachsen, bahn, masken, dresden	Maßnahmen_Politik_Maskenpflicht_ÖPNV
8	Polizei, verstöße, beamten, polizisten, mann, menschen	Maßnahmen_Staat/Verwaltung_Sanktionen
9	Schüler, schulen, schule, unterricht, lehrer, kinder	Gesellschaft_Schule
10	Polizei, demonstranten, demonstration, demonstrationen, kundgebung, teilnehmer	Gesellschaft_Coronademos
11	Mio, euro, vertrag, verein, spieler, millionen	Sport_Fußball
12	Landkreis, bewohner, landratsamt, infizieren, quarantäne	Infektionsgeschehen_DPA
13	Merkel, söder, ministerpräsident, cdu, länder, kanzlerin	Maßnahmen_Politik
14	nba, orlando, prinz, angeles, dallas, spieler	Sport_international
15	Dollar, prozent, bank, milliarden, euro, aktien	Wirtschaft_Börse
16	Quarantäne, tests, gesundheitsamt, test, risikogebiete, coronavirus	Infektionsgeschehen_regional
17	Email, tafel, freising, landkreis, nachbarschaftshilfe, erding	Gesellschaft_Coronahilfen
18	Fragen, krise, menschen, gesellschaft, corona, politik	Keine klare Zuordnung
19	Hamburg, senat, berlin, müller, spd	Keine klare Zuordnung
20	Euro, millionen, milliarden, unternehmen, kommunen, anträge	Maßnahmen_Wirtschaft_Konjunktur
21	Flick, bayern, rummenigge, müller, löw, goretzka	Sport_Fußball_Bundesliga
22	Gericht, richter, urteil, angeklagt, verfahren, prozess	Maßnahmen_Staat/Verwaltung
23	Trump, usa, new_york, washington, donald_trump, staaten	Politik_International_USA

(Fortsetzung)

Tab. A1 (Fortsetzung)

Topic	Wörter mit der höchsten Wahrscheinlichkeit	Labels
24	Mecklenburgvorpommern, schwerin, landesregierung, lockerungen, mai, schleswigholstein	Politik_Bundesländer_Norddeutschland
25	Kurzarbeit, prozent, beschäftigen, unternehmen, kurzarbeitergeld, betreiben	Maßnahmen_Wirtschaft_Arbeitsmarkt
26	Saison, liga, fußball, bundesliga, dfl, vereine	Sport_Fußball_Bundesliga
27	Erntehelfer, wald, tiere, wasser, landwirtschaft, grad	Wirtschaft_Landwirtschaft
28	Patienten, kliniken, krankenhäuser, ärzte, klinik, masken	Gesundheitssystem_Krankenhäuser/Pflege/
29	App, daten, apple, nutzer, google, facebook	Coronawarnapp
30	Theater, musik, musiker, publikum, künstler, bühne	Kultur_Hochkultur
31	Trainer, mannschaft, spiel, spieler, saison, werder	Sport_Fußball_Bundesliga
32	Formel, rennen, vettel, hamilton, ferrari, grand	Sport_Formel1
33	Zahl, fälle, vortag, infektionen, neuinfektionen, rki	Infektionsgeschehen
34	Csu, stichwahl, bürgermeister, grün, stimmen, wahl	Politik_Kommunalwahl_Bayern
35	Veranstalter, veranstaltungen, absagen, tour, messe, august	Gesellschaft_Großveranstaltungen
36	Abgeordnet, partei, cdu, spd, afd, grün	Politik_Bundestag
37	Tönnies, gütersloh, kreis, laumann, netanjahu, rhedawiedenbrück	Infektionsgeschehen_TönniesAusbruch
38	Unternehmen, prozent, homeoffice, digitalisierung, deutschland,	Wirtschaft_Unternehmen
39	Prozent, euro, quartal, millionen, milliarden, rückgang	Wirtschaft_Konjunktur
40	Gemeinden, stadt, bürgermeister, münchen, landkreis, stadtrat	Unklar_RegionaleBerichterstattung

(Fortsetzung)

Tab. A1 (Fortsetzung)

Topic	Wörter mit der höchsten Wahrschein-lichkeit	Labels
41	Kunden, gutscheine, vhs, future, fridays, for	Unklar_Tourismus_FridaysforFuture
42	Museum, ausstellung, museen, kunst, quelle, besucher	Kultur_Hochkultur
43	China, regierung, peking, who, land, wuhan	Unklar_International
44	Frau, corona, familie, leben, mann, hause	Unklar_Familie
45	Reisewarnung, deutschland, österreich, spanien, touristen, grenzen	Politik_Tourismus_Urlaubsreisen
46	Macron, merkel, leyen, eukommission, europa, kommission	Politik_Europapolitik
47	Bord, schiff, passagiere, schiffe, hafen, insel	Wirtschaft_Tourismus_Kreuzfahrten
48	Open, tokio, spiele, athleten, turnier, zverev	Sport_Olympia
49	League, barcelona, spiel, champions_league, messi, trainer	Sport_Fußball_ChampionsLeague
50	Kirche, gottesdienste, kirchen, gottes-dienst, gläubig, pfarrer	Gesellschaft_Kirche

Literatur

Bahnsen, O., und E. Linhart. 2018. Politische Diskurse in Print- und Online-Medien. *Zeitschrift für Diskursforschung* 6(3): 277–305.

Baumann, Zygmunt. 1992. *Moderne und Ambivalenz. Das Ende der Eindeutigkeit.* Hamburg: Junius.

Beck, Ulrich. 1986. *Risikogesellschaft. Auf dem Weg in eine andere Moderne.* Frankfurt a. M.: Suhrkamp.

Bild. 2019. o. V. Sars wieder da? *Bild* online, 31. Dezember 2019. https://www.bild. de/ratgeber/gesundheit/gesundheit/schon-27-lungenkranke-in-china-sars-wieder-da-67017416.bild.html. Zugegriffen: 19. Februar 2022.

Blei, D. M., Andrew Y. Ng und M. I. Jordan. 2003. Latent Dirichlet Allocation. *Journal of Machine Learning Research* 3: 993–1022.

Bonß, Wolfgang. 1995. *Vom Risiko. Unsicherheit und Ungewißheit in der Moderne.* Hamburg: Hamburger Edition.

Burzan, Nicole. 2016. *Methodenplurale Forschung. Chancen und Probleme von Mixed Methods*. Weinheim und Basel: Beltz Juventa.

Clausen, L., und W. Jäger. 1975. Zur soziologischen Katastrophenanalyse. *Zivilverteidigung* 1: 20–25.

Deutsche Welle. 2019. sth/hk (dpa, afp). Mysteriöse Krankheit in China entdeckt. *Deutsche Welle* online, 31. Dezember 2019. www.dw.com/de/mysteri%C3%B6se-krankheit-in-china-entdeckt/a-51844491. Zugegriffen: 19. Februar 2022.

Dombrowski, V., M. Hannappel, O. Han, M. Kullbach und L. Schmelzeisen. 2021. Die Familie im Coronadiskurs. In *Gesellschaft als Risiko. Soziologische Situationsanalysen zur Coronapandemie*, Hrsg. S. Lenz und M. Hasenfratz, 189–198. Frankfurt a. M.: Campus.

Evers, A., und H. Nowotny. 1987. *Über den Umgang mit Unsicherheit. Die Entdeckung der Gestaltbarkeit von Gesellschaft*. Frankfurt a. M.: Suhrkamp.

Geenen, Elke M. 2003. Kollektive Krisen – Katastrophe, Terror, Revolution – Gemeinsamkeiten und Unterschiede. In *Entsetzliche soziale Prozesse*, Hrsg. L. Clausen, E. M. Geenen und E. Macamo, 5–23. Münster: Lit.

Gerhards, Jürgen. 2001. Der Aufstand des Publikums. Eine systemtheoretische Interpretation des Kulturwandels in Deutschland zwischen 1960 und 1989. *Zeitschrift für Soziologie* 30(3): 163–184. https://doi.org/10.1515/zfsoz-2001-0301.

Japp, Klaus P. 2003. Zur Soziologie der Katastrophe. In *Entsetzliche soziale Prozesse*, Hrsg. L. Clausen, E. M. Geenen und E. Macamo, 77–90. Münster: Lit.

Keller, Reiner. 2000. Zur Chronik angekündigter Katastrophen. Die Umweltkrise als Dauerevent. In *Events. Soziologie des Außergewöhnlichen?*, Hrsg. W. Gebhardt, R. Hitzler und M. Pfadenhauer, 263–285. Opladen: Leske und Budrich.

Keller, Reiner. 2003. Distanziertes Mitleiden. Katastrophische Ereignisse, Massenmedien und kulturelle Transformation. *Berliner Journal für Soziologie* 13(3): 395–414. https://doi.org/10.1007/BF03204676.

Keller, Reiner. 2011. *Wissenssoziologische Diskursanalyse. Grundlagen eines Forschungsprogramms*. Wiesbaden: VS Verlag für Sozialwissenschaften.

Lau, Christoph. 1989. Risikokurse: Gesellschaftliche Auseinandersetzungen um die Definitionen von Risiken. *Soziale Welt* 40(3): 418–436.

Merton, Robert K. 1938. Science and the Social Order. *Philosophy of Science* 5(3): 321–337.

Schoonenboom, J., und R. Burke Johnson. 2017. How to Construct a Mixed Methods Research Design. In *Mixed Methods*, Hrsg. N. Baur, U. Kelle und U. Kuckartz, 107–131. Wiesbaden: Springer VS Verlag für Sozialwissenschaften.

Schütz, H., und P. M. Wiedmann. 2003. Risikowahrnehmung in der Gesellschaft. *Bundesgesundheitsblatt-Gesundheitsforschung-Gesundheitsschutz* 46(7): 549–554.

Spiegel. 2019. irb/dpa. Zentralchina meldet mysteriöse Lungenkrankheit. *Der Spiegel* online, 31. Dezember 2019. https://www.spiegel.de/gesundheit/diagnose/wuhan-zentralchina-meldet-mysterioese-lungenkrankheit-a-1303225.html. Zugegriffen: 19 Januar 2022.

Steg, Joris. 2020. Was heißt eigentlich Krise? *Soziologie* 49(4): 423–435.

Strauss, A., und J. Corbin. 1996. *Grounded Theory: Grundlagen Qualitativer Sozialforschung*. Weinheim: Beltz, Psychologie Verlags Union.

Tagesspiegel. 2020. o. V. So lautete die erste Meldung zum Coronavirus. *Der Tages-spiegel* online, 31. Dezember 2019. https://www.tagesspiegel.de/wissen/mysterioese-lungenkrankheit-vor-genau-einem-jahr-so-lautete-die-erste-meldung-zum-coronavirus/26761028.html. Zugegriffen: 19. Februar 2022.

Taylor, Ken B. 2013. Pandemics. In *Encyclopedia of Crisis Management*, Hrsg. P. K. Bradley, M. Statler und R. Hagen, 709–711. Thousand Oaks: Sage Publications.

Tratschin, Luca. 2020. Katastrophenerinnerung im Spannungsfeld zwischen Vergangenheits- und Zukunftsorientierung. Zur Erinnerung der Spanischen Grippe in Deutschschweizer Zeitungen, 1993–2018. In *Katastrophen zwischen sozialem Erinnern und Vergessen. Zur Theorie und Empirie sozialer Katastrophengedächtnisse*, Hrsg. M. Heinlein und O. Dimbath, 303–335. Wiesbaden: Springer VS.

WHO. 2020a. Coronavirus disease 2019 (COVID-19). Situation Report 1. World Health Organization. https://www.who.int/docs/default-source/coronaviruse/situation-reports/2020a0121-sitrep-1-2019-ncov.pdf?sfvrsn=20a99c10_4. Zugegriffen: 28. Februar 2022.

WHO. 2020b. Coronavirus disease 2019 (COVID-19). Situation Report – 13. World Health Organization. https://www.who.int/docs/default-source/coronaviruse/situation-reports/2020b0202-sitrep-13-ncov-v3.pdf?sfvrsn=195f4010_6. Zugegriffen: 28. Februar 2022.

WHO. 2020c. Coronavirus disease 2019 (COVID-19). Situation Report – 51. Word Health Organization. https://www.who.int/docs/default-source/coronaviruse/situation-reports/2020c0311-sitrep-51-covid-19.pdf?sfvrsn=1ba62e57_10. Zugegriffen: 28. Februar 2022.

Zeit. 2019. dpa. Mysteriöse Lungenkrankheit in Zentralchina ausgebrochen. *Zeit Online.* 31. Dezember 2019. https://www.zeit.de/news/2019-12/31/mysterioese-lungenkrankheit-in-zentralchina-ausgebrochen. Zugegriffen: 19. Februar 2022.

Artikel aus dem Dokumentenkorpus

Altenbockum, Jasper von. 2020. Das Datum der Hoffnung. *Frankfurter Allgemeine Zeitung* online, 19. April 2020. https://www.faz.net/aktuell/politik/inland/verlaengerung-der-kontaktverbote-datum-der-hoffnung-16707312.html. Zugegriffen: 19. Februar 2022.

Bild. 2020a. ska. Forscher warnt vor Ausbreitung des China-Virus in Deutschland, *Bild* online, 21. Januar 2020. https://www.bild.de/news/2020/news/coronavirus-aus-china-charit-arzt-warnt-vor-verbreitung-in-deutschland-67467954.bild.html. Zugegriffen: 19. Februar 2020.

Bild. 2020b. o. V. Sechs Maßnahmen gegen das Coronavirus. *Bild* online, 29. Januar 2020. https://www.bild.de/news/ausland/news-ausland/coronavirus-so-beeinflusst-die-krank-heit-die-weltwirtschaft-67635474.bild.html. Zugegriffen: 19. Februar 2022.

Bild. 2020c. o. V. „Wir haben die Corona-Lage unter Kontrolle". Im BILD-Interview lobt Laschet sogar das Gesundheitsministerium. *Bild* online, 26. Februar 2020. https://www.bild.de/politik/inland/politik-inland/cdu-kandidat-und-nrw-chef-laschet-wir-haben-die-corona-lage-unter-kontrolle-69050882.bild.html. Zugegriffen: 19. Februar 2022.

Bubrowski, H., und E. Lohse. 2020. Wieviel und was kann Merkel lockern? *Frankfurter Allgemeine Zeitung* online, 5. Mai 2020. https://www.faz.net/aktuell/politik/inland/corona-krise-wie-viel-und-was-kann-merkel-lockern-16754100.html. Zugegriffen: 19. Februar 2022.

Haaf, Meredith. 2020. Wenn nicht alle mitmachen, bleibt eine Dumme übrig. *Süddeutsche Zeitung* online, 12. Mai 2020. https://www.sueddeutsche.de/politik/corona-elterngeld-gleichberechtigung-elternzeit-beruf-familie-vereinbarkeit-1.4901377?reduced=true. Zugegriffen: 19. Februar 2022.

Herrmann, Boris. 2020. Merkel: Wir müssen Zeit gewinnen. *Süddeutsche Zeitung* online, 11. März 2020. https://www.sueddeutsche.de/politik/coronavirus-merkel-wir-muessen-zeit-gewinnen-1.4840925. Zugegriffen: 19. Februar 2022.

Löbker, Jörg. 2020. NRW-Minister Stamp. Auch Spielplätze sollen wieder zugänglich sein. *Bild* online, 24. April 2020. https://www.bild.de/regional/duesseldorf/duesseldorf-aktuell/nrw-familienminister-joachim-stamp-fordert-kita-oeffnungen-70254138.bild.html. Zugegriffen: 19. Februar 2022.

Schmoll, Heike. 2020. Wie das Corona-Gutachten der Leopoldina entstand. *Frankfurter Allgemeine Zeitung* online, 14. April 2020. https://www.faz.net/aktuell/politik/inland/wie-die-stellungnahme-der-leopoldina-zu-corona-entstand-16728075.html. Zugegriffen: 19. Februar 2022.

Stanger, Ralph. 2020. MP Hans warnt vor übereilter Rückkehr zum Alltag. *Bild* online, 13. Mai 2020. https://www.bild.de/regional/saarland/saarland-news/regierungserklaerung-mp-hans-warnt-vor-uebereilter-rueckkehr-zum-alltag-70623690.bild.html. Zugegriffen: 19. Februar 2022.

SZ. 2020a. dpa. Dax schließt im Minus. *Süddeutsche Zeitung* online, 20. Januar 2020. https://www.sueddeutsche.de/wirtschaft/boersen-dax-schliesst-im-minus-dpa.urn-newsml-dpa-com-20090101-200130-99-698198. Zugegriffen: 19. Februar 2022.

SZ. 2020b. dpa. Söder warnt vor „Corona-Infarkt" in der Wirtschaft. *Süddeutsche Zeitung* online, 12. März 2020. https://www.sueddeutsche.de/gesundheit/krankheiten-muenchen-soeder-warnt-vor-corona-infarkt-in-der-	wirtschaft-dpa.urn-newsml-dpa-com-20090101-200312–99–302554. Zugegriffen: 19. Februar 2022.

SZ. 2020c. dpa. Notbetreuung in Schulen und Kitas auch für gefährdete Kinder. *Süddeutsche Zeitung* online, 1. April 2020. https://www.sueddeutsche.de/politik/landtag-duesseldorf-notbetreuung-in-schulen-und-kitas-auch-fuer-gefaehrdete-kinder-dpa.urn-newsml-dpa-com-20090101-200401-99-552202. Zugegriffen: 19. Februar 2022.

SZ. 2020d. dpa. Vorsichtig zurück in den Alltag: Experten empfehlen Zeitplan. *Süddeutsche Zeitung* online, 13. April 2020d. https://www.sueddeutsche.de/gesundheit/gesundheit-vorsichtig-zurueck-in-den-alltag-experten-empfehlen-zeitplan-dpa.urn-newsml-dpa-com-20090101-200413-99-680080. Zugegriffen: 19. Februar 2022.

SZ. 2020e. dpa. Debatte um Lockerungen nimmt wieder Tempo auf. *Süddeutsche Zeitung* online, 14. April 2020e. https://www.sueddeutsche.de/gesundheit/gesundheit-debatte-um-lockerungen-nimmt-wieder-tempo-auf-dpa.urn-newsml-dpa-com-20090101-200414-99-688406. Zugegriffen: 19. Februar 2022.

SZ. 2020f. dpa. Regierung erwartet „für lange Zeit eine neue Normalität". *Süddeutsche Zeitung* online, 18. April 2020f. https://www.sueddeutsche.de/gesundheit/gesundheit-regierung-erwartet-fuer-lange-zeit-eine-neue-normalitaet-dpa.urn-newsml-dpa-com-20090101-200418-99-744108. Zugegriffen: 19. Februar 2022.

SZ. 2020g. dpa. Hans wirbt für andere Lockerungsregeln bei Geschäften. *Süddeutsche Zeitung* online, 25. April 2020g. https://www.sueddeutsche.de/gesundheit/gesundheit-saarbruecken-hans-wirbt-fuer-andere-lockerungsregel-bei-geschaeften-dpa.urn-newsml-dpa-com-20090101-200425-99-831003. Zugegriffen: 19. Februar 2022.

SZ. 2020h. dpa. Ärzte: Corona-Einschränkungen können Entwicklungen schädigen. *Süddeutsche Zeitung* online, 26. April 2020h. https://www.sueddeutsche.de/gesundheit/gesundheit-koeln-aerzte-corona-einschraenkungen-koennen-entwicklung-schaedigen-dpa.urn-newsml-dpa-com-20090101-200426-99-836370. Zugegriffen: 19. Februar 2022.

SZ. 2020i. dpa. Laschet: Corona-Krise belastet Frauen stärker. *Süddeutsche Zeitung* online, 4. Mai 2020i. https://www.sueddeutsche.de/gesundheit/gesundheit-duesseldorf-laschet-corona-krise-belastet-frauen-staerker-dpa.urn-newsml-dpa-com-20090101-200504-99-931948. Zugegriffen: 19. Februar 2022.

SZ. 2020j. dpa. Laschet macht Hoffnungen auf weitere Corona-Lockerungen. *Süddeutsche Zeitung* online, 6. Mai 2020j. https://www.sueddeutsche.de/gesundheit/gesundheit-duesseldorf-laschet-macht-hoffnungen-auf-weitere-corona-lockerungen-dpa.urn-newsml-dpa-com-20090101-200505-99-951800. Zugegriffen: 19. Februar 2022.

SZ. 2020k. dpa/sn. Kretschmer wirbt für „neuen Umgang" mit Corona-Pandemie. *Süddeutsche Zeitung* online, 6. Mai 2020k. https://www.sueddeutsche.de/gesundheit/gesundheit-dresden-kretschmer-wirbt-fuer-neuen-umgang-mit-corona-pandemie-dpa.urn-newsml-dpa-com-20090101-200505-99-949554. Zugegriffen: 19. Februar 2022.

SZ-Autoren. 2020. Welches Bundesland welche Position vertritt. *Süddeutsche Zeitung* online, 6. Mai 2020. https://www.sueddeutsche.de/politik/corona-lockerungen-bundeslaender-1.4898531. Zugegriffen: 19. Februar 2022.

Viola Dombrowski, Dipl.-Päd. ist wissenschaftliche Mitarbeiterin am Institut für Soziologie der Universität Koblenz. Nach ihrem Studium der Erziehungswissenschaft promoviert sie aktuell an der Universität Koblenz im Fach Soziologie. Ihre Forschungsschwerpunkte umfassen vor allem die Themenfelder Rechtspopulismus und Geschlecht sowie rechte Diskursführung allgemein. Weitere Schwerpunkte in Forschung und Lehre sind Qualitative Sozialforschung, Feministische Theorie und Gender Studies.

Dr. Marc Hannappel ist Akademischer Oberrat am Institut für Soziologie an der Universität Koblenz. Seine Forschungs- und Interessengebiete umfassen u. a. Mikrosimulation, Computational Social Science, Methoden der empirischen Sozialforschung, demografische Familienforschung, Bildungs- und Stadtsoziologie.

Lukas Schmelzeisen ist Informatiker und Webwissenschaftler. Nach seinem Studium der Informatik in Koblenz promoviert er aktuell an der Universität Stuttgart. Sein Forschungsschwerpunkt ist das maschinelle Lernen, insbesondere die automatische Verarbeitung von Wissensgraphen und natürlicher Sprache. Zurzeit ist er wissenschaftlicher Mitarbeiter in der Forschungsgruppe Analytic Computing der Universität Stuttgart. Zusätzlich ist er Teilgründer des Forschungs-Spinoff Semanux, das Software entwickelt, die Menschen mit körperlichen Einschränkungen die Nutzung des Internets ermöglicht, und so die selbstbestimmte Teilhabe an der digitalen Gesellschaft erlaubt.

The manufacturer's authorised representative in the EU is Springer
Nature Customer Service Centre GmbH, Europaplatz 3, 69115 Heidelberg,
Germany. If you have any concerns regarding our products, please
contact ProductSafety@springernature.com

Printed and bound by CPI Group (UK) Ltd, Croydon, CR0 4YY
28/04/2026
02098505-0002